景岳全書 處方集

明·張介賓 原著
李南九 懸吐
東醫文獻研究室 再編輯

法仁文化社

凡 例

1. 이 책은 『懸吐·註釋 景岳全書』(李南九 懸吐·註釋, 법인문화사, 2007년)의 처방편인 「新方八陣」 「古方八陣」 「婦人規古方」 「小兒則古方」 「痘疹詮古方」 「外科鈐古方」에 수록되어 있는 2626처방을 따로 모아 '가나다순'으로 재배열하여 편집한 것이다.

2. 편집상의 편의와 시각적인 효과를 위하여 원본에는 없는 부호 '○'와 '●'를 삽입하여 편집하였다. '○'은 각 처방의 '주치증' '약재' '수치법' 사이에 넣고, '●'은 부가된 처방이나 의가의 학설 앞에 넣어 의미상의 단락 구분에 용이하도록 하였다.

3. 두음법칙을 적용하여 'ㄹ'음이 첫머리에 나오는 '蘿蔔子湯(라복자탕→나복자탕)' '蠟礬丸(랍반환→납반환)'과 '凉胎飮(량태음→양태음)' '荔核散(려핵산→여핵산)'과 같은 것은 'ㄴ'이나 'ㅇ'의 위치로 이동시켜 배열하였다.

4. 각 처방마다 출처를 밝혀 주었다. 예컨대, '加減蘆薈丸 百十六(「小兒則古方」) ○' '加減蘆薈丸 百七十(「古方·寒陣」) ○'과 같이 '百十六(「小兒則古方」)' '百七十(「古方·寒陣」)'이라는 표시를 해주어 각 처방이 『景岳全書』의 어디에 수록된 것인지를 확인할 수 있도록 하였다. 즉, '百十六(「小兒則古方」)'은 '「小兒則古方」 116번째 처방'이란 뜻이고, '百七十(「古方·寒陣」)'은 '「古方八陣·寒陣」의 170번째 처방'이란 뜻이다. 「新方八陣」의 처방은 '(「新方·~陣」)'이라고 표시하였고, 「古方八陣」의 처방은 '(「古方·~陣」)'이라고 표시하였으며, 「婦人規古方」 「小兒則古方」 「痘疹詮古方」 「外科鈐古方」은 그대로 표시하였다.

5. 본 처방집의 배열은 찾아보기의 편리를 위하여 재구성한 것이므로 참고로 활용하되, 景岳先生의 效用에 따른 配列方式의 原意를 잊지 말아야 할 것이다.

ㄱ

加減蘆薈丸 百十六(「小兒則古方」) ○ 治證同前하니 尤治小兒疳積腹脹이라 ○ 蘆薈 眞者, 五錢 宣黃連 去鬚 胡黃連 枳實 靑皮 各二錢半 靑黛 木香 山楂肉 各二錢 麥芽 炒, 三錢 麝香 一分 乾蝦蟆 一隻, 酥炙 ○ 右爲細末하야 湯浸蒸餠爲丸호대 綠豆大라 每服七八分호대 量兒大小與之라 按此方컨대 加使君子肉三錢하면 治濕熱生蟲에 亦佳라

加減蘆薈丸 百七十(「古方·寒陣」) ○ 方在小兒百十六하니라 ○ 治證同前이라

加減檳榔湯 二九二(「古方·和陣」) ○ 治一切脚氣脚弱하니 名曰壅疾이라 貴在疏通이니 春夏尤宜服之라 ○ 檳榔 橘紅 蘇葉 各一兩 甘草 炙, 半兩 ○ 右를 每服五七錢호대 水一鍾半 生薑五片에 煎八分하야 不拘時溫服이라 如脚痛不已者는 加木香五加皮라 婦人脚痛엔 加當歸라 室女脚痛은 多是肝血滯實이니 宜加赤芍藥이라 中滿不食엔 加枳實이라 痰厥或吐엔 加半夏라 腹痛大便不通엔 用此湯下靑木香丸커나 或加大黃이라 小便不利엔 加木通이라 轉筋者는 加吳茱萸라 脚腫而痛者는 加大腹皮木瓜라 脚痛而熱엔 加地骨皮라

加減參蘇飮 三四(「痘疹銓古方」) ○ 初熱見點에 解利之藥이나 但表邪未達而元氣强壯者라야 宜暫用之요 或前後感冒風寒에 俱可暫用이라 ○ 蘇葉 一錢 乾葛 錢半 前胡 八分 陳皮 七分 枳殼 六分 桔梗 甘草 各四分 ○ 水一鍾半에 加生薑三片하야 煎服이라

加減參蘇飮 三五(「古方·散陣」) ○ 方在痘疹三四하니라 ○ 治痘疹初熱見點에 解利之藥이라

加減小柴胡湯 二二(「古方·散陣」) ○ 治脈弦 寒熱 腹中痛이라 卽前小柴胡湯에 去黃芩하고 加芍藥이라 ○ 加薑棗하야 水煎服이라

加減柴苓湯 一九三(「古方·和陣」) ○ 治諸疝이라 此는 和肝腎하며 順氣하며 消疝하니 治濕之劑라 ○ 柴胡 甘草 半夏 茯苓 白朮 澤瀉 猪苓 山梔 炒 山査 荔核 煨, 各等分 ○ 右㕮咀하야 水二鍾 薑三片에 煎八分하야 食前服이라

加減柴苓湯 二七(「古方·散陣」) ○ 方在和陣一九三하니라 ○ 治諸疝이라 和肝腎하야 順氣除濕이라

加減五苓散 一八三(「古方·和陣」) ○ 治濕熱黃疸에 小水不利라 ○ 卽前五苓散에 去肉桂하고 加茵陳各等分이라

加減二陳湯 二(「古方·和陣」) ○ 治嘔吐呑酸 胃脘痛 呃逆이라 ○ 卽前方에 加丁香九粒이로되 氣滯甚者는 可加一二錢이라

加減一陰煎 九(「新方·補陣」) ○ 治證如前이로되 而火之甚者는 宜用此方이라 ○ 生地 芍藥 麥冬 各二錢 熟地 三五錢 炙甘草 五七分 知母 地骨皮 各一錢 ○ 水二鍾에 煎服이라 如躁煩熱甚便結者는 加石膏二三錢이라 如小水熱澁者는 加梔子一二錢이라 如火浮於上者는 加澤瀉一二錢커나 或黃芩一錢이라 如血

燥血少者는 加當歸一二錢이라

加減一陰煎 二(「新方·寒陣」) ○ 方在補陣九하니라 ○ 治水虧火勝之甚者라

加味甘桔湯 九十(「痘疹銓古方」) ○ 咽喉腫痛에 暫用이라 ○ 桔梗 八分 甘草 錢二分 牛蒡子 射干 各六分 防風 玄參 各四分 ○ 水一鍾에 煎服호대 或加生薑一片이라 熱甚者는 加黃芩하고 去防風하여도 亦可라

加味甘桔湯 一七七(「古方·因陣」) ○ 方在痘疹九十하니라 ○ 治咽喉腫痛이라

加味坎離丸 一六五(「古方·寒陣」) ○ 生精養血하고 升水降火라 ○ 川黃蘗 八兩, 分四分하야 用淸酒 鹽水 人乳 蜜水各浸二兩하고 晒乾하야 炒褐色이라 熟地 八兩, 用茯苓四兩打碎 砂仁二兩하야 三味同入絹袋中하고 好酒三甁煮乾호대 去茯苓砂仁하고 止用地黃이라 知母 八兩, 鹽酒浸炒 白芍 酒浸一日하야 晒乾이라 當歸 川芎 各四兩 ○ 右爲末하야 同鋪筐中하고 日晒夜露호대 三日爲度라 煉蜜丸호대 桐子大라 每服八九十丸호대 空心鹽湯이요 冬月溫酒任下라

加味羌活湯 四三(「外科鈐古方」) ○ 卽前湯에 加金銀花連翹니 用解瘡毒이라

加味芎歸湯 四四(「婦人規古方」) ○ 治分娩에 交骨不開커나 或五七日不下하야 垂死者라 ○ 生男女婦人髮 一握, 燒存性 自死龜殼 一個, 或占過者亦可, 酥炙 川芎 當歸 各一兩 ○ 右咀하야 每用一兩호대 水煎服이라 良久에 不問生死胎하고 自下라

加味歸脾湯 三三(「古方·補陣」) ○ 治脾經血虛發熱等證이라 卽前方에 加柴胡山梔各一錢이라

加味瀉肝湯 二一一(「外科鈐古方」) ○ 治肝經濕熱不利하야 陰囊腫痛커나 或潰爛皮脫하야 睾丸懸掛커나 或便毒及下疳腫痛커나 或潰爛을 皆治之라 ○ 龍膽草 酒炒 當歸梢 車前子 炒 生地黃 芍藥 炒 澤瀉 黃連 炒 黃蘗 酒炒 知母 酒炒 防風 各一錢 甘草梢 五分 ○ 水二鍾에 煎八分하야 食前服하고 外敷烏金散이라

加味四君子湯 三百三十(「外科鈐古方」) ○ 方在補陣二하니라 ○ 治痔漏下血 面色痿黃에 凡諸氣虛脾虛不能攝血等證이라

加味四君湯 二(「古方·補陣」) ○ 治痔漏下血 面色痿黃 怔忡耳鳴 脚軟氣弱 及一切脾胃氣虛하야 口淡하며 食不知味하고 又治氣虛不能攝血하야 以致下血不禁이라 ○ 人參 白朮 炒 茯苓 炙甘草 黃芪 炙 白扁豆 炒 ○ 右水煎服이라 或爲末하야 每服三錢호대 滾湯調服이라

加味四斤丸 百六十(「古方·補陣」) ○ 治肝腎二經氣血不足하야 足膝酸痛하며 步履不隨하니 如受風寒濕毒하야 以致脚氣者는 最宜服之라 ○ 虎脛骨 一兩, 酥炙 乳香 另研 沒藥 另研, 各五錢 川烏 炮去皮, 一兩 肉蓯蓉 牛膝 各一兩半 天麻 一兩 木瓜 一斤, 去穰蒸 ○ 右各爲末하고 先將木瓜蓯蓉搗膏하야 加酒糊和杵丸호대 桐子大라 每服七八十丸호대 空心에 溫酒 或鹽湯任下라

加味四聖散 十(「痘疹銓古方」) ○ 治痘瘡黑陷倒陷이라 ○ 人參 黃芪 炙 川芎 甘草 紫草 木通 木香 等分 蟬蛻 十個 ○ 右에 加糯米百粒하야 水一盞에 煎服이라

加味小柴胡湯 一七四(「婦人規古方」) ○ 方在散陣二十하니라 ○ 治乳母肝火發熱이라

加味逍遙散 三六一(「外科鈐古方」) ○ 方在補陣九三하니라 ○ 治瘡瘍에 肝脾血虛하야 內熱發熱커나 或遍身搔癢 寒熱커나 或肢體作痛 頭目昏重커나 或怔忡頰赤 口燥咽乾커나 或發熱盜汗 食少不寐커나 或口舌生瘡

耳內作痛커나 或胸乳腹脹 小便欠利라

加味逍遙散 一五四(「婦人規古方」) ○ 方在補陣九三하니라 ○ 治肝脾血虛發熱等證이라

加味十全大補湯 二一三(「外科鈐古方」) ○ 治懸癰에 潰而不斂커나 或發熱飮食少思라 ○ 人參 黃芪 鹽水炒 白朮 炒 熟地黃 當歸 川芎 芍藥 炒 茯苓 各一錢 甘草 炙 肉桂 五味子 搗, 炒 麥門冬 各五分 ○ 水二鍾에 煎一鍾하야 食前服이라 莖腫엔 加青皮라 小便赤엔 加酒炒黃蘗知母라 小便澁엔 加車前子山梔子호대 俱炒用이라

加味五苓散 一八四(「古方·和陣」) ○ 治濕勝身痛小便不利 體痛發渴이라 此는 太陽經解表滲利之劑니 治風濕寒濕藥也라 ○ 卽前五苓散에 加羌活이라

加味五痺湯 二五九(「古方·和陣」) ○ 治五臟痺證이라 ○ 人參 白芍藥 煨 茯苓 川芎 或倍之 當歸 各一錢 五味子 十五粒 細辛 七分 甘草 五分 白朮 一錢, 脾痺倍用 ○ 水二鍾 薑一片에 煎八分하야 食遠服이라 肝痺엔 加棗仁柴胡하고 心痺엔 加遠志茯神麥冬犀角하고 脾痺엔 加厚朴枳實砂仁神麯하고 肺痺엔 加紫菀半夏杏仁麻黃하고 腎痺엔 加獨活官桂杜仲牛膝黃芪萆薢라

加味龍膽瀉肝湯 三六九(「外科鈐古方」) ○ 方在寒陣六四하니라 ○ 治肝經濕熱 或囊癰便毒下疳懸癰에 焮腫作痛커나 或潰爛不愈커나 或睾丸懸掛 小便澀滯커나 或婦人陰瘡癢痛 或男子陰挺 痔漏에 腫痛或出膿水라

加味六君湯 六(「古方·補陣」) ○ 治一切脾胃虛弱泄瀉 及傷寒病後米穀不化하야 腸中虛滑하며 發渴微痛久不瘥者하고 及治小兒脾疳瀉痢라 ○ 人參 白朮 黃芪 山藥 甘草 白茯苓 各一兩 砂仁 厚朴 肉荳蔲 麵裹煨, 各七錢 ○ 右每服一兩호대 用水煎服커나 或爲細末하야 用米湯調服二錢이니 不拘時라

加味二妙丸 一三五(「古方·寒陣」) ○ 治兩足濕痺로 疼痛如火燎하야 從兩足跗熱起하야 漸至腰胯커나 或痲痺痿軟하니 皆是濕熱爲病이니 此方主之라 ○ 歸尾 川牛膝 川萆薢 防己 龜板 酥炙, 各一兩 蒼朮 米泔浸炒, 四兩 黃蘗 二兩, 酒浸, 晒乾 ○ 酒煮麵糊爲丸호대 桐子大라 每服百丸호대 空心에 薑鹽湯送下라

加味理中湯 五(「古方·熱陣」) ○ 治脾肺俱虛하야 欬嗽不已라 ○ 人參 白朮 茯苓 炙甘草 陳皮 半夏 乾薑 細辛 北五味 等分 ○ 右咀하야 每服三錢호대 薑三片 棗一枚에 煎七分하야 食遠服이라

加味地黃丸 三九(「外科鈐古方」) ○ 治肝腎陰虛瘡毒 或耳內癢痛出水 或眼昏 痰氣喘嗽 或作渴發熱 小便赤澀等證이라 ○ 熟地 山藥 山茱萸 白茯苓 澤瀉 牡丹皮 柴胡 北五味 各爲末, 等分 ○ 右에 將地黃搯碎하야 酒拌濕蒸爛杵膏하고 入諸藥和勻하야 加煉蜜爲丸호대 桐子大라 每服百丸호대 空心에 白湯送下라 如不應이어든 用加減八味丸이라

加味淸胃散 五五(「古方·寒陣」) ○ 卽前方에 加犀角連翹甘草라

加味七氣湯 四九(「古方·和陣」) ○ 卽前七氣湯에 加厚朴茯苓各等分이라

加味托裏散 二一二(「外科鈐古方」) ○ 治懸癰에 不消不潰라 ○ 人參 黃芪 鹽水炒 當歸 川芎 麥門冬 芍藥 炒 黃蘗 酒炒 知母 酒炒 金銀花 製甘草 柴胡 各一錢 ○ 水二鍾에 煎八分하야 食前服이라

加味太乙膏 三百八(「外科鈐古方」) ○ 一切瘡瘍에

並宜貼之라 先用隔蒜炙하고 更服活命飮하야 以收全功이라 ○ 當歸 生地黃 芍藥 玄參 大黃 各二兩 加甘草 四兩 ○ 用麻油二斤煎하야 丹收라

加味敗毒散 四一(「外科鈐古方」) ○ 治足二陽經熱毒이 流於脚根하야 焮赤腫痛하며 寒熱如瘧하며 自汗短氣하며 大小便不利커나 或無汗惡寒하니 表裏邪實者宜之라 ○ 羌活 獨活 前胡 柴胡 桔梗 人參 茯苓 枳殼 甘草 川芎 大黃 蒼朮 各一錢 ○ 水二鍾 薑三片에 煎服이라

加味敗毒散 三七(「古方·散陣」) ○ 方在外科四一하니라 ○ 解利足三陽熱毒 寒熱如瘧이라

加味解毒湯 六二(「外科鈐古方」) ○ 治癰疽實熱大痛不止라 ○ 黃芪 鹽水炒 黃連 炒 黃芩 炒 黃檗 炒 連翹 當歸 酒拌, 各七分 甘草 炙 白芍藥 梔子 炒, 各一錢 ○ 水二鍾에 煎服이니 痛卽止라

加味虎潛丸 一六四(「古方·寒陣」) ○ 治諸虛不足腰腿疼痛 行步無力이라 壯元氣하고 滋腎水라 ○ 熟地黃 八兩 人參 黃芪 炙 當歸 杜仲 酥炙 牛膝 酒蒸 鎖陽 酒洗 龜板 酥炙 菟絲子 製 茯苓 破故紙 炒 黃檗 蜜水炒 知母 酒炒 虎骨 酥炙, 各一兩 山藥 炒 枸杞 各二兩 ○ 右에 煉蜜加猪脊髓하야 酒蒸熟同搗丸호대 桐子大라 每服百餘丸호대 空心에 淡鹽湯 或酒任下라

『家秘』祛痛散 七一(「古方·和陣」) ○ 治諸般心氣痛 或氣滯不行 攻刺心腹 痛連胸脇 小腸吊疝 及婦人血氣刺痛이라 此方屢用하니 無不神效라 ○ 靑皮 五靈脂 去石 川楝子 穿山甲 大茴香 各二錢 良薑 香油炒 玄胡索 沒藥 檳榔 各錢半 沈香 一錢 木香 錢二分 砂仁 少許 ○ 右咀하고 用木鱉子仁一錢二分하야 同前藥炒令焦燥하고 去木鱉不用이니 共爲細末이라 每服一錢호대 加鹽一星하야 用酒或滾水送下라

訶子人參湯 二八五(「古方·因陣」) ○ 治證同前이라 ○ 訶子 煨, 去核 人參 白茯苓 白朮 炙甘草 蓮肉 升麻 柴胡 等分 ○ 水一鍾半에 加生薑하야 煎服이라

『家抄』麥門冬飮 四七(「古方·寒陣」) ○ 治虛勞欬嗽하니 午後嗽多者是也라 ○ 川芎 當歸 生地黃 白芍藥 麥門冬 黃檗 知母 各一錢 桑白皮 八分 五味子 十二粒 ○ 水二鍾 薑一片 棗一枚에 煎八分하야 食後服이라

『家抄』麥門冬飮 七四(「古方·補陣」) ○ 方在寒陣四七하니라 ○ 治虛火欬嗽 陰虛勞損이라

『家抄』黃芩知母湯 五一(「古方·寒陣」) ○ 治夏月에 火嗽有痰하야 面赤煩熱이라 ○ 黃芩 知母 桑白皮 杏仁 山梔 天花粉 貝母 桔梗 甘草 等分 ○ 水二鍾에 煎八分하야 食遠服이라

嘉禾散 百六十(「古方·和陣」) ○ 一名穀神散이라 治脾胃不和 胸膈痞悶 氣逆生痰 不進飮食 五膈五噎이라 ○ 白茯苓 砂仁 薏仁 炒 枇杷葉 去毛, 薑炙 桑白皮 炒 沈香 磨汁 五味子 白豆蔲 炙甘草 丁香 人參 白朮 各五分 木香 磨汁 靑皮 陳皮 杜仲 薑汁炒 穀芽 炒 藿香 大腹皮 洗 石斛 酒炒 半夏麴 炒 神麴 炒 隨風子 檳榔 各三分 ○ 右를 水二鍾 薑三片 棗二枚에 煎八分하야 食遠服이라 五噎엔 入柿乾一個라 膈氣吐逆엔 入薤白三寸 棗五枚하야 同煎이라

脚汗牡蠣散 二九四(「古方·因陣」) ○ 治脚汗하야 除穢氣라 ○ 牡蠣 煆 枯白礬 密陀僧 黃丹 等分 ○ 右爲細末하고 每用少許하야 乾摻脚指縫中卽收라

『簡易』加減駐景丸 八(「古方·因陣」) ○ 治肝腎

氣虛하야 兩目昏暗하며 視物不明이라 ○ 熟地 當歸 各五兩 菟絲子 酒煮, 八兩 枸杞 車前子 炒 五味子 各二兩 楮實子 川椒 炒, 各一兩 ○ 右爲末하야 煉蜜丸호대 桐子大라 每服七八十丸호대 食前에 溫酒下라

『簡易』腹脹方 百六(「古方·熱陣」) ○ 凡肚腹脹滿에 不能用藥者는 以獨蒜煨熟去皮하야 綿裹納下部中이니 冷卽易之라 又治關格脹滿 大小便不通에 亦用上法이면 氣立通이라 又方: 用生薑如指大一塊하야 煨熟하고 以綿裹乘熱納下部中이니 冷卽易之라

『簡易』四獸飮 二二八(「古方·和陣」) ○ 治諸瘧하야 和胃消痰이라 ○ 人參 白朮 茯苓 甘草 炙, 減半 陳皮 半夏 草果 烏梅 各等分 大棗 三枚 生薑 五片 ○ 右咀하야 以鹽少許로 醃食頃하고 濕紙厚裹하야 慢火煨香熟이라 每服四五錢호대 水一鍾半에 煎七分하야 溫服이라

『簡易』蘇陳九寶湯 八五(「古方·散陣」) ○ 治老人小兒素有喘急한대 遇寒暄不常하야 發則連綿不已 欬嗽哮吼 夜不得臥라 ○ 麻黃 紫蘇 薄荷 桂枝 桑白皮 大腹皮 陳皮 杏仁 甘草 各六分 ○ 水一鍾半 薑三片 烏梅一個에 煎七分服이라

『簡易』勝紅丸 六六(「古方·攻陣」) ○ 治脾積氣滯 胸膈滿悶 氣促不安 嘔吐淸水 丈夫酒積 婦人脾血積 小兒食積을 並治라 ○ 三棱 蓬朮 各醋煮 靑皮 陳皮 乾薑 良薑 各一兩 香附 二兩, 炒 ○ 右爲末하야 醋糊丸호대 桐子大라 每服三四十丸호대 薑湯下라

『簡易』瘜肉方 八六(「古方·因陣」) ○ 用枯白礬爲末하야 以綿胭脂로 塞鼻中하면 數日에 肉隨落이라

『簡易』十味剉散 四九(「古方·熱陣」) ○ 治中風血弱 臂痛連及筋骨 擧動艱難이라 ○ 附子 三兩, 炮 當歸 黃芪 炙 白芍藥 各二兩 川芎 防風 白朮 各兩半 肉桂 一兩 熟地 茯苓 各七錢半 ○ 右㕮咀하야 每服五七錢호대 水鍾半 薑八片 棗三枚에 煎八分하야 食後臨臥服이라

『簡易』丁香散 六二(「古方·熱陣」) ○ 治反胃嘔逆하야 粥食不下라 ○ 大附子 一枚를 坐於磚石上하고 四面著火하야 漸漸逼熱이라가 焠入生薑汁中하고 浸少時에 如法再焠호대 約盡薑汁半碗許爲度하야 去皮焙乾爲末이라 丁香 二錢, 硏 ○ 二味勻和하야 每服二錢호대 水一鍾에 粟米同煎七分服이라

『簡易』濟衆方 三五六(「古方·和陣」) ○ 治心氣不寧하야 怔忡驚悸하니 淸上膈風熱痰飮이라 ○ 白石英 朱砂 等分 ○ 右爲細末하야 每服五分호대 金銀湯調下라

『簡易』七寶飮 二二七(「古方·和陣」) ○ 治一切瘧疾하니 不拘寒熱 鬼瘧食瘧이라 ○ 常山 草果 檳榔 厚朴 薑製 靑皮 陳皮 甘草 各一錢 ○ 右를 用酒水各一鍾하야 共煎一鍾하고 將滓亦如前再煎一鍾하야 各另放하고 俱露一宿이라 至次日當發淸晨에 面東先服頭服하고 少須에 再飮二服하니 大有神效라

『簡易』虎骨散 二百五十(「古方·和陣」) ○ 治半身不遂 肌肉乾瘦爲偏枯라 忌用麻黃發汗이니 恐枯津液일새니 惟此方이 潤筋去風이라 ○ 當歸 烏蛇肉 各二兩 赤芍藥 白朮 續斷 藁本 虎骨 各一兩 ○ 右爲細末하야 每服二錢호대 食後에 溫酒調下라 若骨中煩疼하면 加生地黃一兩이라 若臟寒自利하면 加天雄半兩이라

『簡易』黃白散 八十(「古方·因陣」) ○ 治鼻齆 瘜肉 鼻痔等症이라 ○ 白礬 雄黃 細辛 瓜蒂 炒, 各等分 ○ 右爲細末하고 以雄犬膽汁爲劑如棗核하야 塞鼻中이라

『簡易』黑神散 五一(「婦人規古方」) ○ 方在和陣二一一하니라 ○ 治一切失血이라

『簡易』黑神散 二一一(「古方·和陣」) ○ 治一切吐血과 及傷酒食醉飽하야 低頭掬損이라가 吐血致多하고 並血熱妄行하야 口鼻俱出이나 但聲未失에 無有不效라 ○ 百草霜 不拘多少하고 村居者佳라 ○ 右研細하야 每服二錢호대 糯米煎湯下라 喜凉水者는 以新汲水調服이라 衄血者는 用少許吹鼻라 皮破出血커나 或炙瘡出血에 摻之卽止라

葛根麥門冬散 一四一(「痘疹銓古方」) ○ 治小兒熱毒斑疹 頭痛壯熱 心神煩悶이라 ○ 葛根 三錢 麥門冬 四錢 人參 川升麻 茯苓 甘草 各二錢 石膏 半兩 赤芍藥 一錢 ○ 右㕮咀하야 每服三錢호대 水一大盞에 煎至六分이라 不拘時하고 徐徐溫服호대 仍量兒大小하야 增減이라 ● 薛氏曰 前方은 足陽明胃經之藥也니 外除表邪하고 內淸胃火하며 兼補元氣라 若非發熱作渴 表裏有熱者는 不可用이라 若表裏俱虛而發熱作渴者는 宜用人參麥門冬散이라하니라

葛根牛蒡湯 四五(「外科鈐古方」) ○ 治時毒腫痛而便利調和者라 ○ 葛根 管仲 甘草 豆豉 牛蒡子 半生半炒, 各二錢 ○ 右를 水煎服이라

葛根葱白湯 三二(「古方·散陣」) ○ 治傷寒에 已汗未汗하야 頭痛이라 ○ 葛根 芍藥 川芎 知母 各二錢 生薑 二錢 葱白 五寸 ○ 水二鍾에 煎一鍾服이라

葛根解毒湯 五三(「痘疹銓古方」) ○ 解痘毒止渴에 良方이라 ○ 葛根 升麻 減半 生地黃 麥門冬 天花粉 等分 甘草 減半 ○ 右에 取糯米泔水一盞하야 煎七分하고 入茅根自然汁一合하야 服之라

蝎螫毒 二四八(「古方·因陣」) ○ 用生半夏白礬等分爲末하야 以醋和敷傷處라 亦治蜈蚣傷이니 無白礬이라도 亦可라 又蝎怕膽礬하고 蛇怕雄黃이라 徐春甫云 親見컨대 蝎螫腫痛에 用膽礬擦之면 立消하니 可見南方人家不可無雄黃이요 北方人家不可無膽礬이니 此制蝎第一藥也라하니라

褐子丸 一二七(「小兒則古方」) ○ 治疳腫脹이라 ○ 蘿蔔子 一兩, 微炒 陳皮 靑皮 炒 檳榔 五靈脂 蓬朮 煨 黑牽牛 頭末, 炒 赤茯苓 木香 二錢半 ○ 右爲末하야 麵糊丸호대 綠豆大라 每服十五丸호대 紫蘇湯下라

甘桔淸金散 八九(「痘疹銓古方」) ○ 治肺熱咽痛聲不淸이라 ○ 桔梗 一兩 甘草 連翹 各半兩 訶子皮 三錢 牛蒡子 炒, 七錢 ○ 右爲細末하야 每服一錢호대 薄荷葉少許同煎服이라

甘露飮 百五(「古方·因陣」) ○ 方在寒陣十하니라 ○ 治口舌生瘡 咽喉腫痛 牙齦潰爛이라

甘露湯 七三(「古方·熱陣」) ○ 治反胃嘔吐不止하야 飮食減少라 常服之면 快利胸膈하며 調養脾胃하며 進飮食이라 ○ 徐東皐曰 常州一富人이 病反胃할새 往京口甘露寺設水陸하야 泊舟岸下라 夢一僧持湯一碗與之어늘 飮罷에 猶記其香味하고 便覺胸膈少快라 早入寺에 知客供湯이 乃是夢中所飮者라 胸膈尤快하야 遂求其方하야 合數十服後에 疾遂瘥하니 名曰觀音應夢散이라 予得之하야 常以待賓하고 易名曰甘露湯이라 又在臨汀에 療一人愈하니 甚勿忽之라하니라 ○ 乾餳糟 頭柞者, 用六分 生薑 用四分 ○ 右를 和勻搗爛作餠커나 或焙或晒乾하야 每十兩에 入炙甘草二兩하야 同研爲末이라 每服二錢호대 用沸湯入鹽少許調하야 不拘時服이라

甘草湯 七十(「小兒則古方」) ○ 治撮口라 ○ 甘草 生用, 一錢 ○ 右水煎하고 以棉毬蘸吮하야 令出痰涎하고 却以猪乳로 點入口中卽瘥라

羌菊散 一五五(「痘疹銓古方」) ○ 治痘疹에 熱毒上攻하야 眼目生翳하고 幷暴赤羞明이라 ○ 羌活 甘菊花 蟬蛻 蛇蛻 防風 穀精草 木賊 甘草 白蒺藜 山梔子 大黃 黃連 沙苑蒺藜 等分 ○ 右爲末하야 每服一錢호대 淸米湯調下라

『綱目』綠礬丸 三五五(「古方·和陣」) ○ 治黃胖이라 ○ 綠礬 六兩, 以米醋於鐵杓內炒七次하야 乾爲度하고 放地上出火氣라 南星 炒黃色 神麯 一兩, 炒黃色 大皀角 一斤, 鐵鍋水煮爛하야 揉出聲하고 膠淨汁入鍋하야 入棗肉再熬成膠和藥이라 紅棗 六兩, 蒸, 去皮核, 入皀角汁內熬膠 ○ 右에 前三味爲細末하고 以皀角棗膠搗丸호대 桐子大라 每服五丸호대 淸晨下牀時에 用薑湯下하고 夜臥上牀時에 再服五丸이라 忌油膩煎炒라 如身上發紅斑하면 急煎棗湯解之니 自愈라

絳雪 百三十(「古方·因陣」) ○ 治口瘡舌瘡 咽喉腫痛이라 ○ 硼砂 一錢 朱砂 三錢 馬牙硝 寒水石 飛, 各二錢 氷片 半字 ○ 右爲細末하고 每用一字하야 摻舌上이니 嚥亦不妨이라 喉痛者는 吹入咽中이라

降癰散 三六(「新方·因陣」) ○ 治癰疽諸毒하니 消腫止痛散毒하야 未成者는 卽消하고 已成者는 斂毒速潰하야 可愈라 若陽毒熾盛而疼痛勢凶者는 宜先用此方이니 其解毒散毒之功이 神效最速이라 若堅頑深固者는 宜用後方이라 ○ 薄荷 辛佳者를 用葉이라 野菊花 連根葉各一握 土貝母 半之 茅根 一握 ○ 右를 乾者는 可爲末하고 鮮者는 可擣爛하야 同貝母硏勻하고 外將茅根煎濃湯하야 去柤하고 用調前末하야 乘熱敷患處하고 仍留前剩湯頓煖하야 不時潤於藥上이라 但不可用冷湯이니 冷則不散不行하고 反能爲痛이라 約敷半日이면 卽宜換之니 眞妙方也라 ● 後方 ○ 凡疽毒堅頑深固 及結核痰滯에 宜用此方이라 ○ 腦荷 倍用 生南星 土貝母 朴硝 各等分 石灰 風化者를 亦倍用이요 或倍倍用之라 ○ 右同爲末하야 用鹽滷調杵稠粘하야 敷患處하고 經宿에 乾卽易之니 不必留頭요 若膿成者는 留頭하여도 亦可라 或炒熱하고 攤絹上하야 隔絹貼之하여도 亦可라 或用麻油調커나 或用熱茅根湯調하여도 亦可라 若欲止痛速效어든 加麝香 或氷片少許니 更妙라

强中湯 九二(「古方·熱陣」) ○ 治生冷寒漿有傷脾胃하야 遂成脹滿하야 有妨飮食하고 甚卽腹痛이라 ○ 人參 橘紅 靑皮 丁香 各二錢 白朮 錢半 附子 炮, 去皮臍 草豆蔻 乾薑 炮, 各一錢 厚朴 薑汁炒 甘草 炙, 各五分 ○ 水鍾半 薑三片 紅棗二枚에 煎七分하야 不拘時服이라 嘔엔 加半夏라 若傷麵食이어든 加萊菔子一錢이라

降椒酒 二三八(「古方·和陣」) ○ 辟一切瘴氣하니 尋常宜飮之라 ○ 降眞香 二兩, 細剉 川椒 一兩, 去合口者 ○ 右를 用絹囊貯浸無灰酒中하야 約二斗許를 每日飮數杯하면 百邪皆不能犯하고 兼治風濕脚氣 疝氣冷氣 及背面惡寒하야 風疾有效라

薑朮湯 八八(「古方·熱陣」) ○ 治心下停飮怔忡이라 ○ 白薑 白朮 白茯苓 半夏麯 各一錢 官桂 三分 甘草 五分 ○ 水一鍾半 棗三枚에 煎服이라

羌活當歸散 一九一(「外科鈐古方」) ○ 治風毒血熱 頭面生瘡 或赤腫 或成塊 或癮疹搔癢 膿水淋漓라 ○ 羌活 當歸 川芎 升麻 防風 白芷 荊芥 鼠粘子 蒸 黃連 酒炒 黃芩 酒炒 連翹 甘草 ○ 右를 用酒拌하야 晒乾하고 酒煎服이라

羌活導滯湯 三四(「古方·攻陣」) ○ 治風濕實滯脚氣라 ○ 羌活 獨活 各半兩 防已 當歸 各三

錢 枳實 麸炒, 二錢 大黃 酒煨, 一兩 ○ 右를 每服五七錢호대 水一鍾半에 煎至七分하야 溫服이라 量虛實하야 加減이니 微利則已라

羌活防風湯 二百六十(「外科鈐古方」) ○ 治破傷風에 初傳在表하야 脈浮緊이라 ○ 羌活 防風 藁本 當歸 芍藥 甘草 各四錢 地楡 細辛 各二錢 ○ 右㕮咀하야 每服五七錢호대 水一鍾半에 煎八分하야 熱服이라 量緊慢하야 加減用之라 熱盛엔 加黃連黃芩各二錢이라 大便秘엔 可大黃二錢이라 自汗엔 加防風白朮各五分이라

羌活白芷飮 一八五(「外科鈐古方」) ○ 治風熱血燥 手掌皺裂 或頭面生瘡 或遍身腫塊 或膿水淋漓라 ○ 羌活 白芷 荊芥 軟柴胡 蔓荊子 防風 甘草 牙皀 黃芩 酒炒 黃連 酒炒, 各一錢 ○ 右를 水煎服이라

羌活散 八七(「古方·散陣」) ○ 治風痺手足不仁이라 ○ 羌活 防已 防風 棗仁 當歸 川芎 各一兩 附子 炮去皮臍 麻黃 去根節 天麻 各一兩半 黃松節 薏仁 各二兩 荊芥 一握 ○ 右爲細末하야 每服二錢호대 不拘時하고 溫酒調下라

羌活升麻湯 十二(「古方·寒陣」) ○ 治暑月時行瘟熱에 病宜清熱解毒이니 兼治內外者라 ○ 羌活 升麻 葛根 人參 白芍藥 黃芩 各一錢 黃連 石膏 甘草 生地黃 知母 各七分 ○ 水二鍾 薑三片 棗一枚에 煎八分하야 溫服이라

羌活勝濕湯 一七八(「古方·和陣」) ○ 治外傷濕氣하야 一身盡痛者라 此方은 通治濕證이라 ○ 羌活 獨活 各二錢 藁本 防風 各錢半 蔓荊子 川芎 炙甘草 各五分 ○ 水二鍾에 煎八分하야 食後溫服이라 如身重腰痛沈沈然하면 經有寒也니 加酒防已五分 附子五分이라

羌活勝濕湯 九二(「古方·散陣」) ○ 方在和陣一七八하니라 ○ 治外傷濕氣하야 一身盡痛이라

羌活勝風湯 六一(「古方·散陣」) ○ 治兩眼眵多眊燥 緊澀羞明 赤脈貫睛 頭痛鼻塞 腫脹涕淚 腦顚沈重 眉骨痠疼 外翳如雲霧絲縷秤星螺蓋라 ○ 羌活 防風 荊芥穗 白芷 獨活 柴胡 薄荷葉 白朮 桔梗 前胡 枳殼 甘草 川芎 黃芩 各五分 ○ 水二鍾에 煎一鍾하야 熱服이라

羌活湯 四十(「痘疹銓古方」) ○ 解發痘瘡者요 兼治肝熱驚狂이라 ○ 羌活 川芎 防風 山梔仁 龍膽草 當歸 等分 甘草 減半 淡竹葉 薄荷葉 ○ 水煎하야 溫服이니 無時라

羌活湯 二五九(「外科鈐古方」) ○ 治破傷風이 在半裏半表間하야 宜和解之어든 急服此湯이니 稍緩則邪入於裏하야 不可用矣라 ○ 羌活 麻黃 菊花 川芎 防風 細辛 前胡 蔓荊子 黃芩 石膏 白茯苓 枳殼 甘草 各一錢 薄荷 白芷 各五分 ○ 右를 每服五錢호대 薑水煎하야 日二三服이라

薑黃散 百一(「婦人規古方」) ○ 治瘀血凝滯하야 肚腹刺痛커나 或腹脹發熱等證이라 ○ 薑黃 當歸 酒拌, 各二錢 蓬朮 醋炒 紅花 桂心 川芎 玄胡索 炒 丹皮 各五分 ○ 右를 水酒各半煎服이라

薑黃散 一六四(「古方·因陣」) ○ 治牙疼不可忍이라 ○ 薑黃 白芷 細辛 等分 ○ 右爲粗末하고 擦患處하야 須臾吐涎하고 以鹽湯漱口라 面赤腫者는 去薑黃하고 加川芎이니 其腫立消라

開結導飮丸 八九(「古方·攻陣」) ○ 方在和陣二七八하니라 ○ 治飮食不消하야 心下痞悶하고 腿脚腫痛이라

疥癬光 五五(「新方·因陣」) ○ 治疥瘡하니 搽上卽

愈라 癬瘡에도 亦妙라 ○ 松香 一錢 水銀 硫黃 枯礬 各二錢 樟腦 各二錢 此或一錢 麻油 ○ 右先將松香水銀하고 加麻油少許하야 研如糊하고 後入三味하야 研細如膏하야 擦之면 神效라

開心散 八二(「古方·補陣」) ○ 治好忘이라 後定志丸이 稍勝於此라 (百十六) ○ 人參 遠志 各二錢半 石菖蒲 一兩 白茯苓 二錢 ○ 右爲細末이라 每服一錢호대 食後에 米飮調下라

祛痰丸 百三(「古方·和陣」) ○ 治風痰頭旋惡逆 胸膈不利라 ○ 南星 生 半夏 生 赤茯苓 橘紅 乾薑 炮, 等分 ○ 右爲細末하야 麵糊丸호대 梧子大라 每服五七十丸호대 不拘時하고 米飮送下라

去鈴丸 二七七(「古方·因陣」) ○ 治疝消鈴이라 ○ 用大茴香一升하야 以老生薑二斤으로 取自然汁하야 浸茴香一宿호대 以薑汁滲盡爲度하고 入好青鹽二兩하야 同炒赤하고 取出焙乾하야 爲末하고 用無灰酒浸蒸餠爲丸호대 梧子大라 空心食前에 酒下二三十丸커나 或米飮도 亦可라 此方은 實脾疏肝하니 所以治疝多效니 非如常法之剋伐이라 故로 爲妙也라

去星 五十(「古方·因陣」) ○ 凡胡椒 韭菜根 橘葉 菊葉之類를 皆可杵爛爲丸하고 用棉裹하야 塞鼻中觸之니 過夜則星自下라

擧元煎 十七(「新方·補陣」) ○ 治氣虛下陷 血崩血脫 亡陽垂危等證하니 有不利於歸熟等劑而但宜補氣者는 以此主之라 ○ 人參 黃芪 炙, 各三五錢 炙甘草 一二錢 升麻 五七分, 炒用 白朮 炒, 一二錢 ○ 水一鍾半에 煎七八分하야 溫服이라 如兼陽氣虛寒者는 桂附乾薑을 隨宜佐用이요 如兼滑脫者는 加烏梅二個 或文蛤七八分이라

祛瘧飮 二二一(「古方·和陣」) ○ 三發後에 火盛氣強者는 可因其衰而減之니 立效라 ○ 貝母 去心 紫蘇 各一錢 橘紅 山査肉 枳實 各錢半 檳榔 八分 柴胡 七分 甘草 炙, 三分 知母 去毛淨, 鹽酒炒過, 五錢 ○ 右를 用水二鍾하야 煎一鍾하고 又將滓再煎하야 至八分하고 並一處에 露過宿이라 臨發日早에 溫服一半하고 未發前一時許에 再溫服後半이라

乾薑附子湯 三四(「古方·熱陣」) ○ 治瘴毒陰證發熱 或煩躁 手足冷 鼻尖冷 身體重痛 舌上胎生 引飮煩渴 或自利嘔吐 汗出惡風이라 ○ 大附子 一枚, 製, 分四服 ○ 右每服에 加炮乾薑二錢同煎하야 溫服이요 熱甚者는 冷服이라

乾霍亂二方 八六(「古方·熱陣」) ○ 凡欲吐不吐하고 欲下不下하야 嘔惡不止者를 謂之乾霍亂이라 ● 一方: 用鹽一兩 生薑半兩하야 搗하고 同炒令色變하야 以水一碗煎하야 熱服이라 ● 一方: 用丁香十四粒爲末하야 以熱湯一盞으로 調服이라

健脾散 六三(「古方·和陣」) ○ 和中健胃하야 消食快氣라 ○ 人參 白朮 炒 丁香 藿香 砂仁 炒 肉果 煨 神麴 炒 炙甘草 等分 ○ 右爲細末하야 每服二錢호대 不拘時하고 橘皮湯下라

劫勞湯 一二四(「婦人規古方」) ○ 治勞嗽發熱하며 盜汗體瘦하며 唾中有血커나 或成肺痿라 此는 救本也요 非劫勞也니 能用此者라야 庶可望生이요 此外에 恐非佳劑矣라 ○ 白芍藥 炒, 一錢 人參 黃芪 炒 當歸 熟地 甘草 炒 白茯苓 五味子 杵炒 阿膠 炒 半夏 製, 各五分 ○ 此上이 乃其原方이나 似有不足用者는 仍宜加倍라 ○ 右를 薑棗水煎이라 日三服이라 鄕人楊元鼎女가 及笄病此甚危하야 百藥無效어늘 偶遇名醫하야 得此方하

야 服三十餘劑하니 遂愈不發이라

劫勞湯 百二(「古方·補陣」) ○ 方在婦人一二四하니라 ○ 治虛勞欬嗽 盜汗發熱이라

劫嗽丸 十一(「古方·固陣」) ○ 治久嗽失氣失聲者는 宜此斂之라 新欬者는 不宜用也라 ○ 訶子肉 百藥煎 荊芥穗 等分 ○ 右爲細末하야 蜜丸噙化라

隔紙膏 二九九(「外科鈐古方」) ○ 治臁瘡에 神效라 ○ 黃芪末 五錢 輕粉 乳香 沒藥 各一錢 銀硃 一錢 血竭 五分 銅綠 二分 ○ 右爲細末하고 眞香油調成膏하야 攤油紙上하고 再用油單紙一層호대 以鍼刺孔數十하고 掩膏藥上하야 貼之니 一日一易其膏라

蠲痺消毒散 二百二(「外科鈐古方」) ○ 治時瘡에 肢節筋攣이라 ○ 姜黃 土茯苓 獨活 各五錢 白朮 當歸 各一錢半 芍藥 一錢 白芷 五分 ○ 右를 水煎服이라

蠲痹湯 二五七(「古方·和陣」) ○ 治周痹 及手足冷痺 脚腿沈重 或身體煩疼 背項拘急이라 ○ 當歸 赤芍藥 煨 黃芪 薑黃 羌活 各錢半 甘草 五分 ○ 水二鍾에 薑三片 棗二枚라 不拘時服이라

潔古四白丹 二五四(「古方·和陣」) ○ 淸肺氣하고 養魂魄하니 以中風多昏冒는 氣不淸利也일새요 兼能下强骨髓라 ○ 白朮 白茯苓 人參 川芎 甘草 砂仁 香附 防風 各半兩 白芷 一兩 白檀香 藿香 各錢半 知母 細辛 各二錢 羌活 薄荷 獨活 各二錢半 麝香 一錢, 另研 牛黃 片腦 各五分, 另研 甛竹葉 ○ 右爲末하야 煉蜜爲丸호대 每兩作十丸이라 臨睡에 嚼一丸호대 煎愈風湯送下라 上淸肺氣하고 下强骨髓라

潔古三化湯 二九(「古方·攻陣」) ○ 治中風에 外有六經之形證이면 先以續命湯主之하고 內有便溺之阻格이면 此方主之라 ○ 厚朴 薑製 大黃 枳實 羌活 各等分 ○ 右㕮咀하야 每服一兩호대 水煎服이라 微利則止라

潔古玉粉丸 百七(「古方·和陣」) ○ 治氣痰欬嗽라 ○ 南星 半夏 各一兩, 俱湯浸 橘紅 二兩 ○ 右爲末하야 湯浸蒸餠爲丸호대 桐子大라 每服五七十丸호대 人參生薑湯任下食後라

潔古漿水散 一四七(「古方·熱陣」) ○ 治暴瀉如水하며 周身汗出하며 一身盡冷하며 脈微而弱하며 氣少不能語者호대 甚者는 加吐하니 卽爲急證이라 ○ 半夏 一兩, 製 附子 製 炮薑 肉桂 甘草 各五錢 良薑 二錢半 ○ 右爲末하야 每服三錢호대 漿水一鍾半에 煎至半鍾하야 熱服이라

潔古枳朮丸 七九(「古方·和陣」) ○ 治痞積하야 消食强胃라 ○ 枳實 去瓤, 麩炒, 一兩 白朮 麩炒, 二兩 ○ 右爲末하야 荷葉裹燒飯爲丸호대 桐子大라 每服五十丸호대 白朮湯下라 但久服之라야 令人胃氣强實하야 不復傷也라 東垣橘皮枳朮丸은 卽前方에 加陳皮一兩 半夏二兩이니 卽名橘半枳朮丸이라

決明夜光散 十九(「古方·因陣」) ○ 治眼目夜昏하야 雖有燈月이라도 亦不能視라 ○ 石決明 夜明砂 各二錢 猪肝 一兩 ○ 右에 以藥爲末하고 乃將竹刀切肝爲二片하야 鋪藥於內하야 合定하고 用麻皮縛之하야 以米泔水一碗으로 用砂鍋煮至半碗하고 臨臥에 連肝連汁俱服之라

決津煎 二(「新方·因陣」) ○ 治婦人血虛經滯하야 不能流暢而痛極者는 當以水濟水하니 若江河一決而積垢皆去라 宜用此湯하야 隨證加減主之라 此는 用補爲瀉之神劑也라 如氣虛者는 宜少用香陳之類요 甚者는 不用하여도 亦可라 ○ 當歸 三五錢 或一兩 澤瀉 一錢半 牛膝 二錢 肉桂 一二三錢 熟地 二三錢 或五

七錢 或不用하여도 亦可라 烏藥 一錢 如氣虛者는 不用하여도 亦可라 ○ 水二鐘에 煎七八分하야 食前服이라 如嘔惡者는 加焦薑一二錢이라 如陰滯不行者는 非加附子면 不可라 如氣滯而痛脹者는 加香附一二錢 或木香七八分이라 如血滯血澁者는 加酒炒紅花一二錢이라 如小腹不煖而痛極者는 加吳茱萸七八分이라 如大便結澁者는 加肉蓯蓉一二三錢이요 微者는 以山査代之라

謙甫還睛散 十(「古方·因陣」) ○ 治翳膜遮睛하야 昏澀淚出하고 瘀血努肉攀睛이라 ○ 川芎 龍膽草 草決明 石決明 荊芥穗 甘菊花 茺蔚子 楮實子 白茯苓 各一兩 白蒺藜 炒 木賊 甘草 各七錢 川椒 炒出汗, 一錢 ○ 右爲細末하야 每服二錢호대 食後에 茶淸調下라 日三服이라 忌一切鷄魚厚味 及蕎麥麵熱物이라

景岳會通膏 三百九(「外科鈐古方」) ○ 凡諸癰毒痞塊 風氣 骨節疼痛에 無所不治라 ○ 大黃 木鱉仁 當歸 川芎 芍藥 生地 麻黃 細辛 白芷 防風 荊芥 蒼朮 羌活 川烏 甘草 烏藥 南星 半夏 香附 官桂 蒼耳 骨碎補 草烏 艾葉 皂角 枳殼 三稜 蓬朮 蘿蔔子 水紅花子 巴豆 五倍 獨活 桃仁 蘇木 紅花 續斷 連翹 梔子 苦參 槐花 皂刺 乾薑 萆麻子 透骨草 晒乾 穿山甲 全蝎 殭蠶 蜂房 各一兩 蛇蛻 一大條 蜈蚣 十四根 蝦蟆 三隻 血餘 一團 獨蒜 四頭 ○ 右五十四味를 用麻油五斤하야 浸三日하고 先煎血餘萆麻木鱉桃仁巴豆蝦蟆獨蒜하야 待半枯然後에 入餘藥煎黑하야 去滓丹收하고 後下細藥十味라 ○ 阿魏 二兩 乳香 制 沒藥 制, 各一兩 木香 丁香 雄黃 硃砂 血竭 兒茶 各五錢 麝香 不拘一二錢 ○ 右에 麝香丁香木香三味는 宜最後下之라 以上收油法이니 凡熬成熟油一斤에 下飛淨好紅丹八兩호대 若欲微嫩이면 則止下七兩五錢이라

經驗金櫻丸 二四(「古方·固陣」) ○ 治夢遺精滑小便後遺溺라 ○ 金櫻子 芡實 各一兩 龍骨 煅 白蓮蕊 各五錢 ○ 右爲末하야 糊丸호대 桐子大라 每服八十丸호대 空心에 鹽酒下라

『經驗』大橘皮湯 一九六(「古方·和陣」) ○ 治濕熱內甚하야 心腹脹滿하며 水瀉하며 小便不利라 ○ 橘皮 檳榔 各一錢 滑石 茯苓 猪苓 澤瀉 白朮 各二錢 官桂 甘草 各五分 ○ 水一鍾半 生薑三片에 煎八分하야 食遠服이라

經驗水陸二仙丹 二三(「古方·固陣」) ○ 治精脫腎虛하야 夢遺白濁等證하니 與補陰藥同用하면 甚有奇效라 ○ 金櫻膏 一斤 用金櫻子不拘多少하고 入粗麻布袋內하야 擦去毛刺하고 搗爛入缸호대 以水沒頭하야 浸一二宿하고 濾去柤하야 取汁以棉濾二三次하고 却入銅鍋하야 用桑柴文火熬成膏하고 取起하야 以磁甁收貯聽用이라 芡實粉 一斤 ○ 有二味和勻하야 丸桐子大라 每服二三百丸호대 空心에 淡鹽湯下라

『經驗』失笑散 百四(「婦人規古方」) ○ 治婦人心痛氣刺不可忍 及産後兒枕蓄血 惡血上攻疼痛하고 幷治小腸氣痛이라 ○ 五靈脂 淨者 蒲黃 等分, 俱炒 ○ 右爲末하야 每服二三錢호대 用酒煎하야 熱服이라 ◉ 一方: 用好醋一杓하야 熬成膏하고 再入水一鍾하야 煎至七分하야 熱服이라 ◉ 一方: 用醋糊和丸호대 龍眼大라 每服一丸호대 以童便和水各半鍾하야 煎七分하야 溫服이라 按此方컨대 若用以止痛이어든 蒲黃宜減半이요 若用止血이어든 則宜等分커나 或靈脂減半도 亦可라

『經驗』養榮丸 一三八(「古方·補陣」) ○ 治男婦氣血兩虛하야 精神短少하고 脾胃不足하야 形體羸瘦라 ○ 人參 白朮 土炒 當歸 熟地黃

黃芪 芍藥 山藥 各一兩 遠志 製 生地黃 山茱萸 各半兩 白茯苓 二兩 陳皮 八錢 ○ 右爲細末하고 用鴨一隻하야 取血入煉蜜和丸호대 桐子大라 每服八九十丸호대 食前에 淡鹽湯送下커나 或酒도 亦可라

『經驗』流金膏 四五(「古方·攻陣」) ○ 治一切火痰欬逆等證이라 ○ 白石膏 微煅硏細 大黃 錦紋者를 椎碎하야 酒浸半日하고 蒸晒九次라 各二兩 黃芩 酒洗 橘紅 各兩半 蓮翹 川芎 桔梗 貝母 各一兩 膽星 蘇州薄荷 香附 各五錢 ○ 右爲極細末하야 煉蜜丸호대 彈子大라 午後臨臥에 細嚼一丸이라 忌酒麵諸濕熱物이라 按此方컨대 當去川芎桔梗이라야 效必更速이라

經驗猪肚丸 四十(「古方·固陣」) ○ 止夢遺泄精하며 進飮食하며 健肢體하니 此藥神應이라 瘦者服之에 自肥하니 莫測其理라 ○ 白朮 麵炒, 五兩 苦參 白者, 三兩 牡蠣 左扇者, 煅硏, 四兩 ○ 右爲末하고 用雄猪肚一具하야 洗淨하고 以磁罐煮極爛하야 木石臼搗如泥하고 和藥再加肚汁搗半日하야 丸如小豆大라 每服四五十丸호대 日進三服이요 米飮送下라 久服하면 自覺身肥而夢遺永止라

『經驗』蒼朮散 三二八(「古方·和陣」) ○ 治下元虛損하야 偏墜하야 腎莖痛楚라 ○ 眞芽山蒼朮 六斤 分六製라 一斤은 用老米泔水浸二日夜하고 一斤은 酒浸二日하야 切片晒乾하고 一斤은 用斗子青鹽半斤하야 同炒黃色호대 不用鹽하고 一斤은 用小茴香四兩하야 同炒黃色호대 去茴香不用하고 一斤은 用大茴香四兩하야 同炒如前하고 一斤은 用桑椹二斤하야 取汁拌製하야 晒乾이라 ○ 右爲細末하야 每服三錢호대 空心에 酒下라

『經驗』琥珀散 三四七(「古方·和陣」) ○ 治老人虛人小便不通 淋澁이라 ○ 琥珀 爲末 人參 煎湯 ○ 空心에 以人參湯調服琥珀末一錢이라

經驗滑石散 五二(「婦人規古方」) ○ 治産難하니 凡水下胎乾하야 胎滯不生에 用此最效라 ○ 滑石 飛過, 一兩 白蜜 香油 各半盞 ○ 右에 將油蜜慢火熬熟三四沸하야 掠去沫하고 調滑石末하야 頓服하고 外以油調於産婦臍腹하야 上下摩之면 立效라

輕黃散 八三(「古方·因陣」) ○ 治鼻中瘜肉이라 ○ 輕粉 杏仁 去皮尖, 各一錢 雄黃 五錢 麝香 少許 ○ 右四味를 用乳鉢하야 先硏杏仁如泥하고 後入雄麝輕粉하야 同硏極細하고 磁盒收蓋라 每有患者어든 不拘遠近하고 於臥에 用筯頭蘸米粒許하야 點瘜肉上하고 隔一日에 臥點一次니 半月見效라

鷄內金散 二九二(「古方·因陣」) ○ 治氣虛溺尿라 用雄鷄膍胵並腸燒爲末하야 溫酒調服이라

桂附二陳湯 七(「古方·和陣」) ○ 方在熱陣百十五하니라 ○ 治寒瘧厥冷이라

桂星散 五三(「古方·因陣」) ○ 治風閉耳聾이라 ○ 官桂 川芎 當歸 石菖蒲 細辛 木通 木香 白蒺藜 炒去刺 麻黃 去節 甘草 炙, 各一錢 白芷梢 天南星 煨裂, 各錢半 ○ 水二鍾 葱白二根 紫蘇五葉 薑五片에 煎八分하야 食後服이라 一方엔 加全蝎去毒一錢이라

桂心散 二六五(「古方·和陣」) ○ 治風邪走注疼痛이라 ○ 桂心 漏蘆 芎窮 威靈仙 白芷 當歸 木香 白殭蠶 炒 地龍 去土炒乾, 各半兩 ○ 右爲細末하야 每服二錢호대 溫酒調下라 不拘時라

鷄子淸飮 十七(「古方·寒陣」) ○ 治熱病五六日에 壯熱之甚하야 大便秘結하며 狂言欲走者라 ○ 鷄子 二枚, 取淸 芒硝 細硏 寒水石 細硏, 各二三錢 ○ 右에 先用新汲水一盞하야 調藥末하고 次下鷄子淸攪勻하야 二服이라 按此法컨대 似不若以雪梨漿으로 調二藥하야 服

之更妙라

鷄子黃連膏 四三(「新方·因陣」) ○ 治火眼暴赤疼痛하니 熱在膚腠하야 淺而易解者는 用此點之니 數次可愈라 ○ 若熱由內發하야 火在陰分者는 不宜外用凉藥이니 非惟不能去內熱이요 而且以閉火邪也라 用鷄子一枚하야 開一小竅하고 單取其淸하야 盛以磁碗하고 外用黃連一錢하야 硏爲粗末하고 摻於鷄子淸上하야 用筯徹底速打數百하야 使成浮沫하야 約得半碗許가 卽其度矣라 安放少頃에 用筯撥開浮沫하고 傾出淸汁하야 用點眼眥호대 勿得緊閉眼胞하고 擠出其藥하면 必熱淚湧出하니 數次卽愈라 內加氷片少許면 尤妙라 若鷄子小而淸少者는 加水二三匙하야 同打하여도 亦可라

桂枝加大黃湯 十一(「古方·散陣」) ○ 卽前桂枝湯內에 加大黃一兩이라

桂枝加黃芪湯 十(「古方·散陣」) ○ 治黃疸脈浮者는 當以汗解之라 卽前桂枝湯에 加黃芪二兩이라

桂枝葛根湯 三七(「痘疹銓古方」) ○ 解散寒邪라 ○ 桂枝 葛根 升麻 赤芍藥 防風 甘草 各一錢 ○ 右에 加生薑三片 淡豆豉一錢하고 水一鍾에 煎七分하야 溫服이니 無時라

桂枝葛根湯 十七(「古方·散陣」) ○ 方在痘疹三七하니라 ○ 解散寒邪라

桂枝甘草湯 十六(「古方·散陣」) ○ 方在熱陣四四하니라 ○ 治過汗心悸라

桂枝大黃湯 四三(「痘疹銓古方」) ○ 治腹痛 大便不通에 良方이라 ○ 桂枝 白芍 各二錢半 甘草 五分 大黃 一錢半 ○ 右剉細하야 加生薑一片하고 水一鍾半에 煎八分하야 食前溫服이라

桂枝附子湯 十五(「古方·散陣」) ○ 方在熱陣三十하니라 ○ 治傷寒風濕身痛이라

桂香散 五五(「婦人規古方」) ○ 治胎死腹中不下라 ○ 桂心 三錢 麝香 五分 ○ 右爲末하고 作一服하야 酒調下라

苦楝丸 一八十(「古方·熱陣」) ○ 治奔豚小腹痛하니 神效라 ○ 川苦楝子 茴香 各二兩 附子 一兩, 炮, 去皮臍 ○ 右三味를 用酒三升하야 同煮盡爲度하고 焙乾爲末하야 每藥末一兩에 入玄胡索二錢 一作五錢 全蝎十八個炒 丁香十八粒이라 ○ 俱爲末하야 和勻하고 酒糊丸호대 桐子大라 溫酒下五十丸호대 空心服이라 如痛甚이어든 煎當歸酒下라

苦參酒 二八一(「外科鈐古方」) ○ 治癩風 及瘡疹疥癬最多者라 ○ 苦參 五斤, 切片 ○ 右를 以好酒三斗로 浸三十日이라 量飮一合호대 日服不絶하야 覺痺卽瘥라

古庵心腎丸 百十二(「古方·補陣」) ○ 治水火不濟하야 心下怔忡하며 夜多盜汗하며 便赤夢遺라 ○ 牛膝 酒浸 蓯蓉 酒浸 熟地黃 各二兩 菟絲子 酒煮, 三兩 人參 黃芪 蜜炙 當歸 酒浸 山藥 炒 鹿茸 酥炙 附子 炮去皮臍 茯神 五味子 龍骨 煅 遠志 甘草湯浸剝, 薑汁炒 各一兩 ○ 右爲細末하야 酒煮麵糊丸호대 桐子大라 每服百丸호대 空心에 棗湯或淸湯送下라

固陰煎 二(「新方·固陣」) ○ 治陰虛滑泄 帶濁淋遺 及經水因虛不固等證이라 此方은 專主肝腎이라 ○ 人參 隨宜 熟地 三五錢 山藥 炒, 二錢 山茱萸 一錢半 遠志 七分, 炒 炙甘草 一二錢 五味 十四粒 菟絲子 炒香, 二三錢 ○ 水二鍾에 煎七分하야 食遠溫服이라 如虛滑遺甚者는 加金櫻子肉二三錢 或醋炒文蛤一錢 或烏梅二個라 如陰虛微熱而經血不固者는 加川續斷二錢이라 如下焦陽氣不足而兼腹痛溏泄者는 加補骨脂吳茱萸之類하야

隨宜用之라 如肝腎血虛하야 小腹痛而血不歸經者는 加當歸二三錢이라 如脾虛多濕커나 或兼嘔惡者는 加白朮一二錢이라 如氣陷不固者는 加炒升麻一錢이라 如兼心虛不眠커나 或多汗者는 加棗仁二錢호대 炒用이라

固腸散 五十(「古方·固陣」) ○ 治脾胃虛弱하야 內寒注泄하며 水穀不分하며 下痢膿血하며 赤少白多하며 腸滑腹痛하며 心腹脹滿하며 食減力乏이라 ○ 陳米 炒, 二兩 木香 一錢 肉豆蔲 生 粟殼 蜜炙, 各二錢 乾薑 炮 炙甘草 各二錢半 ○ 右爲末하야 每服二錢호대 水一鍾 薑三片 棗一枚에 煎七分하야 不拘時溫服이라 忌酒猪肉魚腥生冷이라

固眞丸 六(「新方·固陣」) ○ 治夢遺精滑이라 ○ 菟絲子 一斤, 淘洗淨하야 用好酒浸三日하고 煮極熟하야 擣膏하고 晒乾이라 或用淨白布包蒸하여도 亦佳라 牡蠣 煅, 四兩 金櫻子 去子하고 蒸熟이라 四兩 茯苓 酒拌蒸晒, 四兩 ○ 右蜜丸하야 空心에 好酒送下三錢커나 或鹽湯도 亦可라

枯痔水澄膏 二百三十(「外科鈐古方」) ○ 治痔護肉이라 ○ 鬱金 白芨 各一兩 一方에 加黃連이라 右二味爲細末이라 如患內痔어든 候登厠時翻出在外하야 用溫湯洗淨하고 側臥於床하면 其痔卽出이라 用蜜水調藥得中하야 以篦箆로 塗穀道四邊好肉上하고 留痔在外하야 以紙蓋藥上良久然後에 用後枯藥搽痔上하고 仍用筆醮溫水하야 於紙上潤之하야 勿令藥乾及四散이라 好白礬 四兩 生信石 二錢半 硃砂 一錢, 硏極細 ○ 右를 各硏爲細末하고 先將砒入紫泥罐底하고 次將礬末蓋之하야 用火煆令烟盡하야 其砒盡從烟去하니 止借砒氣於礬內耳라 將礬爲極細末하고 看痔頭大小하야 置礬末於掌中하고 乃入硃砂少許하야 以唾調稀하고 用篦蔑하야 塗痔上周遍하니 一日三上이라 看痔頭顔色焦黑爲效라 至夜有黃水出하니 切勿他疑니 水盡爲妙라 至中夜하야 上藥一遍하고 來夜에 依然上藥三次니 有小痛이나 不妨이라 換藥時에 以碗盛溫湯하야 用筆輕洗去舊藥하고 更上新藥호대 仍用護肉藥하고 間用荊芥湯洗之라 三兩日之後에 黃水出將盡이면 可於藥中에 增硃砂하고 減白礬이니 則藥力卽緩이라 三兩日에 卽可增減하야 漸漸取之라야 庶不驚人이라 全在看色增減하야 傳藥厚薄이라야 方是合法이라 此藥은 只是借砒信之氣요 又有硃砂하야 能以解之라 一方士가 將此二方在京治人多效하야 致富어늘 一富商이 以百金求得之하야 錄於予하니 予雖未用이나 傳人無不言效라 但枯藥은 則趙宜眞煉師가 已刊於靑囊雜纂하니 如神이라 千金方엔 則未見刊傳이라 大抵今人言能取痔者는 皆此方也라 其有氣血虛커나 或挾內邪者는 還當兼治其內라야 庶不有失이라

固齒雄鼠骨散 百六十(「古方·因陣」) ○ 治腎水不足하야 牙齒浮動脫落커나 或縫中痛而出血커나 或但動不痛者라 ○ 雄鼠骨 當歸 沒石子 熟地 楡皮 靑鹽 細辛 等分 ○ 右爲細末하고 用綿紙裹條하야 扱牙牀上縫中하면 則永固不落矣라

固齒將軍散 五十(「新方·因陣」) ○ 治牙痛牙傷이 胃火糜腫하니 久之면 牢牙固齒라 ○ 錦紋大黃 炒微焦 杜仲 炒半黑, 各十兩 靑鹽 四兩 ○ 右爲末하야 每日淸晨에 擦漱요 火盛者는 嚥之하여도 亦可라

固胎煎 七(「新方·因陣」) ○ 治肝脾多火多滯而屢墮胎者라 ○ 黃芩 二錢 白朮 一二錢 當歸 芍藥 阿膠 各錢半 陳皮 一錢 砂仁 五分 ○ 水一鐘半에 煎服이라

固脬丸 六三(「古方·固陣」) ○ 治遺尿不覺 小便不禁이라 ○ 菟絲子 製, 三兩 茴香 一兩 桑

螵蛸 炙 製附子 各五錢 戎鹽 一錢 ○ 右爲末하야 酒煮麵糊丸호대 桐子大라 每服三十丸호대 空心에 米飮下라

攻堅敗毒膏 三一五(「外科鈐古方」) ○ 亦名乾坤一氣膏라 專攻痞塊 諸瘡毒 痔漏라 ○ 當歸 熟地 生地 白芍藥 赤芍藥 南星 半夏 三棱 蓬朮 木鱉 兩頭尖 穿山甲 巴豆仁 肉桂 五靈脂 桃仁 續斷 玄參 玄胡索 蓖麻子仁 白芷 羌活 獨活 大黃 紅花 川烏 草烏 蘇木 川芎 防風 杏仁 各一兩 ○ 右를 用麻油四十兩하야 浸諸藥三日하고 桑柴火煎成하야 丹收後에 下細藥이라 ○ 乳香 制 沒藥 制, 各一兩 眞阿魏 一兩半 麝香 三錢 ○ 右方於細藥中에 加蘆薈木香各一兩 蟾酥三錢하면 卽名消痞大成膏라

鞏隄丸 九(「新方·固陣」) ○ 治膀胱不藏하야 水泉不止하고 命門火衰하야 小水不禁等證이라 ○ 熟地 二兩 菟絲子 酒煮, 二兩 白朮 炒, 二兩 北五味 益智仁 酒炒 故紙 酒炒 附子 製 茯苓 家韭子 炒, 各一兩 ○ 右爲末하야 山藥糊丸호대 如桐子大라 每服百餘丸호대 空心에 滾湯 或溫酒下라 如兼氣虛하면 必加人參一二兩이니 更妙라

瓜子仁湯 一七八(「婦人規古方」) ○ 方在外科一六四하니라 ○ 治産後瘀血 腸癰 腹中疞痛이라

霍亂三方 八四(「古方·熱陣」) ○ 治霍亂瀉利不止 轉筋入腹欲死者라 ○ 用生薑三兩하야 搗爛하고 入酒一升하야 煮三四沸하고 頓服이라 ● 一方: 凡霍亂吐瀉不能服藥에 急用胡椒四十粒하야 以飮呑之라 ● 一方: 凡霍亂吐瀉不止에 用艾一把 水三升하야 煮一升하고 頓服之라

廓清飮 十三(「新方·和陣」) ○ 治三焦壅滯하야 胸膈脹滿하며 氣道不淸하며 小水不利하며 年力未衰에 通身腫脹커나 或肚腹單脹하야 氣實非水等證이라 ○ 枳殼 二錢 厚朴 一錢半 大腹皮 一二錢 白芥子 五七分 或一二錢 蘿蔔子 生搗, 一錢, 如中不甚脹하야 能食者는 不必用此라 茯苓 連皮用이라 二三錢 澤瀉 二三錢 陳皮 一錢 ○ 水一鍾半에 煎七分하야 食遠溫服이라 如內熱多火하야 小水熱數者는 加梔子 木通各一二錢이라 如身黃에 小水不利者는 加茵陳二錢이라 如小腹脹滿하며 大便堅實不通者는 加生大黃三五錢이라 如肝滯脇痛者는 加靑皮라 如氣滯胸腹하야 疼痛者는 加烏藥香附라 如食滯者는 加山査麥芽라

藿香正氣散 二十(「古方·和陣」) ○ 治外感風寒하고 內停飮食하야 頭疼寒熱커나 或霍亂泄瀉하며 痞滿嘔逆과 及四時不正之氣 瘧痢傷寒等證이라 ○ 藿香 紫蘇 桔梗 白芷 大腹皮 各一錢 陳皮 半夏 茯苓 甘草 白朮 厚朴 各八分 ○ 水二鍾 薑三片 棗一枚에 煎八分하야 熱服取汗이라

括痰丸 十九(「新方·和陣」) ○ 治一切停痰積飮 呑酸嘔酸 胸脇脹悶疼痛等證이라 ○ 半夏 製, 二兩 白芥子 二兩 乾薑 炒黃, 一兩 猪苓 二兩 炙甘草 五錢 陳皮 四兩 切碎하야 用鹽二錢 入水中拌浸一宿하고 晒乾이라 ○ 右爲末하야 湯浸蒸餠爲丸호대 綠豆大라 每服一錢許호대 滾白湯送下라 如胸脇疼痛者는 加台烏藥二兩이라

栝蔞桂枝湯 十二(「古方·散陣」) ○ 治痓라 卽前桂枝湯에 加栝蔞根二兩이라

栝蔞根湯 百七(「古方·散陣」) ○ 治風溫大渴이라 ○ 栝蔞根 乾薑 防風 人參 甘草 各一錢 石膏 三錢 ○ 水一盞半에 煎八分服이라

栝蔞散 九一(「婦人規古方」) ○ 治吹乳腫痛이라 ○ 栝蔞 一個 乳香 二錢 ○ 右를 用酒煎服이라 外用南星爲末하야 以溫湯調塗라

栝蔞托裏散 六六(「外科鈴古方」) ○ 治瘡瘍毒盛者하야 未成則易消하고 已成則易潰하며 旣潰則生肌라 ○ 黃栝蔞 一個, 杵碎 忍冬藤 乳香 各一兩 蘇木 五錢 沒藥 三錢 甘草 二錢 ○ 右를 用酒三碗하야 煎二碗이라 空心日午臨睡에 分三服이라 或以此爲末하야 酒糊丸호대 彈子大라 朱砂爲衣라 細嚼하야 用當歸酒送下하면 治打撲損傷에 尤妙라

『廣濟』下胎方 五七(「婦人規古方」) ○ 幷下死胎에 俱效라 ○ 天花粉 四兩 肉桂 牛膝 豆豉 各三兩 ○ 右咀하고 用水七碗하야 煎二碗半하야 分三服이라 每服後一時許에 又進一服이라

槐角丸 三八九(「外科鈴古方」) ○ 方在寒陣一七五하니라 ○ 治痔漏腫痛 便血脫肛이라

槐角丸 一七五(「古方·寒陣」) ○ 治五種腸風下血並痔漏脫肛이라 ○ 槐角 炒 黃芩 地楡 當歸 防風 枳殼 麩炒 ○ 右等分하고 爲細末하야 米酒麵糊丸호대 桐子大라 每服五六十丸호대 空心에 淸米飮送下니 極效라 一方에 有烏梅肉이라

槐鹽散 一六七(「古方·因陣」) ○ 治食甘甛過多하야 牙痛이라 ○ 食鹽 靑鹽 槐枝 一斤을 切斷하고 用水五碗하야 煎一碗聽用이라 ○ 右에 將二鹽先炒乾하고 乃入槐枝湯煮乾하야 取起爲末하고 用鉛盒盛이라 擦牙면 固齒最妙라

槐楡散 百十八(「婦人規古方」) ○ 治血崩及腸風下血이라 ○ 槐花 地揄 等分, 炒焦 ○ 右二味를 用酒煎飮之라

槐花散 一六九(「外科鈴古方」) ○ 治腸風臟毒下血이라 ○ 槐花 炒 熟地黃 靑皮 白朮 炒 荊芥穗 當歸身 酒拌 升麻 各一錢 川芎 四分 ○ 右爲末하야 每服三錢호대 空心에 米飮調下라 水煎服하여도 亦可라

槐花蕊 四十(「新方·因陣」) ○ 治楊梅瘡下疳神方이라 ○ 凡綿花瘡毒 及下疳初感 或毒盛經久難愈者는 速用新槐蕊揀淨호대 不必炒라 每食前에 用淸酒呑下三錢許니 早午晚에 每日三服하야 服至二三升이면 則熱毒盡去하야 可免終身除毒之患하고 亦無寒涼敗脾之慮하니 此經驗神方也라 如不能飮이면 卽用滾水鹽湯하야 俱可送下로되 但不及酒送之效捷也라

槐花酒 百四(「外科鈴古方」) ○ 治癰瘍熱毒에 最妙라 ○ 用槐花四五兩炒微黃하야 乘熱入酒二鍾하고 煎十餘滾에 去柤熱服호대 未成者는 二三服이요 已成者는 一二服이니 但察其有熱毒未淸者는 皆可用이라 槐花는 治濕熱之功이 最爲神速이나 惟胃寒者는 不宜服이라 大抵腫毒에 非用蒜灸及槐花酒하야 先去其勢면 雖用托裏諸藥이나 其效未必甚速이라

交加散 二五二(「古方·和陣」) ○ 治瘈瘲 或戰振或産後不省人事 口吐痰涎이라 ○ 當歸 荊芥穗 等分 ○ 右爲細末하야 每服二錢호대 水一鍾 酒少許에 煎七分하야 灌服이니 神效라

交加散 一七三(「婦人規古方」) ○ 方在和陣二五二하니라 ○ 治産後口吐涎沫 不省人事라

蕎麥散 一二四(「痘疹銓古方」) ○ 治痘瘡潰爛에 以此傅之라 ○ 蕎麥一味를 磨取細麵하야 痘瘡破者는 以此敷之하고 潰爛者는 以此遍撲之니 絹袋盛撲커나 或以此襯臥면 尤佳라

救苦滅瘢散 一二八(「痘疹銓古方」) ○ 治爛痘하니 以此傅面이라 如誤抓破者는 用之傅貼이니 最良이라 ○ 密陀僧 滑石 各二兩 白芷 半兩 ○ 右爲細末이라 濕則乾摻之커나 或用好

蜜調傅라

九氣丹 二三(「新方·熱陣」) ○ 治脾腎虛寒이 如五德丸之甚者라 ○ 熟地 八兩 製附子 四兩 肉豆蔲 麵炒, 二兩 焦薑 吳茱萸 補骨脂 酒炒 蓽茇 炒 五味子 炒, 各二兩 粉甘草 炒, 一兩 ○ 煉白蜜爲丸커나 或山藥糊丸호대 如桐子大라 每服六七十丸 或百丸호대 滾白湯下라 如氣虛者는 加人參或二兩或四兩이니 尤妙甚이라

枸杞子丸 一四二(「古方·補陣」) ○ 治腎虛精滑하야 補精氣라 ○ 甘州枸杞 黃精 九蒸九晒 ○ 右二味等分을 相和搗作餠子하고 焙乾爲末하야 煉蜜丸호대 桐子大라 每服百餘丸호대 空心에 溫酒送下라

驅毒飮 一四一(「古方·因陣」) ○ 治熱毒上攻하야 宣露出血하고 牙齦腫痛不可忍이라 ○ 屋遊 此는 卽瓦上青苔니 不拘多少하고 洗淨이라 ○ 右를 用水煎湯하고 澄淸에 入鹽一撮하야 頻頻漱之라

鉤吻毒 二二四(「古方·因陣」) ○ 鉤吻은 生池旁하니 與芹菜相似하야 無他異라 惟莖有毛하니 以此別之요 誤食殺人이라 解之之法은 用薺苨八兩 水六升하야 煮取二升하야 分溫二服이라 此는 卽甛桔梗也라 一方에 用桂湯하니 效라

九味羌活湯 四二(「外科鈐古方」) ○ 方在散陣四四하니라 ○ 治瘡瘍에 風熱鬱遏하야 焮腫作痛커나 或遍身作痛커나 或拘急不利 及頭痛惡寒脊强 脈浮緊이라

九味異功煎 二二(「新方·因陣」) ○ 治痘瘡에 寒戰咬牙倒陷 嘔吐泄瀉 腹痛虛寒等證이라 用代陳氏十二味異功散等方이라 ○ 人參 二三錢 黃芪 炙, 一二錢 當歸 熟地 各二三錢 炙甘草 七分 或一錢 丁香 三五分 或一錢 肉桂 一錢 乾薑 炮, 一二錢 製附子 一二錢 ○ 右를 量兒大小하야 加減하고 用水一鍾半하야 煎七分하야 徐徐與服之라 如泄瀉腹痛엔 加肉豆蔲麵炒一錢커나 或加白朮一二錢이라

九味異功煎 一五九(「痘疹詮古方」) ○ 方在新因二二하니라 ○ 治痘瘡虛陷 寒戰咬牙 虛寒諸證이라

九蜜煎 十二(「新方·因陣」) ○ 治產後陽氣虛寒커나 或陰邪入臟하야 心腹疼痛하며 嘔吐不食하며 四肢厥冷이라 此는 與大岩蜜湯으로 略同而稍勝之라 ○ 當歸 熟地 各三錢 芍藥 酒炒焦 茯苓 各錢半 炙甘草 乾薑 炒 肉桂 北細辛 各一錢 吳茱萸 製, 五分 ○ 水二鍾에 煎服이라

九仙散 十(「古方·固陣」) ○ 治一切欬嗽不已라 ○ 人參 款冬花 桔梗 桑白皮 五味子 阿膠 貝母 烏梅 各五分 御粟殼 二錢, 蜜炙 ○ 水一鍾半 薑一片 棗一枚에 煎七分하야 食遠服이라

韭子湯 一四八(「古方·因陣」) ○ 治蟲牙라 ○ 用韭菜子一撮하야 以碗足盛之하고 用火燒烟호대 外用小竹梗將下截劈爲四開하고 以紙糊如喇叭樣하야 引烟熏其蛀齒라 如下牙蛀者는 以韭子煎濃湯하야 漱之니 蟲自出이라

韭子丸 三三(「古方·固陣」) ○ 治虛勞寒脫漏精이라 ○ 韭子 炒 車前子 天雄 製 菟絲子 酒煮, 另搗 龍骨 各一兩 鹿茸 酥炙 乾薑 炮 桑螵蛸 炒, 各三錢 ○ 右爲末하야 煉蜜丸호대 桐子大라 每服二三十丸호대 空心에 黃芪湯下라

驅瘧飮 二百二十(「古方·和陣」) ○ 治諸瘧久瘧不愈者라 ○ 草果 青皮 陳皮 人參 茯苓 半夏 製 厚朴 蒼朮 炒 檳榔 白朮 甘草 各一錢 良薑 五分 ○ 水二鍾 棗二枚 烏梅一個

에 煎八分하야 食遠服이라

九還金液丹 三七三(「古方·和陣」) ○ 方在小兒八八하니라 ○ 治男婦小兒中風驚風 痰盛氣急이라

九還金液丹 八八(「小兒則古方」) ○ 此藥有斡旋造化之功하야 專治男婦痰盛氣急 中風不語 口眼歪斜 左癱右瘓 牙關緊急과 及小兒急驚風 手足抽搐 不省人事 痰多氣急等證하니 功效를 不可盡述이라 ○ 膽星 九製者, 二兩 朱砂 飛, 一兩 生半黃 五錢 殭蠶 五錢, 炒 牙皀 去皮弦, 炒焦, 三錢 氷 麝 各五分 ○ 小麥麵炒熟하야 煉蜜和勻搗丸호대 芡實大라 金箔爲衣하야 黃蠟匾收藏이라 如大人牙關緊急엔 先以通關散으로 開其竅하고 隨用淡薑湯下一二丸이라 若治小兒엔 用薄荷湯化下一丸이라

『局方』甘桔湯 一七五(「古方·因陣」) ○ 治一切風熱上壅 咽喉腫痛이라 錢氏方에 用甘草二錢 苦梗一錢이라 ○ 甘草 二錢 桔梗 四錢 ○ 水二種에 煎八分하야 食後服이라 此方에 加荊芥穗二三錢이면 三因方卽名荊芥湯이니 尤效라

『局方』羌活散 八六(「古方·散陣」) ○ 治風邪壅滯하야 鼻塞聲重하며 頭目昏眩하며 遍身拘急하며 肢節煩痛하며 天陰에 愈覺不安者라 ○ 羌活 麻黃 防風 細辛 川芎 菊花 枳殼 蔓荊子 前胡 白茯苓 甘草 石膏 黃芩 等分 ○ 水一鍾半 薑三片에 煎服이라

『局方』觀音散 五(「小兒則古方」) ○ 治內傷嘔逆吐瀉하고 不進飮食하야 漸至羸瘦라 ○ 人參 一兩 神麯 炒 茯苓 炙甘草 綿黃芪 白朮 炒 白扁豆 炒 木香 各一錢 石蓮肉 去心, 錢半 ○ 右爲末하야 每服一二錢호대 入藿香三葉薑棗하야 水煎服이라

『局方』大建中湯 四十(「古方·熱陣」) ○ 方在補陣二四하니라 ○ 治陽虛氣血不足 腰脚筋骨疼痛이라

『局方』大已寒丸 百七十(「古方·熱陣」) ○ 治臟腑虛寒하야 心腹疞痛하며 腸鳴泄瀉하며 自利自汗하며 米穀不化하며 手足厥冷하며 陰盛陽衰等證이라 ○ 蓽茇 肉桂 各四兩 乾薑 炮 良薑 各六兩 ○ 水煮麵糊爲丸호대 桐子大라 每服二三十丸호대 食前에 米飮下라

『局方』大斷下丸 五四(「古方·固陣」) ○ 治臟腑停寒하야 下痢不已라 ○ 乾薑 炮 高良薑 細辛 各兩半 附子 製 牡蠣 煅 龍骨 研 赤石脂 煨 肉豆蔲 麵煨 訶子肉 枯礬 酸石榴皮 醋浸一宿하고 炙黃用이라 各一兩 ○ 右爲細末하야 醋煮麵糊爲丸호대 桐子大라 每服五七十丸호대 米飮送下라

『局方』大防風湯 九八(「古方·補陣」) ○ 治足三陰虧損한대 寒濕外邪乘虛內侵하야 患鶴膝附骨等疽하니 不問已潰未潰하고 宜先用此라 及治痢後脚膝軟痛하야 不能動履하니 名曰痢後風이라 此藥은 祛風順氣하고 活血壯筋骨하야 行履如故라 ○ 人參 白朮 防風 羌活 各二錢 黃芪 一錢 熟地 杜仲 各二錢 官桂 甘草 炙, 各五分 白芍 牛膝 附子 各一錢 川芎 錢半 ○ 水煎服이라 一方에 有當歸하고 無官桂하니 加薑七片이라

『局方』大菟絲子丸 三六(「古方·固陣」) ○ 治腎氣虛損 五勞七傷 脚膝痠痛 面色黎黑 目眩耳鳴 心忡氣短 時有盜汗 小便滑數이라 ○ 菟絲子 酒製 鹿茸 酥炙 肉桂 石龍肉 去土 附子 炮 澤瀉 各一兩 熟地 牛膝 酒浸一宿, 焙乾 山茱萸 杜仲 炒 茯苓 肉蓯蓉 酒浸, 切焙 續斷 石斛 防風 補骨脂 酒炒 蓽茇 巴戟肉 茴香 炒 沈香 各三兩 川芎 五味 桑螵蛸 覆盆子 各五錢 ○ 右爲末하야 酒煮麵

糊丸호대 桐子大라 每服三五十丸호대 空心에 鹽湯溫酒任下라

『局方』導赤散 一二二(「古方·寒陣」) ○ 治心火及小腸熱證 小便赤澁而渴이라 ○ 生地 木通 生甘草 各等分 ○ 入竹葉二十片하야 水煎服이라 一方에 加人參麥門冬이라

『局方』明目地黃丸 七(「古方·因陣」) ○ 治男婦肝腎俱虛하야 風邪所乘하고 熱氣上攻하야 翳障 目澀多淚라 ○ 熟地黃 生地黃 各一斤 牛膝 三兩 石斛 枳殼 杏仁 去皮尖, 炒 防風 各四兩 ○ 煉蜜丸호대 桐子大라 每服七八十丸호대 食前에 鹽湯下라

『局方』牡蠣散 一(「古方·固陣」) ○ 治諸虛不足及大病後體虛 津液不固 常常自汗이라 ○ 黃芪 蜜炙 麻黃根 牡蠣 煅焠醋中, 各二錢半 ○ 水一鍾半에 加小麥百粒하고 煎八分하야 食遠溫服이라

『局方』木香調氣散 四四(「古方·和陣」) ○ 木香 白檀香 白豆蔻 丁香 各二錢 炙甘草 藿香 各八錢 砂仁 四錢 ○ 右爲末하야 每服二錢호대 入鹽少許하야 沸湯點服이라

『局方』木香化滯湯 百十(「古方·寒陣」) ○ 治痢下赤白 腹中疠痛 裏急後重에 多熱多滯者宜之라 ○ 木香 甘草 各七分 人參 陳皮 黃連 澤瀉 檳榔 各一錢 白朮 枳殼 麩炒 厚朴 白芍藥 茯苓 各錢半 ○ 水二鐘에 煎八分하야 食前服이라

『局方』戊己丸 二百二(「古方·和陣」) ○ 治脾經受濕하야 瀉痢不止하며 米穀不化하며 臍腹刺痛이라 ○ 黃連 炒 吳茱萸 炮炒 白芍藥 各五兩 ○ 一方에 黃連四兩 吳茱萸二兩 芍藥三兩이라 ○ 右爲細末하야 麵糊丸호대 桐子大라 每服七十丸호대 空心食前에 米飮下라

『局方』無比山藥丸 一三六(「古方·補陣」) ○ 治諸虛損傷하야 肌肉消瘦하며 耳聾目暗이라 常服하면 壯筋骨하며 益腎水하야 令人不老라 ○ 山藥 二兩 菟絲子 三兩, 酒浸煮 五味 揀淨, 六兩 肉蓯蓉 四兩, 切片酒浸, 焙 杜仲 三兩, 酒炒 牛膝 一兩, 酒浸蒸 熟地 澤瀉 山茱萸 茯苓 巴戟肉 赤石脂 各一兩 ○ 右爲細末하야 煉蜜和丸호대 桐子大라 每服三五十丸호대 食前에 溫酒 或米飮下라

『局方』密蒙花散 三十(「古方·因陣」) ○ 治風氣攻注 兩眼昏暗 眵淚羞明 並暴赤腫翳障이라 ○ 密蒙花 羌活 白蒺藜 炒 木賊 石決明 各一兩 甘菊 三兩 ○ 右爲末하야 每服二錢호대 食後에 茶淸調下라

『局方』半硫丸 一八七(「古方·熱陣」) ○ 治高年冷秘虛秘 及痃癖冷氣라 簡易曰 此는 潤劑也라하니라 ○ 半夏 湯泡七次하야 焙乾爲末이라 硫黃 明淨者를 硏極細호대 用柳木槌子殺過라 ○ 右等分하야 以生薑汁打糊丸호대 桐子大라 每服五七十丸호대 用無灰酒或生薑湯任下라

『局方』蟠葱散 百十(「古方·熱陣」) ○ 治男婦脾胃虛冷하고 滯氣不行하야 攻刺心腹하고 痛連胸脇하며 膀胱小腸寒疝氣疝과 及婦人血氣刺痛이라 ○ 蒼朮 米泔浸, 切 炙甘草 各八錢 三稜 煨 蓬朮 煨 茯苓 青皮 各六錢 丁皮 砂仁 去殼 檳榔 各四錢 延胡索 三錢 乾薑 炒 肉桂 各二錢 ○ 右를 每服五錢호대 水一盞에 入連根葱白一莖하야 煎七分하야 空心熱服커나 或爲末하야 用葱湯調服二三錢이라

『局方』半夏丁香丸 百三十(「古方·和陣」) ○ 治脾胃宿冷 胸膈停痰 嘔吐惡心 呑酸噫腐 心腹否滿 不思飮食이라 ○ 肉豆蔻 丁香 木香 藿香 人參 陳皮 去白, 各二錢 半夏 製, 三兩 ○ 右爲細末하야 薑汁煮糊丸호대 桐子大라 每服三十丸호대 薑湯下라

『局方』倍朮丸 九九(「古方·熱陣」) ○ 治五飮呑酸等證이라 一曰留飮은 停水在心下요 二曰澼飮은 水在兩脇이요 三曰痰飮은 水在胃中이요 四曰溢飮은 水溢在膈이요 五曰流飮은 水在脇間이라 瀝瀝有聲하니 皆由飮水過多커나 或飮冷酒所致라 ○ 白朮 炒, 二兩 桂心 乾薑 炒, 各一兩 ○ 右爲末하야 蜜丸이라 每服二十丸호대 溫米飮下하고 加至三五十丸하야 食前服이라

『局方』排風湯 百五(「古方·散陣」) ○ 治風虛冷濕邪氣入臟하야 狂言妄語하며 精神錯亂과 及五臟風邪等證이라 ○ 防風 白朮 當歸 酒浸 芍藥 肉桂 杏仁 川芎 白蘚皮 甘草 炙, 各一錢 麻黃 去節 茯苓 獨活 各三錢 ○ 右를 分二服호대 水二鍾 薑三片에 煎七分하야 食遠服이라

『局方』茯苓補心湯 八三(「古方·補陣」) ○ 治心慮過多하야 心神潰亂하며 煩躁不寐라 ○ 白茯苓 白茯神 麥門冬 生地黃 當歸 半夏麯 陳皮 各一錢 甘草 五分 ○ 右에 加竹葉燈心하야 同煎服이라

『局方』茯菟丸 三八(「古方·固陣」) ○ 治思慮太過하야 心腎虛損하고 眞陽不固하야 尿有餘瀝커나 或小便白濁하며 夢寐遺精等證이라 ○ 菟絲子 製, 五兩 白茯苓 三兩 石蓮肉 二兩 ○ 酒糊丸호대 桐子大라 每服三五十丸호대 空心에 鹽湯或米湯下라 一方엔 有北五味子四兩하야 兼治三消라

『局方』脾約丸 九三(「古方·攻陣」) ○ 此는 卽仲景麻人丸이라 仲景曰 趺陽脈浮而澁에 浮則胃氣强이요 浮澁則小便數이니 浮澁相搏하면 大便則難하야 其脾爲約하니 麻人丸主之라하니라 亦名潤腸丸이라 治臟腑不和하야 津液偏滲於膀胱하야 以致小便利하고 大便秘結者라 ○ 大黃 蒸 杏仁 去皮尖, 炒 厚朴 麻仁 各四兩 枳實 二兩 ○ 煉蜜丸호대 桐子大라 每服二十丸호대 白滾湯下라 日三服호대 漸加하야 以和爲度라

『局方』枇杷葉散 二百六(「古方·和陣」) ○ 治暑毒攻心하야 嘔吐鮮血이라 ○ 香薷 二錢 厚朴 甘草 麥門冬 木瓜 茅根 各一錢 陳皮 枇杷葉 丁香 各五分 ○ 右爲末하야 每服二錢호대 薑水煎服이라

『局方』四物湯 八(「古方·補陣」) ○ 治血虛營弱하니 一切血病에 當以此爲主라 ○ 熟地黃 當歸 各三錢 川芎 一錢 芍藥 二錢 ○ 水二鍾에 煎服이라

『局方』瀉心湯 二七(「古方·寒陣」) ○ 治心火라 ○ 用川黃連去鬚하야 爲極細末이라 每服一字或五分 或一錢호대 或湯或散으로 臨臥服이라

『局方』四七湯 九七(「古方·和陣」) ○ 治七情之氣結成痰涎하야 狀如破絮커나 或如梅核하야 在咽喉之間하야 咯不出하고 嚥不下하니 此는 七情所爲也라 或中脘痞滿 氣不舒快 痰飮嘔惡를 皆治之라 ○ 半夏 湯泡, 錢半 茯苓 一錢二分 蘇葉 六分 厚朴 薑製, 九分 ○ 水一鍾半 生薑七片 紅棗二枚에 煎八分하야 不時服이라

『局方』參附滲濕湯 一二二(「古方·熱陣」) ○ 治坐臥濕地커나 雨露所襲하야 身重脚弱하며 關節疼痛하며 發熱惡寒하며 小便不利하며 大便溏泄이라 ○ 人參 白朮 茯苓 甘草 附子 炮 乾薑 炮 桂枝 芍藥 等分 ○ 水二鐘 薑三片 棗一枚에 煎八分하야 不拘時服이라

『局方』參蘇飮 三四(「古方·散陣」) ○ 治四時感冒傷寒 頭痛發熱 惡寒無汗 及傷風欬嗽聲重 涕唾稠粘 潮熱往來라 此藥은 解肌寬中하니 孕婦傷寒 痘疹並治라 ○ 人參 蘇葉 乾葛 前胡 陳皮 枳殼 半夏 茯苓 各八

分 木香 桔梗 甘草 各五分 ○ 水二鍾 薑五片 棗一枚에 煎八分하야 熱服이라

『局方』三和散 百五十(「古方·和陣」) ○ 治七情氣結 脾胃不和 心腹痞滿 大便秘澁이라 ○ 羌活 蘇葉 木瓜 大腹皮 沈香 各一錢 木香 檳榔 陳皮 白朮 川芎 炙甘草 各七分半 ○ 右咀하야 分二服호대 每服水一鍾에 煎六分이라 不拘時服이라

『局方』三黃丸 六八(「古方·攻陣」) ○ 治三焦積熱하야 咽喉腫閉하며 心膈煩躁하며 小便赤澁하며 大便秘結이라 ○ 黃芩 黃連 大黃 各等分 ○ 煉蜜丸호대 桐子大라 每服四五十丸호대 白湯送下커나 或淡鹽湯도 亦可라 此方爲湯하면 卽名瀉心湯이라

『局方』常山飮 二二九(「古方·和陣」) ○ 治瘧疾發散不愈하야 漸成癆瘵라 ○ 知母 常山 草果 烏梅肉 各一斤 良薑 二十兩 炙甘草 一斤 ○ 右咀하야 每服五錢호대 薑五片 棗一枚에 水煎服이라

『局方』犀角地黃湯 七九(「古方·寒陣」) ○ 治勞心動火 熱入血室 吐血衄血 發狂發黃 及小兒瘡痘血熱等證이라 景岳云 此方은 治傷寒血燥血熱하야 以致溫毒不解하니 用此면 取汗最捷이나 人所不知라 蓋以犀角之性이 氣銳能散이라 仲景云 如無犀角이면 以升麻代之라하니 此二味는 可以通用이니 其義를 蓋可知矣라 ○ 生地 四錢 芍藥 丹皮 犀角 鎊, 各錢半 ○ 如欲取汗退熱이어든 必用尖生磨攙入之라야 方妙라 ○ 右㕮咀하야 水一鍾半에 煎八分하고 加犀角汁服이라 或入桃仁去皮尖七粒同煎하야 以治血證이라

『局方』犀角丸 九十(「古方·攻陣」) ○ 除三焦熱邪及痰涎壅滯 腸胃燥澁 大小便難이라 ○ 黃連 去鬚 犀角 鎊, 各十兩 人參 二十兩 大黃 八十兩 黑丑 炒搗, 取頭末, 六十兩 ○ 右爲細末하야 煉蜜丸호대 梧子大라 每服十五丸至二十丸호대 臨臥湯下하고 更量虛實하야 加減이라

『局方』省風湯 二三九(「古方·和陣」) ○ 治中風에 挾熱挾痰하야 口噤 口眼歪斜 攣急疼痛 風盛痰實이라 ○ 防風 南星 生用, 各二錢 半夏 浸洗, 生用 黃芩 甘草 各一錢 ○ 水二鍾 生薑五片에 煎八分하야 不拘時服이라 此藥을 同導痰湯合服하면 尤妙라

『局方』小烏沈湯 二一八(「古方·和陣」) ○ 治氣逆便血不止라 ○ 烏藥 一兩 炙甘草 香附 醋炒, 四兩 ○ 右爲末하야 每服二錢호대 食前에 鹽湯下라

『局方』消風百解散 四六(「古方·散陣」) ○ 治四時傷寒 頭痛發熱 及風寒欬嗽 鼻塞聲重 或喘急이라 ○ 荊芥穗 麻黃 白芷 蒼朮 陳皮 各一錢 甘草 五分 ○ 水一鍾半에 加薑葱하고 煎八分하야 熱服이라 嗽甚者는 加烏梅一個라

『局方』消風散 四七(「古方·散陣」) ○ 一名人參消風散이라 治風熱上攻 頭目昏眩 鼻塞聲重 及皮膚頑麻 癮疹瘙癢等證이라 ○ 荊芥穗 炙甘草 人參 川芎 防風 羌活 薄荷 蟬蛻 炒 殭蠶 炒 茯苓 各二錢 陳皮 厚朴 各一錢 ○ 右爲末하야 每服二三錢호대 茶淸調服이라 瘡癬엔 溫酒下라

『局方』鎖精丸 二六(「古方·固陣」) ○ 治白濁白帶 小便頻數이라 ○ 破故紙 青鹽 白茯苓 五味子 炒, 等分 ○ 一方엔 用五倍子라 右爲末하야 酒糊丸호대 桐子大라 每服三十丸호대 空心에 溫酒下라

『局方』守效丸 三三一(「古方·和陣」) ○ 治㿗疝不痛者之要藥이라 ○ 蒼朮 南星 白芷 川芎 山查 半夏 枳實 一云橘核 ○ 右等分爲末하

야 薑汁糊丸호대 桐子大라 每服七八十丸호대 鹽湯下라 有寒하면 加茱萸하고 有熱하면 加山梔子라 又或加青皮荔枝核이라

『局方』神朮散 六五(「古方·散陣」) ○ 治四時瘟疫 傷寒 發熱惡寒 頭疼 項强身痛 及傷風頭痛 鼻塞聲重 欬嗽라 ○ 蒼朮 藁本 白芷 細辛 羌活 川芎 炙甘草 各一錢 ○ 水一鍾半 薑三片 葱白三寸에 煎服이라

『局方』神朮散 三八(「古方·和陣」) ○ 方在散陣六五하니라 ○ 治四時瘟疫 頭疼發熱이라

『局方』十四味大建中湯 二四(「古方·補陣」) ○ 治陽虛氣血不足하야 腰脚筋骨疼痛과 及榮衛失調한대 積勞虛損하야 形體羸瘠하며 短氣嗜臥라가 漸成勞瘵者라 ○ 人參 白朮 茯苓 甘草 川芎 當歸 白芍 熟地 黃芪 肉桂 附子 炮 麥冬 半夏 肉蓯蓉酒浸, 各等分 ○ 右咀라 每服五錢호대 水二鍾 薑三片棗二枚에 煎八分하야 空心溫服이라

『局方』安腎丸 一六六(「古方·熱陣」) ○ 治腎經積冷하고 下元衰憊하야 目暗耳鳴하며 四肢無力하며 夜夢遺精하며 小便頻數하며 臍腹撮痛하며 食少體瘦하며 神困健忘이라 常服하면 壯元陽하고 益腎水라 ○ 肉桂 去粗皮, 不見火 川烏 炮, 去皮臍, 各一斤 白朮 山藥 茯苓 肉蓯蓉 酒浸, 炙 巴戟 去心 破故 炒 萆薢 桃仁 麵炒 石斛 炙 白蒺藜 炒去刺, 各三斤 ○ 右爲末하야 煉蜜丸호대 桐子大라 每服三五十丸호대 溫酒或鹽湯下라 空心에 食前服이라 疝氣엔 茴香湯下라 三因安腎丸은 無茯苓肉桂二味라

『局方』凉膈散 十九(「古方·攻陣」) ○ 瀉三焦六經諸火라 ○ 大黃 朴硝 甘草 各一錢 連翹 一錢半 梔子 黃芩 薄荷 各五分 ○ 水一鍾半에 加竹葉七片하야 煎八分하고 入蜜一匙하야 和勻服이라

『局方』五膈寬中散 一五七(「古方·和陣」) ○ 治七情四氣傷於脾胃하야 以致陰陽不和하야 遂成膈噎하고 一切氣逆並治라 ○ 青皮 陳皮 各五錢 香附 童便浸炒 厚朴 薑汁炒 甘草 各六錢 白豆蔻 砂仁 丁香 木香 各一錢 ○ 右爲細末하야 每服二錢호대 薑鹽湯點服이라

『局方』烏藥順氣散 九三(「古方·散陣」) ○ 治風氣攻注하야 四肢骨節疼痛하며 遍體頑麻하며 癱瘓脚氣하며 語言蹇澁하며 痿弱等證이라 先宜服此하야 以疏氣道然後에 隨證用藥이라 ○ 烏藥 麻黃 白芷 川芎 桔梗 橘紅 枳殼 麩炒 甘草 炙 殭蠶 炒, 各一兩 乾薑 炮, 五錢 ○ 右를 每服五錢호대 薑水煎服이라

『局方』五噎散 一五九(「古方·和陣」) ○ 治胸膈痞悶 諸氣結聚 脇肋脹滿 痰逆惡心 不進飮食이라 ○ 白朮 南星 製 半夏麯 枳殼 麩炒 青皮 草果 麥芽 大腹皮 乾薑 丁香 各一錢 甘草 五分 ○ 水一鍾半 薑五片에 煎七分하야 不拘時服이라

『局方』五積散 三九(「古方·散陣」) ○ 治感冒寒邪하야 頭疼身痛하며 項背拘急하며 惡寒嘔吐하며 肚腹疼痛과 及寒濕이 客於經絡하야 腰脚骨髓酸痛과 及痘瘡寒勝等證이라 ○ 當歸 麻黃 蒼朮 陳皮 各一錢 厚朴 製 乾薑 炮 芍藥 枳殼 各八分 半夏 炮 白芷 各七分 桔梗 炙甘草 茯苓 肉桂 人參 各五分 川芎 四分 ○ 水二鍾 薑三片 葱白三莖에 煎八分이라 不拘時服이라 ● 又歌曰 痢後遍生脚痛風에 局方五積自能攻이라 就中或却麻黃去하고 酒煮多多服이면 見功이라

『局方』五皮散 六七(「古方·和陣」) ○ 治風濕客於脾經하야 以致面目虛浮하며 四肢腫滿하며 心腹膨脹하며 上氣急促하고 兼治皮水胎水라 ○ 五加皮 地骨皮 大腹皮 茯苓皮 生薑皮 等分 ○ 右咀하야 每服三錢호대 水一

大鍾에 煎七分하야 熱服無時라

『局方』五虎湯 一三六(「古方·和陣」) ○ 治風寒所感하야 熱痰喘急이라 ○ 麻黃 七分 細茶 八分 杏仁 去皮尖, 一錢 石膏 一錢半 甘草 四分 ○ 水一鍾半 薑三片 棗一枚에 煎服이라

『局方』玉壺丸 百五(「古方·和陣」) ○ 治風痰頭痛하고 亦治諸痰이라 ○ 南星 生 半夏 生, 各一兩 天麻 五錢 白麵 三兩 ○ 右爲末하야 水和爲丸호대 桐子大라 每服三五十丸호대 用水一大盞하야 煎沸入藥하고 煮令藥浮卽熟이니 漉出放溫하고 別用生薑湯下라 ○ 一方: 用南星半夏各二兩俱製하고 天麻白礬各五錢 共爲末하야 以薑汁糊丸호대 如胡椒大라 每服三十丸호대 白湯下라

『局方』溫白丸 六一(「古方·攻陣」) ○ 治心腹積聚癥癖痞塊 大如杯碗 胸脇脹滿 嘔吐 心下堅結 旁攻兩脇 如有所礙 及一切諸風 身體頑麻 三十六種遁尸注忤 十種水病 痞塞心痛 腹中一切諸疾에 但服此藥이면 無不除愈라 ○ 川烏 製, 二兩 皀角 炙, 去皮弦 吳茱萸 湯泡一宿, 炒 石菖蒲 柴胡 桔梗 去蘆, 炒 厚朴 薑製 紫菀 人參 黃連 去鬚 茯苓 乾薑 炮薑 肉桂 川椒 去目, 炒 巴霜 各五錢, 另研 ○ 右爲末하고 入巴豆研勻하야 蜜丸호대 桐子大라 每服三丸호대 薑湯下라 按此方컨대 與海藏萬病紫菀丸으로 大同이나 但彼多羌活獨活防風三味하고 止用巴霜二錢而群藥更倍하야 隨證用引送下하니 與此爲稍異也라 ◉ 潔古治法: 肝積肥氣에 溫白丸加柴胡川芎하고 心積伏梁에 溫白丸加菖蒲黃連桃仁하고 脾積痞氣에 溫白丸加吳茱萸乾薑하고 肺積息奔에 溫白丸加人參紫菀하고 腎積奔豚에 溫白丸加丁香茯苓遠志라

『局方』溫中化痰丸 九七(「古方·熱陣」) ○ 治停痰留飮이라 ○ 陳皮 靑皮 良薑 乾薑 等分 ○ 右爲細末하야 醋煮糊丸호대 桐子大라 每服三十丸호대 空心에 米飮送下라

『局方』王荊公妙香散 十六(「古方·固陣」) ○ 安神秘精定心氣라 ○ 人參 龍骨 五色者 益智 各一兩 白茯神 白茯苓 遠志 製 甘草 炙, 各五錢 朱砂 飛, 二錢半 ○ 右爲末하야 每服二錢호대 空心臨臥에 溫酒調下라

『局方』煨腎散 一四七(「古方·補陣」) ○ 治腎虛腰痛이라 ○ 杜仲 薑汁炒 花椒 炒出汗 食鹽 少許 ○ 右爲末하고 以猪腰子一枚로 薄批作五七片하야 以椒鹽淹去腥水하고 摻杜仲末三錢在內하야 以薄荷包하고 外加濕紙二三層하야 煨熟食之호대 酒下라

『局方』牛黃淸心丸 三六五(「古方·和陣」) ○ 治心志不定하며 神氣不寧하야 驚恐癲狂하며 語言譫妄하며 虛煩少睡하고 甚至棄衣登高하야 踰垣上屋커나 或小兒風痰上壅하야 抽搐發熱커나 或急驚痰盛發搐하며 目反口噤하며 煩燥等證이라 ○ 牛黃 一兩二錢 白朮 麥門冬 枯黃芩 各兩半 人參 神麯 蒲黃 炒, 各二兩半 山藥 七兩 炙甘草 五兩 杏仁 去皮尖, 炒黃色, 另研 桔梗 各二兩二錢 大豆黃卷 微炒 當歸 肉桂 各一兩七錢 阿膠 白蘞 各七錢半 白茯苓 一兩二錢 川芎 防風 麝香 氷片 各五錢 羚羊角 鎊, 一兩 犀角 鎊, 二兩 雄黃 八錢, 飛 乾薑 炮, 七錢 大棗 百枚, 蒸熟去皮, 研膏 金箔 一千四百張, 內四百爲衣 ○ 右를 另研爲末하고 煉蜜與棗杵勻하야 每兩作十丸하고 用金箔爲衣라 每服一丸호대 溫水化下라

『局方』胃風湯 九五(「古方·補陣」) ○ 治風冷이 乘虛入客腸胃하야 水穀不化하야 泄瀉注下와 及腸胃濕毒이 下如豆汁커나 或下瘀血하야 日夜無度라 ○ 人參 白朮 茯苓 當歸 川芎 白芍藥 肉桂 等分 ○ 右爲粗散이라 每

服二錢호대 入粟米數粒同煎하야 食前服이라 ○ 此方은 名爲治風이나 而實非治風이요 乃補血和血益胃氣之藥이라 下血痢而挾虛者는 實可倚仗이니 出太陽桂苓湯例藥也라

『局方』薷苓湯 百十八(「古方·寒陣」) ○ 治夏月暑瀉欲成痢者라 ○ 香薷 黃連 薑汁炒 厚朴 薑炒 扁豆 炒 猪苓 澤瀉 白朮 茯苓 等分 ○ 右咀하야 每服五六錢호대 水鍾半 薑三片에 煎七分服이라

『局方』肉豆蔻丸 一五七(「古方·熱陣」) ○ 治脾胃虛弱하야 脹滿 水穀不消 臟腑滑泄이라 ○ 肉豆蔻 麵煨 蒼朮 製 乾薑 炮 厚朴 製 陳皮 各四兩 炙甘草 茴香 炒 肉桂 川烏 炮, 去皮臍 訶子肉 各二兩 ○ 右를 用湯浸蒸餠爲丸호대 梧子大라 每服七八十丸호대 食前에 白滾湯下라

『局方』二氣丹 一八六(「古方·熱陣」) ○ 治虛寒積冷으로 小便不禁하고 老人虛人이 尺脈微弱하야 患此者라 ○ 硫黃 製, 研細 肉桂 各二錢半 乾薑 炮 朱砂 研爲衣, 各二錢 附子 製, 半兩 ○ 右를 以麵糊丸호대 桐子大라 每服二十丸호대 空心에 鹽湯下라

『局方』二陳湯 一(「古方·和陣」) ○ 治痰飮嘔惡 風寒欬嗽 或頭眩心悸 或中脘不快 或因生冷 或飮酒過多 脾胃不和等證이라 ○ 陳皮 半夏 製, 各三錢 茯苓 二錢 炙甘草 一錢 ○ 水二腫 薑三五片 棗一枚에 煎八分하야 食遠服이라

『局方』人參豆蔻湯 一六一(「古方·和陣」) ○ 治噦噎하야 寬中順氣라 ○ 人參 炙甘草 白豆蔻 石菖蒲 各五分 白朮 陳皮 半夏麯 蘿蔔子 炒研 當歸 厚朴 各八分 藿香 丁香 各三分 ○ 水一鍾半 薑三片 粟米一撮에 煎七分服이라

『局方』人參養營湯 二一(「古方·補陣」) ○ 治脾肺俱虛하야 惡寒發熱하며 肢體瘦倦하며 食少作瀉하며 口乾心悸自汗等證이라 ○ 人參 黃芪 當歸 白朮 炙甘草 桂心 陳皮 各一錢 熟地 五味 茯苓 各七分 白芍 錢半 遠志 五分 ○ 加薑棗하야 水煎服이라

『局方』人參養胃湯 二三四(「古方·和陣」) ○ 治外感風寒하고 內傷飮食하야 寒熱頭痛 身體拘急과 山嵐瘴氣 疫癘瘧疾等症이라 ○ 半夏 厚朴 薑製 橘紅 各八分 藿香 草果 茯苓 人參 各五分 蒼朮 一錢 炙甘草 三分 ○ 薑七片 烏梅一個에 水煎服이라

『局方』人參定喘湯 一三四(「古方·和陣」) ○ 治肺氣上喘하야 喉中有聲하며 坐臥不安하며 胸膈緊痛하고 及治肺感寒邪하야 欬嗽聲重이라 ○ 人參 麻黃 阿膠 半夏麯 五味子 粟殼 甘草 各八分 桑白皮 錢半 ○ 水二鍾 薑三片에 煎八分하야 食後服이라

『局方』人參淸肺湯 三六(「古方·寒陣」) ○ 治肺胃虛熱 欬嗽喘急 坐臥不安 年久勞嗽唾痰이라 ○ 人參 杏仁 去皮尖, 炒 阿膠 各一錢 粟殼 蜜炒, 一錢半 炙甘草 桑白皮 知母 地骨皮 烏梅肉 各五分 ○ 水二鍾 棗一枚에 煎八分하야 食遠服이라

『局方』丁香半夏丸 一二九(「古方·和陣」) ○ 治胃寒嘔吐呑酸이라 ○ 丁香 一兩 紅豆 炒 半夏 製 白朮 炒, 各二兩 陳皮 三兩 ○ 右爲末하야 薑汁打糊丸호대 胡椒大라 每服二三十丸호대 薑湯下라

『局方』丁香五套丸 百一(「古方·熱陣」) ○ 治胃氣虛弱하고 三焦痞塞하야 不能宣行水穀 故로 痰飮聚結하야 嘔吐惡心하며 脹滿不食이라 ○ 丁香 木香 靑皮 橘紅 各半兩 白朮 茯苓 良薑 乾薑 各一兩 南星 製 半夏 製, 各二

兩 ○ 右爲末하야 湯浸蒸餠丸호대 桐子大라 每服七十丸호대 溫湯下라

『局方』酒蒸黃連丸 一七九(「古方·寒陣」) ○ 治一切熱瀉便血 並伏暑發熱하고 解酒毒이라 ○ 黃連 半斤, 用淨酒二升하야 浸以丸器하고 置甑上蒸至爛하야 取出晒乾이라 ○ 右爲末하야 滴水丸이라 每服五十丸호대 食前에 溫水下라

『局方』枳殼湯 百(「古方·寒陣」) ○ 治大便腸風下血이라 ○ 枳殼 二兩, 炒黃 大黃連 一兩, 同槐花四兩炒焦호대 去花不用이라 ○ 水二鐘에 濃煎하야 空心溫服이라

『局方』秦艽扶羸湯 九二(「古方·寒陣」) ○ 治肺痿骨蒸勞嗽 或寒熱往來 聲啞自汗 體虛怠惰라 ○ 人參 秦艽 當歸 鱉甲 醋炙 紫菀茸 地骨皮 柴胡 甘草 各五分 ○ 水一鍾半 薑五片 大棗烏梅各一枚에 煎七分하야 食遠服이라

『局方』眞人養臟湯 一九四(「古方·和陣」) ○ 治大人小兒冷熱不調하야 下痢赤白커나 或如膿血魚腦하며 裏急後重하며 臍腹㽲痛하고 或脫肛墜下 酒毒便血을 並治之라 ○ 人參 當歸 訶子 肉豆蔻 麵煨 炙甘草 木香 各一錢 芍藥 白朮 各三錢 肉桂 五分 粟殼 蜜炙, 二錢 ○ 水二鍾에 煎八分하야 食遠服이라 臟寒者는 加附子一錢이라

『局方』川芎茶調散 六四(「古方·散陣」) ○ 治傷風上攻하야 偏正頭痛 鼻塞聲重이라 ○ 薄荷葉 二兩 川芎 荊芥穗 各一兩 羌活 白芷 甘草 各五錢 細辛 防風 各二錢半 ○ 右爲細末하야 每服二錢호대 食後에 茶清調下라

『局方』青娥丸 一四三(「古方·補陣」) ○ 治腎虛腰痛하야 益精助陽하며 烏鬚壯脚力하니 婦人이 隨證用引呑送하면 神效라 ○ 破故紙 四兩, 炒香 杜仲 淨八兩, 薑湯炒 胡桃肉 十兩 ○ 右爲末하고 用蒜四兩하야 搗膏和丸호대 桐子大라 每服三五十丸호대 空心에 溫酒送下라 一法은 不用蒜하고 以酒糊爲丸커나 或煉蜜爲丸하니 服者更佳라 按컨대 此方에 可加巴戟肉大茴香各四兩爲尤妙라 或再加肉蓯蓉하여도 亦可라

『局方』草果飮 二二六(「古方·和陣」) ○ 治諸瘧通用이라 ○ 草果 川芎 白芷 蘇葉 青皮 陳皮 良薑 炙甘草 ○ 右等分호대 㕮咀라 每服五錢호대 水一鍾半에 煎七分하야 溫服하고 留滓服並煎이라 當發日에 進三服호대 不以時라 加薑煎하면 亦治寒瘧이라

『局方』縮脾飮 一七三(「古方·和陣」) ○ 解伏暑하야 除煩渴하고 消暑毒하야 止吐瀉霍亂이라 ○ 白扁豆 炒 乾葛 各二兩, 一作乾薑 炙甘草 烏梅肉 砂仁 草果 各四兩 ○ 右㕮咀하야 每服四錢호대 水煎冷服이라

『局方』七氣湯 五十(「古方·和陣」) ○ 治七情鬱結하야 臟氣互相形剋하고 陰陽不和하야 揮霍撩亂하야 吐瀉交作이라 ○ 半夏 製 厚朴 芍藥 茯苓 各二錢 人參 肉桂 橘紅 紫蘇 各一錢 ○ 水二鍾에 加薑棗하야 煎服이라

『局方』七味滲濕湯 一七四(「古方·和陣」) ○ 治寒濕所傷하야 身體重著하야 如坐水中하며 小便이 或赤澁하며 大便溏泄하니 因坐臥濕地커나 或陰雨之所襲也라 ○ 炙甘草 蒼朮 白朮 各一錢 茯苓 乾薑 各二錢 丁香 橘紅 各二分半 ○ 水一鍾半 薑三片 棗一枚에 煎七分하야 食前服이라

『局方』七宣丸 九四(「古方·攻陣」) ○ 治風氣結聚 宿食不消 心腹脹滿 胸膈否塞 風毒腫氣連及頭面 大便秘澁 小便時數 脾胃氣壅 不能飮食이라 東垣云 治在脈則澁이요 在時則秋라하니라 ○ 柴胡 枳實 訶子肉 木香 各五兩 炙甘草 四兩 桃仁 炒, 去皮尖, 六兩

大黃 蒸, 十五兩 ○ 右爲末하야 煉蜜丸호대 桐子大라 每服二十丸호대 食遠에 米飮下라 漸加至四五十丸하야 以利爲度라 覺病退어든 止服이라

『局方』七聖丸 九五(「古方·攻陣」) ○ 治風氣壅盛하고 痰熱結搏하야 心煩面赤하며 咽乾口燥하며 肩背拘急하며 胸膈脹滿하며 腹脇否悶하며 腰膝沈重하며 大便閉結하며 小便赤澁이라 東垣曰 治在脈則弦이요 在時則春이라하니라 ○ 木香 檳榔 川芎 肉桂 羌活 各五錢 郁李仁 炮去皮 大黃 半生半熟, 各一兩 ○ 右爲末하야 煉蜜丸호대 小豆大라 每服十五丸至二十丸호대 食後臨臥에 白湯下라

『局方』太平丸 百十九(「古方·寒陣」) ○ 治泄瀉라 ○ 黃連 同吳茱萸炒호대 去茱萸不用이라 芍藥 炒, 減半 ○ 右爲末하야 老米糊丸服이라 同乾薑炒하고 加阿膠一半爲丸하면 名駐車丸이라

『局方』八珍湯 十九(「古方·補陣」) ○ 治氣血兩虛하야 調和陰陽이라 卽前四君子 四物湯相合也라 本方에 加黃檗知母하면 卽名補陰八珍湯이니 方見外科三二하니라

『局方』八風散 二百四十(「古方·和陣」) ○ 治風氣上攻하야 頭目昏眩하며 肢體拘急煩疼커나 或皮膚風瘡癢痛 及寒壅不調하며 鼻塞聲重이라 ○ 藿香 去土, 半斤 前胡 去蘆 白芷 各一斤 黃芪 炙 甘草 炙 人參 各二斤 羌活 防風 各三斤 ○ 右爲細末하야 每服二錢호대 水一鍾에 入薄荷少許하고 煎七分하야 食後溫服이라 或用臘茶清調服一錢하여도 亦可라 小兒虛風에 用臘茶清調下半錢호대 更量兒大小하야 加減服이라

『局方』平補鎭心丹 百十(「古方·補陣」) ○ 治心血不足하야 時或怔忡하며 夜多亂夢하야 如墮岸谷이라 常服하면 安心腎하고 益榮衛라 ○ 人參 龍齒 各二兩五錢 白茯苓 茯神 麥冬 五味 各一兩二錢半 車前子 遠志 製 天冬 山藥 薑汁炒 熟地 酒蒸, 各一兩半 硃砂 兩半, 爲衣 棗仁 炒, 三錢 ○ 煉蜜丸호대 桐子大라 每服八九十丸호대 早晩에 米飮或溫酒下라 一方에 有肉桂一兩二錢五分하고 一方에 有當歸栢子仁石菖蒲라

『局方』香連丸 百十三(「古方·寒陣」) ○ 治熱瀉痢疾 赤白膿血 濕熱侵脾 裏急後重이라 ○ 黃連 淨, 十兩, 切如豆粒하고 用淨吳茱萸五兩하야 二味熱水拌和하고 入磁罐內置熱湯中燉一日하야 同炒至黃連紫黃色爲度호대 去茱萸不用이라 木香 每製淨黃連一兩, 用木香錢半 ○ 右爲末하야 醋糊丸호대 桐子大라 每服七十丸호대 食前空心에 米飮下라

『局方』香薷飮 一六九(「古方·和陣」) ○ 治一切暑熱腹痛 或霍亂吐利煩心等證이라 按此方컨대 惟治陽暑니 陰暑不宜用이라 ○ 香薷 一斤 厚朴 製 白扁豆 炒, 各半斤 ○ 每服五錢호대 水一鍾半에 煎八分하야 不拘時溫服이라

『局方』虎骨四斤丸 一五九(「古方·補陣」) ○ 宣州木瓜 去穰 天麻 去蘆 肉蓯蓉 洗淨 牛膝 焙乾, 各一斤 附子 炮去皮臍, 二兩 虎骨 酥炙, 一兩 ○ 右에 先將前四味하야 用無灰酒五升浸호대 春秋五日이요 夏三日이요 冬十日이니 取出焙乾하고 入附子虎骨하야 共爲末하고 用前浸藥酒하야 打麵糊丸호대 梧子大라 每服五十丸호대 食前에 鹽湯送下라

『局方』琥珀壽星丸 百十三(「古方·和陣」) ○ 天南星 一斤 硃砂 二兩, 硏 琥珀 一兩, 硏 ○ 右先掘地坑호대 深二尺이요 用炭火五斤하야 於坑內燒熱紅하고 取出炭掃淨하야 以好酒一升澆之라 將南星乘熱下坑內하야 用盆急蓋하고 以泥壅護하야 經一宿하고 取出하야 焙乾爲末하고 同二味和勻하야 用生薑汁打麵糊丸호대 如桐子大라 每服五十丸호대 煎

人參湯하야 空心에 送下라 日三服이라 ◎ 一方에 用琥珀四兩 硃砂一兩하고 仍用猪心血三個하야 和藥末하고 內加糊爲丸하야 如前服이라

『局方』胡椒理中湯 六(「古方·熱陣」) ○ 治肺胃虛寒하고 氣不宣通하야 欬喘逆氣하며 虛痞噫悶하며 脇腹滿痛하며 短氣不能飮食하며 嘔吐痰水不止라 ○ 白朮 五兩 乾薑 炙甘草 胡椒 良薑 蓽茇 陳皮 細辛 款冬花 去梗, 各四兩 ○ 右㕮咀하야 每服五七錢호대 水一鍾半에 煎七分하야 食遠溫服이라 或煉蜜丸호대 桐子大라 每服三五十丸호대 白湯溫酒米飮任下라 無時라 每日二服이라

『局方』紅丸子 百九十(「古方·熱陣」) ○ 和脾胃하며 消宿食하며 去膨脹하야 治大人小兒脾胃之證하니 極有神效라 ○ 京三棱 浸軟切片 蓬朮 煨 青皮 橘紅 各五斤 乾薑 炮 胡椒 各三斤 ○ 右爲末하야 用醋糊丸호대 桐子大라 礬紅爲衣라 每服三十丸호대 食後에 薑湯送下라 小兒臨時에 加減與服丸하면 治飮食所傷 中脘痞滿하니 服之에 應手而愈라 妊婦惡阻嘔吐로 全不納食하야 百藥不治者는 惟此最妙니 可佐二陳湯服之라 但人疑其墮胎하야 必不信服하니 每易名用之면 時有神效나 但恐妊婦偶爾損動하면 未免歸咎此藥이니 是當酌而防之라

『局方』華蓋散 七九(「古方·散陣」) ○ 治肺受風寒하야 頭痛發熱하며 欬嗽痰飮이라 ○ 麻黃 去節 蘇子 桑白皮 杏仁 去皮尖, 炒 赤茯苓 橘紅 各一錢 甘草 五分 ○ 水二鍾 薑五片 棗一枚에 煎八分하야 食後服이라

『局方』樺皮散 二六八(「外科鈐古方」) ○ 治肺壅風毒하야 遍身癮疹瘙癢이라 ○ 樺皮 枳殼 去穰, 各四兩, 俱燒存性 荊芥穗 一兩 炙甘草 半兩 杏仁 二兩을 去皮尖하고 用水一碗하야 煮令減半하고 取出하야 晾乾爲研이라 ○ 右共爲末하야 磁器收貯라 每服二錢호대 食後에 溫酒調服이라

『局方』換腿丸 二百八十(「古方·和陣」) ○ 治足三陰經虛하야 爲風寒熱濕所侵하야 發爲攣痺하야 縱緩疼痛하야 上攻胸脇하고 下至脚膝하며 足心發熱하고 行步艱難이라 ○ 薏仁 南星 防己 防風 石斛 檳榔 萆薢 石南葉 羌活 木瓜 各四兩 牛膝 酒浸 當歸 天麻 續斷 各一兩 黃芪 一兩半 ○ 右爲末하야 酒糊丸호대 梧子大라 每服五七十丸호대 空心에 鹽酒下라

『局方』黃芪鱉甲煎 九十(「古方·寒陣」) ○ 治虛勞客熱 肌肉消瘦 煩熱心悸盜汗 少食多渴 欬嗽有血이라 ○ 黃芪 蜜炙 鱉甲 醋浸炙, 去裙 人參 知母 桑白皮 紫菀 桔梗 甘草 炙, 各五分 地骨皮 秦艽 柴胡 生地 芍藥 各七分 天門冬 白茯苓 各八分 肉桂 四分 ○ 水一鍾半에 煎八分하야 食後溫服이라

『局方』黑錫丹 一八九(「古方·熱陣」) ○ 治痰氣壅塞 上盛下虛 腎水虧竭 心火炎盛 或一應下虛陰寒 眞頭痛等證 及婦人血海久冷無子 赤白帶下라 ○ 黑錫 去滓, 二兩, 炒末 硫黃 二兩 肉桂 五錢 附子 炮 木香 沈香 舶茴香 故紙 陽起石 水飛 葫蘆巴 酒浸炒 肉豆蔲 麵裹煨 金鈴子 蒸, 去皮核, 各一兩 ○ 右에 用新鐵銚將錫化開하야 下硫黃末하고 提起하야 以木杵擂極細하고 放地上하야 退火毒하고 同餘藥研一日하야 至黑光色爲度요 酒糊丸호대 桐子大라 陰乾하고 入布袋內擦令光瑩이라 每服四十丸호대 空心에 薑鹽湯下라 女人은 艾棗湯下라

『局方』黑神散 五十(「婦人規古方」) ○ 一名烏金散이라 靈苑方에 名肉桂散이라 治產後에 惡露不盡하고 胎衣不下하야 血氣攻心하야 腹痛不止하고 及治脾腎陰虛하고 血不守舍

하야 吐衄等證이라 ○ 黑豆 二兩, 炒 當歸 去蘆, 酒洗 熟地 蒲黃 白芍 甘草 炙 乾薑 炮 肉桂 各一兩 ○ 右爲末하야 每服二錢호대 童便酒各半調服이라 良方黑神散엔 有炮附子半兩하고 無蒲黃이라

『局方』黑神散 二一二(「古方·和陣」) ○ 方在婦人五十하니라 ○ 治産後惡露不盡하고 胎衣不下하야 攻心腹痛이라

麯蘗枳朮丸 八一(「古方·和陣」) ○ 治强食多食하야 心胸滿悶不快라 ○ 神麯 炒 麥蘗 炒 枳實 麩炒, 各一兩 白朮 二兩 ○ 右制하야 服如枳朮丸法이라

菊花散 七一(「古方·散陣」) ○ 治風熱上攻하야 頭痛不止라 ○ 甘菊花 旋覆花 防風 枳殼 羌活 蔓荊子 石膏 甘草 各一錢 ○ 水一鍾半 薑五片에 煎七分하야 不拘時服이라

芎歸補中湯 四六(「婦人規古方」) ○ 治氣血虛半産이라 ○ 川芎 當歸 黃芪 炙 白朮 炒 人參 芍藥 炒 杜仲 炒 艾葉 阿膠 炒 五味子 杵, 炒, 各一錢 甘草 炙, 五分 ○ 右를 每服五錢호대 水煎服이라 若脾氣虛弱이면 須用補中益氣湯이라 若氣虛有火면 宜用安胎飮이라

芎歸湯 十五(「痘疹銓古方」) ○ 亦名活血散이라 大能養營하야 起痘라 ○ 當歸 倍用 川芎 ○ 右爲細末하야 每服一錢호대 紅花湯調服이라

芎附散 一二一(「古方·熱陣」) ○ 治五種痛痺 自腿臂間으로 發作不定者라 ○ 小川芎 附子 炮, 去皮 黃芪 防風 白朮 當歸 酒洗 熟地 桂心 甘草 柴胡 等分 ○ 水二鍾 薑三片 棗二枚에 煎八分하야 空心服이라

芎辛導痰湯 六八(「古方·散陣」) ○ 治痰厥頭痛이라 ○ 川芎 細辛 南星 橘紅 茯苓 各錢半 半夏 二錢 枳實 甘草 各一錢 ○ 水一鍾半 薑七片에 煎八分하야 食後服이라

歸葛飮 十三(「新方·散陣」) ○ 治陽明溫暑時證에 大熱大渴하고 津液枯涸하야 陰虛不能作汗等證이라 ○ 當歸 三五錢 乾葛 二三錢 ○ 水二鍾에 煎一鍾하야 以冷水浸涼하야 徐徐服之니 得汗卽解라

歸氣飮 十四(「新方·熱陣」) ○ 治氣逆不順하야 呃逆嘔吐커나 或寒中脾腎等證이라 ○ 熟地 三五錢 茯苓 二錢 扁豆 二錢 乾薑 炮 丁香 陳皮 各一錢 藿香 一錢五分 炙甘草 八分 ○ 水一鍾半에 煎七分하야 食遠溫服이라 中氣寒甚者는 加製附子라 肝腎寒者는 加吳茱萸肉桂커나 或加當歸라

歸脾湯 三三五(「外科鈐古方」) ○ 方在補陣三十二하니라 ○ 治瘡瘍에 憂思傷脾하고 血虛發熱하야 食少體倦커나 或脾不攝血하야 以致妄行커나 或健忘怔忡 驚悸少寐커나 或心脾作痛 自汗盜汗커나 或肢體腫痛 大便不調커나 或婦人經候不調 晡熱內熱커나 或唇瘡流注 及不能消散潰斂等症이라

歸脾湯 三二(「古方·補陣」) ○ 治思慮傷脾하야 不能攝血하야 致血妄行커나 或健忘怔忡하며 驚悸盜汗하며 嗜臥少食커나 或大便不調하며 心脾疼痛하며 瘧痢鬱結커나 或因病用藥失宜하야 剋伐傷脾하야 以致變證者는 最宜用之라 ○ 人參 黃芪 白朮 茯苓 棗仁 各二錢 遠志 當歸 各一錢 木香 炙甘草 各五分 ○ 水二鍾에 加圓眼肉七枚하고 煎七分하야 食遠服이라 ○ 愚意컨대 此湯之用木香은 特因鬱結疼痛者設이니 如無痛鬱等證이면 必須除去木香하야 以避香燥니 豈不於氣虛血動者爲尤善乎인저 又遠志는 味辛하야 氣升而散하니 凡多汗而躁熱者는 亦宜酌用이라

歸脾湯 一四二(「小兒則古方」) ○ 方在補陣三二하

니라 ○ 治心脾虛損이라

歸脾湯 一五一(「婦人規古方」) ○ 方在補陣三二하니라 ○ 治心脾虛損이라

歸柴飮 十七(「新方·散陣」) ○ 治營虛不能作汗及眞陰不足이라 外感寒邪難解者는 此神方也라 如大便多溏者는 以冬朮로 代當歸하여도 亦佳라 ○ 當歸 一兩 柴胡 五錢 炙甘草 八分 ○ 水一鍾半에 煎服이라 或加生薑三五片커나 或加陳皮一錢커나 或加人參이라

歸神丹 三五九(「古方·和陣」) ○ 治五癎諸風 痰壅驚悸 神不守舍라 ○ 人參 當歸 棗仁 白茯苓 各二兩 朱砂 大塊者 琥珀 遠志 薑湯製 龍齒 各一兩 金箔 銀箔 各二十片 ○ 右爲末하야 酒糊丸호대 桐子大라 每服三五十丸호대 麥門冬湯下라

歸腎丸 二三(「新方·補陣」) ○ 治腎水眞陰不足 精衰血少 腰痠脚軟 形容憔悴 遺泄陽衰等證이라 此는 左歸右歸二丸之次者也라 ○ 熟地 八兩 山藥 四兩 山茱萸 肉, 四兩 茯苓 四兩 當歸 三兩 枸杞 四兩 杜仲 鹽水炒, 四兩 菟絲子 製, 四兩 ○ 煉蜜同熟地膏爲丸호대 桐子大라 每服百餘丸호대 饑時에 或滾水 或淡鹽湯으로 送下라

歸魂散 二六三(「古方·因陣」) ○ 凡初中蠱毒在膈上者는 當用此藥하야 吐之라 ○ 白礬 建茶 各一兩 ○ 右二味를 爲細末하야 每服五錢호대 新汲水調下하야 頓服之니 一時久에 當吐毒出이라 若此藥入口에 其味甘甛하고 並不覺苦味者면 卽其證也라

匀氣散 九三(「痘疹銓古方」) ○ 行氣化滯라 ○ 木香 青皮 各五錢 山查肉 二錢半 ○ 右爲末하야 每服一錢호대 甘草湯調服이라

橘半胃苓湯 一九一(「古方·和陣」) ○ 治嘔吐泄瀉 脹滿不下 食不知味라 ○ 橘紅 半夏 製, 各一錢 蒼朮 米泔浸炒 白朮 炒 厚朴 炙甘草 人參 茯苓 澤瀉 茅根 各二錢 薑汁 數匙 ○ 水二鍾에 煎一鍾하고 入薑汁再煎一二沸하야 陸續飮之라

橘皮乾薑湯 五五(「古方·熱陣」) ○ 治惡心嘔噦라 ○ 人參 乾薑 肉桂 各一錢 陳皮 通草 各錢半 甘草 五分 ○ 水一鍾半에 煎八分服이라

橘皮竹茹湯 一二二(「古方·和陣」) ○ 治吐利後에 胃虛膈熱하야 呃逆者라 ○ 人參 竹茹 橘紅 各二錢 甘草 炙, 一錢 ○ 水一鍾半 生薑五片 棗一枚에 煎八分하야 溫服이라

橘皮湯 二九八(「古方·和陣」) ○ 治脚氣痰壅嘔逆 心胸滿悶 不思飮食이라 ○ 橘紅 人參 去蘆 蘇葉 各一兩 ○ 右㕮咀하야 每服八錢호대 水一鍾半 生薑五片에 煎一鍾하야 不拘時溫服이라

克應丸 一二八(「婦人規古方」) ○ 治婦人赤白帶下라 ○ 熟地 赤芍 各二兩 當歸 二兩 赤石脂 煅, 醋焠 龍骨 牡蠣 煅, 酒焠 茯苓 丹皮 艾葉 製 川芎 各一兩 ○ 右爲末하야 醋糊丸호대 桐子大라 每服五十丸호대 空心에 白湯送下라

金剛丸 一六二(「古方·補陣」) ○ 治腎損骨痿不能起牀하니 宜此益精이라 ○ 萆薢 杜仲 薑汁炒 肉蓯蓉 酒洗 菟絲子 製 ○ 右를 用酒煮猪腰子搗丸호대 桐子大라 每服五七十丸호대 空心에 溫酒送下라

『金匱』甘草附子湯 三一(「古方·熱陣」) ○ 治風濕相搏하야 骨節疼煩하며 掣痛不得屈伸하며 近之則痛劇하며 汗出短氣하며 小便不利나 大便反快하며 惡風不欲去衣하고 或身微腫者는 此主之라 ○ 甘草 炙 白朮 各二兩 附子 二枚, 炮, 去皮 桂枝 四兩, 去皮 ○ 右四味를 以水六升으로 煮取三升하야 去渣하고 溫

服一升이라 日三服이라 初服에 得微汗則解니 能食이라 汗後에 復煩者는 服五合이요 恐一升多者는 服六七合爲妙라

『金匱』桂枝附子湯 二九(「古方·熱陣」) ○ 治傷寒八九日에 風濕相搏하야 身體疼煩하며 不能轉側하며 不嘔不渴하며 脈浮虛而澁者라 ○ 桂枝 四兩, 去皮 生薑 三兩, 切 附子 三枚, 炮, 去皮, 各破八片 甘草 三兩, 炙 大棗 十二枚, 擘 ○ 右五味를 以水六升으로 煮取二升하야 去渣하고 分溫三服이라

『金匱』膠艾湯 九三(「婦人規古方」) ○ 治勞傷血氣하고 衝任虛損하야 月水過多커나 淋瀝不止라 ○ 阿膠 炒 川芎 炙甘草 各一兩 艾葉 當歸 各兩半 白芍 熟地 各二兩 ○ 右㕮咀하야 每服五錢호대 水煎服이라 一方에 加地楡黃芪하니 卽名安胎散이라

『金匱』橘皮竹茹湯 五八(「古方·熱陣」) ○ 治噦逆이라 ○ 橘皮 二斤 竹茹 二升 生薑 半斤 甘草 五兩 人參 一兩 大棗 三十枚 ○ 右六味를 以水一斗로 煮取三升하야 溫服一升이라 日三服이라

『金匱』橘皮湯 五六(「古方·熱陣」) ○ 亦名生薑橘皮湯이라 治乾嘔噦에 若手足厥者라 ○ 橘皮 四兩 生薑 半斤 ○ 右二味를 以水七升으로 煮取三升이라 溫服一升이니 下咽卽愈라

『金匱』當歸生薑羊肉湯 一七六(「古方·熱陣」) ○ 治寒疝腹中痛 及脇痛裏急者라 ○ 當歸 三兩 生薑 五兩 羊肉 一斤 ○ 右三味를 以水八升으로 煮取三升하야 溫服七合호대 日三服이라 若寒多者는 加生薑成一斤이라 痛多而嘔者는 加橘皮二兩 白朮一兩이라 如加生薑이어든 亦須加水五升하고 煮取三升二合하야 服之라

『金匱』大建中湯 二三(「古方·補陣」) ○ 治胸中大寒痛으로 嘔不能飮食하고 腹中寒氣上衝하야 上下疼痛하야 不可觸近이라 ○ 人參 二兩 蜀椒 二合, 炒去汗 乾薑 四兩 膠飴 ○ 右三味를 以水四升으로 煮取一升하야 去滓하고 內膠飴一升하야 微火煎取一升半하야 分二次溫服하고 如一炊頃에 可食溫粥覆之라

『金匱』大半夏湯 十(「古方·和陣」) ○ 治胃反不受食하야 食入卽吐라 外臺云 治嘔而心下痞硬者라하니라 ○ 半夏 二升, 洗完用 人參 三兩 白蜜 一斤 ○ 右三味를 以水一斗二升으로 和蜜揚之二百四十遍하고 煮藥取三升半이라 溫服一升하고 餘分再服이라

『金匱』大黃甘草湯 十三(「古方·攻陣」) ○ 治食已卽吐라 按此湯컨대 必下焦脹實하야 大便秘結不通而格拒吐食者라야 方可用之요 若因胃虛而食已卽吐者는 此則大非所宜니 用者不可誤認이라 ○ 大黃 四兩 甘草 一兩 ○ 右二味를 以水三升으로 煮取一升하야 分溫再服이라

『金匱』大黃附子湯 百十二(「古方·攻陣」) ○ 治寒氣內積하야 脇下偏痛이라 ○ 大黃 三兩 附子 三枚, 炮 細辛 二兩 ○ 右三味를 用水五升하야 煮取二升하고 分溫三服이라 若强人은 煮取二升半하야 分溫三服이라 服後에 如人行四五里하고 更進一服이라

『金匱』大黃硝石湯 十四(「古方·攻陣」) ○ 治黃疸腹滿 小便不利而赤 自汗出 表和裏實者 宜用之라 ○ 大黃 黃蘗 硝石 各四兩 梔子 十五枚 ○ 右四味를 以水六升으로 煮取二升하야 去滓하고 內硝하야 更煮取一升이라 頓服이라

『金匱』麻黃甘草湯 六(「古方·散陣」) ○ 治腰已上水腫者는 宜此汗之라 ○ 麻黃 半兩 甘草 二錢半 ○ 右咀하고 用水二鍾하야 先煮麻黃三四沸하야 去沫하고 入甘草하야 再煎

至八分이라 食遠에 熱服取汗이라 有人患氣喘하야 積久不瘥면 遂成水腫하니 服此效라

『金匱』麻黃杏仁薏苡甘草湯 四(「古方·散陣」) ○ 治風濕一身盡痛 發熱 日晡劇者라 因汗出當風커나 或久傷取冷所致라 ○ 麻黃 去節, 湯泡 薏仁 各半兩 甘草 炙, 一兩 杏仁 十個, 去皮尖, 炒 ○ 右를 每服四錢호대 水一盞半에 煮八分이라 溫服取微汗호대 避風이라

『金匱』半夏乾薑散 五三(「古方·熱陣」) ○ 治乾嘔或吐逆痰涎이라 ○ 半夏 製 乾薑 炙, 等分 ○ 右二味를 杵爲散이라 取方寸匕하고 用漿水一升半하야 煎取七合하야 去柤하고 頓服之라

『金匱』防己黃芪湯 一七六(「古方·和陣」) ○ 治風濕脈浮 身重 汗出惡風者라 ○ 防己 黃芪 去蘆, 各一兩 甘草 炙, 半兩 白朮 七錢半 ○ 右㕮咀하야 每用五錢호대 生薑四片 棗一枚 水盞半에 煎八分하야 溫服하고 良久再服이라 喘者는 加麻黃半兩이라 胃中不和엔 加芍藥이라 氣上衝者는 加桂枝라 下有陳寒者는 加細辛이라 服後에 當如蟲行皮中하고 從腰下如氷하니 厚坐被上하고 又以一被繞腰下하야 溫令微差라

『金匱』白朮附子湯 三十(「古方·熱陣」) ○ 治傷寒八九日에 風濕相搏하야 身體疼煩하며 不能轉側하며 不嘔不渴하며 脈虛浮而澁호대 若大便堅하고 小便自利者는 去桂枝니 此方主之라 ○ 白朮 二兩 附子 一枚, 炮, 去皮 甘草 炙, 一兩 生薑 一兩半, 切 大棗 六枚 ○ 右五味를 以水三升으로 煮取一升하야 去滓하고 分溫三服이라 一服에 覺身痺어든 半日許에 再服이라 三日服都盡에 其人如冒狀이나 勿怪니 卽是朮附並走皮中하야 逐水氣未得除故耳라

『金匱』茯苓澤瀉湯 七四(「古方·熱陣」) ○ 治胃反吐而渴欲飮水者라 外臺엔 治消渴脈絶反胃者라 ○ 茯苓 半斤 澤瀉 生薑 各四兩 甘草 桂枝 各二兩 白朮 三兩 ○ 右五味를 以水一斗로 煮取三升하고 內澤瀉再煮하야 取二升半이라 溫服八合호대 日三服이라

『金匱』生薑半夏湯 五二(「古方·熱陣」) ○ 治胸中이 似喘不喘하며 似嘔不嘔하며 似噦不噦하야 徹心中憒憒然無奈者라 ○ 半夏 半升 生薑汁 一升 ○ 右二味에 以水三升으로 煎半夏取二升하고 內生薑汁하야 煮取一升半하고 小冷에 分四服호대 日三夜一服이라 病止어든 停後服이라

『金匱』小建中湯 二二(「古方·補陣」) ○ 治虛勞裏急 腹痛失精 四肢痠疼 手足煩熱 咽乾口燥等證이라 ○ 炙甘草 桂枝 生薑 各三兩 大棗 十二枚 芍藥 六兩 膠飴 一升 ○ 右六味를 以水七升으로 煮取三升하야 去渣하고 內膠飴하야 更上微火消解라 溫服一升호대 日三服이라 嘔家는 不可用建中湯이니 以甛故也라 ○ 按컨대 此卽桂枝湯加膠飴也라 今方에 俱改兩爲錢하고 而以阿膠代膠飴하니 殊失本方之妙矣라

『金匱』小半夏加茯苓湯 九(「古方·和陣」) ○ 治卒嘔吐 心下痞 膈間有水 眩悸者라 卽前方에 加茯苓三兩이니 煎法同이라

『金匱』小半夏湯 八(「古方·和陣」) ○ 治嘔吐 穀不得下 及心下有飮者라 ○ 半夏 一升 生薑 半斤 ○ 右二味를 以水七升으로 煮取一升半하야 分溫再服이라 局方에 用半夏五錢 生薑二錢半하야 水一鍾에 半煎服이라

『金匱』續命湯 五一(「古方·散陣」) ○ 治中風肢體不收 口不能言 冒昧不知痛處 拘急不能轉側하고 並治但伏不得臥 欬逆上氣 面目浮腫이라 ○ 麻黃 去節 人參 當歸 石膏 桂枝 川芎 乾薑 甘草 各三兩 杏仁 四十枚,

去皮尖 ○ 右九味를 以水一斗로 煮取四升하야 溫服一升이라 當小汗이니 薄覆脊하고 憑几坐하야 汗出則愈라 不汗이어든 更服이라 無所禁忌나 勿當風이라

『金匱』苓桂朮甘草湯 三六(「古方·和陣」) ○ 病痰飮者는 當以溫藥和之라 凡心下有痰飮하야 胸脇支滿하며 目眩하면 此方主之라 ○ 茯苓 四兩 桂枝 白朮 各三兩 甘草 二兩 ○ 右를 以水六升으로 煮取三升하야 溫分三服하면 小便則利라

『金匱』苓桂朮甘湯 八七(「古方·熱陣」) ○ 治心下有痰飮하야 胸脇支滿하며 目眩이라 ○ 茯苓 四兩 桂枝 白朮 各三兩 甘草 二兩 ○ 右를 水六升으로 煮取三升하야 分三服이니 小便卽利라

『金匱』外臺走馬湯 百十三(「古方·攻陣」) ○ 治中惡心痛 腹脹 大便不通이라 ○ 巴豆 二枚, 去皮心, 熬 杏仁 二枚 ○ 右二味를 以綿纏令碎하고 熱湯二合으로 捻取白汁하야 飮之當下라 通治飛尸鬼擊病이라 老小量用이라

『金匱』越婢加半夏湯 九十(「古方·散陣」) ○ 治肺脹欬喘上氣 目如脫狀 脈浮大者라 ○ 麻黃 六兩 石膏 半斤 生薑 三兩 甘草 二兩 大棗 十五枚 半夏 半斤 ○ 右六味를 以水六升으로 先煮麻黃去上沫하고 內諸藥하야 煮取三升하고 分溫三服이라

『金匱』越婢湯 八九(「古方·散陣」) ○ 治風水惡風 一身悉腫 脈浮不渴 續自汗出 無大熱이라 ○ 麻黃 一兩 石膏 半斤 生薑 三兩 甘草 二兩 大棗 十五枚 ○ 右五味를 以水六升으로 先煮麻黃去上沫하고 內諸藥하야 煮取三升하야 分溫三服이라 惡風者는 加附子一枚라 風水엔 加白朮四兩이라 古今錄驗方엔 卽名越婢加朮湯이라

『金匱』六味地黃丸 百二十(「古方·補陣」) ○ 卽金匱』腎氣丸이니 亦名地黃丸이라 治腎水虧損하야 小便淋閉하며 頭目眩暈하며 腰腿痠軟하며 陰虛發熱하며 自汗盜汗하며 憔悴瘦弱하며 精神疲困하며 失血失音하고 水泛爲痰하야 病爲腫脹하니 壯水制火之劑也라 ○ 熟地黃 八兩, 蒸擣 山茱萸 山藥 炒, 各四兩 丹皮 澤瀉 白茯苓 各三兩 ○ 右爲細末하야 和地黃膏加煉蜜爲丸호대 桐子大라 每服七八十丸호대 空心食前에 滾白湯 或淡鹽湯任下라 此方을 用水煎湯하면 卽名六味地黃湯이니 下八味丸도 亦同이라

『金匱』茵陳五苓散 一八五(「古方·和陣」) ○ 治黃疸이라 ○ 茵陳蒿末 十分 五苓散 五分 ○ 右를 和勻하야 先食飮方寸匕호대 日三服이라

『金匱』茵陳蒿湯 三一(「古方·攻陣」) ○ 治傷寒發黃 及穀疸이라 發熱不食하며 大小便秘커나 或食卽頭眩하면 是爲穀疸이라 ○ 茵陳 九錢 大黃 四錢半 山梔 一錢半 ○ 右를 作二服호대 每服水二鍾에 煎八分하야 食遠溫服이라

『金匱』猪苓散 一二五(「古方·和陣」) ○ 治嘔吐에 病在膈上하야 思水者라 ○ 猪苓 茯苓 白朮 等分 ○ 右三味를 杵爲散하야 飮服方寸匕호대 日三服이라

『金匱』陳皮湯 百二十(「古方·和陣」) ○ 治嘔吐呃逆이라 ○ 陳皮 四兩 生薑 半斤 ○ 水七升으로 煮取三升이라 溫服一升이니 下咽卽愈라

『金匱』梔子大黃湯 十五(「古方·攻陣」) ○ 治酒疸에 心中懊憹커나 或熱痛이라 ○ 梔子 十四枚 大黃 一兩 枳實 五枚 豉 一升 ○ 右를 用水六升하야 煮取二升하야 分溫三服이라

『金匱』黃芩半夏生薑湯 十六(「古方·和陣」) ○ 治乾嘔而利者라 ○ 黃芩 生薑 各三兩 炙甘草 芍藥 各二兩 半夏 半升 大棗 十二個 ○ 右六味를 以水一斗로 煮取三升하야 去滓하고 溫服一升호대 日再夜一服이라

芩連消毒飮 十四(「古方·寒陣」) ○ 治天行時疫大頭病發熱惡寒 頸項腫 脈洪痰痺等證이라 ○ 柴胡 桔梗 羌活 防風 黃芩 黃連 連翹 枳殼 荊芥 白芷 川芎 射干 甘草 ○ 水一鍾半 薑三片에 煎服이라 有痰者는 加竹瀝薑汁調服이라 如秘結熱甚者는 先加大黃煎服하야 利二三行後에 依本方加人參當歸하야 調理라

金露散 四四(「新方·因陣」) ○ 治赤目腫痛 翳障諸疾이라 ○ 天竺黃 擇辛香者用 海螵蛸 不必浸洗 月石 各一兩 硃砂 飛 爐甘石 片子者佳라 煅淬童便七次하고 飛淨이라 各八錢 ○ 右爲極細末하야 磁甁收貯라 每用時에 旋取數分하야 硏入氷片少許라 諸目疾에 皆妙라 若內外眥障엔 取一錢許하고 加珍珠八釐 膽礬三釐라 內珍珠엔 須放豆腐中하야 蒸熟用이라 若爛絃風眼엔 每一錢에 加銅綠飛丹各八釐라 如赤眼腫痛엔 每一錢에 加乳香沒藥各半分이라

金薄鎭心丸 七九(「小兒則古方」) ○ 治風壅痰熱心神不寧 驚悸煩渴 脣焦頰赤 夜臥不安 譫語狂妄이라 ○ 金薄 十二貼, 爲衣 朱砂 一兩, 飛 人參 白茯苓 甘草 各半兩 山藥 一兩半 牙硝 一錢半 麝香 五分 片腦 一分 ○ 右爲末하야 煉蜜丸호대 每一錢을 作十丸하야 以金薄爲衣라 每服一丸호대 薄荷湯化下커나 或含化하여도 亦可라

金沸草散 八一(「古方·散陣」) ○ 治肺感寒邪하야 鼻塞聲重하며 欬嗽不已하며 憎寒發熱하며 無汗惡風커나 或熱壅膈間하야 唾濁痰甚이라 ○ 旋覆花 麻黃 荊芥 各一錢 前胡 半夏 芍藥 各八分 甘草 炙, 五分 ○ 水二鍾 薑三片 棗一枚에 煎八分하야 食遠服이라

金水六君煎 一(「新方·和陣」) ○ 治肺腎虛寒하야 水泛爲痰커나 或年邁陰虛하고 血氣不足하야 外受風寒하야 欬嗽嘔惡하며 多痰喘急等證하니 神效라 ○ 當歸 二錢 熟地 三五錢 陳皮 一錢半 半夏 二錢 茯苓 二錢 炙甘草 一錢 ○ 水二鍾에 生薑三五七片하고 煎七八分하야 食遠溫服이라 如大便不實而多濕者는 去當歸하고 加山藥이라 如痰盛氣滯하야 胸脇不快者는 加白芥子七八分이라 如陰寒盛而嗽不愈者는 加細辛五七分이라 如兼表邪寒熱者는 加柴胡一二錢이라

金櫻膏 百(「古方·補陣」) ○ 治虛勞遺精白濁에 最效라 ○ 金櫻子 經霜後에 採紅熟者하야 撞去刺하고 切開去核하야 搗碎煮之하고 濾榨淨汁用하야 熬成膏라 人參 桑螵蛸 新瓦焙燥 山藥 各二兩 杜仲 薑汁炒 益智仁 各一兩 薏仁 山茱萸 芡實 枸杞 各四兩 青鹽 三錢 ○ 右咀라 用水同熬二次하고 去渣하야 熬成膏하고 將金櫻膏對半和匀하야 空心에 白湯下三四匙라

金銀花酒 百三(「外科鈐古方」) ○ 治一切癰疽發背 疔瘡喉痺等證이라 ○ 用金銀花藤葉搗爛하야 取汁半鍾하고 和熱酒半鍾溫服이라 甚者도 不過三五服에 可保無虞라

金瘡降眞散 二四二(「外科鈐古方」) ○ 降眞香 用節佳 松香 文蛤 ○ 三味를 等分爲末하야 無論諸傷血出斷折하고 摻破處夾縛定하면 神效라

金瘡方 二四一(「外科鈐古方」) ○ 凡金瘡出血不止에 用牛膽石灰하야 摻之卽止라 其方은 以臘月牛膽으로 入風化石灰하고 懸當風하야 候乾用이라 一方은 單用三七하야 擣爛敷之니 神效라 又方은 金瘡出血不止에 以五倍

子生爲末하야 乾貼之요 如不止而血熱者는 宜用犀角地黃湯之類라 大凡金瘡出血不止에 若素本怯弱者는 當補其氣요 若陰虛或有熱者는 當補其血이요 若因怒者는 當平肝이요 若煩熱作渴昏憒者는 當補脾氣요 若筋攣搐搦者는 當養肝血이니 不應이어든 用地黃丸하야 以滋腎水라

金瘡灰蛋散 二四三(「外科鈐古方」) ○ 治金瘡出血不止 及久年惡瘡이라 ○ 石灰 細研 鷄蛋淸 以和灰호대 成餠爲度라 ○ 右에 將灰蛋餠子煅過하고 候冷研細라 遇金瘡에 摻之하고 若多年惡瘡엔 以薑汁調敷라 一方엔 單以石灰로 摻傷處裹定하니 亦血止而愈라

金花煎 百十二(「古方·因陣」) ○ 治舌上出血如簪孔이라 ○ 黃檗 三兩 黃連 五錢 梔子 二十枚 ○ 右咀하야 以水二升으로 浸一宿하고 煮三沸하야 去滓하고 頓服이라 一方엔 用酒浸煮라

金黃散 一九五(「外科鈐古方」) ○ 敷天泡濕熱等瘡이라 ○ 滑石 粉甘草 此는 當半用爲是라 ○ 右等分爲末하야 搽敷라 此方에 或加綠豆末하야 以治濕熱肥瘡하면 更妙라 嘗以此方에 加枯礬少半하야 用治肥瘡하니 大效라

芪附湯 二七(「古方·熱陣」) ○ 方在補陣四三하니라 ○ 治氣虛陽弱하야 虛汗倦怠라

『機要』大秦艽湯 二四五(「古方·和陣」) ○ 治中風에 外無六經之形證하고 內無便溺之阻隔이나 血弱不能養筋 故로 手足不能運動하고 舌强不能言語하니 宜養血而筋自愈라 ○ 當歸 芍藥 白朮 生地 熟地 川芎 甘草 茯苓 防風 白芷 獨活 羌活 黃芩 各七分 秦艽 石膏 各一錢 細辛 五分 春夏엔 加知母一錢이라 ○ 水二鍾에 煎一鍾하야 溫服이라 如遇天陰이면 加生薑七片이라 如心下痞엔 加枳實五分이라 按此湯컨대 自河間東垣而下로 俱用爲中風之要藥이라 夫旣無六經之外證이어늘 而胡爲用羌辛防芷等藥이며 旣內無便溺之阻隔이어늘 而何用石膏秦艽黃芩之類리오 其爲風寒痛痺而血虛有火者라야 乃宜此方耳라

騎竹馬灸法 百十四(「外科鈐古方」) ○ 治一切瘡瘍에 無有不愈라 ○ 其法은 令病人으로 以手肘凭几而坐하야 男左女右로 將手臂竪起要直하고 乃用竹篾一條하야 自臂腕中曲處橫紋間量起하야 貼肉直上至中指尖盡處截斷爲則호대 不量指甲이라 另用竹扛一條하야 令病人脫衣正身騎定하고 前後用兩人扛起하야 令病者脚不着地하고 仍使人扶定하야 勿令傴僂하고 却將前量臂篾하야 從竹扛上尾骶骨坐處로 直貼脊背量至篾盡處記之니 此는 取中之處요 非灸穴也라 又用薄篾하야 量男左女右手中指節兩橫紋處하야 截爲同身寸法이라 將此寸篾하야 卽安前脊中點記處하고 兩邊各開一寸호대 盡處卽是灸穴이니 各灸五七壯이라 疽發於左則灸右하고 疽發於右則灸左하며 兩邊俱甚則左右皆灸라 蓋此穴은 乃心脈所過之處라 凡癰疽는 皆心火之留滯니 灸此則心火流通而毒自散矣라 有起死回生之功하니 屢試屢驗이라

蜞鍼法 一三二(「痘疹銓古方」) ○ 治痘癰及丹瘤라 ○ 用水蛭大者五六根하야 放腫毒頭上하고 吮去惡血하면 可以消丹瘤하고 決癰腫이라

『奇效』芎朮湯 五十(「古方·熱陣」) ○ 治寒濕頭痛眩運痛極이라 ○ 川芎 附子 生, 去皮臍 白朮 各三錢 桂心 去皮 甘草 各一錢 ○ 水一鍾半 生薑七片 棗二枚에 煎八分하야 食遠服이라

『奇效』四物湯 百十一(「婦人規古方」) ○ 治肝經虛熱 血沸騰而崩 久不止라 ○ 當歸 酒拌 熟地 白芍 川芎 阿膠 炒 艾葉 炒 黃芩 各半

兩 ○ 右를 每服四錢호대 水煎이라

『奇效』四物湯 十四(「古方·補陣」) ○ 方在婦人百十一하니라 ○ 治肝經虛熱血崩이라

『奇效』上淸散 六九(「古方·散陣」) ○ 治頭痛 眉骨痛 眼痛不可忍者라 ○ 川芎 鬱金 芍藥 荊芥穗 芒硝 各半兩 薄荷葉 一錢 片腦 半錢 ○ 右爲細末하야 每用一字호대 鼻內搐之라 一方에 有乳香沒藥各一錢이라

『奇效』手拈散 七五(「古方·和陣」) ○ 治心脾氣痛이라 ○ 延胡索 五靈脂 草果 沒藥 等分 ○ 右爲細末하야 每服二三錢호대 不拘時하고 熱酒調下라

桔梗湯 一五一(「外科鈐古方」) ○ 治欬嗽吐膿하며 痰中有血하며 胸膈兩脇作痛하며 煩悶作渴커나 或出臭濁하야 已成肺癰證이라 ○ 桔梗 炒 貝母 當歸 酒浸 瓜蔞仁 枳殼 麩炒 薏仁 桑白皮 炒 百合 蒸, 各一錢五分 五味子 炒 知母 炒 地骨皮 甛葶藶 炒 甘草節 防己 黃芪 杏仁 各五分 ○ 水二鍾에 煎服이라

桔梗杏仁煎 三三(「新方·因陣」) ○ 此는 桔梗湯之變方也라 治欬嗽吐膿하고 痰中帶血커나 或胸膈隱痛하야 將成肺癰者는 此方爲第一이라 ○ 桔梗 杏仁 甘草 各一錢 阿膠 金銀花 麥冬 百合 夏枯草 連翹 各二錢 貝母 三錢 枳殼 錢半 紅藤 三錢 ○ 水二鍾에 煎八分하야 食遠服이라 如火盛兼渴者는 加天花粉二錢이라

ㄴ

糯米散 二四一(「古方·因陣」) ○ 治風犬傷毒이라 ○ 大斑蝥 生用二十一個, 去頭足翅 ○ 右에 用糯米一撮하고 先將斑蝥七個入米內하야 慢火炒호대 勿令焦요 去蝥하고 又入七個하야 炒令焦色變에 又去之하고 再入七個하야 炒米赤烟爲度하고 去蝥不用이니 只將米硏爲末이라 分三分하야 冷水入香油少許하야 空心調下一服하고 須臾에 又進一服호대 以二便利下惡物爲度라 若腹痛이어든 急以靑靛調冷水解之커나 或先用黃連甘草煎湯하야 待冷服之요 不可食熱物이라 或用冷水調益元散解之니 甚妙라 甚者는 終身禁食犬肉이니 每見컨대 食犬肉而復作者不救라 又見單服斑蝥而死者도 亦有之라 蓋斑蝥毒之尤者는 雖曰以毒攻毒이나 惟少用之라 玆用糯米以奪其氣하고 尤宜預備靑靛黃連하야 以解其毒이어늘 而況單服斑蝥者 豈有不死리오

蘿蔔子湯 一三九(「古方·和陣」) ○ 治積年上氣喘促 唾膿血不止로되 而氣實者宜之라 ○ 蘿蔔子 一合, 硏碎 ○ 水煎하야 食後服이니 其效如神이라

煖肝煎 十五(「新方·熱陣」) ○ 治肝腎陰寒하야 小腹疼痛 疝氣等證이라 ○ 當歸 二三錢 枸杞 三錢 茯苓 二錢 小茴香 二錢 肉桂 一二錢 烏藥 二錢 沈香 一錢 或木香도 亦可라 ○ 水一鍾半에 加生薑三五片하고 煎七分하야 食遠溫服이라 如寒甚者는 加吳茱萸乾薑하고 再甚者는 加附子라

難產方 五三(「婦人規古方」) ○ 令產婦로 以自己髮稍含於口中하야 惡心卽下하니 亦治胎衣不下라

爛腿瘡久不愈方 三百一(「外科鈐古方」) ○ 用米糖卽膠飴也니 以碗盛하야 於飯鍋內에 蒸化하고 先用花椒荊芥防風等藥하야 煎湯洗瘡淨하고 乃將膠飴하야 薄攤瘡上하고 外以軟竹箬으로 蓋定하고 用絹縛之면 數日卽愈하니 神效라

蘭香散 百十(「小兒則古方」) ○ 治鼻疳赤爛이라 ○ 蘭香葉 二錢, 燒灰 銅靑 輕粉 各五分 ○ 右爲末하야 乾貼이라

藍根散 二百四(「古方·因陣」) ○ 解毒藥熱藥諸毒이라 ○ 藍根 剉, 一握 蘆根 剉, 一握 綠豆 三錢, 硏 澱脚 一合, 硏 ○ 右에 先將二根하야 以水一碗으로 煎至七分하야 去滓하고 次入後藥하야 和勻하고 分三服이라 或一二服에 利下惡物이면 不用再服이라

蠟礬丸 七四(「外科鈐古方」) ○ 一名黃礬丸이라 治金石發疽 一切癰疽하야 托裏止疼痛하고 護臟하야 神妙하니 不問老少하고 皆可服之라 ○ 黃蠟 一兩, 黃色佳者를 溶開하고 離火入礬末이라 一方에 止用七錢이라 白礬 一兩, 明亮淨者를 硏末이라 ○ 右二味和勻하야 衆手急丸호대 桐子大라 每服二三十丸이라가 漸加至四五十丸호대 熟水或鹽湯送下라 日進二三服호대 服至三四兩之上에 愈見其功矣라 如服金石發疽엔 別用白礬末一兩하야 作三五服이니 溫酒調下면 尤效라 有人遍身生瘡하야

狀如蛇頭를 名曰蛇頭瘡이니 尤宜服之라 治蛇蝎毒蟲咬傷에 熔化熱塗傷處면 痛止毒出하니 仍服兩許라 此方은 不惟止痛生肌而已요 其護膜止瀉하며 消毒化膿하고 及內癰에 排膿托裏之功甚大라

臘梨瘡 二八八(「外科鈐古方」) ○ 用杏仁百枚하야 炒爲炭하고 入葱白蜂蜜하야 共搗爛이라 先用花椒煎湯하야 洗淨然後에 用此藥搽之니 新舊禿瘡에 皆可用이로되 但勿見風이라야 方好라

內補湯 三(「痘疹銓古方」) ○ 治痘瘡中虛等症이라 ○ 人參 黃芪 當歸 白朮 川芎 甘草 茯苓 陳皮 厚朴 ○ 右等分하야 水煎服이라

內補黃芪湯 九(「外科鈐古方」) ○ 治癰毒內虛 毒不起化 及潰後諸虛迭見이라 ○ 黃芪 炙 麥冬 各一兩 人參 熟地 茯苓 甘草 炙, 各七分 白芍藥 當歸 川芎 遠志 官桂 各五分 ○ 右를 每服一兩호대 薑棗水煎服이라

來復丹 三三二(「古方·和陣」) ○ 治伏暑泄瀉 裏寒外熱에 其效如神이요 及治諸腹痛疝氣 小兒驚風이라 ○ 硝石 一兩, 同硫黃爲末하야 入磁碟內하고 用微火炒하야 以柳枝攪結砂子호대 火不可大니 恐傷藥力이요 再研極細니 名二氣末이라 舶上硫黃 一兩 五靈脂 澄去砂 橘紅 靑皮 各二兩, 一作各二錢 太陰玄精石 一兩 ○ 右爲末하야 醋糊丸호대 豌豆大라 每服三十丸호대 空心에 米飮下라 伏暑悶亂엔 紫蘇湯下라 大人疝氣諸痛에 悉宜服之라 小兒驚風欲絶엔 研碎하야 米湯下라

內塞散 二三(「外科鈐古方」) ○ 治陰虛陽邪湊襲患腫하야 或潰而不斂커나 或風寒이 襲於患處하야 血氣不能運行하야 久不能愈하야 遂成漏證이라 ○ 附子 童便浸, 炮 肉桂 去皮 赤小豆 炙甘草 黃芪 鹽水炒 當歸 酒拌 茯苓 白芷 桔梗 炒 川芎 人參 遠志 去骨 厚朴 制, 各一兩 防風 四錢 ○ 右爲末하야 每服二錢호대 空心에 溫酒下커나 或酒糊丸하야 鹽湯下커나 或煉蜜爲丸하여도 亦可라

內疏黃連湯 九三(「外科鈐古方」) ○ 治瘡瘍發熱而嘔 大便秘結 脈洪而實이라 ○ 黃連 芍藥 當歸 檳榔 木香 黃芩 梔子 薄荷 桔梗 甘草 各一錢 連翹 大黃 各一錢半 ○ 薑水煎하야 仍量虛實治之라

內托羌活湯 二百十(「外科鈐古方」) ○ 治臀癰腫痛兩尺脈緊 按之無力者라 ○ 羌活 黃蘗 各二錢 黃芪 鹽水炒 防風 當歸尾 藁本 肉桂 連翹 各一錢 炙甘草 蒼朮 陳皮 各半錢 ○ 右를 水酒煎服이라

內托羌活湯 二二(「外科鈐古方」) ○ 治臀癰堅硬腫痛 兩尺脈緊無力이라 ○ 羌活 黃蘗 各一錢 防風 當歸尾 藁本 肉桂 各一錢 連翹 蒼朮 米泔浸, 炒 陳皮 各五分 黃芪 鹽水炒, 一錢半 ○ 右를 水酒各一鍾에 煎八分하야 食前服이라

內托復煎散 二一(「外科鈐古方」) ○ 治瘡瘍焮腫在外하야 其脈多浮하고 邪勝하면 必侵於內하니 宜用此托之라 ○ 人參 白朮 炒 當歸 黃芪 鹽水炒 芍藥 炒 茯苓 甘草 炙 地骨皮 肉桂 防已 酒炒 黃芩 各一錢 防風 二錢 ○ 右에 先以蒼朮一升 水五升煎하야 去朮入藥하고 再煎至二升하야 終日飮之라

冷湯 百十九(「古方·熱陣」) ○ 治瘴毒에 內寒外熱하야 咽嗌間煩躁不解라 ○ 人參 半兩 大附子 一錢 甘草 炙, 三寸 淡竹葉 十四片 大棗 五枚 ○ 水煎溫服커나 或冷服이라 甚者는 宜倍用人參附子니 不可拘此常數라

冷香飮子 八十(「古方·熱陣」) ○ 治傷暑暍하야 霍亂腹痛煩躁하며 脈沈微或伏이라 ○ 附子 炮 陳皮 各一錢 草果 甘草 炙, 各錢半 ○ 水一鍾半 薑十片에 煎八分하야 井水燉冷服이라

蘆薈肥兒丸 百十四(「小兒則古方」) ○ 治疳熱이라 ○ 蘆薈 龍膽草 酒洗 木香 人參 使君子肉 蚵蚾 酥炙하야 去頭足이니 卽土鱉이라 麥芽 炒, 各二錢 檳榔 黃連 去蘆鬚, 酒炒 白蕪荑 各三錢 胡黃連 五錢 ○ 右爲細末하야 猪膽汁爲丸호대 黍米大라 每服五六十丸호대 米飮下라

綠豆飮 十四(「新方·寒陣」) ○ 凡熱毒勞熱 諸火熱極不能退者는 用此最妙라 ○ 用綠豆不拘多寡하고 寬湯煮糜爛하야 入鹽少許커나 或蜜도 亦可라 待氷冷하야 或厚或稀或湯으로 任意飮食之니 日或三四次不拘라 此物은 性非苦寒하야 不傷脾氣하고 且善於解毒除煩하며 退熱止渴하며 大利小水하니 乃淺易中之最佳最捷者也라 若火盛口甘하야 不宜厚味면 但略煮半熟하야 淸湯冷飮之니 尤善除煩淸火라

鹿茸丸 一三一(「古方·補陣」) ○ 治脚氣腿腕生瘡及陰虛下元痿弱 欬嗽等證이라 ○ 鹿茸 酥炙, 另搗成泥 五味子 當歸 熟地黃 各等分 ○ 酒糊和丸호대 桐子大라 每服四五十丸호대 溫酒 或鹽湯任下라

綠雲散 二百十(「古方·和陣」) ○ 治吐血이라 ○ 柏葉 人參 阿膠 炒珠 百合 ○ 右等分爲末하야 每服二錢호대 不拘時하고 糯米飮調下라

綠雲散 一二二(「古方·因陣」) ○ 治口瘡爛臭久不愈라 ○ 黃檗 蜜炙 靑黛 等分 ○ 右爲細末하야 臨臥에 用少許하야 摻舌嚥津이니 妙라

雷火鍼 五四(「新方·因陣」) ○ 治風寒濕毒之氣가 留滯經絡而爲痛爲腫하야 不能散者라 ○ 五月五日에 取東引桃枝하야 去皮하고 兩頭削如鷄子尖樣호대 長一二寸許라 鍼時에 以鍼向燈上點着하고 隨用紙三五層커나 或布도 亦可니 貼蓋患處하야 將熱鍼按於紙上하고 隨卽念咒三遍이라 病深者는 再燃再刺之니 立愈라 咒曰 天火地火여 三昧眞火로다 鍼天에 天開하고 鍼地에 地裂하고 鍼鬼에 鬼滅하고 鍼人에 人得長生하야 百命消除하고 萬病消滅이라 吾奉太上老君하니 急急如律令하라 ○ 又雷火鍼新方은 乃以藥爲鍼者니 其法更妙라 ○ 白芷 獨活 川芎 細辛 牙皂 穿山甲 炮, 倍用 丁香 枳殼 松香 雄黃 乳香 沒藥 杜仲 桂枝 各一錢 硫黃 二錢 麝香 不拘 熟艾 二三兩 ○ 右搗爲粗末하야 和勻하고 取艾鋪底하야 摻藥於上하고 用上好皮紙捲筒호대 先須用線하야 絆約兩頭하야 防其伸長하고 然後에 加紙再捍하야 務令極實하야 粗如鷄子尖樣이니 是其度也라 乃用鷄子淸하야 盡刷外層하고 捲而裹之하야 陰乾이니 用法如前이라 一方에 有巴豆仁八分 斑蝥三錢하니 去頭足翅用이라

雷丸散 二七九(「外科鈐古方」) ○ 取大風蟲이라 ○ 雷丸 貫仲 二味를 先另研이라 阿魏 各二錢 麝香 一分 水銀 硫黃 雄黃 各二錢半, 用乳鉢入醋少許하야 研令호대 水銀盡爲度라 ○ 右爲細末하야 每服一錢호대 天明에 溫酒送下라

漏蘆丹麻湯 二五(「古方·寒陣」) ○ 方在外科九七하니라 ○ 治時毒頭面紅腫이라

漏蘆升麻湯 九七(「外科鈐古方」) ○ 治時毒頭面紅腫으로 咽嗌堵塞하야 水藥不下와 若臟腑素有積熱하야 發爲腫毒疙瘩과 一切紅腫惡毒이라 ○ 漏蘆 二錢 升麻 一錢半 黃芩 酒洗 生甘草 玄參 牛蒡子 炒研 苦梗 連翹 各一錢 藍葉 如無어든 用靑黛라 大黃 酒浸, 量輕重하야 用之라 ○ 水煎服이라 大利之結者어든 加芒硝라

漏蘆湯 九五(「外科鈐古方」) ○ 治腦疽癰疽毒盛實者라 ○ 漏蘆 黃芪 甘草 連翹 沈香 各五錢 大黃 一兩, 微炒 ○ 右를 每服四五錢호대 薑棗水煎服이라

ㄷ

茶調散 百七(「古方·攻陣」) ○ 吐除痰積이라 ○ 瓜蒂 二錢 好茶 一錢 ○ 右爲末하야 每服二錢호대 虀汁調服이라

斷癎丹 百三(「小兒則古方」) ○ 治五癎瘥後復發하야 證候多端하야 連綿不除者라 ○ 黃芪 蜜炙 釣藤鉤 細辛 炙甘草 各半兩 蛇蛻 二寸, 酒炙 蟬蛻 四個 牛黃 一錢, 另研 ○ 右爲末하야 煮棗肉丸호대 麻子大라 煎人參湯下에 每服數丸호대 量兒加減이라

丹溪加味二陳湯 三(「古方·和陣」) ○ 治食鬱瘀滯 胸膈不快라 ○ 蒼朮 米泔浸 白朮 炒 橘紅 半夏 泡 茯苓 川芎 香附 各八分 枳殼 黃連 薑炒 甘草 各五分 ○ 水盞半에 煎八分하야 食前에 稍熱服이라

丹溪瓊玉膏 六十(「古方·補陣」) ○ 治虛勞乾欬嗽 或好酒者久嗽에 尤效라 ○ 人參 十二兩 白茯苓 十五兩 白蜜 五斤, 熬去沫 琥珀 沈香 各五錢 大生地 十斤, 以銀石器로 杵取自然汁이라 ○ 右에 先以地黃汁으로 同蜜熬沸하야 攪勻하야 用密絹濾過하고 將人參等爲極細末하야 和蜜汁하고 入磁銀瓶內하야 用綿紙十餘層加箬封紮瓶口하고 入砂鍋或銅鍋하야 以桑柴火로 長流水沒瓶煮三晝夜하야 取出하고 換油蠟紙紮口하야 懸浸井中半日하야 以出火氣하고 提起하야 仍煮半日하야 以去水氣하고 然後收藏이라 每日淸晨及午後에 取三匙하야 用溫酒一兩許調服커나 或白湯도 亦可라 製須淨室하고 忌鷄犬婦人이라 本方에 原無琥珀沈香二味어늘 乃臞仙加入者 云奇效異常이라하니 今並錄其方이라

丹溪九龍丸 四二(「古方·固陣」) ○ 治腎虛精滑이라 ○ 金櫻子 枸杞 山茱萸 蓮蕊 蓮肉 當歸 熟地 芡實 白茯苓 各等分 ○ 右爲末하야 酒糊丸호대 桐子大라 每服五六十丸호대 或酒或鹽湯下라

丹溪斷子法 六九(「婦人規古方」) ○ 用白麵麯一升 無灰酒五升作糊하고 煮至三升半하야 濾去滓하고 分作三服이라 候經至前一日晚五更及天明에 各吃一服하면 經卽不 一無不字라 行하야 終身無子矣라

丹溪大補陰丸 一五七(「古方·寒陣」) ○ 降陰火하고 補腎水라 ○ 黃檗 鹽酒炒 知母 鹽酒炒, 各四兩 熟地 酒洗, 蒸, 搗爛 龜板 酥炙黃, 各六兩 ○ 右爲細末하고 用猪脊髓蒸熟하야 和煉蜜同搗爲丸호대 桐子大라 每服五六十丸호대 空心에 薑鹽酒送下라

丹溪防己飮 二八八(「古方·和陣」) ○ 治脚氣라 ○ 白朮 木通 防己 檳榔 川芎 甘草梢 犀角 蒼朮 鹽水炒 生地黃 黃檗 酒炒, 等分 ○ 右를 水煎服이라 大便實하면 加桃仁이라 小便澁하면 加牛膝이라 有熱하면 加黃芩黃連이라 大熱及時令熱엔 加石膏라 有痰하면 加竹瀝薑汁이라

丹溪白螺丸 百十五(「古方·和陣」) ○ 治痰飮積胃脘痛이라 ○ 白螺螄殼 墻上年久者라 燒 滑石 炒 蒼朮 山梔 香附 南星 各一兩 枳殼 靑皮 木香 半夏 砂仁 各五錢 ○ 右爲末하야 生薑汁浸蒸餠爲丸호대 綠豆大라 每服三四

十丸호대 薑湯下라 春加川芎이요 夏加黃連이요 冬加吳茱萸니 各五錢이라

丹溪百藥煎 八(「古方·固陣」) ○ 劫嗽立止라 ○ 百藥煎 訶子 荊芥穗 等分 ○ 右爲極細末하야 蜜丸噙化라

丹溪補陰丸 百六十(「古方·寒陣」) ○ 一名虎潛丸이라 降陰火하고 滋腎水라 ○ 黃蘗 製 知母 製 熟地 酒洗, 各三兩 龜板 酥炙, 四兩 白芍 酒炒 當歸 牛膝 各二兩 虎脛骨 酥炙 鎖陽 酥炙 陳皮 各兩半 ○ 右爲細末하야 酒煮羯羊肉爲丸호대 桐子大라 冬엔 加乾薑半兩이라 每服五六十丸호대 薑鹽湯或酒下라

丹溪保和丸 三五(「小兒則古方」) ○ 治飮食酒積이停滯胸膈하야 痞滿腹脹이라 ○ 神曲 炒 陳皮 半夏 茯苓 各一兩 山査肉 蒸晒, 三兩 連翹 蘿蔔子 炒, 各五錢 ○ 右爲末하야 粥丸호대 綠豆大라 一方에 尙有炒麥芽一兩 黃連五錢이라

丹溪敷脚氣方 三一八(「古方·和陣」) ○ 治脚氣腫痛이라 ○ 芥菜子 白芷 等分 ○ 右爲末하야 薑汁和敷痛處라

丹溪疝氣神方 二七二(「古方·因陣」) ○ 其病甚하야 至氣上衝如有物築塞心臟欲死하고 手足冷者는 二三服除根이라 ○ 陳皮 荔枝核 爲末하야 炒焦黃이라 硫黃 火中溶化하고 卽投水中去毒하야 硏細라 各等分 ○ 右爲末하야 飯丸호대 桐子大라 每服十四五丸호대 酒下하면 其疼立止라 若疼甚不能支持어든 略加五六丸이로되 再不可多也라

丹溪生韭飮 一五一(「古方·和陣」) ○ 治食鬱久하야 則胃脘有瘀血作痛하야 大能開提氣血이라 ○ 生韭 搗取自然汁一盞하고 加溫酒一二杯하야 同服이라 ○ 右를 先以桃仁連皮細嚼數十枚하고 後以韭汁送下라

丹溪茱連丸 一五三(「古方·寒陣」) ○ 治濕熱吐酸이라 ○ 黃連 陳壁土炒, 二兩 黃芩 製同, 一兩 陳皮 蒼朮 米泔浸 吳茱萸 煮少時하고 浸半日하야 晒乾이라 各一兩 ○ 或加桔梗茯苓各一兩이라 ○ 右爲末하야 神麯糊丸호대 綠豆大라 每服二三十丸호대 食後에 津液送下라

丹溪腎氣丸 一七七(「古方·熱陣」) ○ 治諸疝痛이라 ○ 小茴香 炒 破故紙 炒 吳茱萸 鹽炒, 各五錢 胡蘆巴 七錢半 木香 三錢半 ○ 右爲末하야 蘿蔔汁丸호대 桐子大라 鹽湯下五七十丸이라

丹溪阿魏丸 六三(「古方·攻陣」) ○ 治內積이라 ○ 阿魏 醋煮作糊 糖毬子 各一兩 黃連 六錢 連翹 五錢 ○ 右爲末하야 阿魏糊丸호대 桐子大라 每服二三十丸호대 白湯送下라

丹溪龍虎丹 一二六(「古方·熱陣」) ○ 治走注疼痛或麻木不仁 或半身疼痛이라 ○ 草烏 蒼朮 白芷 各一兩 ○ 右爲末하야 水拌發熱過하고 再入乳香二錢 當歸牛膝各半兩하야 酒糊丸호대 彈子大라 酒化下라

丹溪六鬱湯 一四九(「古方·和陣」) ○ 能解諸鬱이라 ○ 香附 二錢 橘紅 蒼朮 撫芎 半夏 炮, 各一錢 赤茯苓 梔子 炒, 各七分 炙甘草 砂仁 各五分 ○ 水一鍾 薑三片에 煎八分하야 溫服이라 氣鬱엔 加烏梅木香檳榔紫蘇乾薑하고 倍砂仁香附라 濕鬱엔 加白朮이라 熱鬱엔 加黃芩하고 倍梔子라 痰鬱엔 加南星枳殼小皂莢이라 血鬱엔 加桃仁紅花丹皮라 食鬱엔 加山査神麯麥芽라

丹溪潤下丸 百十六(「古方·和陣」) ○ 降熱痰에 甚妙라 ○ 半夏 二兩, 依橘紅製 南星 依橘紅製 炙甘草 黃芩 黃連 各一兩 橘紅 半斤을 以水化鹽五錢하야 拌勻하고 煮乾하야 焙라 ○ 右爲末하야 蒸餠丸호대 綠豆大라 每服五七十丸호대 白湯下라

丹溪二妙散 一三四(「古方·寒陣」) ○ 治濕熱在經하야 筋骨疼痛하니 如有氣면 加氣藥하고 如血虛면 加補血藥하고 如痛甚이면 加薑汁하야 熱辣服之라 ○ 黃蘗 炒 蒼朮 去皮, 炒製, 等分 ○ 右爲末하야 搗生薑煎沸湯調服이라 此二物은 皆有雄壯之氣하니 如氣實者는 加少酒佐之라 此는 卽集要二神湯이니 各三錢半을 用水煎하야 空心服이라 ● 一方에 以二妙爲君하고 加甘草羌活各二錢 陳皮芍藥各一錢 威靈仙酒炒五分爲末하야 服之하니 佳라

丹溪滋陰大補丸 一二五(「古方·補陣」) ○ 治諸虛不足하야 腰腿疼痛하며 行步無力이라 壯元陽하고 益腎水라 ○ 熟地 二兩 山藥 炒 牛膝 各兩半 山茱萸 杜仲 巴戟肉 白茯苓 五味子 小茴香 炒 肉蓯蓉 酒洗去甲, 新瓦焙乾 遠志 甘草湯煮, 晒乾, 各一兩 石菖蒲 枸杞 各五錢 ○ 右爲末하야 紅棗肉和커나 或煉蜜爲丸호대 桐子大라 每服七八十丸호대 空心에 淡鹽湯 或溫酒任下라

丹溪截瘧丹 二百三十(「古方·和陣」) ○ 雄黃 一兩 人參 五錢 ○ 右爲末하야 於端午日에 用粽子尖丸호대 桐子大라 每服一丸호대 發日早에 面東하고 井花水呑之라 忌諸熱味라

丹溪枳實丸 八四(「古方·和陣」) ○ 專治食積癖塊라 ○ 枳實 白朮 山査 麥芽 神麯 半夏 各一兩 蒼朮 陳皮 各五錢 木香 錢半 薑黃 三錢 ○ 荷葉蒸飯爲丸호대 桐子大라 每服百丸호대 食後에 薑湯下라

『丹溪』蒼朮黃蘗丸 一三六(「古方·寒陣」) ○ 治濕熱 食積 痰飮 流注 脚氣라 ○ 蒼朮 鹽水炒 黃蘗 鹽水炒 防己 南星 川芎 白芷 犀角 檳榔 等分 ○ 右爲末하야 酒糊丸服이라 血虛엔 加牛膝龜板이라 肥人은 加痰藥이라

丹溪淸氣化痰丸 七五(「古方·攻陣」) ○ 治上焦痰火壅盛 欬嗽煩熱口渴 胸中痞滿이라 ○ 南星 製, 三兩 半夏 製 黃連 黃芩 各五兩 栝蔞仁 杏仁 去皮尖 茯苓 各四兩 枳實 炒 陳皮 各六兩 甘草 ○ 右爲細末하야 薑汁煮糊丸호대 桐子大라 每服五十丸호대 薑湯下라

丹溪靑礞石丸 七九(「古方·攻陣」) ○ 解食積하며 去濕痰하니 重在風化硝라 ○ 南星 二兩을 切片하고 用白礬末五錢하야 水浸一二日하고 晒乾이라 又云一兩이라 半夏 一兩을 湯泡切片하야 以皂角水浸一日하고 晒乾이라 黃芩 薑汁炒 茯苓 枳實 炒, 各一兩 礞石 二兩을 槌碎하고 焰硝二兩同入小砂罐內하야 瓦片蓋之하고 鐵線縛定하야 鹽泥固濟하고 晒乾하야 火煅紅하고 候冷取出이라 法製硝 同萊菔水煮化하야 去蔔하고 綿濾令結하야 復入臘月牛膽內風化之라 或只用風化硝一兩이라 ○ 右爲末하야 神麯糊丸호대 桐子大라 每服三五十丸호대 白湯下라 ● 又方: 半夏 二兩 白朮 礞石 各一兩 黃芩 五錢 茯苓 陳皮 各七錢半 風化硝 二錢 ○ 右爲末하야 丸同前이라

『丹溪』杏仁蘿蔔子丸 百十九(「古方·和陣」) ○ 治氣壅痰盛欬嗽라 ○ 杏仁 蘿蔔子 炒, 各一兩 ○ 右爲末하야 粥糊丸호대 桐子大라 每服五十丸호대 白湯下라

丹溪玄桂丸 七八(「古方·和陣」) ○ 治死血留胃脘하야 當心作痛이라 ○ 玄胡索 一兩半 官桂 紅花 紅麯 滑石 各五錢 桃仁 三十粒 ○ 右爲細末하야 湯浸蒸餠爲丸호대 綠豆大라 每服四十丸호대 薑湯下라

『丹溪』黃栝蔞丸 百十八(「古方·和陣」) ○ 治食積作痰하야 壅滯喘急이라 ○ 栝蔞仁 半夏 山査 神麯 炒, 等分 ○ 右爲末하야 栝蔞汁丸이라 薑湯下五十丸이라

丹砂散 三七(「古方·因陣」) ○ 點治諸眼하니 皆妙라 此는 李時珍方也라 ○ 硼砂 海螵蛸 去殼 爐甘石 上好者를 煅淬童便七次하고 飛라 各一兩 朱砂 五錢, 用此則不粘 ○ 右爲極細末하야 磁瓶收貯

하고 臨用에 少加氷片하야 研點하면 極妙라

斷産灸法 六六(「婦人規古方」) ○ 一傳方에 欲絶産者는 灸臍下二寸三分陰動脈中三壯이라 此는 當自臍中至骨際折作五寸約之라

斷産小品方 六八(「婦人規古方」) ○ 斷産墮胎有驗이라 ○ 故蠶退紙 方一尺 ○ 右를 燒爲末하야 空心에 酒調服이니 終身不受孕이라

團參散 十(「小兒則古方」) ○ 治心虛血熱 自汗盜汗이라 ○ 人參 當歸 等分 ○ 右爲末하고 用雄猪心一個하야 切三片하고 每服二錢호대 以猪心一片으로 煎湯調服커나 或用水煎服하여도 亦可라

團參丸 百七(「古方·補陣」) ○ 治吐血欬嗽에 服涼藥不得者라 團參散은 方在小兒十하니라 ○ 人參 黃芪 飛羅麵 各一兩 ○ 右爲細末하야 滴水和丸호대 桐子大라 每服五七十丸호대 茅根湯下라

達生散 四十(「婦人規古方」) ○ 妊娠臨月에 服十餘劑則易産하니 或加砂仁枳殼이라 如兼別證이면 以意增減이라 詩云 誕彌厥月하야 先生如達이라하여늘 註曰 先生은 首生也요 達은 小羊也니 羊子易生이라하니 故로 以此名之라 ○ 人參 白朮 當歸 白芍 陳皮 紫蘇 各一錢 炙甘草 二錢 大腹皮 酒洗, 晒乾, 三錢 ○ 水一鍾半에 煎服이라 一方에 無當歸白芍白朮이라

『澹寮』附子茴香散 一四八(「古方·熱陣」) ○ 治氣虛積冷하야 心腹絞痛하고 泄瀉食少라 ○ 人參 白朮 茯苓 炙甘草 各七分 附子 製 炮薑 各五分 茴香 肉豆蔻 各四分 木香 三分 丁香 五粒 ○ 水一鍾半에 煎七分하야 食遠服이라

『澹寮』四神丸 一五二(「古方·熱陣」) ○ 治脾腎泄淸晨溏瀉라 ○ 破故 炒, 四兩 肉豆蔻 二兩 木香 半兩 小茴香 炒, 一兩 ○ 右爲末하야 薑煮棗肉爲丸호대 桐子大라 白湯送下라

『澹寮』五皮散 六八(「古方·和陣」) ○ 治病後身面四肢浮腫하며 小便不利하며 脈虛而大라 此는 由諸氣不能運行하야 散漫於皮膚肌腠之間이라 故로 令腫滿하니 此藥最宜라 ○ 大腹皮 陳皮 生薑皮 桑白皮 炒 赤茯苓皮 各等分 ○ 右㕮咀하야 每服五六錢호대 水一大鍾에 煎八分이라 不拘時溫服호대 日三次라 忌生冷油膩堅硬之物이라

『澹寮』六和湯 一二七(「古方·和陣」) ○ 治夏秋에 暑濕傷脾커나 或飮冷乘風커나 多食瓜果하야 以致客寒犯胃하야 食留不化하야 遂成痞膈霍亂嘔吐와 及廣南夏月에 瘴疾寒熱等證이라 ○ 半夏 人參 炙甘草 砂仁 杏仁 各一錢 赤茯苓 扁豆 炒 藿香 木瓜 各二錢 ○ 右㕮咀하야 每服五錢호대 水二鍾 生薑三片 棗一枚에 煎하야 溫服이라 ◉ 一方에 有白朮香薷厚朴各一錢하니 名六和半夏湯이라

膽星天竺丸 八九(「小兒則古方」) ○ 治小兒痰涎上壅하야 喘嗽不休라 ○ 膽星 一兩 天竺黃 三錢 半夏 薑製 白附子 湯泡, 去皮臍, 各五錢 天麻 防風 各二錢 辰砂 一錢, 飛 ○ 右爲末하야 甘草湯爲丸호대 芡實大라 每服一丸호대 空心에 薄荷湯或淡薑湯下라

當歸建中湯 二八(「古方·補陣」) ○ 治婦人血虛自汗이라 卽前小建中湯에 加當歸二兩이니 煎法同이라

當歸導滯散 二三九(「外科鈐古方」) ○ 治跌撲瘀血在內하야 胸腹脹滿커나 或大便不通커나 或喘欬吐血이라 ○ 大黃 當歸 等分 ○ 右爲末하야 每服三錢호대 溫酒下라 陽氣虛者는 須加肉桂라

當歸沒藥丸 百六(「婦人規古方」) ○ 治血瘀作痛及血風筋攣骨痺 手足麻木疼痛이라 ○ 當歸 五靈脂 炒, 各一兩 沒藥 五錢 ○ 右爲末

하야 醋糊丸호대 桐子大라 每服三十丸호대 薑湯下라

當歸補血湯 三百四十(「外科鈐古方」) ○ 方在補陣四四하니라 ○ 治瘡瘍에 脾胃虛損커나 或服峻劑하야 致血氣俱虛하야 肌熱 大渴引飮 目赤而紅 晝夜不息 其脈洪大而虛 重按全無하니 此病은 多得於饑飽勞役者어늘 若誤服白虎湯하면 必死라

當歸散 五三(「外科鈐古方」) ○ 通經絡하며 行血滯라 ○ 當歸 穿山甲 灰炒 蒲黃 炒, 各半兩 辰砂 一錢 麝香 少許 ○ 右爲末하야 每服三錢호대 熱酒調下라 如不飮酒어든 薄荷醋湯도 亦可라

當歸承氣湯 六(「古方·攻陣」) ○ 治燥熱裏熱 火鬱爲病 或皮膚枯燥 或咽乾鼻乾 或便溺結閟에 通宜此方이라 ○ 當歸 大黃 各四錢 甘草 芒硝 各二錢 ○ 右㕮咀하야 入薑煎服이라

當歸養心湯 五八(「小兒則古方」) ○ 治心虛驚悸라 ○ 歸身 麥冬 生地 酒洗 人參 炙甘草 升麻 少用 ○ 水一鍾半에 加燈草一團하고 煎七分하야 食遠服이라

當歸龍薈丸 百十七(「小兒則古方」) ○ 方在寒陣一六七하니라 ○ 治肝經實火 大便秘結이라

當歸龍薈丸 一六七(「古方·寒陣」) ○ 治肝經實火 大便秘結 小便澁滯 或胸膈作痛 陰囊腫脹하니 凡肝經實火에 皆宜用之요 及一切躁擾狂越 驚悸不寧等證이라 ○ 當歸 龍膽草 梔子仁 黃連 黃蘗 黃芩 各一兩 蘆薈 大黃 青黛 各五錢 木香 二錢半 麝香 五分, 另研 ○ 右爲末하야 神麯糊丸호대 桐子大라 每服二三十丸호대 薑湯白湯任下라

當歸六黃湯 五二(「古方·補陣」) ○ 方在寒陣六五하니라 ○ 治陰虛血熱盜汗하니 神效라

當歸六黃湯 六五(「古方·寒陣」) ○ 治盜汗之聖藥이라 ○ 當歸 黃芪 蜜炙, 各二錢 生地黃 熟地黃 黃連 黃芩 黃蘗 各一錢 ○ 水二錢에 煎服이라

當歸六黃湯 一六二(「婦人規古方」) ○ 方在寒陣六五하니라 ○ 治血熱陰虛盜汗이라

當歸飮 百九十(「外科鈐古方」) ○ 治風濕血熱 癮疹癢痛 膿水淋漓 瘡疥發熱等證이라 ○ 當歸 川芎 生地黃 白芍藥 白蒺藜 炒 黃芪 何首烏 不見鐵, 各錢半 防風 荊芥 甘草 各一錢 ○ 右를 水煎服이라

當歸芍藥湯 十六(「婦人規古方」) ○ 治妊娠心腹急痛 或去血過多而眩運이라 ○ 當歸 白芍藥 炒 白朮 炒 茯苓 澤瀉 各一錢 川芎 二錢 ○ 右水煎服이라

當歸地黃飮 二十(「新方·補陣」) ○ 治腎虛腰膝疼痛等證이라 ○ 當歸 二三錢 熟地 三五錢 山藥 二錢 杜仲 二錢 牛膝 一錢半 山茱萸 一錢 炙甘草 八分 ○ 水二鍾에 煎八分하야 食遠服이라 如下部虛寒하면 加肉桂一二錢이요 甚者는 仍加附子라 如多帶濁하면 去牛膝하고 加金櫻子二錢커나 或加故紙一錢이라 如氣虛者는 加人參一二錢 枸杞二三錢이라

當歸蒺藜煎 三四(「新方·因陣」) ○ 治癰疽瘡疹에 血氣不足하야 邪毒不化하고 內無實熱而腫痛淋漓者는 悉宜用之라 此는 與芍藥蒺藜煎으로 相爲奇正也니 當酌其詳이라 ○ 當歸 熟地 芍藥 酒炒 何首烏 各二錢 炙甘草 防風 川芎 荊芥穗 白芷 各一錢 白蒺藜 炒搗碎, 三錢 或五錢 ○ 右를 或水或酒에 用二鍾煎服이라 然이나 水不如酒라 或以水煎服後에 飮酒數杯하야 以行藥力하여도 亦可라 陽虛不能化毒者는 加桂枝하고 甚者는 再加乾薑附子라 氣虛不化者는 加黃芪人參이라 毒陷不能外達者는 加穿山甲 或皂刺라

當歸川芎散 四十(「外科鈐古方」) ○ 治手足少陽

經血虛瘡證 或風熱耳內癢痛 生瘡出水 或頭目不淸 寒熱少食 或婦女經水不調 胸膈不利 脇腹痞痛이라 ○ 當歸 川芎 柴胡 白朮 芍藥 各一錢 山梔 炒, 一錢二分 牡丹皮 茯苓 各八分 蔓荊子 甘草 各五分 ○ 右를 水煎服이라

當歸川芎湯 四三(「婦人規古方」) ○ 治小産後瘀血로 心腹疼痛커나 或發熱惡寒이라 ○ 當歸 熟地黃 白芍藥 炒 玄胡索 炒 川芎 桃仁 紅花 香附 靑皮 炒 澤蘭 牡丹皮 ○ 右를 水煎하고 入童便酒各小半이라 若以手按腹愈痛하면 此是瘀血爲患이니 宜用此藥커나 或失笑散消之라 苦按之反不痛하면 此是血虛니 宜用四物參苓白朮이라 若痛而作嘔하면 此是胃虛니 宜用六君子라 若或作瀉하면 此是脾虛니 宜用六君子하야 送二神丸이라

當歸湯 九一(「古方·散陣」) ○ 治肺痺上氣 閉塞胸中 脇下支滿 乍作乍止 不得飮食 脣乾舌燥 手足冷痛이라 ○ 當歸 焙 防風 去叉 黃芪 各二兩 人參 細辛 黃芩 去腐, 各一兩 桂心 三兩 柴胡 八兩 半夏 湯炮, 五兩 杏仁 去皮尖炒, 五十個 麻黃 去根節하고 水煮二三沸하야 掠去沫하고 晒乾이라 一兩 ○ 右吹咀하야 每服五七錢호대 水一鍾 薑七片 棗二枚에 煎七分하야 不拘時하고 溫服이라 日三夜二라

當歸丸 九五(「痘疹銓古方」) ○ 治便堅三五日不通者라 ○ 當歸 半兩 紫草 三錢 黃連 錢半, 炒 炙甘草 一錢 大黃 二錢半 ○ 右에 以當歸紫草熬成膏하고 下三味硏爲細末하야 以膏和爲丸호대 如胡椒大라 三歲以下兒는 服十丸하고 七八歲兒는 服二十丸호대 食前에 淸米飮下라 漸加之호대 以和爲度라

當歸丸 百(「外科鈐古方」) ○ 行血 利水 通大便이라 ○ 當歸 半兩 大黃 桂心 各三錢 赤芍藥 葶藶 各二錢 人參 甘遂 麵裹煨, 半錢 ○ 煉蜜丸호대 如彈子大라 空心에 米飮化下一丸이라

當歸活血散 十七(「痘疹銓古方」) ○ 治痘色淡白이라 ○ 當歸 酒焙 赤芍 酒炒 川芎 紫草 紅花 各五錢 木香 二錢 血竭 一錢 ○ 右爲末이라 每五歲者는 服一錢하고 十歲已上은 服二錢호대 酒下라

當歸活血散 六六(「古方·和陣」) ○ 治瘀血脹滿이라 ○ 赤芍藥 歸尾 酒洗 生地黃 各錢半 桃仁 去皮尖, 炒 紅花 酒洗 香附 童便浸, 各一錢 川芎 牡丹皮 玄胡索 蓬朮 炮, 各八分 三棱 炮 靑皮 各七分 ○ 水一鍾半에 煎七分하야 食前服이라

當歸黃芪湯 四五(「婦人規古方」) ○ 方在補陣九七하니라 ○ 治妊娠下痢腹痛이라

唐氏烏鷄丸 一四一(「婦人規古方」) ○ 人參 懷生 懷熟 靑蒿子 去梗 香附 四製 鱉甲 各三兩 白朮 棗仁肉 枸杞 麥冬 雲苓 地骨皮 去骨 丹皮 去骨 白芍 各二兩 歸身 二兩半 川芎 甘草 各一兩 ○ 右에 先將諸藥備完聽用하고 乃取絲毛烏骨白公鷄一隻 約重一斤許者하야 撲倒하고 去毛穢頭足腸雜하야 不用이요 將鷄切作四塊라 先以鱉甲鋪銅鍋底하고 次入雜藥以免焦腐하야 漸漸加童便約至斗許하고 煮至極爛에 撈起하야 晒乾爲末이라 將鱉甲去裙하고 并鷄骨俱以原汁蘸炙至乾하야 爲末하고 同前藥煉蜜爲丸호대 桐子大라 每空心에 用淸湯送下百餘丸이라

大芎黃湯 二六一(「外科鈐古方」) ○ 治破傷風에 邪傳於裏하야 舌强口噤하며 項背反張하며 筋惕搐搦하며 痰涎壅盛하야 宜疏導者하니 急服之라 ○ 川芎 羌活 黃芩 大黃 各一兩 ○ 右를 每服五七錢호대 水煎服이라

大金花丸 五五(「古方·攻陣」) ○ 治中外諸熱 淋秘溺血 嗽血 衄血 頭痛骨蒸 欬嗽肺痿라

○ 黃連 黃芩 黃蘗 梔子 大黃 各等分 ○ 右爲細末하야 滴水丸호대 小豆大라 每服三十丸호대 涼水茶淸任下라 本方에 去大黃하고 倍加梔子하면 名梔子金花丸이라

大蘆薈丸 百十五(「小兒則古方」) ○ 一名九味蘆薈丸이라 治小兒肝脾疳積 發熱體瘦熱渴 大便不調 或瘰癧結核 耳內生瘡 牙腮蝕爛 目生雲翳等證이라 ○ 胡黃連 黃連 蘆薈 白蕪荑 炒 白雷丸 破開, 赤者不用 木香 靑皮 鶴虱草 微炒, 各一兩 麝香 一錢, 另硏 ○ 右爲末하야 蒸餠糊丸호대 麻子大라 每服一錢호대 空心에 白湯送下라 立齋曰 內靑皮를 以龍膽草代之하고 麝香不用하면 尤效라하니라

大蘆薈丸 三七七(「外科鈐古方」) ○ 方在小兒百十五하니라 ○ 治肝火下疳潰爛 或焮腫作痛하고 或治小兒疳膨食積 口鼻生瘡 牙齦蝕爛等瘡 並蟲蝕肛門癢痛이라

大蘆薈丸 一六九(「古方·寒陣」) ○ 方在小兒百十五하니라 ○ 治小兒肝脾疳積發熱이라

大蕪荑湯 百八(「小兒則古方」) ○ 治小兒脾疳 發熱作渴 少食 大便不調 髮黃脫落 面黑鼻下生瘡 能乳嗜土等證이라 ○ 蕪荑 山梔 各五分 當歸 白朮 茯苓 各四分 柴胡 麻黃 羌活 各三分 防風 黃連 黃蘗 炙甘草 各二分 ○ 右作二劑하야 水煎服이라

大防風湯 三五二(「外科鈐古方」) ○ 方在補陣九八하니라 ○ 治足三陰虧損한대 外邪乘虛하야 內患鶴膝風或附骨疽하야 腫痛커나 或腫而不痛에 不問已潰未潰하고 用三五劑後에 更全用調補之劑라

大補元煎 一(「新方·補陣」) ○ 治男婦氣血大壞 精神失守危劇等證이라 此는 回天贊化와 救本培元第一要方이라 本方은 與後右歸飮으로 出入互思라 ○ 人參 補氣補陽에 以此爲主라 少則用一二錢이요 多則用一二兩이라 山藥 炒, 二錢 熟地 補精補陰에 以此爲主라 少則用二三錢이요 多則用二三兩이라 杜仲 二錢 當歸 二三錢 若泄瀉者는 去之라 山茱萸 一錢 如畏酸呑酸者는 去之라 枸杞 二三錢 炙甘草 一二錢 ○ 水二鍾에 煎七分하야 食遠溫服이라 如元陽不足多寒者는 於本方에 加附子肉桂炮薑之類하야 隨宜用之라 如氣分偏虛者는 加黃芪白朮이어니와 如胃口多滯者는 不必用이라 如血滯者는 加川芎하고 去山茱萸라 如滑泄者는 加五味故紙之屬이라

大補地黃丸 一五九(「古方·寒陣」) ○ 治精血枯涸燥熱이라 ○ 黃蘗 鹽酒炒 熟地 酒蒸, 各四兩 當歸 酒洗 山藥 炒 枸杞 各三兩 知母 鹽酒炒 山茱萸 白芍藥 各二兩 生地 二兩半 肉蓯蓉 酒浸 玄參 各兩半 ○ 右爲末하야 煉蜜丸호대 桐子大라 每服七八十丸호대 空心에 淡鹽湯送下라

大補丸 一五五(「古方·寒陣」) ○ 治陰火라 ○ 黃蘗 鹽酒炒褐色 ○ 米粥丸이라 血虛엔 四物湯送下요 氣虛엔 四君子湯送下라

大腹皮散 三百(「古方·和陣」) ○ 治諸脚氣浮腫 心腹痞悶 小便不利라 ○ 大腹皮 三兩 木瓜 蘇子 檳榔 荊芥穗 烏藥 橘紅 蘇葉 各一兩 蘿蔔子 半兩 沈香 枳殼 麩炒 桑白皮 各半兩 ○ 右㕮咀하야 每服八錢호대 水一鍾半 薑五片에 煎八分하야 溫服이라 御醫藥方에 加木通白茯苓炒茴香炙甘草四味하니 卽名沈香大腹皮散이라

大分淸飮 九(「新方·和陣」) ○ 方在寒陣五하니라

大分淸飮 五(「新方·寒陣」) ○ 治積熱閉結하야 小水不利커나 或致腰腿下部極痛커나 或濕熱下利 黃疸 溺血 邪熱蓄血腹痛淋閉等證이라 ○ 茯苓 澤瀉 木通 各二錢 猪苓 梔子 或倍之라 枳殼 車前子 各一錢 ○ 水一鍾半에

煎八分하야 食遠溫服이라 如內熱甚者는 加黃芩黃蘗草龍膽之屬이라 如大便堅硬하야脹滿者는 加大黃二三錢이라 如黃疸에 小水不利하고 熱甚者는 加茵陳二錢이라 如邪熱蓄血腹痛者는 加紅花靑皮各一錢五分이라

大順散 七七(「古方·熱陣」) ○ 治冒暑伏熱하고 引飮過多하야 以致寒濕傷脾하고 陰陽氣逆하야 霍亂吐瀉하고 臟腑不調等證이라 ○ 乾薑 肉桂 杏仁 各四兩 甘草 三兩 ○ 右에 先將甘草微炒黃하고 次入乾薑同炒하야 令薑裂하고 又入杏仁同炒하야 令杏仁不作聲爲度하고 却同肉桂研羅一處라 每用二三錢호대 以水一鍾으로 煎數滾하야 溫服이라 如煩躁者는 以井花水調服호대 不拘時라 此方에 加附子면 卽名附子大順散이라

代匙散 四八(「新方·因陣」) ○ 治喉痺라 ○ 月石 石膏 各一錢 腦荷 五分 膽礬 五分 粉草 三分 殭蠶 炒, 五分 氷片 一分 皂角 炙烟盡, 五分 ○ 右爲細末하고 用竹管하야 頻吹喉中이라 加牛黃五分이면 更佳라

大柴胡湯 二四(「古方·散陣」) ○ 方在攻陣七하니라 ○ 治表證未除어늘 裏證又急하야 汗下兼行에 宜此라

大安丸 三六(「小兒則古方」) ○ 治證同前이라 卽前保和丸에 加白朮二兩이라

大巖蜜湯 七六(「婦人規古方」) ○ 治産後陽氣虛寒하야 心腹作痛하며 不食嘔吐하며 四肢厥逆이라 ○ 生地 當歸 芍藥 炒 乾薑 吳茱萸 桂心 獨活 甘草 炒 小草 各一兩 細辛 半兩 ○ 右를 每服半兩호대 水煎服이라

大如聖飮子 九一(「痘疹銓古方」) ○ 治瘡疹痘毒이 攻咽嗌하야 腫痛熱渴커나 或成腫毒不消等證이라 ○ 桔梗 甘草 鼠粘子 炒, 各一兩 麥門冬 五錢 ○ 右를 每服二錢호대 水煎이라

大連翹飮 七八(「古方·寒陣」) ○ 治風熱熱毒 大小便不利 及小兒痘後餘毒 肢體患瘡 或丹瘤等毒 遊走不止라 ○ 連翹 山梔 炒 黃芩 滑石 柴胡 荊芥 防風 甘草 當歸 赤芍 木通 瞿麥 蟬蛻 各等分 ○ 右를 量大小하야 水煎服이라

大營煎 十四(「新方·補陣」) ○ 治眞陰精血虧損 及婦人經遲血少 腰膝筋骨疼痛 或氣血虛寒 心腹疼痛等證이라 ○ 當歸 二三錢 或五錢 熟地 三五七錢 枸杞 二錢 炙甘草 一二錢 杜仲 二錢 牛膝 一錢半 肉桂 一二錢 ○ 水二鍾에 煎七分하야 食遠溫服이라 如寒滯在經하야 氣血不能流通하야 筋骨疼痛之甚者는 必加製附子一二錢이라야 方效라 如帶濁腹痛者는 加故紙一錢炒用이라 如氣虛者는 加人參白朮이라 中氣虛寒嘔惡者는 加炒焦乾薑一二錢이라

大溫中飮 八(「新方·散陣」) ○ 凡患陽虛傷寒 及一切四時勞倦寒疫陰暑之氣하야 身雖熾熱이나 時猶畏寒하야 卽在夏月에도 亦欲衣披覆蓋커나 或喜熱湯커나 或兼嘔惡泄瀉로되 但六脈無力하며 肩背怯寒하야 邪氣不能外達等證은 此元陽大虛하야 正不勝邪之候라 若非峻補托散이면 則寒邪日深하야 必致不救라 溫中이라야 自可散寒하니 卽此方也라 服後에 畏寒悉除하고 覺有躁熱하면 乃陽回作汗佳兆니 不可疑之畏之라 此外에 凡以素稟薄弱之輩로 或感陰邪時疫하야 發熱困倦하야 雖未見如前陰證이나 而熱邪未甚者는 但於初感時에 卽速用此飮하야 連進二三服하면 無不隨藥隨愈하니 眞神劑也라 此方은 宜與理陰煎 麻桂飮으로 相參用이라 ○ 熟地 三五七錢 冬白朮 三五錢 當歸 三五錢 如泄瀉者는 不宜用커나 或以山藥代之라 人參 二三錢 甚者一兩이라 或不用하여도 亦可라 炙甘草 一錢 柴胡 二三四錢 麻黃 一二三錢 肉桂 一二錢

乾薑 炒熟, 一二錢 或用煨生薑三五七片하여도 亦可라 ○ 水二鍾에 煎七分하야 去浮沫하고 溫服이라 或略蓋取微汗이라 如氣虛하면 加黃芪二三錢이라 如寒甚陽虛者는 加製附子一二錢이라 頭痛엔 加川芎 或白芷細辛이라 陽虛氣陷엔 加升麻라 如肚腹泄瀉하면 宜少減柴胡하고 加防風細辛하여도 亦可라 嘗見傷寒之治컨대 惟仲景能知溫散하니 如麻黃桂枝等湯이 是也요 亦知補氣而散하니 如小柴胡之屬이 是也라 至若陽根於陰하고 汗化於液하니 從補血而散하야 而雲騰致雨之妙하여는 則仲景도 猶所未及이라 故로 予制此方하니 乃邪從營解第一義也라 其功難悉하니 所當深察이라

大異香散 四四(「古方·攻陣」) ○ 治積聚脹滿이라 ○ 三棱 蓬朮 靑皮 陳皮 枳殼 炒 藿香 香附 半夏麯 桔梗 益智 各一錢半 炙甘草 五分 ○ 右分二貼하야 水二鍾 薑三片 棗一枚에 煎七分하야 食遠服이라

『大典』女金丹 一三三(「婦人規古方」) ○ 此는 韓飛霞方也니 一名不換金丹이라 內加熟地黃一兩하면 卽名勝金丹이라 治婦人久虛無子及產前產後一切病患이라 此藥이 能安胎催生하니 妊娠臨月에 服五七丸하면 產時減痛이라 婦人子宮寒冷無孕에 如服月餘면 男女自至라 又治半身不遂 帶濁血崩 及產後腹痛吐逆 子死腹中 氣滿煩悶 臍腹作痛 月水不通 中風口噤 痢疾消渴 敗血上衝 頭疼寒熱 血運血泄 見鬼迷悶 產後傷寒 虛煩勞瘦라 凡婦人諸疾에 不問久近하고 並宜服之요 兼治男子下虛無力等證이라 ○ 人參 白朮 炒 茯苓 炙甘草 當歸 川芎 白芍 白薇 酒洗 丹皮 白芷 藁本 肉桂 玄胡 沒藥 另研 赤石脂 另研, 上各一兩 香附 醋浸三日하야 炒香이라 十五兩 ○ 右共十六味를 爲末하야 煉蜜丸호대 彈子大라 以磁甁收貯封固하야 每服一丸호대 空心에 溫酒化下하고 食乾物壓之요 服至四十九丸爲一劑니 以癸水調平하야 受妊爲度라 妊中三五日에 服一丸하고 產後二三日에 服一丸이라 醋湯下하여도 亦妙라

『大全』人參散 一二六(「古方·和陣」) ○ 治脾胃虛寒하야 霍亂吐瀉하며 心煩腹痛하며 飮食不入이라 ○ 人參 當歸 厚朴 橘紅 各二錢 乾薑 炮 炙甘草 各五分 ○ 加棗一枚하야 水煎服이라

大正氣散 九一(「古方·熱陣」) ○ 方在和陣二四하니라 ○ 治風寒濕氣傷脾하야 心腹脹悶하야 有妨飮食이라

大造丸 一五六(「古方·寒陣」) ○ 此方은 治陰虛血熱하야 能使耳目聰明하며 鬚髮烏黑하니 有奪造化之功이라 故로 名大造라 亦治心風失志 虛勞水虧等證이라 ○ 紫河車 頭生壯盛者一具를 以米泔洗淨하고 少加酒하야 蒸極爛搗膏하고 以山藥末收하야 烘乾用커나 或洗淨하야 卽以新瓦上焙乾用이라 敗龜板 自死者, 酥炙, 二兩 黃檗 鹽酒炒, 兩半 杜仲 酥炙, 兩半 牛膝 酒洗, 一兩二錢 天門冬 麥門冬 各一兩二錢 熟地 二兩半, 用砂仁末六錢 茯苓二兩一塊하야 同稀絹包하고 入好酒煮七次호대 去茯苓不用이라 夏엔 加五味子七錢이라 ○ 右에 除熟地黃另杵外하고 共爲末하야 用酒煮米糊同熟地膏搗丸호대 桐子大라 或蜜丸하여도 亦可라 每服八九十丸호대 空心臨臥에 鹽湯薑湯任下라 冬月엔 酒下라 婦人은 加當歸二兩하고 去龜板이라 男子遺精白濁 婦人帶下엔 加牡蠣一兩半이라

大造丸 一二六(「古方·補陣」) ○ 方在寒陣一五六하니라 ○ 治陰虛血熱諸證이라

『大旨』黃芩半夏湯 五十(「古方·散陣」) ○ 專治寒包熱하고 兼治表裏라 ○ 黃芩 酒炒 半夏 麻黃 紫蘇 桔梗 枳殼 杏仁 甘草 等分 ○ 水二鍾 薑三片 棗二枚에 煎八分하야 食遠

服이라 天寒엔 加桂枝라

大青膏 六八(「小兒則古方」) ○ 治傷風痰熱發搐이라 ○ 天麻 青黛 各一錢 白附子 煨 烏蛇 酒浸, 取肉, 焙 蝎尾 各五分 天竺黃 麝香 各一字 ○ 右爲末하야 生蜜丸호대 豆大라 每用半粒호대 薄荷湯化下라

大青湯 一五三(「痘疹銓古方」) ○ 解斑疹大毒에 良方이라 ○ 生地黃 石膏 玄參 地骨皮 知母 木通 甘草 青黛 荊芥穗 各等分 ○ 右를 水一盞에 加淡竹葉十二片하고 煎七分하야 溫服이니 無時라

大青丸 百二(「古方·攻陣」) ○ 治時行瘟病發熱上膈結熱이라 ○ 薄荷 梔子 黃芩 黃連 甘草 各三錢 連翹 六錢 大黃 玄明粉 各八錢 ○ 右爲細末하야 以青蒿自然汁爲丸호대 綠豆大라 雄黃爲衣라 每服五六十丸호대 白滾湯下라 若治雜病發熱者는 以朱砂或青黛爲衣라

代鍼膏 一四五(「外科鈐古方」) ○ 治瘡瘍膿熟不潰라 ○ 乳香 二分 白丁香 眞者是 巴豆 炒焦 鹼 各五分 ○ 右爲末하고 熱水調하야 點瘡頭上호대 常以鹼水潤之하야 勿令其乾이라

大沈香丸 百十三(「古方·熱陣」) ○ 治寒氣攻衝하야 心腹刺痛하고 亦治卒暴心痛이라 ○ 沈香 乾薑 炮 薑黃 桂心 檀香 各二兩 甘松 洗, 焙 白芷 天台烏藥 甘草 各半斤 香附 一斤 白豆蔲 三兩 ○ 右爲末하야 煉蜜和丸호대 彈子大라 每服一丸호대 細嚼하야 生薑湯下라 不拘時라

大和中飮 一六六(「小兒則古方」) ○ 方在新和七하니라 ○ 治飮食留滯라

大和中飮 七(「新方·和陣」) ○ 治飮食留滯積聚等證이라 ○ 陳皮 一二錢 枳實 一錢 砂仁 五分 山査 二錢 麥芽 二錢 厚朴 一錢半 澤瀉 一錢半 ○ 水一鍾半에 煎七八分하야 食遠溫服이라 脹甚者는 加白芥子라 胃寒無火或惡心者는 加炮乾薑一二錢이라 疼痛者는 加木香烏藥香附之類라 多痰者는 加半夏라

大黃揭毒散 一二九(「外科鈐古方」) ○ 敷熱壅腫毒이라 ○ 大黃 一兩半 白芨 一兩 朴硝 二兩 ○ 右爲末하야 井水調搽호대 乾則潤之라

大黃湯 一六七(「外科鈐古方」) ○ 一名牡丹皮湯이라 專治腸癰에 小腹堅腫而熱하며 按之則痛하며 肉色如故커나 或焮赤微腫하며 小便頻數하며 汗出憎寒하며 其脈沈緊하니 膿未成者는 急服之라 ○ 牡丹皮 瓜蔞仁 各三錢 桃仁 去皮尖 大黃 煨 芒硝 各二錢 ○ 水二鍾에 煎一鍾하야 食前服이라 本方에 去瓜蔞면 卽名大黃牡丹湯이라 ● 立齋曰 此方은 乃行血破血之劑也니 如發熱自汗惡寒小腹作痛 小便如淋 脈未數者有效라 丹溪曰 小腹腫痞에 按之痛하며 小便如淋커나 或自調하며 發熱身無汗하고 復惡寒하며 其脈遲緊者는 膿未成이니 宜下之니 當有血이라 此는 結熱所成也라 故로 金匱에 用大黃利之하니 卽此方也라 若無前證이면 恐不宜用이라 其有脈滑數하며 腹內脹痛커나 或時時後重而膿已下어든 宜用八味排膿散 蠟礬丸 及托裏之藥이라하니라

都梁丸 一七七(「婦人規古方」) ○ 方在散陣七七하니라 ○ 治胎前產後傷風頭痛이라

刀傷跌打經驗方 二四六(「外科鈐古方」) ○ 凡刀傷磕損跌撲腫痛커나 或出血에 用葱白細切杵爛하고 炒熱敷患處호대 葱冷이어든 再易이니 神效라 一方에 以三七擣爛罨之니 神效라 ● 立齋曰 醫學綱目에 稱前方有神效라하여늘 余嘗以治前證에 青腫不散하고 死肉不潰하야 佐以健脾胃之藥하니 其功尤捷이라 此는 內外所以合一也라

挑生蠱毒簡易方 二六五(「古方·因陣」) ● 一方: 明礬芽茶를 等分爲末하야 涼水調三錢이라 ● 一方: 靑藍汁을 頻頻服半合則解라 ● 一方: 石榴皮를 煎汁飮之면 當吐出活蟲而愈라

屠酥酒 二三七(「古方·和陣」) ○ 辟山嵐瘴氣 瘟疫等氣라 ○ 麻黃 川椒 去合口者 細辛 防風 蒼朮 製 乾薑 肉桂 去粗皮 桔梗 等分 ○ 右爲粗末하야 絹囊貯浸酒中하고 密封甁口라가 三日後可服이라 每日空心에 服一二杯라 冒露遠行에 辟諸邪氣나 但不宜多飮하야 使醉라

陶氏六一順氣湯 八(「古方·攻陣」) ○ 以代大小承氣 大柴胡 大陷胸等湯之神藥也라 此湯은 治傷寒熱邪傳裏하야 大便結實하며 口燥咽乾하며 怕熱譫語하며 揭衣狂走하며 斑黃陽厥하며 潮熱自汗하며 胸脇滿硬하며 臍腹疼痛等證하니 效不盡述이라 ○ 大黃 枳實 黃芩 厚朴 柴胡 甘草 芍藥 芒硝 ○ 水煎服이라 欲峻者는 大黃後入이라 凡傷寒過經 及老弱或血氣兩虛之人이어나 或婦人産後에 有下證커나 或有下後不解커나 或表證尙未除而裏證又急하야 不得不下者는 用此湯호대 去芒硝하고 下之則吉이라 蓋恐硝性峻急하니 故有此戒라 經云 轉藥孰緊고 有芒硝者緊也라하니 今之庸醫는 不分當急下可少與 宜微和胃氣之論하고 一槪用大黃芒硝亂投湯劑下之하야 因玆枉死者多矣라 仲景云 蕩滌傷寒熱積에 皆用湯液이요 切禁丸藥이라하니 不可不知也라

陶氏黃龍湯 二一(「古方·攻陣」) ○ 治熱邪傳裏하야 胃有燥糞結實하며 心下硬痛而下利純淸水하며 身熱譫語發渴이라 此는 非內寒而利요 乃因湯藥而利也니 名曰積熱利證이니 宜急下之라 身有熱者는 宜用此湯이요 身無熱者는 宜六一順氣湯이라 醫家有不識此證者하야 便呼爲漏底傷寒하고 卽用熱藥止之者는 是猶抱薪救火也니 誤人多矣라 ○ 大黃 芒硝 老弱者는 去此라 厚朴 甘草 人參 當歸 ○ 水一鍾半 生薑三片 棗二枚에 煎服이라

陶氏回陽返本湯 四五(「古方·熱陣」) ○ 治陰盛格陽하고 陰極發躁하야 渴而面赤하며 欲坐泥水中하며 脈則無力커나 或脈全微欲絶者라 服後에 脈微出者는 生하고 頓出者는 死라 ○ 人參 製附子 炮薑 炙甘草 五味子 麥冬 陳皮 臘茶 ○ 面戴陽者는 下虛也니 加葱七莖 黃連少許하고 用澄淸泥漿水一鍾煎之라 臨服에 入蜜五匙하야 頓冷服之니 取汗爲效라

桃仁承氣湯 一六九(「婦人規古方」) ○ 方在攻陣五하니라 ○ 治瘀血小腹作痛하고 其人如狂이라

桃仁湯 九四(「外科鈐古方」) ○ 逐瘀血이라 ○ 桃仁 蘇木 各一兩 生地黃 五錢 虻蟲 去足翅, 炒 水蛭 炒, 各三十個 ○ 右를 每服三錢호대 水一盞에 煎六分하야 空心服이라

桃仁湯 一六六(「外科鈐古方」) ○ 治腸癰壅痛 大便秘澁이라 ○ 梅仁 九個, 去皮尖 大黃 炒 牡丹皮 芒硝 犀角 鎊, 各一錢 冬瓜仁 三錢, 研 ○ 右水煎하야 入犀角末服이라

『道藏經』方 一七三(「古方·因陣」) ○ 治牙齒動搖血出不止라 ○ 用白蒺藜不拘多少하고 搗爲細末이라 每日擦牙及患處면 最妙라

導赤散 三四八(「古方·和陣」) ○ 方在寒陣一二二하니라 ○ 利小腸熱澁이라

導赤散 一六八(「婦人規古方」) ○ 方在寒陣一二二하니라 ○ 治心火及小腸熱秘淋澀이라

導赤散 一七四(「痘疹銓古方」) ○ 方在寒陣一二二하니라 ○ 降心火及小腸熱證이라

導赤通氣散 八八(「痘疹銓古方」) ○ 治心虛聲不

揚者라 ○ 木通 生地黃 人參 麥門冬 當歸身 石菖蒲 甘草 ○ 右에 加燈心하야 水煎服이라

桃花散 二四五(「外科鈐古方」) ○ 治金瘡 並一切惡瘡이라 ○ 黃丹 軟石膏 煅過, 等分 ○ 和研勻如桃花色이라 摻傷處면 甚妙라

桃花丸 五六(「古方·固陣」) ○ 治腸胃虛弱하고 冷氣乘之하야 臍腹攪痛하고 下痢腸滑不禁하야 日夜無度라 此는 卽仲景桃花湯之法이니 方見熱陣一四六이라 ○ 赤石脂 煅, 醋淬 乾薑 炮, 等分 ○ 右爲末하야 湯浸蒸餠丸호대 梧子大라 每服百餘丸호대 食前에 米飮下라 日三服이라 若痢久虛滑하야 去積不已면 用蒼朮二兩 防風五錢 水一碗하야 煎至半碗에 下此丸이니 小便利則安이라

獨蒜通便方 二八九(「古方·因陣」) ○ 治小便不通이라 ○ 獨蒜 一枚 梔子 三七枚 鹽花 少許 ○ 右를 搗爛攤紙上하야 貼臍니 良久卽通이라 未通이어든 塗陰囊上이니 立通이라

獨參湯 三三六(「外科鈐古方」) ○ 方在補陣三十七하니라 ○ 治瘡瘍에 一切失血커나 或膿水出多하고 氣血俱虛하야 惡寒發熱 作渴煩躁라 蓋血生於氣 故로 血脫者는 宜補氣니 陽生陰長之理也라 用人參一兩 棗十枚 薑十片하야 水煎하야 徐徐服이라

獨參湯 三五(「古方·補陣」) ○ 治諸氣虛氣脫 及反胃嘔吐喘促 粥湯入胃卽吐 凡諸虛證垂危者라 ○ 用人參二兩하야 水一升으로 煮取四合하야 乘熱頓服호대 日再進之라 兼以人參煮粥食之면 尤妙라

獨參湯 一四一(「小兒則古方」) ○ 方在補陣三五하니라 ○ 治氣虛氣脫하야 挽回元陽이라

獨參湯 一八五(「婦人規古方」) ○ 方在補陣三五하니라 ○ 治諸氣虛脫이라

禿瘡二方 二八九(「外科鈐古方」) ○ 大楓子仁 木鱉仁 蛇床子 各半兩 水銀 三錢, 硏散於內 ○ 右에 先以刀刮去瘡痂하야 花椒湯洗淨하고 外用麻油熬成珠하야 調藥敷之니 八日卽愈라 ◉ 又方: 用猪骨髓和輕粉하야 搗爛罨之니 過夜卽愈라

獨活湯 百三(「古方·散陣」) ○ 治脚氣陽虛寒勝하야 經氣不行하야 頑腫不用하니 如神이라 ○ 獨活 麻黃 去節 川芎 熟附子 牛膝 黃芪 炙 人參 當歸 白芍藥 白茯苓 白朮 杜仲 炒 乾薑 肉桂 木香 甘草 炙, 等分 ○ 右㕮咀하야 每服五七錢호대 水一鍾半 薑三片 棗三枚에 煎八分하야 食前溫服이라

敦阜糕 十(「新方·固陣」) ○ 治久瀉久痢 腸滑不固에 妙方이요 及婦人帶濁에 最佳라 ○ 白麵 炒黃, 二兩 冬白朮 炒黃, 一兩 破故紙 炒, 五錢 ○ 右共爲末하야 臨服時에 加白糖하고 隨宜用淸滾湯하야 食前調服如糕法이라 如胃寒者는 每一兩에 加乾薑炒末五分 或一錢이라 如氣有不順하야 或痛或嘔하면 每末一兩에 加丁香一錢이라 如滑泄不禁者는 每兩에 加粟殼末炒黃一錢이라 若以作丸則宜三味等分用이니 卽名敦阜丸이라

敦阜丸 四(「新方·攻陣」) ○ 治堅頑食積이 停滯腸胃하야 痛劇不行等證이라 ○ 木香 山查 麥芽 皀角 丁香 烏藥 靑皮 陳皮 澤瀉 各五錢 巴霜 一錢 ○ 右共爲末하고 用生蒜頭一兩하야 硏爛하고 加熟水取汁하야 浸蒸餠搗丸호대 綠豆大라 每服二三十丸호대 隨便用湯引送下라 如未愈어든 徐徐漸加用之라

東垣加減四物湯 九九(「古方·寒陣」) ○ 治腸風下血이라 ○ 當歸 川芎 生地 側栢葉 各八分 枳殼 麩炒 荊芥穗 槐花 炒 甘草 各四分 地楡 條芩 防風 各六分 烏梅 肥者三枚 ○ 水二鍾 薑三片에 煎八分하야 空心溫服이라

東垣加減四物湯 十一(「古方·補陣」) ○ 方在寒陣九九하니라 ○ 治腸風下血이라

東垣葛花解酲湯 一二四(「古方·和陣」) ○ 治飮酒太過하야 痰逆嘔吐하며 心神煩亂하며 胸膈痞塞하며 手足顫搖하며 飮食減少하며 小便不利라 ○ 人參 白朮 茯苓 砂仁 白豆蔲 葛花 各一錢 青皮 陳皮 猪苓 澤瀉 各七分 神麯 木香 各五分 ○ 水二鍾 生薑五片에 煎七分하야 食遠稍熱服이라 取微汗하면 酒病去矣라 或爲末하야 薑醋湯調服二三錢하여도 亦可라

東垣羌活附子湯 五九(「古方·散陣」) ○ 治冬月犯寒하야 腦痛齒亦痛하니 名曰腦風이라 ○ 羌活 蒼朮 各五分 製附子 炮 麻黃 防風 白芷 殭蠶 黃蘗 各七分 升麻 甘草 各二分 黃芪 三分 佛耳草 無嗽면 不用이라 ○ 水一鍾半에 煎八分하야 溫服이라 一方에 有細辛이라

東垣開結導飮丸 二七八(「古方·和陣」) ○ 治飮食不消하야 心下痞悶하고 腿脚腫痛이라 ○ 白朮 炒 陳皮 炒 澤瀉 茯苓 神麯 炒 麥芽 炒 半夏 製, 各一兩 枳實 炒 青皮 乾薑 各五錢 如有積塊者는 加巴霜錢半이라 ○ 爲末하야 湯浸蒸餠爲丸호대 梧子大라 每服四五丸或十丸호대 溫水下라 此는 內傷飮食하야 脾胃之氣不能運行上升하면 則注爲脚氣라 故로 用此以導引行水化脾氣也라

東垣健步丸 三百十(「古方·和陣」) ○ 治脚膝無力하야 屈伸不得하고 腰背腿脚沈重하야 行步艱難이라 ○ 防己 酒洗, 一兩 羌活 柴胡 滑石 炒 炙甘草 天花粉 酒洗, 各五錢 防風 澤瀉 各三錢 苦參 酒洗 川烏 各一錢 肉桂 五分 ○ 右爲細末하야 酒糊丸호대 桐子大라 每服七八十丸호대 煎愈風湯하야 空心送下라

東垣固眞丸 二七(「古方·固陣」) ○ 治精滑久不愈라 ○ 牡蠣 不拘多少하고 用砂鍋內煅하야 醋淬七遍爲末이라 ○ 右를 以醋糊爲丸호대 桐子大라 每服五七十丸호대 空心에 鹽湯下라

東垣藿香安胃散 七一(「古方·熱陣」) ○ 治脾胃虛弱하야 不能進食하며 嘔吐呑酸하며 腹痛不能腐熟이라 ○ 藿香 人參 陳皮 各一錢 丁香 五分 生薑 十片 ○ 水一鍾半에 煎七分하야 食遠服이라

東垣芎辛散 十七(「古方·因陣」) ○ 治兩眼風熱晝夜隱澀難開 羞明惡日 視物昏暗 赤腫而痛이라 ○ 細辛 二分 芎藭 蔓荊子 各五分 甘草 白芷 各一錢 防風 一錢半 ○ 右㕮咀하야 水二盞에 煎一盞하야 臨臥溫服이라

東垣當歸拈痛湯 百三十(「古方·寒陣」) ○ 治濕熱爲病하야 肢節煩疼하며 肩背沈重하며 胸膈不利하며 手足遍身流注疼痛하며 熱腫等證이라 ○ 羌活 黃芩 炙甘草 茵陳 各五錢 人參 苦參 升麻 乾葛 蒼朮 各二錢 防風 歸身 白朮 知母 猪苓 澤瀉 各一錢半 ○ 右㕮咀하야 每服一兩호대 水煎하야 空心服하고 臨睡에 再服이라

東垣當歸龍膽湯 二三(「古方·因陣」) ○ 治眼中白翳라 ○ 歸身 龍膽草 酒洗 黃芩 酒炒 黃蘗 酒炒 芍藥 各八分 黃芪 黃連 甘草 各五分 防風 羌活 升麻 柴胡 五味子 石膏 各五分 ○ 水二盞에 煎一盞하야 去柤하고 入酒少許하야 臨臥熱服이라 忌言語라

東垣導滯通幽湯 三三五(「古方·和陣」) ○ 治幽門不通하야 氣不升降하야 大便閉塞이라 凡脾胃初受熱中하면 多有此證하니 治在幽門이니 以辛潤之라 ○ 升麻稍 桃仁泥 歸身 各一錢 炙甘草 紅花 各三分 熟地 生地 各五分 ○ 水二鍾에 煎一鍾하야 調檳榔末五分하고 稍熱服이라

東垣蔓荊子湯 三(「古方·因陣」) ○ 治勞倦飮食不節 內障眼病에 此方如神이라 ○ 蔓荊子

二錢半 人參 黃芪 各一兩 炙甘草 八錢 黃檗 酒拌炒四遍 白芍藥 各三錢 ○ 右㕮咀하야 每服四五錢호대 水二盞에 煎一盞하야 去柤하고 臨臥溫服이라

東垣麥門冬飮子 七二(「古方·補陣」) ○ 治吐血久不愈者라 ○ 麥門冬 黃芪 各一錢 人參 歸身 生地 各五分 五味子 十粒 ○ 右㕮咀하야 水煎服이라

東垣明目細辛湯 十八(「古方·因陣」) ○ 治兩目發赤微痛 羞明畏日 怯風 惡燈火 多眵隱澀 鼻塞流涕 津唾稠粘 大便微硬이라 ○ 細辛 麻黃 羌活 蔓荊子 防風 藁本 川芎 荊芥穗 白茯苓 各四分 生地黃 歸尾 各八分 花椒 七粒 ○ 水二鐘에 煎八分하야 食後臨臥에 稍熱服이라

東垣木香人參生薑枳朮丸 八二(「古方·和陣」) ○ 開胃하야 進飮食이라 ○ 木香 三錢 人參 五錢 乾生薑 二錢半 陳皮 四錢 枳實 一兩, 炒 白朮 一兩半 ○ 右爲細末하야 荷葉燒飯爲丸호대 桐子大라 每服三五十丸호대 食前에 溫水下라

東垣半夏白朮天麻湯 十五(「古方·和陣」) ○ 治眩暈 及足太陰痰厥頭疼이라 ○ 半夏 錢半 白朮 神麴 炒, 各一錢 麥芽 陳皮 各錢半 人參 黃芪 茯苓 蒼朮 天麻 澤瀉 各五分 黃檗 二分 乾薑 三分 ○ 右㕮咀라 每服半兩호대 水二鍾에 煎八分하야 食遠熱服이라

東垣白牙散 一七二(「古方·因陣」) ○ 升麻 一錢 羊脛骨灰 二錢 軟石膏 三錢 白芷 七分 麝香 少許 ○ 右爲細末이라 先以溫水漱口하고 次擦之妙라

東垣普濟消毒飮 十三(「古方·寒陣」) ○ 治疫癘로 憎寒壯熱 頭面腫盛 目不能開 上喘 咽喉不利 口乾舌燥하야 俗云大頭瘟病에 諸藥不效라 元泰和二年에 東垣이 製以濟人에 所活甚衆하니 時人이 皆曰天方이라하니라 ○ 黃芩 酒炒 黃連 酒炒, 各五錢 人參 三錢 橘紅 玄參 生甘草 桔梗 柴胡 各二錢 薄荷葉 連翹 鼠粘子 板藍根 馬屁勃 各一錢 白殭蠶 炒 升麻 各七分 ○ 右爲細末이라 半用湯調하야 時時服之하고 半用蜜丸噙化하야 服盡良愈라 或加防風川芎當歸薄荷細辛하야 水二鍾에 煎一鍾하야 食遠稍熱服이라 如大便硬이어든 加酒蒸大黃一二錢以利之라 或熱腫甚者는 以砭鍼刺出其血이라

東垣補中益氣湯 三十(「古方·補陣」) ○ 治勞倦傷脾 中氣不足 淸陽不升 外感不解 體倦食少 寒熱瘧痢 氣虛不能攝血等證이라 ○ 人參 黃芪 炒 白朮 炒 甘草 炙, 各錢半 當歸 一錢 陳皮 五分 升麻 柴胡 各三分 ○ 右에 加薑棗하고 水煎하야 空心午前服이라

東垣瀉熱黃連湯 二一(「古方·因陣」) ○ 亦名黃連飮子라 治眼暴發赤痛이라 ○ 黃連 酒炒 黃芩 酒炒 龍膽草 生地 柴胡 各一錢 升麻 五分 ○ 水煎하야 於午前或飯後에 熱服이라

東垣聖愈湯 九十(「古方·補陣」) ○ 治血虛心煩하야 睡臥不寧커나 或五心煩熱이라 ○ 人參 川芎 當歸 熟地黃 酒拌蒸 生地黃 酒拌 黃芪 炙, 各一錢 ○ 右水煎服이라

東垣聖愈湯 三四三(「外科鈐古方」) ○ 方在補陣九十하니라 ○ 治脾胃虧損하야 膿水不止커나 或金瘡出血에 心煩不安 眠睡不寧 五心煩熱 飮食少思라

東垣升陽散火湯 四一(「古方·散陣」) ○ 治胃虛血虛하야 因寒邪鬱遏陽氣하야 以致肌表俱熱如火하야 捫之烙手라 此는 火鬱發之之劑也라 ○ 升麻 葛根 羌活 獨活 芍藥 人參 各五分 防風 炙甘草 各三分 生甘草 二分 柴胡 八分 ○ 水一鍾半에 加生薑三片하야 煎服이라 忌生冷이라

東垣升陽益胃湯 二五(「古方·和陣」) ○ 治秋燥令

行하야 濕熱少退에 脾胃虛弱하야 怠惰嗜臥하며 體重節痛하며 四肢不收하며 口苦舌乾하며 飮食不消하며 大便不調하며 小便頻數하고 兼見肺病하야 洒淅惡寒하며 慘慘不樂하며 面色惡而不和하니 乃陽氣不伸故也니 當升陽益胃라 良方엔 無黃芪甘草半夏芍藥四味라 ○ 人參 炙甘草 半夏 脈澁者宜用이라 各一錢 黃芪 二錢 白朮 三分 白芍 防風 羌活 獨活 各五分 柴胡 茯苓 小便利者는 勿用이라 澤瀉 不淋者는 勿用이라 各三分 陳皮 四分 黃連 二分 ○ 右㕮咀하야 每服三錢이라가 漸加至五錢호대 生薑五片 棗二枚 水三鍾에 煎一鍾이라 早飯午飯之間에 溫服이라 忌語話一二時 及酒濕助火之物이라 服藥後에 如小便畢而病反增하면 是不宜利小便也니 當去茯苓澤瀉라 若得喜食增食이라도 初一二日間엔 不可太飽니 恐藥力尙淺하고 胃氣再傷하야 不得轉運也라 或用美食하야 以助藥力而滋胃氣요 愼不可淡食하야 以損藥力而助邪氣之沈降也라 亦可小役形體하야 使胃氣升發이요 切勿大勞하야 致令復傷이니 但以胃氣安靜爲尤善이라

東垣升陽除濕湯 一七九(「古方·和陣」) ○ 治脾胃虛弱하야 不思飮食하며 腸鳴腹痛하며 泄瀉無度하며 小便黃하며 四肢困弱이라 ○ 升麻 柴胡 羌活 防風 半夏 益智仁 神麯 澤瀉 各五分 麥糵麵 陳皮 猪苓 甘草 各三分 蒼朮 一錢 ○ 右㕮咀하야 作一服이라 水三大盞 生薑三片 棗二枚에 煎至一盞하야 去柤하고 空心服이라

東垣神功丸 一三五(「古方·因陣」) ○ 治多食肉人口臭不可近 牙齒疳蝕 牙齦肉脫血出하고 並治血崩血痢 腸風下血 及逆氣上行等證이라 ○ 黃連 酒洗 砂仁 各五錢 生地 甘草 各三錢 當歸 木香 藿香葉 升麻 蘭葉 各一錢, 無亦可 ○ 右爲末하야 以湯浸蒸餠和丸호대 綠豆大라 每服百丸或二百丸호대 白湯食遠服이라

東垣神效黃芪湯 四八(「古方·補陣」) ○ 治渾身或頭面手足麻木不仁하고 目緊縮小와 及羞明畏日하야 視物不明이라 ○ 黃芪 二錢 人參 八分 炙甘草 蔓荊子 芍藥 各一錢 陳皮 五分 ○ 水煎하야 臨臥熱服이라 如麻木不仁이 雖有熱證이나 不得用黃糵이니 但加黃芪라

東垣凉膈散 二十(「古方·攻陣」) ○ 方在痘疹八三하니라 ○ 解痘疹內熱에 良方이라

東垣凉膈散 八三(「痘疹銓古方」) ○ 解痘疹裏熱에 良方이라 ○ 黃芩 連翹 爲君 甘草 梔子 薄荷 桔梗 竹葉 ○ 右를 水煎服이라

東垣溫胃湯 十三(「古方·熱陣」) ○ 治服寒藥多하야 致脾胃虛弱하야 胃脘痛이라 ○ 白豆蔻 人參 澤瀉 各三分 益智 砂仁 厚朴 甘草 乾薑 薑黃 各四分 黃芪 陳皮 各七分 ○ 右爲細末하야 每服三錢호대 水一盞에 煎至半盞하야 食前溫服이라

東垣雄黃聖餠子 六九(「古方·攻陣」) ○ 治一切酒食傷脾하야 積聚滿悶等證이라 ○ 巴豆 百枚, 去膜油 雄黃 半兩 白麵 十兩, 炒, 羅過 ○ 右二味爲細末하고 同麵和勻하야 用新汲水攪和作餠如手大하고 以水煮之하야 候浮於湯上하야 看硬軟捏作小餠子라 每服五七餠이라가 加至十餠十五餠이니 嚼食一餠이면 利一行하고 二餠이면 利二行이라 食前에 茶酒任下라

東垣潤腸丸 三百四十(「古方·和陣」) ○ 治胃中伏火로 大便秘澁不通하며 不思飮食커나 或風結血秘에 皆須潤燥和血疏風하면 則自通矣라 ○ 歸稍 大黃 煨 羌活 各五錢 麻仁 桃仁 去皮尖, 各一兩 ○ 右에 以二仁另研爲泥하고 外爲細末하야 煉蜜爲丸호대 桐子大라 每服三五十丸호대 空心에 白湯送下라 一

方에 有皀角仁秦艽各五錢이라

東垣滋腎丸 一六三(「古方·寒陣」) ○ 降腎火라 桂는 與火邪로 同體니 此는 寒因熱用法也라 凡不渴者는 病在下焦니 宜用之라 良方云 或腎虛足熱 小便不利 肚腹腫脹 皮膚脹裂 眼睛突出에 此神劑也라하니라 ○ 黃蘗 二兩, 酒拌, 陰乾 知母 同上 肉桂 二錢 ○ 爲細末하야 熟水爲丸이라 百沸湯空心에 送下二百丸이라

東垣滋陰地黃丸 九(「古方·因陣」) ○ 治足三陰虧損하고 虛火上炎하야 致目睛散大 視物不的커나 或昏花緊澁 作痛羞明하고 兼眵多燥熱赤爛者라 一名乾熟地黃丸이라 ○ 熟地 一兩 歸身 酒製 黃芩 各半兩 天冬 焙 甘草 炙 枳殼 柴胡 五味子 各三錢 人參 地骨 各二錢 黃連 三錢 生地 酒洗, 一兩半 ○ 煉蜜丸호대 桐子大라 每服百丸호대 食前에 茶湯下라 日三服이라

東垣點鹽法 四三(「古方·因陣」) ○ 明目하고 去昏翳라 大利老眼하니 得補法之良이라 ○ 用海鹽 二斤, 揀淨 以百沸湯泡하야 濾取淸汁하고 於銀石器內에 熬取雪花白鹽하야 磁器盛貯라 每早用一錢擦牙하야 以水漱口하고 用左右手指하야 互以口內鹽津細洗兩眼大小眥內하고 閉目良久에 却用水洗面이라 能洞視千里하고 明目堅齒하니 極妙之法이니 蘇東坡手錄이라 目赤不明 昏花老眼에 惟宜此法이니 大效라

東垣丁香楝實丸 一七九(「古方·熱陣」) ○ 治寒疝에 氣血留滯라 ○ 當歸 酒洗 附子 炮 川楝肉 茴香 各一兩 ○ 以上㕮咀하고 用好酒三升同煮하야 酒盡에 焙乾爲末하고 每藥末一兩에 入沒藥丁香木香各五分 全蝎十三個 玄胡索五錢이라 ○ 右俱爲末하야 拌勻하고 酒糊丸호대 桐子大라 每服三五十丸加至百丸호대 空心에 溫酒送下라

東垣助陽和血湯 十六(「古方·因陣」) ○ 治眼發之後에 猶有上熱하야 白睛赤色 隱澀難開而多眵淚等證이라 ○ 黃芪 當歸 酒洗 柴胡 炙甘草 防風 各五分 升麻 七分 白芷 三分 蔓荊子 二分 ○ 水煎熱服이라

東垣調中益氣湯 三一(「古方·補陣」) ○ 治濕熱所傷하야 體重煩悶하며 口失滋味커나 或痰嗽稠粘하며 寒熱不調하며 體倦少食等證이라 ○ 黃芪 一錢 人參 炙甘草 蒼朮 各五分 橘紅 木香 柴胡 升麻 各二分 ○ 水煎하야 空心服이라 一方에 有白芍三分 五味十五粒이라

東垣朱砂安神丸 一四二(「古方·寒陣」) ○ 一名黃連安神丸이라 治心神煩亂 發熱怔忡不寐 或寐中驚悸頭運等證이라 ○ 生地 朱砂 另飛爲衣 當歸 各一錢 甘草 五分 黃連 一錢半 ○ 湯浸蒸餠爲丸호대 黍米大라 每服十五丸至二十丸호대 津液嚥之커나 或食後에 用溫水涼水하야 送下하여도 亦可라

東垣枳實導滯丸 五七(「古方·攻陣」) ○ 治傷濕熱之物하야 不得旋化而作痞滿 悶亂不安이라 ○ 黃芩 茯苓 白朮 黃連 各三錢 枳實 麩炒 神麴 各五錢, 炒 澤瀉 二錢 大黃 煨, 一兩 ○ 右爲末하야 湯浸蒸餠爲丸이라 食遠에 白湯下五十丸이라

東垣淸空膏 七四(「古方·散陣」) ○ 治偏正頭痛年深不愈者라 善療風濕熱上壅頭目 及腦痛不止라 若除血虛頭痛者는 非此所宜라 ○ 川芎 五錢 柴胡 七錢 黃連 酒炒 防風 羌活 各一兩 炙甘草 一兩半 細挺子黃芩 一兩, 一半炒, 一半酒洗 ○ 右爲細末하야 每服二錢匕호대 熱茶調如膏하야 抹在口內하고 少用白湯送下니 臨臥라 如若頭痛이어든 每服에 加細辛二分이라 如太陰脈緩有痰이면 名曰痰厥頭痛이니 減羌活防風川芎甘草하고 加半

夏一兩五錢이라

東垣淸暑益氣湯 一六八(「古方·和陣」) ○ 治暑熱蒸人하야 四肢倦怠하며 胸滿氣促하며 肢節疼痛하며 身熱而煩하며 小便黃數하며 大便溏瀉하며 自汗口渴하며 不思飮食이라 ○ 人參 黃芪 升麻 蒼朮 各一錢 白朮 炒 神麯 炒, 各五分 陳皮 炙甘草 黃蘗 麥冬 當歸 各五分 乾葛 五味 澤瀉 靑皮 各三分 ○ 水煎溫服이라

東垣淸胃散 三七二(「外科鈐古方」) ○ 方在寒陣五四하니라 ○ 治膏粱積熱로 脣口腫痛하고 齒齦潰爛焮痛하야 上連頭面커나 或惡寒發熱이라

東垣淸胃散 五四(「古方·寒陣」) ○ 治醇酒厚味或補胃熱藥太過하야 以致牙痛不可忍하고 牽引頭腦하며 滿面發熱커나 或齒齦潰爛하야 喜冷惡熱하니 此는 陽明之火也니 宜用此方이라 ○ 生地 錢半 升麻 當歸 丹皮 各一錢 黃連 錢半, 夏月倍之라 ○ 水煎服이라

東垣淸胃散 一三六(「古方·因陣」) ○ 方在寒陣五四하니라 ○ 治齒齦潰爛에 喜冷惡熱이라

東垣淸燥湯 一三二(「古方·寒陣」) ○ 治六七月間에 濕熱成痿하고 肺金受邪하야 腰以下痿軟하며 癱瘓不能動하며 行走不正하며 兩足欹側이라 ○ 柴胡 酒黃蘗 黃連 麥冬 各三分 生地 人參 各一錢 炙甘草 猪苓 白茯苓 橘紅 神麯 澤瀉 各五分 白朮 蒼朮 各八分 黃芪 錢半 升麻 三分 五味子 九粒 ○ 右㕮咀하야 每服半兩호대 水二盞에 煎一盞하야 稍熱空心服이라

東垣淸肺飮子 四十(「古方·寒陣」) ○ 方在和陣三五一하니라 ○ 治邪熱在氣分하야 渴而小便不利라

東垣淸肺飮子 三五一(「古方·和陣」) ○ 治渴而小便不利에 邪熱이 在上焦氣分也라 ○ 茯苓 猪苓 澤瀉 各一錢半 車前子 琥珀 木通 瞿麥 萹蓄 各一錢 通草 燈心 各五分 ○ 水二鍾에 煎一鍾하야 食遠服이라

東垣椿皮散 五五(「古方·固陣」) ○ 治血痢及腸風下血하니 神效라 ○ 椿根白皮 枯白礬 各二兩 槐角子 四兩 炙甘草 一兩 ○ 右爲細末하야 每服三錢호대 米飮調下라

東垣平胃散 十七(「古方·和陣」) ○ 治脾胃不思飮食 心腹脇肋脹滿刺痛 嘔噦惡心 呑酸噫氣 體重節痛 自利霍亂 噎膈反胃等證이라 ○ 厚朴 薑製炒 陳皮 去白, 各五兩 蒼朮 去皮, 米泔浸炒, 八兩 炙甘草 三兩 ○ 本方에 加人參茯苓各二兩하면 卽名參苓平胃散이라 ○ 右爲末하야 每服二錢호대 水二鍾 薑三片棗二枚에 煎七分하야 去渣溫服이라 或去薑棗하고 入鹽一小捻하야 單以沸湯點服하여도 亦可라 如小便不利하면 加茯苓澤瀉라 如飮食不化하면 加神麯麥芽枳實이라 如胃中氣痛엔 加木香枳實 或枳殼이라 如脾胃困倦엔 加人參黃芪라 如有痰하면 加半夏라 如便硬腹脹엔 加大黃芒硝라 如脈大內熱하면 加黃連黃芩이라

東垣和中丸 八八(「古方·和陣」) ○ 開胃進食이라 ○ 人參 白朮 各三錢 乾薑 炮 甘草 炙 陳皮 各一錢 木瓜 一枚 ○ 右爲末하야 蒸餠爲丸호대 桐子大라 食前에 白湯下三五十丸이라

東垣黃芩黃連湯 二二(「古方·因陣」) ○ 治兩眼血熱赤痛이라 ○ 黃芩 黃連 草龍膽 俱各酒洗, 炒 生地 酒洗 ○ 右等分호대 㕮咀라 每用五錢호대 水二盞에 煎一盞하야 去柤熱服이라

東垣黃連消毒散 六十(「外科鈐古方」) ○ 治腦疽背疽에 焮腫疼痛커나 或麻木이라 ○ 黃連 炒 羌活 各一分 黃芩 黃蘗 桔梗 藁本 防己 各五分 歸尾 連翹 防風 獨活 知母 炒 生地 各四分 人參 甘草 各三分 黃芪 蘇木

陳皮 澤瀉 各二分 ○ 右를 水煎服이라

東垣厚朴溫中湯 九十(「古方·熱陣」) ○ 治脾胃寒滯하야 心腹脹滿커나 或見疼痛이라 ○ 厚朴 薑炒 橘紅 乾薑 各一錢 茯苓 草豆蔻 木香 甘草 各五分 ○ 水煎溫服이라

凍瘡方 三百二(「外科鈐古方」) ○ 瀝青末 黃蠟 各一兩 麻油 一兩 ○ 右三味를 溶化하야 搽患處라

頭面黃水肥瘡 二百九十(「外科鈐古方」) ○ 治小兒頭面患瘡하야 濃汁作癢하고 痂厚者를 名曰粘瘡이니 當用此方커나 或止用礬丹二味하여도 亦可라 若作癢出水하야 水到即潰者를 名曰黃水瘡이니 當用後一方이라 ○ 松香 枯礬 官粉 飛丹 ○ 右를 等分爲末하야 麻油調傅커나 或加香烟垢하면 更效니 於香爐蓋上에 刮取用之라 一方에 用綠豆松香等分爲末하야 麻油調傅하니 極效요 或內服荊防敗毒散等藥이라 又方은 用益元散加枯礬少半하고 以麻油調敷하니 大妙大妙라

豆豉餅 百十七(「外科鈐古方」) ○ 治瘡瘍腫毒硬而不潰 及潰而不斂과 並一切頑瘡惡瘡이라 用江西豆豉餅爲末하야 唾津和作餅子호대 如錢大하고 厚如三文錢하야 置患處하고 以艾炷於餅上灸之니 乾則再易이라 如灸背瘡엔 用漱口水調餅覆患處하고 以艾鋪餅上灸之니 如未成者는 即消하고 已成者도 亦殺其大毒이라 如有不效면 必氣血虛敗也라

痘疔散 百十四(「痘疹銓古方」) ○ 雄黃 一錢 紫草 三錢 ○ 右爲細末하고 胭脂汁調하야 用銀簪脚挑破黑痘하고 入藥在內라 此下二方은 皆治痘疔之良方也라

『得效』加味四七湯 九八(「古方·和陣」) ○ 治心氣鬱滯하야 豁痰散驚이라 ○ 半夏 製, 二錢半 厚朴 製 茯苓 各一錢半 蘇葉 茯神 各一錢 遠志 石菖蒲 甘草 各五分 ○ 水二鍾에 加薑棗하야 煎服이라

『得效』芎芷香蘇散 八八(「古方·散陣」) ○ 散風消痰하며 理脚氣라 ○ 川芎 甘草 二錢 蘇葉 乾葛 白茯苓 柴胡 各半兩 半夏 六錢 枳殼 炒, 三錢 桔梗 生, 二錢半 陳皮 三錢半 ○ 每服三錢호대 水一鍾 薑三片 棗一枚에 煎八分하야 不拘時하고 溫服이라

『得效』寧志丸 三百六十(「古方·和陣」) ○ 治心風癲癇하니 服此一料면 其病頓減이라 ○ 朱砂 佳者, 一兩 人參 白茯苓 當歸 石菖蒲 乳香 另研 棗仁 浸去皮하고 取仁炒香熟이라 各五錢 ○ 右에 將朱砂用熟絹一小片包裹線紮하고 以獖猪心一枚로 竹刀切開하야 紙拭去血하고 入朱砂包定하야 再用線縛外하고 以竹箬重裹하야 麻皮紮緊하고 用無灰酒二升同入砂罐煮하야 酒盡에 取出朱砂另研하고 將猪心用竹刀細切하야 砂盆內研爛하고 拌入藥末하야 再加煮熟淨棗肉四兩搗하야 桐子大니 留少朱砂爲衣라 每服五七十丸호대 人參湯下라

『得效』華茇丸 一五六(「古方·熱陣」) ○ 治滑泄中寒者宜之라 ○ 華茇 川薑 炮 丁香 不見火 附子 炮, 去皮臍 良薑 胡椒 吳茱萸 湯浸, 炒, 各一兩 山茱萸 草豆蔻 去皮, 各半兩 ○ 煮棗肉丸호대 桐子大라 每服五六十丸호대 食前에 陳米飮下라 日三服이라

ㅁ

麻桂飮 七(「新方·散陣」) ○ 治傷寒瘟疫陰暑瘧疾하니 凡陰寒氣勝而邪有不能散者는 非此면 不可라 無論諸經四季하고 凡有是證이면 卽宜是藥이니 勿謂夏月不可用也라 不必厚蓋요 但取津津微汗透徹爲度라 此는 實麻黃桂枝二湯之變方이로되 而其神效는 則大有超出二方者하니 不可不爲細察이라 ○ 官桂 一二錢 當歸 三四錢 炙甘草 一錢 陳皮 隨宜用커나 或不用하여도 亦可라 麻黃 二三錢 ○ 水一鍾半에 加生薑五七片 或十片하야 煎八分하고 去浮沫하야 不拘時服이라 若陰氣不足者는 加熟地黃三五錢이라 若三陽倂病者는 加柴胡二三錢이라 若元氣大虛하야 陰邪難解者는 當以大溫中飮으로 更迭爲用이라

馬鳴散 一三八(「痘疹詮古方」) ○ 治走馬疳에 良方이라 ○ 人中白 卽尿缸底白垽也라 以物刮取하야 新瓦盛之하고 火煆如白鹽이라야 乃佳라 半兩 五倍子 生者一錢이요 另用一錢하야 同礬煆之라 馬鳴退 卽蠶蛻紙니 火燒過라 二錢半 枯白礬 二錢 卽用五倍子一錢하야 入礬於內煆枯者라 ○ 右爲極細末하야 先以濃米泔水浸洗瘡口하고 以此傅之라

馬牙硝散 一九六(「古方·因陣」) ○ 治喉癰 及傷寒熱後咽痛 閉塞不通 毒氣上衝이라 ○ 馬牙硝細研하야 每服一錢호대 綿裹含嚥津이니 以通爲度라

麻仁丸 九二(「古方·攻陣」) ○ 治大便秘結 胃實能食 小便熱赤者라 ○ 芝麻 四兩, 研取汁 杏仁 四兩, 去皮尖, 研如泥 大黃 五兩 山梔 十兩 ○ 右爲末하고 煉蜜入麻汁和丸호대 桐子大라 每服五十丸호대 食前에 白湯下라

麻黃加朮湯 二(「古方·散陣」) ○ 治風濕이라 卽前方에 加白朮四兩이라

麻黃甘草湯 三五(「痘疹詮古方」) ○ 冬月痘毒熾盛에 表實者는 宜用之라 ○ 麻黃 一二錢 生甘草 減半 ○ 水煎服이라

萬金散 六七(「外科鈐古方」) ○ 一名內托散이라 治癰疽已潰未潰者하야 有消毒破血之功이라 ○ 栝蔞 一個, 杵碎 沒藥 一錢, 研 大甘草節 二錢 ○ 右를 用酒二碗하야 煎一碗하야 去柤하고 後入沒藥服이라

萬病丸 一四三(「婦人規古方」) ○ 治月經瘀閉 臍腹作痛 及産後癥瘕等病이라 ○ 乾漆 炒烟出青白爲度 牛膝 酒洗, 焙, 各一兩 ○ 右爲末하야 生地黃汁一升으로 用砂鍋慢火熬膏丸호대 桐子大라 每服二十丸호대 空心에 米飮下라

萬氏橘皮湯 九二(「痘疹詮古方」) ○ 行滯消痰止嘔吐라 ○ 橘皮 半去白, 炒, 二錢 半夏 一錢 白茯苓 錢半 ○ 右에 加生薑三片하고 水一盞에 煎七分하야 溫服이라

萬氏橘皮湯 五七(「古方·熱陣」) ○ 方在痘疹九二하니라 ○ 行滯消痰하야 止嘔吐라

萬氏金鎖思仙丹 十九(「古方·固陣」) ○ 治男子嗜慾太過하야 精血不固하니 此는 澀以去脫之

劑라 ○ 蓮蕊 芡實 石蓮子 各十兩 金櫻膏 三斤 ○ 右에 以金櫻煎膏如餳하고 入前三味藥末和丸호대 桐子大라 空心에 鹽酒下三十丸이라 服久에 精神完固하야 大能延年이라 平時服食에 忌葵菜車前子라

萬氏麥門冬湯 四六(「古方·寒陣」) ○ 方在痘疹一四二하니라 ○ 治表邪痲疹 火熱嗽甚이라

萬氏麥門冬湯 一四二(「痘疹銓古方」) ○ 治表邪內熱 欬嗽甚者라 此는 卽前方에 去人參者나 但分兩稍異耳라 ○ 麥門冬 葛根 去皮, 各一錢 升痲 去鬚, 四分 赤芍藥 酒炒 茯苓 各六分 炙甘草 四分 石膏 煅, 一錢半 ○ 右를 水煎服이라

萬氏麥門冬湯 七六(「古方·補陣」) ○ 方在痘疹一四二하니라 ○ 治表邪內熱欬嗽라

萬氏四聖散 百十六(「痘疹銓古方」) ○ 治痘不起發하야 變黑而痛者 痘疔也라 亦名鬼痘라 ○ 綠豆 四十九粒 豌豆 四十九粒, 各燒存性 珍珠 一分 油頭髮 橈存性, 一分 ○ 右爲細末하야 用胭脂水調라 先以簪脚撥開黑痘하고 以此塗之라

萬氏柴胡四物湯 十三(「古方·補陣」) ○ 方在痘疹一四三하니라 ○ 治疹後餘熱이라

萬氏柴胡四物湯 一四三(「痘疹銓古方」) ○ 治疹後餘熱이라 ○ 柴胡 當歸身 川芎 生地黃 白芍藥 人參 麥門冬 知母 淡竹葉 黃芩 地骨皮 ○ 右剉細하야 水一盞에 煎七分하야 不拘時하고 溫服이라

萬氏龍腦安神丸 七七(「小兒則古方」) ○ 治驚痰及痘中昏悶譫妄에 良方이라 ○ 大辰砂 一錢, 飛 牛黃 一分 龍腦 半分 ○ 右硏細末하고 取猪猪心血 小猪尾尖血하야 和丸如綠豆大라 每服一丸或二三丸호대 新汲水化下커나 或燈心湯 紫草湯에 俱可下라

萬氏龍腦安神丸 一四八(「古方·寒陣」) ○ 方在小兒七七하니라 ○ 治驚痰 及痘中昏悶譫妄이라

萬氏牛黃淸心丸 九四(「小兒則古方」) ○ 治心熱神昏이라 ○ 黃連 生, 半兩 黃芩 山梔仁 各三錢 鬱金 二錢 辰砂 一錢半 牛黃 二分半 ○ 右爲細末하야 臘雪調麵糊丸호대 如黍米大라 每服七八丸호대 燈心湯下라

萬氏牛黃淸心丸 三六七(「古方·和陣」) ○ 方在小兒九四하니라 ○ 治心熱神昏이라

萬氏定喘湯 一三三(「古方·和陣」) ○ 治諸喘久不愈라 按此方컨대 必風痰在肺者라야 乃可用이요 他則忌之라 ○ 白果 三七枚, 去殼切碎, 炒 款冬花 桑白皮 蜜炒 痲黃 製半夏 各三錢 蘇子 二錢 黃芩 微炒 杏仁 各錢半 甘草 一錢 ○ 水三鍾에 煎二鍾하야 作二次服이라 不拘時하고 徐徐飮이라 ● 歌曰 諸病原來有藥方이나 惟愁齁喘最難當이라 痲黃桑杏尋蘇子요 白果冬花用更良이라 甘草黃芩同半夏요 水煎百沸不須薑이라 病人遇此仙丹藥이나 服後에야 方知定喘湯이라

萬氏靑白散 百七十(「古方·因陣」) ○ 治一切牙疼하야 固齒라 ○ 靑鹽 二兩 食鹽 川椒 煎汁, 各四兩 ○ 右에 以椒汁拌鹽하고 炒乾爲末이라 擦牙면 永無齒疾이요 以漱水洗面目하여도 亦無疾이니 此藥極妙라

萬氏淸肺飮 四一(「古方·寒陣」) ○ 方在痘疹八七하니라 ○ 治痘疹肺熱喘嗽라

萬氏淸肺飮 八七(「痘疹銓古方」) ○ 治肺熱喘嗽聲啞라 ○ 麥門冬 桔梗 各二錢 荊芥穗 天花粉 知母 各一錢 石菖蒲 訶子仁 各八分 ○ 右를 水煎服이라 此는 當與淸肺湯으로 參用이니 方在後一四五하니라

萬氏奪命丹 一八四(「古方·熱陣」) ○ 方在痘疹八

二하니라 ○ 治痘瘡倒陷하야 解毒發痘라

萬氏奪命丹 八二(「痘疹銓古方」) ○ 治倒陷解發痘毒이라 ○ 麻黃 蜜酒炒焦 升麻 各五錢 山豆根 紅花子 大力子 連翹 各二錢半 蟬蛻 紫草 人中黃 各三錢 ○ 右를 硏細末하야 酒蜜和丸하고 辰砂爲衣라 薄荷葉煎湯下라

萬應丸 九九(「古方·攻陣」) ○ 下諸蟲이라 ○ 檳榔 五兩 大黃 半斤 黑丑 頭末, 四兩 皂角 不蛀者, 十條 苦楝根皮 一升 ○ 右에 先將苦楝皮皂角二味하야 用水二大碗熬成膏子하고 搜和前三味爲丸호대 桐子大라 以沈香雷丸木香各一兩爲衣호대 先用沈香衣하고 後用雷丸木香衣라 每服三錢호대 四更時에 用砂糖水送下라

萬全木通湯 三四九(「古方·和陣」) ○ 治小便難而黃이라 ○ 木通 赤茯苓 車前葉 滑石 各二錢 瞿麥 一錢 ○ 水一鍾半에 煎七分하야 食前服이라

梅蘇丸 二九七(「古方·因陣」) ○ 龍腦薄荷 粉草 氷糖 各四兩 烏梅肉 三兩 白檀香 紫蘇葉 各二兩 ○ 右爲極細末하야 以熟棗肉搗丸호대 芡實大라 勿用鐵器라

梅花白癩 二八七(「外科鈐古方」) ○ 用香油二碗하야 入鷄蛋黃三枚熬將焦하야 去柤하고 熬油至一碗許라 外用雄黃一錢 白礬三分 花椒五分하야 上共爲細末하고 入油內再熬熟하야 收貯候用이라 每用猪毛湯하야 熱洗瘡垢하고 搽油三五次卽愈라 愚按컨대 此方은 於蛋焦去柤之後에 入水銀五錢하야 微火漸熱之然後에 再加硃砂細末二錢 並雄黃白礬等末하고 攪熬匀熟하야 收用이니 必妙라

梅花飮 八三(「小兒則古方」) ○ 治五臟積熱 喉中有痰 面色赤白 鼻流淸涕 氣逆喘急 目赤欬嗽 或因驚夜啼라 ○ 硼砂 馬牙硝 芒硝 辰砂 各一錢 人參 二錢 甘草 五分 片腦 半分 麝香 一分 ○ 右爲末하야 磁器收貯하고 每服半匙호대 麥冬湯調服커나 或薄荷湯도 亦可라

梅花飮子 六九(「外科鈐古方」) ○ 癰疽初起에 服之면 可防毒氣內攻이라 ○ 川芎 乾葛 天花粉 黃芪 烏梅 甘草 蘇木 各一兩 忍冬藤 四兩 ○ 右作四劑하야 水煎服이라

麥麵散 二六四(「古方·因陣」) ○ 治中蠱毒吐血이라 ○ 用小麥麵二合하야 分爲三服호대 以冷水調下하야 半日服盡이면 當下蠱하야 卽瘥라

麥門冬散 七七(「古方·補陣」) ○ 治鼻衄이라 ○ 麥門冬 生地 各一錢 白芍藥 蒲黃 各二錢 ○ 水二盞 薑三片에 煎八分하야 食後溫服이라

麥門冬湯 七五(「古方·補陣」) ○ 方在寒陣四四하니라 ○ 治肺熱欬嗽見血이라

麥飯石膏 一三九(「外科鈐古方」) ○ 治瘡疽初起에 先以麥飯石膏塗之하고 俟瘡根漸收하야 卽敷神異膏斂之라 但麥飯石膏는 難於修合하니 用神異膏하여도 亦效라 ○ 白麥飯石 炭火煅하야 醋淬數次하고 硏極細라 二兩 據本草所載컨대 凡石如飯團하야 粒粒粘結成塊者가 卽是니 皆可用也라 鹿角 生取帶腦骨者하야 斷之하고 用炭火燒烟盡하야 硏極細라 四兩 ○ 右를 用米醋調和하고 入砂器煎하야 以竹片不住手攪熬成膏라 先用猪蹄湯洗患處하고 以鵝翎拂塗四圍호대 乾則以醋潤之요 若腐爛者는 用布帛攤貼之라 李氏曰 麥飯石膏는 治發背癰疽에 神妙나 惜世罕知라 有患癰不潰而危者는 全用此膏니 一夕頓潰라 凡疽得膿하야 其毒始解커나 或有不潰者는 須用此膏라 故로 錄之하니 俾精擇修合하야 以取十全之功也라하니라 嘗見世間醫者컨대 每有妙方하야 秘而不傳

커나 或更改以惑人하니 誠可惡也라 余思西華麥飯石膏컨대 守死不傳하고 其立心私刻하니 君子鄙之矣라

綿繭散 一三四(「痘疹銓古方」) ○ 治痘瘡餘毒으로 肢體關節生疳蝕瘡하야 膿水不絶이라 ○ 出蛾綿繭 不拘多少 生白礬 入繭內하야 以炭火煅枯라 ○ 右爲細末하야 乾貼疳瘡口內라 此는 總治瘡毒膿水淋漓하야 收斂之外劑라

面鼻雀斑 九一(「古方·因陣」) ○ 此는 連子胡同方이라 ○ 白芷 甘菊花 各三錢, 去梗 白果 二十個 紅棗 十五個 珠兒粉 五錢 猪胰 一個 ○ 右에 將珠粉研細하고 餘俱搗爛拌匀하야 外以蜜拌酒釀燉化하고 入前藥蒸過하야 每晩搽面하고 早洗去라

面瘡二方 九二(「古方·因陣」) ○ 面上暴生瘡에 用生杏仁搗爛하고 以鷄子淸調如煎餠하야 至夜洗面敷之하고 旦洗去니 數十次愈라 指甲抓破面에 用生薑自然汁하야 調輕粉하고 傅破處면 無痕이라

綿花瘡點藥 四二(「新方·因陣」) ○ 杏仁 取霜 輕粉 眞者 ○ 二味等分爲末하야 敷於瘡上二三日이면 卽痂脫而落이라 ○ 又武定侯方은 用雄黃錢半 杏仁三十粒去皮 輕粉一錢하야 同爲末하고 用雄猪膽汁하야 調敷之라 二三日卽愈하야 百發百中하니 天下第一方이라

滅瘢散 一二九(「痘疹銓古方」) ○ 治痘後面瘡하니 以此傅之라 ○ 密陀僧 白附子 白殭蠶 白芷 鷹矢白 等分 ○ 右를 研極細末하야 以水調搽面䵟하니 神效라

明膠飮子 七一(「外科鈐古方」) ○ 治一切癰疽癤毒이라 ○ 明廣膠 蛤粉炒珠 粉甘草 各一兩 橘紅 五錢 ○ 右作二劑하야 水煎服이라

明目羊肝丸 二七(「古方·因陣」) ○ 治肝虛風熱冷淚赤澀 內外障眼이라 ○ 黃連 三兩 家菊花 龍膽草 石決明 煅 人參 當歸 熟地 枸杞 麥冬 牛膝 靑鹽 黃檗 柴胡 防風 羌活 各八錢 肉桂 四錢 羯羊肝 一具, 烙乾爲末 ○ 右爲末하야 煉蜜丸호대 桐子大라 每服三四十丸호대 溫湯下라

明目第一方 五二(「古方·因陣」) ○ 此方은 始於上陽子하야 以授魯東門 左丘明 杜子夏 左太冲하니 凡此諸賢이 皆有目疾이어늘 得此皆愈라 ○ 夜省看書一이요 減思慮二요 專內視三이요 簡外視四요 晨興遲五요 夜眠早六이라 ○ 凡此六事를 熬以神火하고 下以氣飮하야 蘊於胸中하고 納諸方寸하야 修之一時라 長服不已면 非但明目이요 亦可延年이라

母鷄湯 七三(「婦人規古方」) ○ 治産後褥勞 虛汗不止라 ○ 人參 黃芪 白朮 白茯苓 麻黃根 牡蠣 煅, 各三錢 ○ 右를 用母鷄一隻하야 去毛雜淨하고 水六七碗에 同藥煮至三碗하야 任意服之라

木瓜湯 三百三(「古方·和陣」) ○ 治脚氣라 ○ 木瓜 大腹 紫蘇 木香 羌活 炙甘草 各一錢 茯苓 陳皮 各八分 ○ 水一鍾半에 煎八分하야 食前服이라

牡蠣白朮散 二(「古方·固陣」) ○ 治漏風證하니 以飮酒中風으로 汗多하야 食則汗出如洗라 久而不治면 必成消渴이라 ○ 牡蠣 煅, 一錢 白朮 炒 防風 各二錢 ○ 水二鍾에 煎八分하야 食遠溫服이라

牡蠣散 二百八(「外科鈐古方」) ○ 治便毒하니 亦名血疝이라 ○ 當歸 酒拌 甘草節 滑石 煅, 各一錢半 牡蠣 二錢 大黃 三錢 木鱉子 五個, 杵. 非有大熱者는 此味不可用이니 當去之요 亦不必用이라 ○ 水二鍾에 煎一鍾하야 露一宿이라 五更頓服호대 冬月엔 火溫服이라 無論已未潰하

고 膿血이 俱從大便出이라 此方은 乃鹹寒導滯之劑니 若久曠房室하야 大小便秘 發熱焮痛커나 或交感時에 强固精氣하야 以致交錯壅滯하야 而結爲腫痛便秘者는 最宜用之라 若勞倦虛弱之人이 不甚焮痛하고 大小便無熱秘者는 不宜輕用이라

牡蠣丸 六四(「古方·固陣」) ○ 治小便不禁이라 ○ 牡蠣 三兩을 用磁器盛하고 以鹽末一兩으로 鋪底蓋面하야 用炭火約五斤燒半日하고 取出研이라 赤石脂 三兩을 搗碎하고 醋拌匀濕하야 於鐵鍋內慢火炒乾하고 研粉이라 ○ 右를 用酒糊丸호대 桐子大라 每服五十丸호대 空心에 鹽湯下라

牡丹皮散 一六五(「外科鈐古方」) ○ 治腸癰에 腹濡而痛 時時下膿이라 ○ 牡丹皮 人參 黃芪 炒 白茯苓 天麻 白芷 桃仁 去皮尖 薏苡仁 當歸 川芎 各一錢 官桂 甘草 各五分 木香 三分 ○ 右를 水煎服이라

木賊煎 二六(「新方·因陣」) ○ 凡瘧疾에 形實氣强하야 多濕多痰者는 宜此截之니 大效라 ○ 半夏 靑皮 各五錢 木賊 厚朴 各三錢 白蒼朮 檳榔 各一錢 ○ 用陳酒二鐘하야 煎八分하고 露一宿이라 於未發之先二時에 溫服이라

木通散 百十一(「古方·攻陣」) ○ 凡男子婦人脇肋苦痛이라 ○ 木通 去節 靑皮 蘿蔔子 炒 茴香 川楝子 取肉하야 用巴豆半兩同炒黃하고 去巴豆라 各一兩 滑石 另研 莪朮 木香 各半兩 ○ 右爲細末하야 每服三錢호대 不拘時하고 用葱白湯調服이라 甚者도 不過三服이라

木通散 二九六(「古方·和陣」) ○ 治脚氣遍身腫滿喘促煩悶이라 ○ 木通 去皮 蘇葉 猪苓 各一兩 桑白皮 赤茯苓 檳榔 各二兩 ○ 右㕮咀하야 每服五七錢호대 水一鍾半 生薑五片 葱白七寸에 煎一鍾하야 不拘時溫服이라

木香寬中散 五五(「古方·和陣」) ○ 治七情傷於脾胃하야 以致胸膈痞滿하며 停痰氣逆커나 或成五膈之病이라 ○ 靑皮 陳皮 丁香 各四兩 厚朴 製, 一斤 甘草 炙, 五兩 白豆蔻 二兩 香附 炒 砂仁 木香 各三兩 ○ 右爲末하야 每服二錢호대 薑鹽湯調服이라 若脾胃虛損之證이면 不可過服이요 或與六君子兼用之라

木香導氣丸 二七六(「古方·因陣」) ○ 治男子小腸氣肚疼 一切氣積 下元虛冷 脾胃不和하니 並宜服之면 有效라 ○ 木香 丁香 乳香 香附 川楝子肉 大茴香 破故紙 葫蘆巴 炒 甘草 炙 三稜 各一兩 杜仲 炒, 半兩 ○ 右爲細末하야 酒糊丸호대 梧子大라 每服三五十丸이라가 加至七八十丸호대 用溫酒或鹽湯하야 食前送下라 日進二三服이라

木香餠 百十八(「外科鈐古方」) ○ 治一切氣滯結腫或痛 或閃朒 及風寒所傷作痛하니 並效라 ○ 木香 五錢 生地黃 一兩 ○ 右에 以木香爲末하야 生地黃杵膏和匀하고 量患處大小作餠하야 置腫處하고 以熱熨斗熨之라

木香檳榔丸 四九(「古方·攻陣」) ○ 殺下諸蟲이라 ○ 檳榔 一兩 木香 鶴虱 貫衆 錫灰 乾漆 燒烟盡 使君子 各五錢 輕粉 一錢 雷丸 巴豆仁 各二錢半 ○ 麵糊丸호대 麻子大라 每服二十丸호대 五更에 粥飮下커나 或煎菖蒲石榴湯下라

木香散 二九五(「古方·和陣」) ○ 治脚氣衝心하야 煩悶 臍下氣滯라 ○ 木香 半兩 檳榔 木通 各一兩 ○ 右㕮咀하야 每服八錢호대 水一鍾半 生薑五片 葱白七寸에 煎八分하야 不拘時溫服이라

木香丸 百二十(「小兒則古方」) ○ 治疳痢라 ○ 黃連 淨, 三錢 木香 紫厚朴 製 夜明砂 紙炒, 各二錢 訶子肉 炒, 一錢 ○ 右爲末하야 飯丸호대 麻子大라 乾艾生薑煎湯하야 食前下라

沒藥降聖丹 二三四(「外科鈐古方」) ○ 治跌打損傷

하야 接續筋骨이라 ○ 當歸 酒炒 白芍藥 川芎 生地黃 蘇木 川烏頭 炮, 去臍 骨碎補 炙 乳香 另研 沒藥 另研 自然銅 火煅하고 醋淬十次하야 爲末이라 各一兩 ○ 右爲末하야 生薑汁共蜜和丸호대 每一兩을 作四丸이라 每服一丸호대 用水酒各半盞하야 煎至八分하야 空心熱服이라 ● 立齋曰 脾主肉하고 肝主筋이라 若肝脾氣血虧損커나 或血虛有熱而不愈者는 當求其本而治之라하니라

沒藥丸 九九(「外科鈐古方」) ○ 善逐滯血이라 ○ 當歸 一兩 桂心 芍藥 各半兩 桃仁 去皮尖, 研 沒藥 各三錢 虻蟲 去足翅 水蛭 炒, 各三十個 ○ 右爲末하야 醋糊丸호대 桐子大라 每服三五丸호대 空心에 醋湯下라

妙聖丹 百五(「小兒則古方」) ○ 治食癎하니 因驚而停食吐乳 寒熱 大便酸臭가 是也라 ○ 赭石 煅, 醋淬, 二錢半 巴霜 三分 朱砂 雄黃 蝎梢 各一錢 輕粉 麝香 各一匙 杏仁 微炒, 二錢 ○ 右爲末하야 棗肉丸호대 梧子大라 每服一二丸호대 木賊草煎湯에 送下라

妙應丸 百(「古方·攻陣」) ○ 一名剪紅丸이라 殺諸蟲이라 ○ 大黃 牽牛 頭末 檳榔 各三兩 雷丸 錫灰 各五錢 大戟 三錢 鶴虱 使君子 煨 茴香 貫衆 各二錢半 輕粉 少許 苦楝根 一兩 ○ 右爲細末하고 用皂角煎膏丸服이라 每服五六十丸호대 隨弱强하야 加減이라 五更初에 茶淸下라 如未通이어든 再吃溫茶助之라 下蟲積盡了면 白粥補之라

無價散 七九(「痘疹銓古方」) ○ 治一切痘瘡倒陷焦黑危急之症이라 ○ 人牙 猪牙 狗牙 猫牙 ○ 右를 以炭火燒去烟存性하고 等分爲末하야 每服三分호대 熱酒調下라 如癢塌寒戰泄瀉엔 煎異功散調下라 一方人牙散은 只用人牙燒去烟存性하고 爲末하야 酒調服이라

蕪荑散 三一九(「古方·和陣」) ○ 治大人小兒蛔咬心痛不可忍커나 或吐靑黃綠水涎沫커나 或吐蟲出이라가 發有休止하면 此蛔心痛也니 宜此主之라 ○ 蕪荑 雷丸 各半兩 乾漆 槌碎, 炒大烟盡, 一兩 ○ 右爲細末하야 每服三錢호대 用溫水七分鍾調和服이라 不拘時라 甚者도 不過三服이라 小兒는 每服五分이라

無擇燈花散 十八(「小兒則古方」) ○ 治心躁夜啼라 ○ 燈花 二三顆 ○ 右를 研細하고 用燈草煎湯調塗口中하야 乳汁送下니 日三服이라 一法은 用燈花塗乳上하야 令兒吮之라 如無燈花어든 用燈草燒灰하고 加辰砂少許하여도 亦妙라 一法은 用燈花七枚 硼砂一字 辰砂少許하야 蜜調塗脣上하니 立安이라

無擇養榮湯 三五四(「古方·和陣」) ○ 治五疸虛弱脚軟心悸 口淡耳鳴 微發寒熱 氣急 小便白濁하니 當作虛勞治之라 ○ 人參 黃芪 白朮 當歸 甘草 炙 桂心 陳皮 各一兩 白芍藥 三兩 生地黃 茯苓 各五錢 五味子 遠志 各三錢 ○ 右㕮咀하야 每服一兩호대 水一鍾半 薑三片 棗三枚에 煎七分하야 食前服이라

門冬淸肺湯 一四七(「痘疹銓古方」) ○ 治疹後에 欬嗽不止라 ○ 天門冬 去心 麥門冬 去心 款冬花 知母 貝母 桔梗 牛蒡子 地骨皮 杏仁 去皮尖 馬兜鈴 甘草 等分 ○ 水一鍾半에 煎七分하야 食後溫服이라

密蛇膏 三二二(「外科鈐古方」) ○ 此膏는 治臁濕諸瘡 風漏等證하니 神效라 凡治疼痛엔 先以葱薑으로 擦患處하고 然後貼之라 ○ 先用密陀僧一二斤打碎하고 將童便煮之호대 覺其濁性去而童便氣淸에 乃可止矣라 用便煮過면 則貼瘡不痛이라 晾乾하고 研極細如麵하야 候用이라 ○ 用桐油不拘幾斤하고 熬至將黑爲度니 每熟油一斤에 用陀僧六

兩收之하야 於將成膏之頃에 取起하고 離火候稍凉에 諒膏多少하야 入冷水數碗하고 徐攪之호대 恐其泛出이어든 俟少定하야 卽逼去其水하고 再上火熬化하야 復入水數碗하고 攪逼如前커나 或三次更妙라 然後에 熬淨其水하고 每油一斤에 再入官粉二兩하야 熬收면 其色方黑이라 凡熬此者는 銅鍋須大라야 方可用이라

蜜髓煎 二六二(「古方·因陣」) ○ 治中蠱하야 令人腹內堅痛 面目青黃하야 病變無常이라 ○ 眞蜜 一碗 猪骨髓 五兩, 硏 ○ 右同煎熟하야 分作十服호대 日三服卽瘥라

ㅂ

蟠桃果 二七(「新方·補陣」) ○ 治遺精虛弱하니 補脾滋腎에 最佳라 ○ 芡實 一斤, 炒 蓮肉 去心, 一斤 膠棗肉 一斤 熟地 一斤 胡桃肉 去皮, 二斤 ○ 右를 以猪腰六個로 摻大茴香하고 蒸極熟하야 去筋膜하고 同前藥末搗하야 成餅이라 每日服二個호대 空心食前에 用滾白湯或好酒一二鍾下라 此方에 凡人參製附子를 俱可隨意加用이라

蟠龍散 二八七(「古方·因陣」) ○ 治陽證脫肛腫痛이라 ○ 地龍 晒乾, 一兩 風化硝 二兩 ○ 右爲末하야 每用一二錢호대 肛門濕則乾摻하고 燥則淸油調擦이라 先以見腫消어든 荊芥生葱煮水候溫洗하고 輕輕拭乾然後에 敷藥이라

半夏丸 三五二(「古方·和陣」) ○ 治濕痰流注白濁에 神效라 ○ 半夏 製 猪苓 等分 ○ 右爲末하야 神麴糊丸服이라 按此方컨대 與本事猪苓丸으로 同意하니 詳固陣四十八이라

拔毒散 九二(「外科鈐古方」) ○ 治一切癰疽腫毒하니 其功을 不可盡述이라 ○ 乳香 沒藥 當歸 穿山甲 炮 木鱉子 連翹 各一錢 甘草 炙, 五分 括蔞仁 八分 牙皂 炒 貝母 各七分 忍冬藤 二錢 大黃 生熟各一錢半 ○ 右를 水酒各一鍾에 煎一鍾하야 食前服이라 此方은 攻毒止痛化膿之良劑也니 屢用屢驗이라 若膿成或已潰者는 大黃可不用이니 恐泄其眞氣면 則膿者難潰하고 潰者難斂也라 亦有膿雖潰나 脈仍洪數커나 或沈實하고 喜冷者는 火邪尙在니 又所宜用이라

『發明』人參利膈丸 一六六(「古方·和陣」) ○ 治胸中不利 痰逆喘滿하야 利脾胃壅滯하니 治隔噎聖藥이라 按此方컨대 必隔噎而大便秘結者라야 乃可用이라 ○ 人參 當歸 藿香 各一兩 木香 檳榔 各七錢 枳實 炒 甘草 各八錢 厚朴 薑炒 大黃 酒浸, 各二兩 ○ 右爲末하야 滴水丸호대 桐子大라 溫水送下三十丸이라

『發明』丁香半夏丸 百(「古方·熱陣」) ○ 治心下停飮冷痰이라 ○ 丁香 半夏 製, 各一兩 人參 乾薑 炮 細辛 各五錢 檳榔 三錢 ○ 右爲細末하야 薑汁糊丸호대 桐子大라 每服三十丸호대 薑湯下라

『拔萃』甘桔湯 一七六(「古方·因陣」) ○ 治熱腫喉痺라 ○ 甘草 桔梗 薄荷 連翹 黃芩 各等分 ○ 水二鍾에 加竹葉煎服이라 一方에 有山梔子라

『拔萃』麥門冬飮子 七三(「古方·補陣」) ○ 治脾胃虛하야 氣促氣弱하며 精神短少하며 衄血吐血에 氣虛不能攝血者라 ○ 麥冬 當歸 芍藥 紫菀 各一錢 人參 黃芪 各八分 甘草 五分 五味子 九粒 ○ 水二鍾에 煎一鍾하야 食後服이라

『拔萃』犀角地黃湯 八一(「古方·寒陣」) ○ 治一切血熱失血 三焦血熱便秘等證이라 ○ 犀角 磨汁 生地 二錢 黃連 黃芩 各一錢 大黃 三錢 ○ 水二鍾에 煎一鍾하고 入犀角汁하야 和勻하야 溫服이라

『拔萃』升陽除濕防風湯 百八十(「古方·和陣」) ○ 治下痢下血하며 大梗秘滯하며 裏急後重하야 數至圊而不能便커나 或下白膿이라 愼勿利之니 擧其陽則陰自降矣라 ○ 防風 二錢 白朮 白茯苓 白芍藥 各一錢 蒼朮 酒浸去皮, 炒, 四錢 ○ 右에 先將蒼朮用水一鍾半하야 煎至一鍾하고 入諸藥同煎至八分하야 食前服이라

『拔萃』養血當歸地黃湯 二四六(「古方·和陣」) ○ 治中風에 少血偏枯 筋脈拘攣疼痛이라 ○ 當歸 川芎 熟地黃 芍藥 藁本 防風 白芷 各一錢 細辛 五分 ○ 水一鍾半에 煎八分하야 食遠溫服이라

『拔萃』五味黃芪散 六八(「古方·補陣」) ○ 治欬嗽咯血成勞 眼睛疼痛 四肢困倦 脚膝無力이라 ○ 五味子 人參 芍藥 甘草 各五分 黃芪 桔梗 各錢半 熟地 麥冬 各一錢 ○ 水二鍾에 煎八分하야 食後溫服이라

『拔萃』八物定志丸 百十七(「古方·補陣」) ○ 補心神하며 安魂魄하야 去熱除痰이라 ○ 人參 一兩半 石菖蒲 茯神 遠志 製, 各一兩 麥門冬 白朮 各五錢 硃砂 一錢 牛黃 二錢, 另研 ○ 右爲細末하야 煉蜜丸호대 桐子大라 硃砂爲衣라 每服五十丸호대 米飮下라 一方에 有茯苓一兩이라

髮灰散 二一四(「古方·和陣」) ○ 治起居所傷하야 小便尿血커나 或忍尿脬轉하야 臍下急痛하며 小便不通하고 又治肺疽心衄 內崩吐血 舌上出血이라 ○ 亂髮 燒灰 卽血餘也라 ○ 右를 每服二錢호대 以米醋湯調服이라

方脈流氣飮 五四(「外科鈐古方」) ○ 治瘰癧流注 鬱結腫塊커나 或走注疼痛커나 或心胸痞悶 咽塞不利 脇腹膨脹 嘔吐不食 上氣喘急 欬嗽痰盛 面目四肢浮腫 大小便秘라 ○ 當歸 川芎 芍藥 炒 茯苓 黃芪 炙 炙甘草 紫蘇 靑皮 烏藥 半夏 製 桔梗 炒 枳實 麸炒 防風 陳皮 各一錢 木香 大腹皮 枳殼 麸炒 檳榔 各五分 ○ 水二鍾 薑三片 棗一枚에 煎八分하야 食遠服이라

防風當歸湯 二四一(「古方·和陣」) ○ 治發汗過多하야 發熱 頭搖口噤 脊背反張하니 太陽兼陽明證也니 宜去風養血이라 ○ 防風 當歸 川芎 熟地黃 等分 ○ 每服一兩호대 水二鍾에 煎一鍾하야 溫服이라

防風芍藥甘草湯 四四(「痘疹銓古方」) ○ 解痘毒及陽明經痘出不快라 ○ 防風 芍藥 甘草 等分 ○ 右를 每服一二錢호대 水煎服이라

防風天麻丸 二七六(「外科鈐古方」) ○ 治癘風癩病이라 此方은 應是仙傳이니 一年中에 常療數人이라 初服藥有嘔吐者라도 不可疑요 服而得愈하니 其效如神이라 ○ 防風 去蘆 天麻 升麻 白附子 炮 定風草 細辛 去苗 川芎 人參 去蘆 丹參 去蘆 苦參 玄參 去蘆 紫參 去蘆 蔓荊子 威靈仙 穿山甲 炒 何首烏 另搗, 各二兩 蜈蚣 二條 ○ 右爲細末하야 同何首烏末拌勻하고 外用胡麻一斤하야 淘淨晒乾하고 炒香熟하야 另研爲細末하고 乃入前藥末二兩하야 又拌勻하고 煉蜜和爲十丸이라 每服一丸호대 細嚼하야 溫漿水送下니 不拘時候하고 日三服이라 宜食淡白粥一百二十日이요 大忌房勞하고 並將息愼口라

防風湯 二五七(「外科鈐古方」) ○ 治破傷風表證未傳入裏에 急服此라 ○ 防風 羌活 獨活 川芎 等分 ○ 右를 每服五錢호대 水煎하야 調蜈蚣散服이라 方在後二六四하니라

防風通聖散 三六二(「外科鈐古方」) ○ 方在攻陣十六하니라 ○ 治時毒熱毒 便秘熱燥邪實等症하니 若非大滿大實者어든 不可服用此藥이라

排氣飮 六(「新方·和陣」) ○ 治氣逆食滯脹痛等證이라 ○ 陳皮 一錢五分 木香 七分 或一錢 藿香 一錢五分 香附 二錢 枳殼 一錢五分 澤瀉 二錢 烏藥 二錢 厚朴 一錢 ○ 水一鍾半에 煎七分하야 熱服이라 如食滯者는 加山査麥芽各二錢이라 如寒滯者는 加焦乾薑吳茱萸肉桂之屬이라 如氣逆之甚者는 加白芥子沈香靑皮檳榔之屬이라 如嘔而兼痛者는 加半夏丁香之屬이라 如痛在小腹者는 加小茴香이라 如兼疝者는 加荔枝核호대 煨熟搗碎하야 用二三錢이라

拜堂散 四七(「古方·因陣」) ○ 傳風赤熱眼 倒睫爛弦이라 ○ 五倍子를 不拘多少爲末하고 蜜水調하야 敷患處라

排毒散 九八(「痘疹銓古方」) ○ 治痘毒發癰이라 ○ 大黃 當歸稍 各一兩 白芷 沈香 木香 各半兩 穿山甲 七片, 土炒焦 ○ 右爲細末하고 看虛實大小加減하야 長流水煎沸調服이라

白龍散 六十(「古方·因陣」) ○ 治小兒腎熱이 上衝於耳하야 生膿作痛커나 或因沐浴水入耳中하여도 亦令作膿하니 謂之聤耳니 久而不愈則成聾이라 ○ 枯礬 黃丹 龍骨 各五分 麝香 一分 ○ 右爲極細末이라 先以綿杖子展盡耳內膿水하고 用藥一字하야 分摻兩耳니 日二次라 勿令風入이라

白龍散 一二七(「痘疹銓古方」) ○ 治爛痘及抓破者라 ○ 用乾黃牛糞在風露中多久者하야 火煅成灰하고 取中心白者爲末하야 以薄絹囊盛裹하고 於瘡上撲之라

白礬散 八七(「古方·因陣」) ○ 治肺風酒皶鼻等疾이라 ○ 白礬 硫黃 乳香 各等分 ○ 爲末하야 綿裹擦之라 或用茄汁調하야 敷患處면 更妙라

白餠子 三九(「小兒則古方」) ○ 治傷食腹中有癖하야 嘔吐肚疼이라 先用此藥一服하야 推下食積然後에 調治요 不可服冷藥이라 ○ 滑石 輕粉 半夏 湯浸焙 南星 各一錢 巴豆 二十四粒, 去皮膜하고 用水一升煮乾하야 研爛이라 ○ 右爲末하야 糯米飯丸호대 綠豆大라 捻作餠하야 每服二三餠호대 煎葱白湯 紫蘇湯下라 忌熱物이라 量兒加減이라 ◉ 薛曰 凡用此方 及利驚丸 紫霜丸 三味牛黃丸 褊銀丸之類는 乃斬關奪門 起死回生之重劑也니 必審形病俱實이라야 方可施之요 恐至失手면 命在反掌이라 經云 邪之所湊에 其氣必虛라하니 留而不去면 其病乃實하니 實者는 病氣實而形氣則虛也라 東垣先生云 形病俱實者는 當瀉不當補하고 形病俱虛者는 當補不當瀉라하니 治者審焉이라하니라

白茯苓散 七八(「婦人規古方」) ○ 治産後蓐勞 頭目肢體疼痛 寒熱如瘧이라 ○ 白茯苓 一兩 人參 當歸 黃芪 川芎 白芍藥 炒 熟地 桂心 各半兩 豬腰 一對 ○ 右에 以水三盞으로 入豬腰幷薑棗各三事하야 煎二盞하야 去柤하고 入前藥半兩하야 煎一盞服이라

白粉散 一九六(「外科鈐古方」) ○ 治諸疳瘡이라 ○ 海螵蛸 三分 白芨 一分 輕粉 一分 ○ 右爲末하야 先用漿水洗拭하고 乾傅라

百祥丸 九六(「痘疹銓古方」) ○ 治痘瘡紫黑乾陷熱毒便秘裏實等症이라 ○ 紅芽大戟을 不拘多少하고 用漿水煮極軟하야 去骨하야 日中晒乾하고 復內原汁中煮하야 汁盡에 焙乾研末하야 水丸호대 粟米大라 每服一二十丸호대 研赤芝麻湯下라

『百選』桃仁膏 三百三十(「古方·和陣」) ○ 治氣血凝滯 疝氣 膀胱小腸氣 痛不可忍이라 ○ 桃仁 炒, 去皮尖 大茴香 炒 ○ 右等分爲末하야 每服二錢호대 葱白二寸煨熟하야 蘸藥細嚼하고 空心에 熱酒下라

『百選』十補丸 一七四(「古方·熱陣」) ○ 治小腸寒疝이라 ○ 附子 一大枚, 製 胡蘆巴 木香 巴戟天 川楝肉 玄胡索 官桂 華澄茄 大茴香 破故紙 炒, 各一兩 ○ 右爲末하야 酒煮糯米粉糊爲丸호대 桐子大라 朱砂爲衣라 空心에 酒下五十丸이라

『百選』胡蘆巴丸 一七八(「古方·熱陣」) ○ 治小腸氣 蟠腸氣 奔豚 疝氣로 偏墜陰腫하야 小腹有形如卵하고 上下來去하야 痛不可忍커나 或絞結繞臍攻刺하고 嘔吐者라 ○ 胡蘆巴 炒, 一斤 大巴戟 炒 川烏 炮, 去皮, 各六兩 川楝子 炒, 十八兩 茴香 二十兩 吳茱萸 湯浸七次, 炒, 十兩 ○ 右爲末하야 酒糊丸호대 桐子大라 每服十五丸至二十丸호대 空心에 溫酒下라

百順丸 六(「新方·攻陣」) ○ 治一切陽邪積滯라 凡氣積血積 蟲積食積 傷寒實熱秘結等證에 但各爲湯引하야 隨宜送下니 無往不利라 ○ 川大黃 錦紋者, 一斤 牙皀角 炒微黃, 一兩六錢 ○ 右爲末하야 用湯浸蒸餠搗丸호대 綠豆大라 每用五分 或一錢 或二三錢이니 酌宜用引送下커나 或用蜜爲丸하여도 亦可라

栢葉散 一二一(「婦人規古方」) ○ 治元氣虛弱하야 崩中漏血이 年久不愈하고 亦治白帶라 ○ 栢葉 炒 當歸 生地 續斷 川芎 龜甲 炙 禹餘糧 各一兩半 阿膠 炒, 五錢 鱉甲 炙, 兩半 赤石脂 煅 牡蠣 煅 地楡 艾葉 炒 鹿茸 炙, 各五錢 ○ 右爲末하야 每服二錢호대 粥飮調下라

白玉散 一三四(「小兒則古方」) ○ 治丹瘤라 ○ 白土 二錢半 寒水石 五錢 ○ 右爲末하야 米醋或新水調塗라

『百一』固元丹 三一(「古方·固陣」) ○ 治元臟久虛遺精白濁五淋 及小腸膀胱疝氣 婦人赤白帶下 血崩便血等疾하야 以小便頻利爲效라 ○ 好蒼朮 刮淨하야 米泔浸咀片이니 一斤이라 擇堅而小者佳니 惟茅山者라야 尤妙라 分作四分製之니 一分은 用小茴香食鹽各一兩同炒하고 一分은 用川椒補骨脂各一兩同炒하고 一分은 用川烏頭川楝子肉各一兩同炒하고 一分은 用醇醋老酒各半斤同煮乾하야 焙燥라 ○ 右를 連炒諸藥同爲末하야 用酒煮糊丸호대 桐子大라 每服三五十丸호대 男以溫酒요 女以醋湯으로 空心下라 此는 高司法方也라

『百一』都梁丸 七七(「古方·散陣」) ○ 治風吹項背頭目昏眩 腦痛 及婦人胎前產後傷風頭痛이라 ○ 白芷 大塊白者, 沸湯泡切 ○ 右爲末하야 煉蜜丸호대 彈子大라 每用一丸호대 細嚼하야 荊芥點茶下라

『百一』補髓丹 一四一(「古方·補陣」) ○ 治老人虛弱腎傷하야 腰痛不可屈伸이라 ○ 杜仲 十兩 補骨脂 用芝痲五兩同炒호대 以芝痲黑色無聲爲度하고 去痲不用이라 十兩 鹿茸 四兩, 燎去毛, 酒浸炙 ○ 右爲末하고 用胡桃肉三十個하야 浸去皮하야 搗爲膏하고 入麵少許하야 煮糊爲丸호대 桐子大라 每服百丸호대 溫酒鹽湯任下라

『百一』補心神效丸 百九(「古方·補陣」) ○ 黃芪 蜜炙 茯神 人參 各四兩 遠志 製, 二兩 熟地黃 三兩 棗仁 炒 栢子仁 另硏 五味子 各二兩 硃砂 一兩, 另硏 ○ 右爲末하야 煉蜜丸호대 桐子大라 每服五十丸호대 米飮溫酒任下라 盜汗不止엔 麥麩湯下하고 夢遺失精엔 人參龍骨湯下하고 卒暴心痛엔 乳香湯下하고 虛煩發熱엔 麥門冬湯下하고 吐血엔 人參湯下하고 大便下血엔 地楡湯下하고 小便出血엔 茯苓車前子湯下하고 中風不語엔 薄荷生薑湯下하고 風癎痰氣엔 防風湯下라

『百一』三仙丸 百十一(「古方·和陣」) ○ 治一切濕痰痰飮 胸膈煩滿 痰涎不利 頭目不淸이라 ○ 南星 半夏 香附 各等分 ○ 右에 南星

半夏를 以滾湯泡過爲末하야 用生薑自然汁和호대 不可太軟이요 用楮葉 或荷葉包住하고 外以蒲包再包하야 盦之令發黃色하고 晒乾收用이라 須五六月內에 造如盦麯之法이라 每製丸藥에 用藥二兩 香附一兩하야 同爲細末하고 麵糊爲丸호대 綠豆大라 每服四五十粒호대 食後에 薑湯下라

『百一』十味香薷飮 一七一(「古方·和陣」) ○ 治伏暑身體倦怠 神昏頭重吐瀉等證이라 ○ 香薷 二錢 人參 黃芪 白朮 茯苓 厚朴 薑炒 陳皮 白扁豆 炒, 各一錢 木瓜 炙甘草 各五分 ○ 水二鍾에 煎七分하야 食遠溫服이라

『百一』安脾散 六七(「古方·熱陣」) ○ 治胃氣先逆한대 飮食過傷하고 憂思蓄怨하야 宿食癖積하니 冷飮寒痰이 動擾脾胃하야 不能消磨하야 致成斯疾이라 女人은 由血氣虛損하고 男子는 皆由下元虛憊라 有食罷卽吐하며 有朝食暮吐 暮食朝吐하니 所吐酸黃臭水는 皆是脾敗니 惟當速治요 遲則發煩渴 大便秘 水飮不得入口而危矣라 ○ 南木香 磨汁 橘紅 人參 白朮 草果 麵煨 茯苓 甘草 炙 丁香 胡椒 各兩半 高良薑 一兩, 用陳壁土三合하야 以水二碗同煮乾하고 切片이라 ○ 右咀하야 每服五錢호대 水一鍾半에 入鹽少許하야 煎七分하야 食遠溫服이라 或爲細末하야 每服五錢호대 用鹽米湯調下라

『百一』除濕湯 一七七(「古方·和陣」) ○ 治中濕身體重著 腰腿痠疼 大便溏 小便或澁或利라 ○ 半夏麯 蒼朮 厚朴 茯苓 各錢半 陳皮 七分 藿香 炙甘草 各五分 ○ 水二鍾 薑七片 棗一枚에 煎七分하야 食遠服이라

『百一』縮脾丸 一六一(「古方·熱陣」) ○ 治滑泄不禁이라 ○ 白朮 炒 厚朴 薑炒 赤石脂 肉豆蔻 麵煨 乾薑 炒, 各一兩 附子 製 華茇 神麯 炒, 各五錢 ○ 右爲細末하야 醋糊丸호대 桐子大라 每服五七十丸호대 空心에 米飮下라

栢子仁丸 百八(「婦人規古方」) ○ 治血虛有火하고 月經耗損하야 漸至不通하고 日漸羸瘦而生潮熱에 愼勿以毒藥通之니 宜栢子仁丸 或前澤蘭湯主之라 ○ 栢子仁 炒硏 牛膝 酒拌 卷栢 各半兩 澤蘭葉 續斷 各二兩 熟地黃 三兩을 酒拌蒸爛하야 杵膏라 ○ 右爲末하야 入地黃膏하고 加煉蜜丸호대 桐子大라 每服百餘丸호대 空心에 米飮下라

白蠶黃蘗散 一二四(「古方·因陣」) ○ 治口糜라 ○ 黃蘗 蜜炙 白殭蠶 直者를 新瓦上에 烙乾斷絲라 ○ 右爲細末하야 用少許하야 敷瘡上하고 吐涎이라

白芷散 一二六(「婦人規古方」) ○ 治下元虛弱 赤白帶下 或經行不止等證이라 ○ 白芷 一兩 海螵蛸 二枚, 燒 胎髮 一團, 煅 ○ 右爲末하야 每服二錢호대 溫酒調下라

白芷升麻湯 二一七(「外科鈐古方」) ○ 治婦人陰內에 膿水淋瀉커나 或癢或痛이라 ○ 白芷 升麻 黃連 木通 當歸 川芎 白朮 茯苓 ○ 右를 水煎服하고 更用塌腫湯하야 浴洗之라

白芷胃風湯 四四(「外科鈐古方」) ○ 治手足陽明經氣虛風熱로 面目麻木커나 或牙關緊急 眼目瞤動이라 ○ 白芷 升麻 各二錢半 葛根 蒼朮 米泔炒, 各八分 炙甘草 當歸 各一錢半 草豆寇 黃蘗 炒 柴胡 藁本 羌活 麻黃 去節, 各四分 蔓荊子 殭蠶 各三分 ○ 右를 水煎服이라

百草煎 三七(「新方·因陣」) ○ 治百般癰毒諸瘡損傷疼痛 腐肉腫脹 或風寒濕氣留聚 走注疼痛等證에 無不奇效라 ○ 百草 凡田野山間者는 無論諸品하고 皆可取用이라 然이나 猶以山草爲勝이니 辛香者佳라 冬月에 可用乾者나 須預爲收採之라 ○ 右를 不論多寡하고 取以多煎濃湯하야 乘熱薰洗患處하고 仍用布帛蘸熨良久하

야 務令藥氣蒸透然後에 敷貼他藥호대 每日二三次不拘하고 但以頻數爲善이라 蓋其性之寒者는 可以除熱하고 熱者는 可以散寒하며 香者는 可以行氣하고 毒者는 可以解毒하야 無所不用하고 亦無所不利라 湯得藥性則湯氣無害하고 藥得湯氣則藥力愈行하니 凡用百草以煎膏者는 其義亦此라 此誠外科中最要最佳之法이요 亦傳之方外人者也라 若洗水鼓腫脹이어든 每次에 須用草二三十斤하야 煎濃湯二三鍋하고 用大盆盛貯하야 以席簟遮風하고 薰洗良久호대 每日一次 或二次요 內服廓清飮分利等劑면 妙甚이라

白朮防風湯 二五八(「外科鈐古方」) ○ 治破傷風에 服表藥하야 過多自汗者라 ○ 白朮 黃芪 各一兩 防風 二兩 ○ 右를 每服五七錢호대 水煎服이라 臟腑已和而自汗出者는 可服此藥이요 若臟腑秘 小便赤而自汗者는 急以後大芎黃湯下之라

白朮散 三十(「古方·和陣」) ○ 治自汗盜汗에 極效라 ○ 白朮 半斤 ○ 右에 將白朮切成小塊하고 用浮麥一升 水一斗하야 同煮乾호대 如白朮尙硬이어든 再加水煎透爛하야 取起切片하고 焙乾爲末이라 每服二三錢호대 仍用浮麥煎湯하야 食遠調服이라 如治小兒어든 以炒黃芪煎湯하야 量兒大小與服이라 忌蘿蔔 辛辣炙煿之物이니 乳母尤忌라

白朮散 八(「小兒則古方」) ○ 方在和陣三十하니라 ○ 治自汗盜汗하니 極效라

白朮聖散子 五一(「古方·固陣」) ○ 方在熱陣一三六하니라 ○ 治一切瀉痢久不瘥라

白朮芍藥湯 三四(「古方·和陣」) ○ 治脾經受濕水泄로 體重微滿하며 困弱無力하며 不欲飮食커나 或暴泄無數하야 水穀不化하니 宜此和之라 ○ 白朮 炒 芍藥 炒, 各一兩 甘草 炒, 半兩 ○ 右를 每用一兩호대 水煎服이라

白朮丸 三七八(「古方·和陣」) ○ 治息積病에 脇下滿悶하며 喘息不安하며 呼吸引痛하야 不可鍼灸요 宜導引할새 服此藥이라 ○ 白朮 炒 枳實 麩炒 官桂 各一兩半 人參 二兩 陳皮 桔梗 醋炒 炙甘草 各一兩 ○ 右爲細末하야 煉蜜丸호대 如桐子大라 每服五七十丸호대 不拘時하고 溫酒送下라 日三服이라

百蟲入耳 六一(「古方·因陣」) ○ 用香油滴入耳中卽出이라 本事方에 用白膠香燒烟薰耳中하야 煖卽出이라 一方에 用葱涕灌入하니 活者卽出이라 一法에 用生薑擦猫鼻하면 其尿自出하니 取尿滴入하면 蟲卽出이라 或以麻油滴耳則蟲死하고 或以炒芝麻枕頭則蟲亦出하니 但不若猫尿之捷也라

白扁豆散 二百五(「古方·因陣」) ○ 解諸毒入腹 及砒毒이라 ○ 用白扁豆不拘多少하야 爲細末하고 入青黛等分하야 細研하고 再入甘草末少許라 巴豆一枚를 去殼不去油하고 別研爲細末하야 取一半入藥內라 外以砂糖一大塊로 用水化開和藥하야 共成一大盞飮之니 毒隨利去後에 却服五苓散之類라

百合丸 一八八(「古方·因陣」) ○ 治肺燥失聲不語라 ○ 百合 百藥煎 杏仁 去皮尖 訶子 薏苡仁 等分 ○ 右爲末하야 鷄子清和丸호대 彈子大라 臨臥噙化라 或用蜜丸하여도 亦妙라

白虎丹 二九二(「外科鈐古方」) ○ 發則頭面四肢眼目俱腫이로되 而惟額上指尖兩耳不腫 及不見赤色者가 方是其證이라 ○ 先將馬桶洗淨하야 用沸湯傾入하고 蓋少頃에 傾出盆內하야 浴之니 數次卽退라 再用車前草 九里香 馬蹄香 枸杞苗卽雁棱菜하야 同搗爛하고 和麻油하야 遍身自上而下擦之라 大忌鷄魚生冷炙煿日色火光燈烟湯氣니 極須謹愼이라 ○ 又方: 用生香附末하야 冷茶調服

一二錢卽愈라 ◉ 又方: 擂綠豆水去滓하고 飮一二碗하면 妙라

百花膏 一二三(「痘疹銓古方」) ○ 治痘燥痂皮濺起作痛커나 或瘡痂欲落不落者라 蜜不拘多少하고 略用湯和하야 時時以鵝翎潤痛處면 瘡痂亦易落하고 無痕이라

白花蛇膏 二七五(「外科鈐古方」) ○ 治諸風癩疾遍身生瘡이라 ○ 白花蛇 肉四兩, 酒浸 天麻 七錢 荊芥 薄荷葉 各三錢 ○ 右爲細末하고 用好酒二升 蜜四兩하야 以銀磁器熬成膏라 每溫服一酒杯호대 日三次라 煎餠壓下하고 於煖處發汗이라야 效라

白花蛇丸 二七四(「外科鈐古方」) ○ 治癘風이라 丹陽荊上舍得癘疾한대 一僧이 治而愈하야 以數百金求方이나 秘不肯傳이어늘 舘客袁生이 窺知藏衲衣領中하야 因醉之而竊錄焉하니 用者多效라 ○ 白花蛇 一條를 去頭尾하고 連骨生用이라 烏稍蛇 一條를 去頭尾하고 生用이라 蟬蛻 去土 防風 去苗 金銀花 去葉 枸杞子 槐花 苦參 生地 各二兩 全蝎 醋浸一日하야 去鹽味라 黃芩 黃連 梔子 黃檗 烏藥 牛膝 川芎 牛蒡子 何首烏 不犯鐵 連翹 天花粉 白蒺藜 威靈仙 荊芥穗 細辛 蔓荊子 金毛狗脊 胡麻子 炒, 各一兩 漏蘆 半斤을 洗淨去苗하야 取四兩이라 ○ 右爲末하야 米糊丸호대 桐子大라 每服五六十丸호대 茶清送下라 空心午前臨臥에 各一服이라

法製陳皮 七十(「古方·和陣」) ○ 消食化氣하야 寬利胸膈하고 美進飮食이라 ○ 茴香 炒 甘草 炙, 各二兩 青鹽 炒, 一兩 乾薑 烏梅肉 各半兩 白檀香 二錢半 ○ 右六味를 共爲末하고 外以廣陳皮半斤으로 湯浸去白하야 淨取四兩하고 切作細條子라 用水一大碗하야 煎藥末三兩同陳皮條子호대 一處慢火煮하고 候陳皮極軟하야 控乾하고 少時에 用餘剩乾藥末拌勻하야 焙乾이라 每服에 不拘多少하고 細嚼溫薑湯下하니 無時라

法製清氣化痰丸 七六(「古方·攻陣」) ○ 順氣快脾하야 化痰消食이라 ○ 南星 去皮 半夏 各四兩 用皂角白礬乾薑各四兩하야 入水五碗하고 煎至三碗하야 去柤하고 却入南星半夏浸二日이라가 再煮至星夏俱無白點爲度하고 晒乾하야 加後藥이라 陳皮 青皮 蘇子 炒 神麯 炒 麥芽 炒 羅蔔子 炒, 另研 杏仁 去皮尖, 炒 葛根 山査 香附 各二兩 ○ 右爲末하야 湯泡蒸餠丸호대 桐子大라 每服五七十丸호대 臨臥食後에 茶湯下라

辟邪丹 百三十(「痘疹銓古方」) ○ 用燒於房中하면 能辟一切穢惡邪氣라 ○ 蒼朮 以黃連代之면 更妙라 ○ 乳香 降眞香 甘松 北細辛 芸香 各等分 ○ 右爲末하야 水丸호대 如豆大라 每焚一丸薰之하고 良久에 又焚一丸호대 不可太多니 只是略有香氣하야 使之不斷이 可也라

辟邪丹 三百一(「古方·因陣」) ○ 方在痘疹百三十하니라 ○ 辟一切穢寒邪氣라

碧雪 一二九(「古方·因陣」) ○ 治一切熱壅 口舌生瘡 舌强腮腫 咽喉腫痛等症이라 ○ 蒲黃 青黛 硼砂 焰硝 甘草 等分 ○ 右爲細末하고 每用少許摻舌上하야 細細嚥下커나 或飮涼水送下니 頻用之效라 或用砂糖丸호대 芡實大라 每服一丸호대 噙化下咽이니 妙라

碧油膏 三二四(「外科鈐古方」) ○ 止痛排膿하니 灸後에 宜用之라 ○ 桃枝 柳枝 桑枝 槐枝 各二兩 乳香 另研 血竭 各五錢 黃丹 四兩, 淨 ○ 右를 用麻油十兩煎하야 膏成後에 下乳香血竭이라

『辨疑』桂附二陳湯 百十四(「古方·熱陣」) ○ 治寒瘧에 寒多熱少하야 腰足厥冷이라 ○ 附子 炮 肉桂 半夏 製 白茯苓 陳皮 炙甘草 ○ 右㕮咀하야 每服五六錢호대 水一鍾半 薑

三片 棗一枚에 煎服이라

『辨疑』柴葛二陳湯 六(「古方·和陣」) ○ 治一切瘧暑濕勞食等證이라 ○ 柴胡 乾葛 陳皮 半夏 茯苓 甘草 白朮 蒼朮 製 川芎 黃芩 各等分 若陰瘧엔 除此味라 ○ 水二鍾 薑三片에 煎服이라 內乾葛川芎蒼朮은 乃發散之劑니 若久瘧及發散過者는 除之라 陽分汗多엔 加人參黃芪하고 去乾葛이라 陰分虛者는 加酒炒芍藥當歸生地라 久瘧에 微邪潮熱하면 加四君子湯하고 去祛邪之藥이라 若欲截瘧이어든 加常山檳榔靑皮貝母各一錢이라

『寶鑑』羌活附子湯 三五(「古方·熱陣」) ○ 治呃逆이라 ○ 羌活 附子 乾薑 炮 茴香 各一錢 木香 五分 ○ 水鍾半 棗二枚에 煎服이라 三因方엔 木香이 作丁香이라

『寶鑑』羌活附子湯 六十(「古方·散陣」) ○ 方在熱陣三五하니라 ○ 治呃逆이라

『寶鑑』開關散 一九八(「古方·因陣」) ○ 治喉風氣息不通이라 ○ 白殭蠶 炒, 去絲嘴 枯白礬 等分 ○ 右爲細末하야 每服二三錢호대 生薑蜜水調下니 細細飮之라

『寶鑑』交加飮子 二三二(「古方·和陣」) ○ 治痰食瘴氣虛寒等瘧이라 ○ 肉荳蔲 草豆蔲 各二個, 一煨一生 厚朴 二錢, 半炒半生 大甘草 二寸, 半生半炙 生薑 一兩, 半生半煨 ○ 右를 水一鍾半에 煎八分하야 發日에 空心服하고 未愈再服이라

『寶鑑』當歸補血湯 四四(「古方·補陣」) ○ 治血氣損傷커나 或因誤攻致虛하야 肌熱口渴하며 目赤面紅하며 脈大而虛하야 重按全無와 及病因饑飽勞役者라 ○ 黃芪 炙, 一兩 當歸 酒洗, 三錢 ○ 水一鍾半에 煎八分하야 食遠服이라

『寶鑑』導滯通經湯 六一(「古方·和陣」) ○ 治脾濕氣不宣通하야 面目手足浮腫이라 ○ 木香 白朮 桑白皮 陳皮 各五錢 茯苓 一兩 ○ 右吹咀하야 每服七八錢호대 水一鍾半에 煎八分하야 食前溫服이라

『寶鑑』獨活寄生湯 二百七十(「古方·和陣」) ○ 治腎虛臥冷하야 寒濕當風하야 腰脚疼痛이라 ○ 獨活 一錢 杜仲 炒 細辛 桑寄生 人參 當歸 川芎 芍藥 茯苓 牛膝 甘草 桂心 熟地黃 防風 秦艽 ○ 水一鍾半 薑三片에 煎七分하야 空心服이라

『寶鑑』木香檳榔丸 五十(「古方·攻陣」) ○ 治一切氣滯 心腹痞滿 脇肋脹悶 大小便澁秘不通이라 ○ 木香 檳榔 靑皮 去瓤 陳皮 去白 枳殼 麩炒 蓬朮 煨切 黃連 各一兩 黃檗 去皮 香附 炒 大黃 炒, 各三兩 黑丑 取頭落末, 四兩 ○ 滴水爲丸호대 豌豆大라 每服三五十丸호대 食遠에 薑湯送下라 以微利爲度라

『寶鑑』石膏散 六九(「古方·寒陣」) ○ 治陽明風熱頭痛이라 ○ 石膏 川芎 白芷 等分 ○ 右爲細末하야 每服四錢호대 熱茶淸調下라

『寶鑑』如聖散 七二(「古方·散陣」) ○ 治眼目偏痛頭風이라 ○ 麻黃 燒灰, 半兩 盆硝 二錢半 麝香 腦子 各少許 ○ 右爲細末搐之라

『寶鑑』溫胃化痰丸 九八(「古方·熱陣」) ○ 治膈內有寒하고 脾胃傷飮하야 胸膈不快하며 痰涎不已라 ○ 半夏 製, 三兩 白朮 陳皮 乾薑 炮, 各一兩 ○ 右爲末하야 薑汁糊丸호대 桐子大라 薑湯下二十丸이라

『寶鑑』定風散 二四二(「古方·因陣」) ○ 治諸犬傷毒이라 ○ 南星 生用 防風 等分 ○ 右爲末이라 凡被犬咬엔 先以口含漿水하야 吮洗傷處커나 或小便鹽湯도 俱可니 洗淨하야 用綿拭乾하고 方上藥末卽不發이라 或用製過南星一二錢爲末하야 以童便調下니 亦可治

破傷風이라

『寶鑑』丁香柿蒂散 六五(「古方·熱陣」) ○ 治呃逆嘔吐라 ○ 丁香 柿蒂 青皮 陳皮 各等分 ○ 水一鍾半 薑五片에 煎服이라

『寶鑑』秦艽升麻湯 五五(「古方·散陣」) ○ 治中風手足陽明經 口眼喎斜 四肢拘急 惡風寒이라 ○ 升麻 葛根 甘草 炙 芍藥 人參 各半兩 秦艽 白芷 防風 桂枝 各三錢 ○ 每服一兩호대 水二鍾 連鬚葱白頭三莖에 煎至一鍾하야 食後에 稍熱服이라 避風寒臥하고 得微汗卽止라

『寶鑑』陳麯丸 一六三(「古方·熱陣」) ○ 磨積하고 止瀉痢하야 治腹中冷痛이라 ○ 陳麯 一兩半 人參 白朮 炒 當歸 炒 乾薑 肉桂 甘草 炙 厚朴 製, 各兩半 ○ 右爲末하야 煉蜜丸호대 桐子大라 每服三五十丸호대 溫酒或淡醋湯任下라 日二服이라

『寶鑑』川楝散 三二六(「古方·和陣」) ○ 治諸疝小腸氣라 ○ 木香 小茴香 鹽炒, 各一兩 川楝子 一兩. 用巴豆十五粒打破하야 同炒黃하고 去巴豆不用이라 ○ 右爲末하야 空心에 酒下二錢이라

『寶鑑』天麻散 十九(「小兒則古方」) ○ 治小兒急慢驚風으로 發熱抽搐하며 痰涎壅盛커나 或脾土虛弱하고 肝木乘侮하야 吐瀉不食하며 嗜臥困倦이라 ○ 半夏 七錢 天麻 二錢半 甘草炙 白茯苓 白朮 各三錢 ○ 右爲末하야 每服一二錢호대 薑棗湯調服이라

『寶鑑』天台烏藥散 三二九(「古方·和陣」) ○ 治小腸疝氣 卒引臍腹疼痛이라 ○ 烏藥 木香 茴香 炒 良薑 炒 青皮 各半兩 檳榔 二個 川楝子 十個 巴豆 七十粒 ○ 右에 將巴豆微打破하야 同川楝子加麸炒黑하고 去麸及巴豆不用이라 其餘共爲細末하야 每服一錢호대 溫酒下하고 甚者는 薑酒下라

『寶鑑』醉仙丹 二百七十(「外科鈐古方」) ○ 治癘風遍身麻木이라 ○ 胡麻子 炒 牛蒡子 炒 枸杞子 蔓荊子 炒, 各一兩 白蒺藜 苦參 天花粉 防風 各半兩 ○ 右爲細末하야 每一兩五錢에 入輕粉二錢하야 拌勻이라 每服一錢호대 茶清調하야 晨午各一服하면 至五七日에 於牙縫中出臭涎하야 令人如醉커나 或下膿血하야 病根乃去하니 仍量人輕重虛實以用之라 病重者는 須先以再造散下之하고 候元氣將復이라야 方用此藥이라 忌一切鹽醋炙煿厚味니 止可食淡粥時菜요 及諸蛇肉을 以淡酒로 蒸熟食之하여도 亦可니 以助藥力이라

『寶鑑』沈香桂附丸 百十一(「古方·熱陣」) ○ 治中氣虛寒하야 飮食不美하고 陰盛陽虛하야 臟腑積冷하며 心腹疼痛하며 脇肋膨脹하며 腹中雷鳴하며 便利無度하며 面色不澤하며 手足厥冷과 及下焦陽虛하야 疝氣疼痛不可忍하며 腰屈不能伸하며 喜熱熨稍緩等證이라 ○ 附子 炮, 去皮臍 川烏 製同 沈香 肉桂 乾薑 炮 良薑 炮 茴香 炒 吳茱萸 炮, 各一兩 ○ 右爲末하야 醋煮麵糊丸호대 桐子大라 每服五七十丸호대 食前에 米飮下라 日二服이라 忌生冷이라

『寶鑑』平胃地楡湯 二一六(「古方·和陣」) ○ 治邪陷陰分하야 則陰結便血이라 ○ 陳皮 厚朴 蒼朮 甘草 地楡 人參 白朮 當歸 芍藥 升麻 乾葛 茯苓 神麯 乾薑 炒 香附 各等分 ○ 右咀하야 每服五錢호대 加薑棗煎하야 空心服이라

『寶鑑』換肌散 二七二(「外科鈐古方」) ○ 治癘風久不愈하야 或眉毛脫落커나 鼻梁崩壞하니 其效如神이라 ○ 白花蛇 黑花蛇 各三兩, 酒浸 地龍 去土 當歸 川芎 赤芍藥 天門冬 去心 甘草 何首烏 不犯鐵 沙參 胡麻子 炒 天麻

紫參 苦參 白蒺藜 炒 細辛 白芷 蔓荊子 威靈仙 荊芥穗 菊花 木賊草 不灰木 石菖蒲 定風草 卽草烏莖 草烏 炮, 去皮臍 蒼朮 木鱉 各一兩 ○ 右를 各另爲末하야 和勻이라 每服四五錢호대 食後에 溫酒調服이라 加飮數杯면 尤妙라

『保命』柴胡四物湯 十二(「古方·補陣」) ○ 治日久虛勞에 微有寒熱하고 脈滑而數者라 ○ 當歸 熟地 芍藥 川芎 各錢半 柴胡 八分 人參 黃芩 半夏 甘草 各三錢 ○ 加生薑三片하야 水煎服이라

『保命』煨腎丸 一四六(「古方·補陣」) ○ 治腎肝虛損하야 骨痿不能起牀하며 筋弱不能收持와 及脾損穀不化하니 善益精緩中消穀이라 ○ 杜仲 薑湯炒 牛膝 萆薢 白蒺藜 防風 菟絲子 製 胡蘆巴 肉蓯蓉 酒浸 破故紙 酒炒, 各等分 官桂 減半 ○ 右에 將猪腰子製如食法하야 搗爛加煉蜜和杵千餘爲丸호대 桐子大라 每服五七十丸호대 空心에 用溫酒送下라 治腰痛不起하니 甚效라

『保命』牛膝丸 三百七(「古方·和陣」) ○ 治腎肝虛損하야 骨痿不能起於床하고 筋弱不能收持하니 宜益精緩中이라 ○ 牛膝 酒浸 萆薢 杜仲 炒 白蒺藜 防風 菟絲子 酒煮 肉蓯蓉 酒浸, 等分 官桂 減半 ○ 右爲末하야 酒煮猪腰子搗和丸호대 桐子大라 每服五七十丸호대 空心에 溫酒送下라

保生無憂散 四七(「婦人規古方」) ○ 臨産服之면 補其血하며 順其氣하고 或胞胎肥厚하야 根蒂堅牢者를 皆可使之易産이라 又治小産瘀血腹痛이라 ○ 當歸 川芎 白芍 乳香 枳殼 南木香 血餘 ○ 右等分하야 每服二三錢호대 水煎하야 日二服이라 若胞衣旣破에 其血已涸커나 或元氣困憊어든 急用八珍湯斤許하야 水數碗에 煎熟하야 時飮救之요 飮盡再製라야 亦有得生이라

補腎丸 五五(「古方·因陣」) ○ 治腎虛耳聾이라 ○ 巴戟 去心 乾薑 炮 白芍藥 山茱萸 人參 黃芪 當歸 熟地黃 遠志 製 肉蓯蓉 酒浸 菟絲子 製 蛇牀子 牡丹皮 附子 炮 石斛 細辛 澤瀉 桂心 甘草 各二兩 石菖蒲 一兩 茯苓 半兩 防風 一兩半 羊腎 二枚 ○ 右爲末하고 將羊腎用酒煮하야 研爛하고 仍加酒煮麵糊丸호대 桐子大라 每服五七十丸호대 空心에 鹽酒送下라

保養元氣膏 三二六(「外科鈐古方」) ○ 此膏는 助元陽하며 補精髓하며 通血脈하며 鎭玉池하며 養龜存精하야 百戰百勝하고 待婦人經淨之時하야 去膏而泄則可成孕하고 並治腰膝疼痛하며 五勞七傷하야 諸虛百損 半身不遂 膀胱疝氣 帶濁淫淋 陰痿不擧에 無不效者하니 此는 邵眞人進御方也라 ○ 麻油一斤四兩에 入甘草二兩하야 先熬六七滾하고 然後下諸藥이라 生地黃 熟地黃 俱酒洗 麥門冬 肉蓯蓉 酒洗 遠志肉 蛇床子 酒浸 菟絲子 酒浸 牛膝 酒洗 鹿茸 川續斷 虎骨 紫稍花 木鱉仁 谷精草 大附子 肉桂 各五錢 ○ 右熬成하야 以煮過松香四兩 飛丹半斤收之하고 次下細藥이라 次下龍骨 倭硫黃 赤石脂 各二錢 又次下乳香 沈香 丁香 木香 各一錢 又次下陽起石 三錢 麝香 五分 蟾酥 鴉片 各一錢 又次下黃占五兩하야 右煎成하고 入井中하야 浸三四日이라 每用膏七八錢호대 紅絹攤貼臍上커나 或腰眼間이니 每貼五六十日에 再換이라

保嬰丹 百五(「痘疹銓古方」) ○ 稀痘라 ○ 纏豆藤 或黃豆 或綠豆梗上에 纏繞細紅藤이 是也라 於八月生氣日擇取하야 陰乾聽用이라 二兩 防風 荊芥穗 牛蒡子 炒 紫草茸 去根, 酒浸, 一兩 新升麻 鹽水炒 甘草 去皮, 各五錢 天竺黃 眞者三錢 蟾酥 眞者一錢 牛黃 眞者一錢 赤小豆 黑豆 綠豆

各三十粒, 略炒勿焦 好朱砂 用麻黃紫草荔枝殼升麻同煮過하고 復以此汁飛過라 三錢 ○ 右에 另用紫草二兩하야 入水二碗하고 煎膏至少半碗에 入沙糖一小鍾하고 將前各藥爲細末하야 同紫草膏丸如李核大하고 卽以朱砂爲衣라 於未痘之先에 濃煎甘草湯하야 每磨服一丸호대 大者二丸이요 若已發熱에 用生薑湯磨服하고 蓋被睡而表之면 多者可少요 少者可無니 大有神效라 一方에 無紫草茸하고 仍有經霜老絲瓜一個 連藤蒂五寸하니 燒存性同用이라

保元湯 一(「痘疹銓古方」) ○ 治痘瘡氣虛塌陷者라 ○ 人參 二三錢 炙甘草 一錢 肉桂 五七分 黃芪 二三錢, 灌膿時엔 酒炒하고 回漿時엔 蜜炙라 ○ 水一鍾半에 加糯米一撮하야 煎服이라 此藥煎熟하야 或加人乳 好酒各半盞和服하면 更妙니 酌宜用之라 頭額不起엔 加川芎三五分이요 面部엔 加升麻三四分이요 胸腹엔 加桔梗三四分이요 腰膝엔 加牛膝四分이요 四肢不起엔 加桂枝라 嘔惡엔 加丁香三四分이라 元氣虛寒엔 加大附子七八分或一錢이라

補陰益氣煎 十六(「新方·補陣」) ○ 此는 補中益氣湯之變方也라 治勞倦傷陰하야 精不化氣커나 或陰虛內乏하야 以致外感不解 寒熱痎瘧 陰虛便結不通等證이라 凡屬陰氣不足而虛邪外侵者는 用此升散이니 無不神效라 ○ 人參 一二三錢 當歸 二三錢 山藥 酒炒, 二三錢 熟地 三五錢 或一二兩 陳皮 一錢 炙甘草 一錢 升麻 三五分 火浮於上者는 去此니 不必用이라 柴胡 一二錢 如無外邪者는 不必用이라 ○ 水二鍾에 加生薑三五七片하고 煎八分하야 食遠溫服이라

保陰煎 一(「新方·寒陣」) ○ 治男婦帶濁遺淋에 色赤帶血하며 脈滑多熱하며 便血不止하고 及血崩血淋 或經期太早와 凡一切陰虛內熱動血等證이라 ○ 生地 熟地 芍藥 各二錢 山藥 川續斷 黃芩 黃檗 各一錢半 生甘草 一錢 ○ 水二鍾에 煎七分하야 食遠溫服이라 如小水多熱커나 或兼怒火動血者는 加焦梔子一二錢이라 如夜熱身熱하면 加地骨皮一錢五分이라 如肺熱多汗者는 加麥冬棗仁이라 如血熱甚者는 加黃連一錢五分이라 如血虛血滯하야 筋骨腫痛者는 加當歸二三錢이라 如氣滯而痛엔 去熟地하고 加陳皮青皮丹皮香附之屬이라 如血脫血滑 及便血久不止者는 加地榆一二錢커나 或烏梅一二個 或百藥煎一二錢 文蛤도 亦可라 如少年이 或血氣正盛者는 不必用熟地山藥이라 如肢節筋骨疼痛 或腫者는 加秦艽丹皮各一二錢이라

補陰八珍湯 三二(「外科鈐古方」) ○ 治瘰癧等瘡에 足三陰虛者라 ○ 人參 白朮 茯苓 甘草 當歸 川芎 熟地 芍藥 黃檗 酒炒 知母 酒炒, 各七分 ○ 右를 水煎服이라

『寶藏』感應丸 五四(「古方·攻陣」) ○ 治宿食積滯腹痛 胸膈痞悶 疼痛吐瀉라 ○ 南木香 肉豆蔻 丁香 各兩半 乾薑 炮, 一兩 巴霜 七十粒 百草霜 二兩 杏仁 一百四十粒, 去皮尖, 研 ○ 右에 先將前四味爲末하고 後入三味同研匀이라 外用好黃蠟六兩溶化하야 以絹濾淨하고 更用好酒一升하야 於銀石器內에 煮蠟數沸하고 傾出하면 其蠟自浮하니 聽用이라 凡春夏修合에 先用香油一兩하야 銚內熬令香熟하고 次下酒蠟四兩하야 同化成汁하고 就銚內乘熱拌和前藥成劑하야 分作小錠하고 油紙裹放하야 旋丸服之라 若秋冬엔 須用香油一兩五錢이라 每服三十丸호대 空心에 薑湯下라

普濟消毒飮 三六六(「外科鈐古方」) ○ 方在寒陣十三하니라 ○ 治天行時毒 頭面腫痛커나 或咽喉不利하니 若饑饉之後患此者는 最宜用

之요 仍當兼固胃氣라

補中益氣湯 三三四(「外科鈐古方」) ○ 方在補陣三十하니라 ○ 治瘡瘍에 元氣虧損하야 惡寒發熱커나 或因剋伐하야 肢體倦怠 飮食少思커나 或不能起發消散 生肌收斂커나 或兼飮食勞倦하야 頭痛身熱 煩躁作渴 脈洪大弦虛커나 或微細軟弱이라

補中益氣湯 一四七(「婦人規古方」) ○ 方在補陣三十하니라 ○ 治勞倦傷脾 外感不解 寒熱瘧痢 氣虛不能攝血等證이라

補肺散 三三(「小兒則古方」) ○ 一名阿膠散이라 治肺虛惡心喘急 久患欬嗽有痰이라 ○ 阿膠 兩半, 炒 鼠粘子 炒 馬兜鈴 各半兩 杏仁 七粒 糯米 一兩 甘草 三錢 ○ 右를 每服二三錢호대 水煎服이라

補肺湯 六一(「古方·補陣」) ○ 治勞嗽라 ○ 人參 黃芪 北五味 紫菀 各七分半 熟地黃 桑白皮 各錢半 ○ 水二鍾에 煎八分하야 入蜜少許하고 食遠溫服이라

補脬飮 八一(「婦人規古方」) ○ 治産後傷動脬破하야 不能小便而淋瀝이라 ○ 生黃絲絹 一尺, 剪碎 白牡丹皮根 白芨 各一錢, 俱爲末 ○ 用水一碗하야 同煮호대 至絹爛如餳에 空心頓服이라 服時에 不得作聲이니 作聲則不效라

保和湯 一四七(「古方·和陣」) ○ 治中染瘴氣하야 發熱嘔吐하며 腹滿不食이라 ○ 厚朴 薑製 半夏 製 大腹皮 黑豆水洗 橘紅 各八分 柴胡 枳殼 甘草 各五分 生薑 三錢, 煨 ○ 水煎溫服이라

保和丸 一八二(「古方·寒陣」) ○ 方在小兒三五하니라 ○ 治飮食酒積停滯라

福建香茶餠 三百二(「古方·因陣」) ○ 能辟一切瘴氣時疫 傷寒穢氣하니 不時噙口中이면 邪氣不入이라 ○ 沈香 白檀 各一兩 兒茶 二兩 粉草 五錢 麝香 五分 氷片 三分 ○ 右爲極細末하야 糯米調飮湯爲丸호대 黍米大라 噙化라

茯苓膏 二百四(「外科鈐古方」) ○ 治楊梅瘡하고 並治風毒이라 ○ 當歸 白蒺藜 羌活 生地 熟地 甘草 去皮 連翹 木通 各三錢 土茯苓 半斤 ○ 右爲粗末하고 用水五六碗하야 熬將半에 用絹濾去滓하고 再熬成膏하야 晾冷이라 每服一大酒鍾호대 日三服이라 輕者는 五六料요 重者는 十料에 全愈라 熬藥엔 須用砂鍋라 忌房事鷄魚牛肉椒醋等發物이라

茯苓半夏湯 十二(「古方·和陣」) ○ 治嘔吐噦 心下堅痞 膈間有水 痰眩驚悸 及小兒等病이라 ○ 白茯苓 二兩 半夏 五錢 ○ 右를 每服三五七錢호대 薑水煎服이라

茯苓飮子 九四(「古方·和陣」) ○ 治痰迷心竅하야 怔忡不止라 ○ 陳皮 半夏 茯苓 茯神 麥冬 各錢半 沈香 甘草 各五分 ○ 右를 水一鍾半 薑五片에 煎七分하야 服이라

茯苓湯 一八九(「古方·和陣」) ○ 治濕熱泄瀉 或飮食泄瀉라 ○ 茯苓 白朮 炒, 各五錢 ○ 右를 用水煎하야 食前服이라 一方에 有芍藥等分하니 名白朮散이라

茯苓丸 三九(「婦人規古方」) ○ 治妊娠煩悶頭暈 聞食吐逆 或胸腹痞悶이라 ○ 赤茯苓 人參 桂心 乾薑 炮 半夏 泡洗, 炒黃 橘紅 各一兩 白朮 炒 甘草 炒 枳殼 麩炒, 各二兩 ○ 右爲末하야 蜜丸호대 桐子大라 每服五十丸호대 米飮下라 日三服이라 右原方에 仍有葛根二兩하니 似非所宜也니 用者當酌之라

伏龍肝散 二八八(「古方·因陣」) ○ 治陰症脫肛이라 ○ 伏龍肝 一兩 鱉頭骨 五錢 百藥煎 二錢半 ○ 右爲末하야 每用一二錢호대 濃煎紫蘇湯候溫洗過하고 以淸麻油調藥하야 傅如前

法이라

服蠻煎 十九(「新方·寒陣」) ○ 此方은 性味極輕極淸하야 善入心肝二臟하야 行滯氣하며 開鬱結하며 通神明하며 養正除邪하니 大有奇妙라 ○ 生地 麥門冬 芍藥 石菖蒲 石斛 川丹皮 極香者 茯神 各二錢 陳皮 一錢 木通 知母 各一錢半 ○ 水一鍾半에 煎七分하야 食遠服이라 如痰勝多鬱者는 加貝母二錢이라 痰盛兼火者는 加膽星一錢五分이라 陽明火盛하야 內熱狂叫者는 加石膏二三錢이라 便結脹滿多熱者는 玄明粉二三錢調服커나 或暫加大黃하여도 亦可라 氣虛神困者는 加人參隨宜라

茯神湯 六十(「小兒則古方」) ○ 治膽氣虛寒하야 頭痛目眩하며 心神恐懼커나 或是驚癎이라 ○ 人參 黃芪 炒 棗仁 炒 熟地 白芍 炒 栢子仁 炒 五味子 炒 茯神 各一兩 桂心 甘草 炒, 各五錢 ○ 右를 每服二三錢호대 水煎이라

復陽丹 二十(「新方·熱陣」) ○ 治陰寒嘔吐泄瀉腹痛寒疝等證이라 ○ 附子 製 炮薑 胡椒 北五味 炒 炙甘草 各一兩 白麵 二兩, 炒熟 ○ 右爲末하야 和勻하야 入溫湯搗丸호대 桐子大라 每服一錢을 隨證用藥하야 引送下라

復元通氣散 五二(「外科鈐古方」) ○ 治乳癰 便毒腫痛 及一切氣滯腫毒 或打撲損傷 閃跌作痛 及疝氣에 尤效라 ○ 木香 舶上茴香 炒 靑皮 陳皮 白芷 甘草 貝母 去心 穿山甲 炙 漏蘆 等分 ○ 一方에 有玄胡索白牽牛炒用하고 無白芷漏蘆라 ○ 右爲末하야 每服二三錢호대 溫酒調下라

復元活血湯 二百四十(「外科鈐古方」) ○ 治跌打損傷으로 瘀血이 流於脇下作痛커나 或小腹作痛커나 或痞悶과 及便毒初起腫痛이라 ○ 柴胡 一錢半 天花粉 穿川甲 炒, 各一錢 當歸 酒拌 大黃 酒炒, 各一錢 紅花 甘草 各七分 桃仁 二十個, 去皮尖研 ○ 右를 水一鍾半에 加酒半鍾하고 煎八分하야 食前服之니 以利爲度라

『本事』桂枝散 百十一(「古方·散陣」) ○ 治因驚傷肝하야 脇骨疼痛不已라 ○ 枳殼 一兩, 小者 桂枝 半兩 ○ 右爲細末하야 每服二錢호대 薑棗湯調下라

『本事』槐花散 九七(「古方·寒陣」) ○ 治腸風臟毒下血이라 ○ 塊花 炒 側栢葉 杵 荊芥穗 枳殼 麩炒 ○ 右各等分하야 爲末이라 每服二錢호대 空心에 米飮調下커나 或用煎湯이니 亦名槐花湯이라

『本事』金鎖丹 十七(「古方·固陣」) ○ 治夢泄遺精關鎖不固라 ○ 舶茴香 葫蘆巴 破故 炒 白龍骨 各一兩 木香 兩半 胡桃肉 三十個, 研膏 羊腎 三對를 切開하야 用鹽半兩擦하고 炙熟하야 搗膏라 ○ 右爲末하야 和二膏加酒浸蒸餅爲丸호대 桐子大라 每服三五十丸호대 空心에 鹽湯下라

『本事』麋茸丸 一三四(「古方·補陣」) ○ 治腎虛腰痛하야 不能轉側이라 ○ 麋茸 鹿茸도 亦可라 菟絲子 製, 各一兩 舶茴香 五錢 ○ 右爲末하고 以羊腎二對로 用酒煮爛하야 去膜하고 研如泥하야 和丸桐子大하고 陰乾이라 如太乾이어든 以酒糊佐之라 每服三五十丸호대 溫酒 或鹽湯下라

『本事』續斷丸 三百六(「古方·和陣」) ○ 治肝腎風寒氣弱하야 脚不可踐地하며 脚脊疼痛하고 風毒流注下部하야 行止艱難하고 小便餘瀝이라 此藥은 補五臟內傷하며 調中益氣하며 凉血하며 强筋骨이라 ○ 杜仲 五兩 五加皮 防風 薏仁 羌活 續斷 牛膝 酒浸, 各三兩 萆薢 四兩 生地黃 五兩 ○ 右爲末하고 用好

酒三升하야 化靑鹽三兩하고 用木瓜半斤去皮子하야 以前鹽酒煮成膏하고 和藥爲丸호대 梧子大라 每服五七十丸호대 空心食前에 溫酒鹽湯任下라

『本事』五味子散 一四九(「古方·熱陣」) ○ 治腎泄하니 在侵晨及五更作瀉하며 飮食不進하며 不時去後라 ○ 五味子 炒, 二兩 吳茱萸 炒, 一錢 ○ 右爲末하야 每服二錢호대 白湯調下라 爲丸이면 尤效라

『本事』玉眞散 二六二(「外科鈐古方」) ○ 一名定風散이요 亦名奪命丹이라 治打撲金刃破傷風重者 牙關緊急 腰背反張과 並蛇犬所傷이라 ○ 天南星 湯泡七次, 如急用이어든 以濕紙裹煨라 防風 等分 ○ 右爲末하야 每服二錢호대 溫酒調服이라 若牙關緊急 腰背反張者는 每服三錢호대 用童便調服이라 雖內有瘀血이나 亦愈하고 至於昏死나 心腹尙溫者는 速進二服이면 亦可保全이라 若破傷風瘡口及瘋犬咬傷엔 須用漱口水 或熱童便하야 洗淨하고 隨用生南星爲末하야 摻之커나 或以水調塗之니 出水爲妙라

『本事』二神丸 百五十(「古方·熱陣」) ○ 治脾胃虛寒하야 不思飮食하며 泄瀉不止라 ○ 肉豆蔻 生用, 二兩 破故紙 炒, 四兩 ○ 右爲末하고 用大肥棗四十九枚하야 入生薑片四兩同煮호대 以棗爛爲度라 去薑하고 取棗肉搗藥爲丸호대 桐子大라 每服五六十丸호대 白湯下라

『本事』猪苓丸 四八(「古方·固陣」) ○ 此方은 以行爲止니 治濕鬱熱滯 小水頻數 夢遺精滑이라 ○ 半夏 一兩 ○ 將半夏破如豆粒하고 用猪苓爲末二兩하야 先將一兩炒半夏色黃호대 勿令焦요 出火毒하고 取半夏爲末하야 糊丸桐子大하고 候乾하야 用前猪苓末一半하야 又同炒微裂하고 入磁瓶內養之라 空心에 溫酒鹽湯下三四十丸하야 常又服호대 於未申間에 以溫酒下라

『本事』接骨方 二三三(「外科鈐古方」) ○ 治打折損傷이라 ○ 接骨木 半兩 乳香 半兩 當歸 赤芍藥 川芎 自然銅 炒, 醋焠, 各一兩 ○ 右爲末하고 用黃蠟四兩溶化하야 入前藥攪勻하고 衆手丸호대 龍眼大라 如打傷筋骨及閃痛不堪忍者는 用一丸호대 熱酒浸開하야 乘熱飮之니 痛卽止라

『本事』酒浸牛膝丸 三百八(「古方·和陣」) ○ 治腰脚筋骨痠軟無力이라 ○ 牛膝 三兩, 炙黃 川椒 去合口者 虎骨 眞者, 醋炙黃, 各半兩 附子 一枚, 炮去皮臍 ○ 右㕮咀하고 用生絹作袋盛藥하야 以煮酒一斗하고 春秋엔 浸十日이요 夏七日이요 冬十四日이라 每日空心에 飮一大盞이라 酒盡이어든 出藥爲末하고 醋糊丸하야 每服二三十丸호대 空心에 溫酒鹽湯任下라 忌動風等物이라

『本事』竹茹湯 一二一(「古方·和陣」) ○ 治胃熱嘔吐라 ○ 半夏 薑汁製 乾葛 各三錢 甘草 二錢 ○ 右爲末하야 每服二錢호대 水一鍾 薑三片 竹茹一彈許 棗一枚에 同煎七分하야 去柤溫服이라

『本事』枳殼散 一四六(「古方·和陣」) ○ 治心下痞悶作痛 噯氣如敗卵이라 ○ 枳殼 白朮 各五錢 香附 一兩 檳榔 二錢 ○ 右爲細末이라 每服二錢호대 米飮調下라 日二三服호대 不拘時라

『本事』枳殼煮散 百九(「古方·散陣」) ○ 治悲哀煩惱傷肝하야 兩脇骨痛하며 筋脈緊하며 腰脚重滯하며 筋急不能擧動하니 此藥이 大治脇痛이라 ○ 枳殼 麩炒, 四兩 細辛 川芎 桔梗 防風 各二兩 葛根 一兩半 甘草 一兩 ○ 右㕮咀하야 每服七八錢호대 水一鍾半에 薑棗同煮하야 食前溫服이라

『本事』枳實散 三七六(「古方·和陣」) ○ 治男子兩脇疼痛이라 ○ 枳實 一兩 白芍藥 炒 雀腦芎 人參 各半兩 ○ 右爲細末하야 薑棗湯調服二錢이요 酒亦可라 食前에 日三服이라

『本事』治八般頭風 七六(「古方·散陣」) ○ 草烏尖 細辛 等分 黃丹 少許 ○ 右爲細末하고 用葦管하야 搐入鼻中이라

『本事』透頂散 七十(「古方·散陣」) ○ 治偏正頭風에 夾腦風과 並一切頭風하니 不問年深日近이라 ○ 細辛 表白者, 三莖 瓜蒂 七個 丁香 三粒 糯米 七粒 腦子 麝香 各一豆許 ○ 右에 將腦麝另研極細하고 却將前四味亦另研細末然後에 並研令勻하야 用磁罐盛之하고 謹閉罐口라 用時에 隨左右搐之一大豆許하야 良久出涎則安이라

『本事』荊芥散 七十(「古方·寒陣」) ○ 治頭風이라 ○ 荊芥 石膏 煅, 等分 ○ 右爲細末하야 每服二錢호대 薑三片 連鬚葱白三寸 水一鍾에 煎七分하야 食遠服이라

『本事』虎骨酒 三一五(「古方·和陣」) ○ 去風하며 補血益氣하며 壯筋骨하며 强脚力이라 ○ 虎脛骨 眞者 萆薢 仙靈脾 薏苡仁 牛膝 熟地黃 各二兩 ○ 右剉細하야 絹袋盛하고 浸酒二斗호대 飮了一盞이면 入一盞이니 可得百日이라 婦人은 去牛膝이라

『本事』火府丹 百二十(「古方·寒陣」) ○ 治心經積熱 小便淋澁 黃疸煩渴이라 ○ 生地黃 二兩, 杵膏 木通 黃芩 炒, 各一兩 ○ 右三味爲末하야 加蜜丸桐子大라 每服五七十丸호대 木通湯下라 許學士云 一卒病渴하야 日飮水斗許하고 不食者三月이라가 心中煩悶이라 時在十月일새 余謂心經有伏熱하고 與火府丹數服이라 越二日來謝云 當日三服에 渴止하고 又三服에 飮食如故라하니 此本治淋이나 用以治渴이니 可謂通變也라

封口藥 二三八(「外科鈐古方」) ○ 凡損傷皮肉破裂者는 以此封之라 ○ 牡蠣 煅 赤石脂 生研 紅丹 上好者, 等分 ○ 右爲細末하야 香油調塗瘡口라 若欲消腫散血合口어든 加血竭하야 乾摻之라

鳳髓湯 六四(「古方·補陣」) ○ 治欬嗽하야 大能潤肺라 ○ 牛髓 一斤, 胻骨中者 白蜜 半斤 乾山藥 四兩, 炒 杏仁 四兩, 去皮尖, 研如泥 胡桃仁 去皮四兩, 另研 ○ 右에 將牛髓白蜜用砂鍋熬沸하고 以絹濾去渣하야 盛磁甁內하고 將杏仁等三味同入甁內하야 以紙密封甁口하고 重湯煮一日夜하야 取出冷定이라 每空心에 以白湯化服一二匙라

傅爛弦歌 四五(「古方·因陣」) ○ 爛弦엔 百藥煎爲奇니 研細湯澄相去之하고 熬作稀膏入輕粉하야 鹽湯洗了에 傅之宜라

扶羸小品方 五八(「婦人規古方」) ○ 虛弱人欲下胎에 宜用此라 ○ 人參 粉草 川芎 肉桂 乾薑 桃仁 黃芩 蟹爪 ○ 右等分하야 每服一兩호대 水二鍾에 煎八分하야 空心服이라 未動이어든 再服이라

敷藥方 一二七(「外科鈐古方」) ○ 車前草 豨薟草 金銀花 五爪龍草 ○ 右四味鮮草를 一處搗爛하야 加多年陳米粉 卽常用糨衣者하고 初起時에 仍加飛鹽少許하야 共調爲稠糊敷瘡上하면 中留一頂拔膿出이라 若冬時無鮮者는 用乾葉爲末하야 陳醋調敷하여도 亦可라 或五龍草一時難得이면 卽單用四味하여도 亦能奏功이니 不必拘執也라 陽伯曰 瘡毒初起毒盛者는 須內服敗毒藥數劑요 其有氣血薄弱者는 亦須用托裏藥數劑니 則萬全之計耳라하니라

扶陽助胃湯 百十五(「古方·熱陣」) ○ 羅謙甫가 治

崔運使長男雲卿할새 年二十五에 體肥養厚하야 常食凉物寒藥하야 以致秋間瘧發한대 復用水呑砒石等藥하니 反增吐瀉하야 中氣愈虛러니 延至次年四月하야 復因勞怒하야 前證大作이라 診其脈에 得玆細而微하며 手足稍冷하며 面色青黃하며 食少痞悶嘔酸하며 氣促汗出이라 予思컨대 內經云 中氣不足하면 溲便爲之變하며 腸爲之苦鳴하고 下氣不足하면 則爲痿厥心悗이라하고 又曰 陽氣客於腸胃之間하면 則卒然而痛이라하니 非大熱之劑면 不能愈니 遂製此方이라 ○ 附子 炮, 去皮臍, 二錢 乾薑 炮, 錢半 草豆蔻 益智仁 揀參 甘草 炙 官桂 白芍藥 各一錢 吳茱萸 陳皮 白朮 各五分 ○ 右㕮咀하야 水二盞 棗二枚 薑三片에 煎八分하야 食前溫服이라 三服後에 大勢去하고 痛減半이라 至秋에 灸中脘以助胃氣하고 次灸氣海百餘壯하야 生發元氣라 明年에 復灸三里二七壯하야 亦助胃氣하고 引氣下行이라 仍愼加調攝이라야 一年而平復이라

敷癘方 二八五(「外科鈐古方」) ○ 雄黃 硫黃 白礬 草烏 蛇床子 燒存性, 等分 ○ 右爲末하고 用香油或濃蜜水하야 調敷患處라

赴筵散 一四五(「古方·因陣」) ○ 治風蟲牙痛이라 ○ 良薑 草烏 細辛 荊芥穗 ○ 右를 等分爲末하고 擦牙하야 有涎吐之라

婦人陰瘡 二一五(「外科鈐古方」) ○ 治婦人陰戶에 生瘡作癢이라 ○ 杏仁 炒 雄黃 白礬 各五錢 麝香 二分 ○ 右爲末하야 敷入患處라

附子餅 百十六(「外科鈐古方」) ○ 治潰瘍에 氣血俱虛하야 不能收斂커나 或風寒襲之하야 以致血氣不能運行하야 皆令不斂이라 用炮附子去皮臍硏末하야 以唾津和爲餠하고 置瘡口上하야 將艾炷於餠上灸之라 每日灸數壯호대 但令微熱이요 勿令痛이라 如餠乾이어든 再用唾津調和하야 務以瘡口活潤爲度라

附子理中湯 三四(「外科鈐古方」) ○ 治瘡瘍에 脾胃虛寒커나 或誤行攻伐하야 手足厥冷 飮食不入커나 或腸鳴腹痛 嘔逆吐瀉라 ○ 附子 人參 白茯苓 白芍藥 各三錢 白朮 四錢 ○ 右를 水煎服이라

附子理中湯 二(「古方·熱陣」) ○ 治證如前이로되 而中氣虛寒하야 腹痛甚者라 又或入房腹痛 手足厥冷커나 或食冷犯寒等證이라 ○ 卽前方에 加製附子一二三錢이니 隨宜用之라 其有寒甚勢急者는 不妨生用이요 或炮用하여도 亦可라 外科附子理中湯에 有芍藥茯苓하고 無甘草乾薑이라

附子理中丸 三(「古方·熱陣」) ○ 治陰寒腎氣動者라 卽前附子理中湯에 去白朮하고 煉蜜丸服이라

附子八物湯 三六(「外科鈐古方」) ○ 治瘡瘍에 陽氣脫陷하야 嘔吐畏寒 泄瀉厥逆이라 ○ 附子 炮 乾薑 炮 芍藥 炒 人參 炙甘草 茯苓 各一錢 肉桂 一錢 白朮 二錢 ○ 右水煎하야 食遠服이라

北京烏鬚方 二六九(「古方·因陣」) ○ 兩京各處烏鬚者는 惟此方頗好니 用之雖未至簡妙나 然이나 不壞鬚傷肉하고 製用得法者는 可黑一月이라 ○ 五倍子 擇川中之大者하야 打作碎粒호대 分粗細爲二라 先將粗者하야 於鍋內에 用文火炒成糊하고 次入細者同炒하야 初時大黑烟起면 取出不住手炒하고 將冷에 又上火炒則黃烟起하니 又取出炒하고 將冷에 再上火炒則青黃白烟間出하니 卽可住火라 先以眞青布一大片浸濕하야 將棓子傾在布上하고 包成一團하야 用脚踏成餠하고 上用濕泥一担盒一夜라 色如烏羽爲妙니 磁器收貯聽用이라 ○ 紅銅花 用細紅銅絲炭火煅하야 醋中淬之호대 不拘遍數니 以化盡爲度요 去醋取銅花하야 晒乾이라 ○ 皂礬 明礬 各三分 沒石子 食鹽 各二分 硼砂 淨一分 ○ 右를 每次染時에 旋配旋用이라 以製倍子二錢爲則이니 加銅花四分 餘皆一二分하야 和匀作一服하고

研細하야 以濃茶汁或燒酒로 用磁鍾調如稀糊하고 坐湯中煮之하야 看鍾內綠氣生面爲佳라 先用皂角湯洗鬚淨하야 拭乾하고 以抿柄塗上하야 用皮紙搭濕包之커나 或以靑布囊으로 囊之過夜하고 次早溫水洗之라 如不潤이어든 用胡桃油撚指潤之라 一連染二夜면 其黑如漆하니 亦妙라

北棗丹 一五二(「古方·因陣」) ○ 治走馬牙疳이라 ○ 用北棗去核하고 每個內入信一鳌하야 燒存性하고 研細라 每以些小傳患處라

粉紅丸 九一(「小兒則古方」) ○ 治小兒心虛하야 困臥驚動하며 痰涎不利커나 或發熱痰嗽等證이라 ○ 天竺黃 五錢 天南星 朱砂 各一錢半 氷 胭脂 各一錢 ○ 右를 以牛膽汁和丸호대 芡實大라 每服一丸호대 砂糖湯下라

佛手散 四一(「婦人規古方」) ○ 一名芎歸湯이요 亦名當歸湯이라 治産後去血過多하야 煩暈不省과 幷一切胎氣不安하고 亦下死胎라 ○ 川芎 二錢 當歸 三五錢 ○ 右㕮咀하야 每用半兩호대 水煎服이라 若腹疼엔 加桂라 若腹痛自汗 頭眩少氣하면 加羊肉이라 若不應이어든 用八珍湯이라 若用下胎어든 當爲末하야 以酒調服이라

不換金正氣散 三百六十(「外科鈐古方」) ○ 方在和陣二二하니라 ○ 治瘡瘍에 脾氣虛弱하고 寒邪相搏하야 痰停胸膈하야 致發寒熱이라 服此하야 以正脾氣면 則痰氣自消하고 寒熱不作이라

不換金正氣散 二一(「古方·和陣」) ○ 治脾氣虛弱한대 寒邪相搏하고 痰停胸膈하야 致發寒熱커나 或作瘧疾커나 或受山嵐瘴氣等毒이라 ○ 厚朴 薑製 藿香 半夏 蒼朮 米泔浸 陳皮 各一錢 甘草 炙, 五分 薑棗에 水煎服이라

硼砂散 一二五(「古方·因陣」) ○ 治口瘡이라 ○ 硼砂 靑黛 龍腦 薄荷 石膏 煅, 各等分 ○ 右爲極細末하야 每用少許호대 臨臥에 傅口中이라

硼砂丸 百十(「古方·因陣」) ○ 治口瘡舌瘡이라 ○ 寒水石 一兩 牙硝 四錢 硼砂 二錢 氷片 麝香 各一分 ○ 甘草膏和丸호대 麻子大라 不時含化一丸하야 津嚥이라

比金丸 百(「小兒則古方」) ○ 治驚癎에 先用此藥이라 ○ 人參 遠志 薑製取肉, 炒 白茯苓 南星 川芎 石菖蒲 細密者 天麻 朱砂 靑黛 琥珀 各一錢 麝香 一字 ○ 右爲末하야 蜜丸호대 桐子大라 每服一二丸호대 金銀薄荷湯下라

備急丸 五二(「古方·攻陣」) ○ 治胃中停滯寒冷之物이 心腹作痛如錐 及脹滿下氣하고 並卒暴百病 中惡客忤 口噤卒死를 皆治之라 易老名獨行丸이요 脾胃論에 名備急大黃丸이라 ○ 巴霜 大黃 乾薑 俱爲末 ○ 右等分하야 和匀煉蜜丸호대 石臼內杵千餘下如泥하야 丸如小豆大라 夜臥時에 溫水下一丸호대 氣實者는 加一二丸이라 如卒病엔 不計時候服이라 如卒死口噤이면 即斡口折齒灌之라 司空裴秀가 亦作散用하니 用其急也라 孕婦忌用이라

鼻衄蒸法 九五(「古方·因陣」) ○ 治衄如涌泉不止者라 ○ 用草紙摺十餘層하야 井花水濕透하고 分髮貼頂心中하야 以熱熨斗熨之호대 微熱不妨이니 久之即止라

飛丹散 四一(「新方·因陣」) ○ 治寒濕風濕脚腿等瘡이라 ○ 飛丹 人中黃 白更妙 輕粉 水粉 各等分 ○ 爲末하야 凡濕爛者는 可以乾摻하고 外用油紙包蓋라 若乾陷者는 以猪骨髓或猪油로 調貼之라 先以百草煎湯으로 乘熱薰洗하고 然後貼之니 日洗數次면 妙라

飛龍奪命丹 七八(「外科鈐古方」) ○ 治一切疔瘡毒瘡에 出汗則愈하니 神效라 ○ 乾蟾酥 二錢, 乳化 沒藥 硼砂 寒水石 煅 雄黃 各三錢 乳香 硃砂 血竭 嚼成餠者眞 枯礬 各一錢 輕粉 氷片 各五分 蜈蚣 一條去頭하야 酒浸焙乾이라 蝸牛 四十九個, 硏爲膏, 或無亦可 ○ 右를 各硏爲細末하고 取蝸牛蟾酥硏匀하야 入諸末熟杵丸호대 綠豆大라 硃砂爲衣라 每服四五丸호대 嚼葱白一口하야 吐在手心하고 將藥包葱內하야 用溫酒呑下니 須臾汗出커나 或少吐瀉면 毒卽解라 ● 立齋曰 前回生丹은 乃慓悍攻毒之劑也니 蓋無經不至하고 無氣不動者요 後奪命丹은 尙緩이라 若食一切禽畜毒物과 及瘡脈浮緊細數 毒畜在內와 並惡毒證에 凡宜汗吐者는 當用前丹이니 有神效라 若老弱之人이어나 或瘡毒稍輕者는 宜用後丹커나 或更以隔蒜灸之爲良이라하니라

飛礬散 百十三(「古方·因陣」) ○ 治木舌漸腫大滿口하니 若不急治卽殺人이라 ○ 白礬 飛 百草霜 等分 ○ 右爲細末하야 捻糟茄自然汁調服이요 若口噤이어든 灌之妙라

『秘方』三黃丸 一八六(「古方·因陣」) ○ 治喉痺에 極佳라 ○ 大黃 黃連 黃芩 各一兩 黃藥子 白藥子 各七錢半 黃蘗 山豆根 苦參 各三錢 月石 京墨 各錢半 麝香 少許 氷片 五分 ○ 右爲末하고 猪膽調하야 甑內蒸三次하고 臨後入片麝硼砂爲丸호대 豆大라 噙化一丸하야 津嚥호대 日夜常噙하야 勿脫藥味라야 方妙라

『秘方』仙遺糧湯 一九八(「外科鈐古方」) ○ 治一切楊梅瘡하니 不拘始終虛實하고 皆可取效라 ○ 土茯苓 卽名仙遺根이니 用鮮者二兩하야 洗淨하고 以木石臼搥碎라 用水三碗하야 煎兩碗하야 去相하고 入後藥煎服이라 當歸 生地 防風 木通 薏仁 各八分 金銀花 黃連 連翹 各一錢 白朮 白蘚皮 各七分 皂刺 六分 甘草 四分 加燈心二十根하고 用遺糧湯二碗하야 煎一碗하야 食遠服이라

『秘方』星香丸 百二(「古方·和陣」) ○ 治諸般氣嗽生痰이라 ○ 南星 礬水泡一宿 半夏 製同上, 共泡之 香附 皂角水浸一周時, 各二兩 陳皮 去白, 四兩 ○ 右를 不見火爲末하야 薑汁糊丸이라 每服五十丸호대 臨臥에 薑湯送下라

『秘方』烏鷄煎丸 一四二(「婦人規古方」) ○ 治婦人百病 血氣虛勞 赤白帶下라 ○ 人參 官桂 地骨皮 各二兩 茯苓 三兩 黃芪 蜜炙 當歸 各六兩 生地 熟地 香附 各四兩 ○ 右에 將烏骨白鷄一隻호대 男用雌하고 女用雄이니 籠住라 將黃芪末和炒麵丸如芡實하야 喂鷄二七日하고 將鷄縛死하야 乾撏去毛하고 幷腸雜令淨하며 槌碎其骨하고 入前藥於腹內縫密하야 用酒醋各一甁煮一宿하고 取去骨하야 焙乾爲末하고 用前汁打麵糊丸호대 桐子大라 每服五六十丸호대 空心에 鹽湯下라

『秘方』雄鼠骨散 一六一(「古方·因陣」) ○ 治牙落하야 可以重生이라 ○ 雄鼠骨 一具, 生打活雄鼠一個하야 剝去皮雜하고 用鹽水浸一時에 炭火上炙하면 肉自脫落하니 取骨炙燥하고 入衆藥內同硏爲末이라 香附 白芷 川芎 桑葉 晒乾 地骨皮 川椒 蒲公英 靑鹽 川槿皮 旱蓮草 ○ 右爲末하야 擦牙면 百日復出하고 固齒하니 無不效라

『秘方』全鹿丸 一二七(「古方·補陣」) ○ 此藥은 能補諸虛百損 五勞七傷하니 功效를 不能盡述이라 人製一料服之면 可以延年一紀라 其法은 須四人共製一鹿하야 分而服之하고 逾年에 又共製之니 四人共製四年이면 則每人得一全鹿이요 若一人獨製一料면 恐久留變壞하야 藥力不全矣라 ○ 中鹿一隻을 縛殺之하야 退去毛하고 將肚雜洗淨하야 同鹿肉加酒煮熟하고 將肉橫切하야 焙乾爲末

하고 取皮同雜하야 仍入原湯熬膏하고 和藥末肉末하야 加煉蜜和搗爲丸하고 其骨도 須酥炙爲末하야 同入之라 ○ 人參 白朮 炒 茯苓 炙甘草 當歸 川芎 生地黃 熟地黃 黃芪 蜜炙 天門冬 麥門冬 枸杞 杜仲 鹽水炒 牛膝 酒拌蒸 山藥 炒 芡實 炒 菟絲 製 五味子 鎖陽 酒拌蒸 肉蓯蓉 破故 酒炒 巴戟肉 葫蘆巴 酒拌蒸 川續斷 覆盆子 酒拌蒸 楮實子 酒拌蒸 秋石 陳皮 上各一斤 川椒 去目, 炒 小茴香 炒 沈香 靑鹽 各半斤 ○ 右에 先須精製諸藥爲末하야 和勻一處하고 候鹿膠成就하야 和搗爲丸桐子大하고 焙乾이라 用生黃絹하야 作小袋五十條하고 每袋에 約盛一斤하야 懸置透風處라가 用盡一袋면 又取一袋라 陰濕天엔 須用火烘一二次爲妙라 每服八九十丸호대 空心臨臥에 薑湯鹽湯白湯任下요 冬月엔 溫酒도 亦可라

『秘方』竹衣麥門冬湯 一八九(「古方·因陣」) ○ 治一切勞瘵痰嗽 聲啞不出難治者하니 服之神效라 ○ 竹衣 取金竹內衣膜鮮者라 一錢 竹茹 彈子大一丸, 卽金竹靑皮也니 刮取之라 竹瀝 卽取金竹者 麥冬 三錢 甘草 橘紅 各五分 白茯苓 桔梗 各一錢 杏仁 七粒, 去皮尖, 硏 ○ 右咀하야 水一鍾半에 加竹葉四十片하야 煎七分하고 入竹瀝一盃하야 和勻服이라

『秘方』托裏散 三(「外科鈐古方」) ○ 治一切瘡毒에 始終常服하면 不致內陷이라 ○ 瓜蔞 大者一個, 杵 當歸 酒拌 黃芪 鹽水炒 白芍藥 甘草 各一兩半 熟地 天花粉 金銀花 皂刺 炒, 各一兩 ○ 右를 每用藥五兩하야 以無灰酒五茶鍾으로 入磁器內하야 厚紙封口하고 再用油紙重封하야 置湯鍋內蓋煮하고 至藥香에 取出分服하면 直至瘡愈라 ● 立齋曰 此方은 藥品平易나 消毒之功甚大하고 且不動臟腑하며 不傷血氣하야 不問陰陽腫潰하고 屢用屢效하니 眞仙方也라 常治發背腦疽할새 勢盛者는 更用隔蒜灸之라 若脈沈實하고 大小便秘者는 先用疏通而後에 用此니 其功甚捷이라 若火毒已退하야 不作膿커나 或不潰者는 更宜托裏요 潰而不斂 及膿淸者는 用峻補라하니라

『秘方』奪命散 一九五(「古方·因陣」) ○ 治急喉風이라 ○ 白礬 枯 殭蠶 炒 月石 皂角 炙烟盡, 各等分 ○ 爲細末하고 每用少許吹喉中하야 痰出卽愈라

『秘方』化滯丸 五八(「古方·攻陣」) ○ 理諸氣하며 化諸積이라 奪造化하야 有通塞之功하고 調陰陽하야 有補瀉之妙라 久堅沈痼者는 磨之自消요 暴滯積留者는 導之自去라 此는 與鄧山房感應丸으로 略同이나 但彼方에 猶有沈香檀香砂仁香附四味라 ○ 南木香 丁香 靑皮 橘紅 黃連 各二錢半 莪朮 煨 三稜 各五錢 半夏麯 三錢 ○ 上八味를 共爲細末이라 ○ 巴豆 去殼하야 滾湯泡去心膜하고 用好醋浸少頃하야 慢火熬至醋乾하야 用六錢硏細하고 入前藥하야 又硏勻하고 再入後烏梅膏라 巴豆若乾이면 止用四錢五分이라 烏梅肉 焙乾爲末하야 用五錢이라 以米醋調略淸하야 慢火熬成膏하고 和入前藥이라 ○ 右를 和勻하야 用白麵八錢調厚糊丸호대 蘿蔔子大라 每服五七丸호대 壯人은 十丸이요 五更空心에 用陳皮湯下라 不欲通者는 以津下라 知所積物이면 取本汁冷下라 停食飽悶이면 枳殼湯下라 因食하야 吐不止어든 以津嚥下卽止라 婦人血氣痛엔 當歸湯下라 赤痢엔 冷甘草湯下라 白痢엔 冷乾薑湯下라 心痛엔 石菖蒲湯下라 諸氣痛엔 生薑陳皮湯下라 腸氣엔 茴香酒下라 若欲推蕩積滯어든 熱薑湯下호대 仍加數丸이요 未利어든 再服이라 利多不止어든 飮冷水一二口卽止라 此藥은 得熱卽行하고 得冷卽止라 小兒疳積엔 量大小하야 飮湯下라 妊娠勿服이라

鼻塞不通葱熨法 九六(「古方·因陣」) ○ 但用葱頭하야 以繩束成一把하고 去根頭實處하야 切成寸長一餅이라 先以熨斗로 烙葱一面令熱하야 置頂心顖會穴處하고 乃以熨斗或火從上熨之하야 俟鼻內作葱氣方住라 未通이어든 再作餅熨之라 其有嬰兒傷風 鼻塞不能吮乳者는 但用大南星爲末하고 以生薑自然汁和作薄餅하야 用兩掌合煖置顖上이니 片時卽通이라

脾約丸 三三九(「古方·和陣」) ○ 方在攻陣九三하니라 ○ 通大便秘結이라

秘元煎 一(「新方·固陣」) ○ 治遺精帶濁等病이라 此方은 專主心脾라 ○ 遠志 八分, 炒 山藥 二錢, 炒 芡實 二錢, 炒 棗仁 炒, 搗碎, 二錢 白朮 炒 茯苓 各錢半 炙甘草 一錢 人參 一二錢 五味 十四粒 畏酸者는 去之라 金櫻子 去核, 二錢 ○ 水二鍾에 煎七分하야 食遠服이라 此는 治久遺無火하니 不痛而滑者라야 乃可用之라 如尙有火하야 覺熱者는 加苦參一二錢이라 如氣大虛者는 加黃芪一二三錢이라

榧子煎 三二一(「古方·和陣」) ○ 治寸白蟲하야 化爲水라 ○ 細榧子 四十九枚, 去殼 ○ 以砂糖水半盞으로 用砂鍋煮乾하야 熟食之니 每月上旬平旦空心에 服七枚하야 七日服盡하면 蟲化爲水하야 永瘥라 一方에 以百枚食盡佳나 不能食者는 盡五十枚라 經宿에 蟲消自下라 幷治三蟲하니 神效方也라

秘傳茶葉方 一二一(「痘疹銓古方」) ○ 鋪床薦用이라 ○ 茶葉要多니 揀去粗梗하야 入水一煮取起하고 再揀去梗하야 濕鋪於床上하고 用草紙隔層하야 令兒睡上一夜면 則膿水皆乾이라

『秘傳』大補天丸 一五八(「古方·寒陣」) ○ 治男婦虛損勞傷 形體羸乏 腰背疼痛 遺精帶濁이라 ○ 紫河車 初胎者一具를 米泔洗淨하야 入小砂罐內하고 加水一碗煮沸하야 候冷取起하야 放竹籃中하고 四圍用紙糊密하야 烘乾爲末하고 入群藥和匀이라 黃檗 蜜炒 知母 乳炒 龜板 酥炙, 各三兩 懷熟地 五兩, 搗 牛膝 酒洗 肉蓯蓉 酒洗 麥門冬 山藥 炒 虎脛骨 酥炙 黃芪 蜜炙 茯神 各兩半 杜仲 製 何首烏 製 人參 白芍藥 冬月一兩 枸杞 各二兩 生地 酒洗하고 沙鍋煮爛하야 搗라 天門冬 當歸 酒洗 北五味 各一兩 冬加乾薑 半兩, 炒黑 ○ 右爲細末하고 用猪脊髓三條蒸熟하야 同煉蜜和搗爲丸호대 桐子大라 每服八十丸호대 空心에 淡鹽湯下라 冬月엔 酒下라

秘傳斗門方 一九九(「古方·和陣」) ○ 治毒痢로 臟腑撮痛하며 膿血赤白커나 或下血片하야 日夜不息과 及噤口惡痢로 裏急後重하며 全不進食하며 久渴不止하야 他藥不能治者니 立見神效라 ○ 乾薑 炒, 四錢 粟殼 蜜炙, 八錢 地楡 甘草 炙, 各六錢 白芍藥 炒, 三錢 黑豆 炒, 去皮, 一兩半 ○ 右㕮咀하야 可分三四貼이니 用水一鍾半하야 煎七分하고 食遠熱服이라

秘傳白犀丹 十六(「新方·散陣」) ○ 發散外感瘟疫癰毒等證이라 ○ 白犀角 麻黃 去節 山茨菇 玄明粉 血竭 甘草 各一錢 雄黃 八分 ○ 右共爲末하야 用老薑汁拌丸호대 如棗核大하고 外以紅棗去核하야 將藥塡入棗內하고 用薄紙裹十五層하야 入砂鍋內하고 炒令烟盡爲度하야 取出去棗肉하고 每藥一錢에 入氷片一分 麝香半分하야 硏極細하고 磁罐收貯라 用時에 以角簪으로 蘸麻油하고 粘藥하야 點眼大角이라 輕者는 只點眼角하고 重者는 仍用些須吹鼻호대 男先左하고 女先右하니 吹點皆同이라 如病甚者는 先吹鼻하고 後點眼이라 點後에 踡足坐起하고 用被齊項煖蓋하면 半炷香時에 自當汗出邪解라

如汗不得出커나 或汗不下達至腰者는 不治라 ○ 又一製法은 將前藥用薑汁拌作二丸하야 以烏金紙로 兩層包定하고 外搗紅棗肉如泥하야 包藥外約半指厚하고 晒乾하야 入砂鍋內하고 再覆以砂盆하야 用鹽泥固縫이로되 但留一小孔하야 以候烟色이라 乃上下加炭火호대 先文後武하야 待五色烟盡하야 取出去棗肉하고 每煅過藥一錢에 止加氷片二分이요 不用麝香이라 忌生冷麵食魚腥七情이라 ○ 右藥은 凡傷寒瘟疫 及小兒痘毒壅閉 癰毒 吼喘 及陰毒冷氣攻心 或婦人吹乳 或眼目腫痛 鼻壅閉塞을 並皆治之라

『秘傳』酸棗仁湯 八五(「古方·補陣」) ○ 治心腎水火不交하고 精血虛耗하야 痰飮內蓄하며 怔忡恍惚하며 夜臥不安이라 ○ 棗仁 炒 遠志 黃芪 白茯苓 蓮肉 去心 當歸 人參 茯神 各一錢 陳皮 炙甘草 各五分 ○ 水一鍾半에 加生薑三片棗一枚하야 煎七分이라 日一服하고 臨臥一服이라

秘傳水銀膏 五七(「新方·因陣」) ○ 擦治楊梅風毒潰爛危惡하야 多年不愈者니 經驗神方이라 ○ 黃檗 黃連 各一錢 川大黃 五分, 三味另研 雄黃 膽礬 靑黛 兒茶 銅靑 各三分 輕粉 枯礬 各四分 大楓子 去油, 取淨霜五分 黑者는 勿用이라 珍珠 一分半, 生用 氷片 一分半, 二味另研 人言 人壯者는 七釐요 弱者는 半分이요 中者는 六釐라 ○ 右十四味爲極細末하야 分作三分하고 每分約一錢八分이라 ○ 番打麻를 另爲末이라 若瘡重而人壯能食者는 每分用五分이요 人弱不起者는 每分用三分이요 中者는 四分이라 以末入前藥各分內하야 研勻이라 ○ 水銀은 人健者는 每分用一兩 或八九錢이요 中者는 或五六錢이요 臥床不起而極弱者는 只可用三錢이니 決不可再多矣라 ○ 右先將麻汞幷前藥各一分하야 俱入盞內하고 再入眞芝麻油少許하야 用手指研開하야 務使汞藥混爲一家요 漸次增油하고 久研하야 以不見汞星爲度니 大約如稀糊可矣라 ○ 一. 擦法: 用此藥하야 擦手足四腕動脈處호대 每藥一分을 務分擦三日이니 每日早晩에 各擦一次호대 每次에 以六七百數爲度요 擦完에 用布包之라 擦藥時에 凡周身略有破傷處면 俱用無麝膏藥貼之니 膏藥須厚攤하고 每二日一換이로되 換時에 不可經風이니 常須避帳幔中이요 冬月엔 須用厚被煖炕하고 他時에도 亦須常煖이요 南方則多用被褥蓋墊이 可也라 擦至七日에 毒必從齒縫中發出하야 口吐臭涎이라 若口齒破爛出血하면 但用甘草蜂房煎湯하야 候冷漱解요 不可嚥下라 輕者는 只以花椒湯漱之하여도 亦可라 擦處는 必皮破하니 不可畏疼而少擦也라 忌鹽十餘日이로되 多更好요 幷魚腥生冷沙氣發風等物一個月이요 尤忌房事라 外如牛肉燒酒團魚之類는 須忌二三年이라 惟蕎麥麵羊肉은 則終身忌之라 治楊梅瘡初發者는 五六日可愈라 但每分에 用汞四五錢足矣라 若治蛀幹疳瘡 或咽喉潰爛 或遍身牛皮瘡癬엔 俱照前中治法이라 若治久爛臁瘡에 爛處難擦이면 則擦脚心이니 俱照前中治法이요 亦布包貼膏如前이라 ○ 一. 自擦起之日로 卽當服後敗毒散이니 至七日後에 發口則止라

『秘傳』連翹湯 五十(「外科鈐古方」) ○ 治癰疽時毒腫痛焮腫이라 ○ 連翹 升麻 樸硝 各一兩 玄參 芍藥 白蘞 防風 射干 各三錢 大黃 一兩二錢 甘草 炙, 五錢 杏仁 八十個, 去皮尖하고 麵炒黃하야 另研이라 ○ 右를 每服五七錢호대 水煎服이라 下惡物後에 服內托之類라

『秘傳』圍藥鐵井欄 一二八(「外科鈐古方」) ○ 敷一切惡毒하면 卽收斂消腫하니 神效라 ○ 牛糞灰 晒乾燒灰하야 用新磁罐盛之하고 乾處加倍用이라 鐵線草 草烏 文蛤 白芨 白蘞 貝母心

陳小粉 炒極黃色이라 各等分 ○ 右爲末하야 用高醋熬熱調藥如糊하야 敷瘡호대 四圍中留錢孔하야 以出毒氣니 乾則易之라 瘡勢惡甚者는 用飛龍奪命丹等藥하야 出汗이니 無不效라

『秘傳』正骨丹 二三二(「外科鈐古方」) ○ 治跌打損傷 骨折血瘀而傷之重者는 用此라야 可續筋骨이라 ○ 降眞香 乳香 沒藥 蘇木 松節 自然銅 醋煅七次 川烏 炮 眞血竭 各一兩 地龍 去土, 酒浸烘乾 生龍骨 各一錢 土狗 十個를 浸油內死하야 烘乾이라 ○ 右十二味 共重八兩八錢을 同爲末하야 每服五錢호대 隨病上下하야 酒調服이라 覺藥自頂門而至遍身하야 搜至病所면 則颯颯有聲而筋骨漸愈하니 病人自知之라 服藥後에 仍服人參白朮黃芪當歸川芎肉桂甘草白芷厚朴하야 以調補元氣라

秘傳走馬通聖散 十五(「新方·散陣」) ○ 治傷寒陰邪初感等證이라 此方은 宜用於倉卒之時니 其有質强而寒甚者는 俱可用이라 ○ 麻黃 炙甘草 各一兩 雄黃 二錢 ○ 右爲細末하야 每服一錢호대 熱酒下卽汗이라 或加川芎二錢이라

『秘旨』補脾湯 一(「小兒則古方」) ○ 治小兒久病에 面黃肌瘦하며 咬牙目劄하며 頭髮稀少하니 誤藥所致라 ○ 人參 白朮 各一錢 白芍藥 酒炒 白茯苓 各八分 川芎 陳皮 各六分 炙甘草 黃芪 蜜炙 當歸 各四分 ○ 右를 每服二三錢호대 薑水煎이라

『秘旨』安神丸 一四四(「古方·寒陣」) ○ 方在小兒七一하니라 ○ 治心虛驚悸라

『秘旨』安神丸 七一(「小兒則古方」) ○ 治心血虛而睡中驚悸커나 或受驚嚇而作이라 ○ 人參 棗仁 茯神 半夏 各一錢 當歸 芍藥 炒 橘紅 各七分 五味子 五粒, 杵 炙甘草 三分 ○ 右爲末하야 薑汁糊丸호대 芡實大라 每服一丸호대 生薑湯下라

杜杷葉煎 一六三(「古方·和陣」) ○ 治五噎에 立效라 ○ 枇杷葉 拭去毛尖 橘紅 各三錢 生薑 半兩 ○ 水一鍾半에 煎七分하야 作二次溫服이라

『秘驗』斑龍二至百補丸 一二九(「古方·補陣」) ○ 此藥은 固本保元하며 生精養血하며 培復天眞하며 大補虛損하며 益五內하며 除骨蒸하며 壯元陽하며 多子嗣하며 充血脈하며 强健筋骸하며 美顔色하며 增延壽算하며 聰明耳目하며 潤澤髭鬚하니 眞王道奇品之方이니 功難盡述也라 ○ 鹿角 五十兩爲則 取新角連腦骨者佳니 鋸長二寸許하야 用米泔浸一宿하고 刷洗淨하야 同後藥入罈煮膠라 ○ 黃精 八兩 枸杞 懷熟地 菟絲子 淘洗淨 金櫻子 去毛子, 各四兩 天門冬 去心 麥門冬 去心 川牛膝 龍眼肉 楮實子 各二兩 ○ 已上十味를 同角入金華好罈하야 層層放實하고 以新汲淡水入罈平肩하야 用蜜梭布四層包口하고 以新磚壓之하야 置大鍋中井字架上하고 以木甑蓋好하야 重湯煮三日夜호대 毋得間斷火候라 傍用小鍋燒滾水하야 不時添注罈內하야 幷鍋水勿使乾涸이라 日足取起하야 濾去滓하고 將汁用羅底絹絞出하야 入淨砂鍋內하야 文火熬成膏約一斤半하고 外煉蜜二斤에 滴水成珠하고 攙入調和後藥하야 杵合爲丸이라 ○ 鹿角霜 十兩 人參 五兩 黃芪 蜜炙 芡實 炒 白茯苓 山藥 炒 山茱萸 生地黃 酒洗, 飯上蒸過 知母 鹽水炒, 各四兩 北五味子 一兩 夏月엔 加川黃蘗四兩 炒褐色이라 ○ 以上十味爲細末하야 用前膏和勻하고 木杵搗丸호대 桐子大라 空心에 淡鹽湯送下百餘丸하고 隨用煮熟蓮肉 或乾棗數枚壓之하야 俾納丹田也라

『秘驗』淸胃飮 五六(「古方·寒陣」) ○ 治一切風熱

濕痰牙痛床腫 血出動搖라 ○ 石膏 梔子 黃連 黃芩 當歸 生地 白芍 蒼朮 各一錢 靑皮 八分 細辛 藿香 荊芥穗 各六分 升麻 五分 丹皮 甘草 各四分 ○ 水二鍾에 煎八分하야 食後에 緩緩含飮之면 效라

『秘驗』淸胃飮 一三七(「古方·因陣」) ○ 方在寒陣五六하니라 ○ 治一切風熱牙牀腫痛 出血動搖라

『秘驗』琥珀多寐丸 百十九(「古方·補陣」) ○ 治健忘恍惚 神虛不寐라 ○ 眞琥珀 眞羚羊角 細鎊 人參 白茯神 遠志 製 甘草 等分 ○ 右爲細末하야 猪心血和煉蜜丸호대 芡實大라 金箔爲衣라 每服一丸호대 燈心湯嚼下라

檳榔散 二九三(「古方·和陣」) ○ 治脚氣衝心하야 煩悶不識人이라 ○ 檳榔 茴香 木香 各半兩 ○ 右㕮咀하야 每服五錢호대 以童便一鍾으로 煎七分하야 不拘時溫服이라

檳榔煎 二三六(「古方·和陣」) ○ 治山嵐瘴氣에 寒熱嘔吐腹滿 不思飮食이라 ○ 檳榔 蒼朮 厚朴 薑製 陳皮 草果 各一錢 甘草 一寸 煨生薑 一塊 ○ 水一鍾半 棗三枚에 煎八分하야 食遠熱服이라

檳蘇散 一八八(「外科鈐古方」) ○ 治風濕流注하야 脚脛酸痛커나 或嘔吐不食이라 ○ 檳榔 木瓜 陳皮 炙甘草 各一錢 香附 紫蘇 各五分 ○ 水一鍾半 生薑三片 葱白三莖에 煎一鍾하야 空心服이라

氷梅丸 二九八(「古方·因陣」) ○ 龍腦薄荷 二兩 白糖 柿霜 各四兩 烏梅肉 桔梗 各五錢 兒茶 三錢 甘草 一錢 氷片 一分 ○ 右爲極細末하야 煉蜜丸호대 龍眼核大라

氷白散 四七(「新方·因陣」) ○ 治口舌糜爛 及走馬牙疳等證이라 ○ 人中白 倍用之 氷片 少許 銅綠 用醋製者 杏仁 二味等分 ○ 右爲細末하야 敷患處라 此方按之古法하면 有以人中白七分 與枯礬三分同用者라 又有以蜜炙黃蘗 與人中白等分하고 仍加氷片同用者하니 是皆可師之法이니 諸當隨宜用之라

氷玉散 四六(「新方·因陣」) ○ 治牙疳牙痛 口瘡齒衄喉痺라 ○ 生石膏 一兩 月石 七錢 氷片 三分 殭蠶 一錢 ○ 右爲極細末하야 小磁瓶盛貯하고 敷之吹之라

人

射干鼠粘子湯 七七(「痘疹銓古方」) ○ 治痘瘡壯熱 大便堅實 或口舌生瘡 咽喉腫痛하니 皆餘毒所致라 ○ 鼠粘子 四兩, 炒杵 甘草 炙 升麻 射干 各一兩 ○ 右를 每服三錢호대 水一大盞에 煎六分하야 徐徐溫服이라 薛氏曰 前方이 若痘疹初出에 發熱焮痛하며 根盤赤盛커나 或咽喉口舌疼痛하며 作渴引飮者는 宜用이어니와 若因胃氣虛弱發熱而致前症者는 宜人參麥門冬散이라하니라

射干連翹散 一七三(「外科鈐古方」) ○ 治寒熱瘰癧이라 ○ 射干 連翹 玄參 赤芍藥 木香 升麻 前胡 梔子仁 當歸 甘草 各一錢 大黃 二錢 ○ 水煎하야 食後服이라

射干湯 一六八(「外科鈐古方」) ○ 治胃脘癰吐膿血이라 ○ 射干 去毛 山梔仁 赤茯苓 升麻 各一錢 白朮 五分 赤芍藥 一錢半 ○ 右를 水煎服이라

射干丸 一百九十(「古方·因陣」) ○ 治懸癰腫痛 咽喉不利라 ○ 射干 炙甘草 各半兩 川升麻 川大黃 木鱉仁 各二錢半 杏仁 去皮尖 雙仁, 麸炒微黃, 半兩 ○ 右爲細末하야 煉蜜丸호대 小彈子大라 常含一丸하야 津嚥이라

絲瓜湯 百三(「痘疹銓古方」) ○ 解瘡毒이라 一方에 無山楂라 ○ 絲瓜 升麻 芍藥 酒炒 生甘草 山楂 黑豆 赤小豆 犀角 鎊, 等分 ○ 右爲粗散하야 每服三錢호대 水一大盞에 煎至六分이라 不拘時徐徐溫服호대 量大小加減이라

史國公浸酒方 二八一(「古方·和陣」) ○ 一名萬病無憂酒라 治諸風五痺 左癱右瘓 四肢頑痲 口眼歪斜 骨節痠痛 諸般寒濕風氣하니 效難盡述이라 ○ 當歸 鱉甲 炙 羌活 萆薢 秦艽 防風 去蘆 牛膝 晩蠶沙 松節 各二兩 枸杞 五兩 乾茄根 八兩, 飯上蒸熟 虎脛骨 酒浸一日, 焙乾, 酥炙 ○ 用無灰酒一斗하야 絹袋盛藥入酒內하고 封十日可服이라 取飮時에 不可面向罈口니 恐藥氣衝人頭面이라 飮酒不可間斷이라가 飮盡에 將藥渣晒乾爲末하야 米糊丸호대 桐子大라 空心에 酒下五十丸이라 忌發風動氣等物이라

四君子湯 三二八(「外科鈐古方」) ○ 方在補陣一하니라 ○ 治瘡瘍脾胃虛弱커나 或因剋伐하야 腫痛不散하고 潰斂不能하니 宜用此以補脾胃면 諸證自愈라 若誤用攻毒하면 則七惡隨至라 脾胃虛弱하야 飮食少思커나 或食而難化커나 或欲作嘔커나 或大便不實이라 若脾胃氣虛하야 瘡口出血하고 吐血便血엔 尤其用之니 蓋氣能攝血故也라 凡氣血俱虛之證에 宜於此湯이나 但加當歸라야 脾胃旣旺하야 飮食自進하고 陰血自生이라 若用沈陰之劑면 脾胃復傷하야 諸症蜂起라

四君子湯 一(「古方·補陣」) ○ 治脾胃虛弱하야 飮食少思커나 或大便不實하며 體瘦面黃커나 或胸膈虛痞하며 呑酸痰嗽커나 或脾胃虛弱하야 善患瘧痢等證이라 ○ 人參 白朮 茯苓 各二錢 炙甘草 一錢 ○ 加薑棗하야 水煎服이요 或加粳米百粒이라

四君子湯 一四四(「婦人規古方」) ○ 方在補陣一하니라 ○ 治脾肺氣虛諸證이라

四君子湯 一三五(「小兒則古方」) ○ 方在補陣一하니라 ○ 治脾肺氣虛諸證이라

使君子丸 一三三(「小兒則古方」) ○ 治五疳蛔蟲 脾胃不和 心腹膨脹 時復作痛 不食漸瘦라 ○ 使君子肉 一兩 厚朴 制 橘紅 白芍藥 甘草 炒 川芎 各一錢 ○ 右爲末하야 蜜丸호대 皀角子大라 每服一丸호대 陳米飮化下라

瀉金丸 一五二(「古方·寒陣」) ○ 治肺火라 ○ 用黃芩爲末하야 滴水丸하야 白湯下라

蛇毒 二三七(「古方·因陣」) ○ 凡被蛇傷이면 卽用鍼刺傷處出血하고 用雄黃等藥敷之호대 仍須中留一孔하야 使毒氣得泄하고 乃內服解毒等藥이라 凡傷處兩頭俱用繩扎縛이라야 庶不致毒氣內攻하야 流布經絡이라 ● 一方: 治毒蛇咬傷에 急取三七搗爛罨之면 毒卽消散하니 神妙無比라 ● 一方: 治蛇蟲傷毒에 用五靈脂雄黃等分爲末하야 每服二錢호대 酒調服하고 仍敷瘡留口하야 如乾燥어든 須以油潤之라 居山野陰濕之處에 每用雄黃如桐子大一丸하야 燒烟以熏衣袍被褥之類면 則毒不敢侵하고 百邪皆遠避矣라 ● 一. 凡蛇入七竅어든 急以艾灸蛇尾라 又法이 以刀破蛇尾少許하고 入川椒數粒하야 以紙封之면 蛇自出이라 卽用雄黃朱砂末하야 煎人參湯調灌之커나 或食蒜飮酒면 內毒卽解라 ● 一. 山居人이 被蛇傷이어든 急用溺洗咬處하고 拭乾에 以艾灸之니 立效라 ● 又方: 用獨頭大蒜切片置患處하고 以艾於蒜上灸之호대 每三壯換蒜하야 多灸爲妙니 凡被毒蛇所傷에 皆效라 ● 肘後方에 用小蒜搗汁服하고 滓敷傷處라

四苓散 一七三(「痘疹銓古方」) ○ 方在和陣一八七하니라 ○ 利小水하며 去濕滯라

四苓散 一八七(「古方·和陣」) ○ 卽前五苓散에 去肉桂라

四磨飮 五二(「古方·和陣」) ○ 治諸逆氣라 ○ 沈香 烏藥 枳實 檳榔 ○ 右四味를 用白湯하야 共磨服커나 或下養正丹하면 尤佳라 一方에 用白酒磨라 濟生方엔 用人參하고 無枳實이라 本方에 加木香하면 卽名五磨飮이라

四物二連湯 百十三(「婦人規古方」) ○ 治婦人血虛發熱로 或口舌生瘡커나 或晝安夜熱이라 ○ 當歸 川芎 芍藥 熟地 胡黃連 宣黃連 各一錢 ○ 右作一劑하야 水煎服이라

四物二連湯 十八(「古方·補陣」) ○ 方在婦人百十三하니라 ○ 治婦人陰虛內熱이라

四物湯 三三一(「外科鈐古方」) ○ 方在補陣八하니라 ○ 治瘡瘍에 血虛發熱커나 或因失血 或因剋伐 或因潰後하야 致晡熱內熱 煩躁不安하니 皆宜服之라 蓋血生於脾하니 脾虛不能生血者는 宜用四君子加當歸酒炒白朮하야 以補脾라

四物湯 一四八(「婦人規古方」) ○ 方在補陣八하니라 ○ 治一切血虛勞弱之病이라

四物湯 一三八(「小兒則古方」) ○ 方在補陣八하니라 ○ 治一切血虛等證이라

四味排膿散 一六二(「外科鈐古方」) ○ 治肺癰吐膿 五心煩熱 壅悶欬嗽라 ○ 嫩黃芪 鹽水炒 白芷 五味子 研, 炒 人參 等分 ○ 右爲細末하야 每服三錢호대 食後에 蜜湯調下라

四味肥兒丸 百十一(「小兒則古方」) ○ 治小兒食積五疳 目生雲翳 牙根腐爛 口舌生瘡 發熱體瘦 肚大筋靑 髮稀成穗 或白禿瘡疥 小便澄白等證이라 ○ 蕪荑 神麯 炒 麥芽 炒

黃連 各等分 ○ 右爲末하야 猪膽汁丸호대 黍米大라 每服二三十丸호대 木通煎湯下라

四味消毒飮 四八(「痘疹銓古方」) ○ 治痘瘡熱盛하야 毒氣壅遏하니 無問前後하고 皆可服이라 ○ 人參 炙甘草 黃連 牛蒡子 等分 ○ 右爲粗末하야 每服一錢호대 加薑一片하고 水一盞에 煎四分하야 去滓하고 溫服이니 不拘時라

四味肉蓯蓉丸 六二(「古方·固陣」) ○ 治稟賦虛弱하야 小便遺數不禁이라 此는 卽集要四神丸이라 補陣一五八이라 ○ 熟地 六兩 五味子 四兩 肉蓯蓉 酒洗去甲, 八兩 菟絲子 製, 二兩 ○ 酒煮山藥糊丸호대 桐子大라 每服七八十丸호대 空心에 鹽湯下라

四味肉蓯蓉丸 一五四(「古方·補陣」) ○ 方在固陣六二하니라 ○ 治小便不禁이라

四味回陽飮 一(「新方·熱陣」) ○ 治元陽虛脫하야 危在頃刻者라 ○ 人參 一二兩 製附子 二三錢 炙甘草 一二錢 炮乾薑 二三錢 ○ 水二鍾에 武火煎七八分하야 溫服호대 徐徐飮之라

麝礬散 一五五(「古方·因陣」) ○ 治走馬牙疳에 危惡證候라 ○ 麝香 少許 膽礬 一錢 銅綠 半兩 白礬 生用, 五分 ○ 右爲細末하야 傅牙患處라

瀉白散 四二(「古方·寒陣」) ○ 治肺火大腸火 喘急等證이라 ○ 甘草 一錢 桑白皮 地骨皮 各二錢 ○ 右爲末하야 水調服이라

蛇床子散 一九四(「外科鈴古方」) ○ 治一切風癬疥癩搔癢 膿水淋漓라 ○ 蛇床子 獨活 苦參 防風 荊芥 各三錢 枯礬 銅綠 各一兩, 二味另爲末 ○ 右爲末하야 痲油調搽라

四生散 一八七(「外科鈴古方」) ○ 治臁腿瘡淫不愈커나 或眼目昏花하니 名腎臟風이라 並治風癬疥癩 血風瘡證이라 ○ 黃芪 獨活 白附子 眞者 白蒺藜 等分 ○ 右爲末하야 每服二錢호대 用猪腰子一枚하야 批開入藥하고 濕紙包裹煨熟이라 空心에 連腰子細嚼하고 鹽湯送下라

四聖丹 百十五(「痘疹銓古方」) ○ 治黑疔이라 ○ 牛黃 錢二分 兒茶 錢七分 朱砂 八分 珍珠 二分 ○ 右爲極細末하야 以綿胭脂汁或油胭脂調勻이라 先用銀鍼挑破黑疔하야 拭去惡血하고 乃點藥疔上이라

四聖散 二一(「婦人規古方」) ○ 治漏胎下血이라 ○ 條芩 白朮 砂仁 阿膠 各等分 ○ 右爲細末하야 每服二錢호대 艾湯調下라 一方에 有芍藥하고 無阿膠라 按此方컨대 若改爲湯이면 砂仁用當減半이라

四順附子湯 七八(「古方·熱陣」) ○ 治霍亂轉筋吐瀉 手足逆冷 六脈沈絶 氣少不語 身冷汗出이라 ○ 附子 生 白乾薑 炮 人參 甘草 炙, 各一兩 ○ 右㕮咀하야 每服四五錢호대 水鍾半에 煎七分하야 食遠服이라

四順散 一五四(「外科鈴古方」) ○ 治肺癰吐膿 五心煩熱 壅悶欬嗽라 ○ 貝母 去心 紫菀 去苗 桔梗 炒, 各一錢半 甘草 七分 ○ 水一鍾半에 煎七分하야 食遠服이라 如欬嗽엔 加杏仁이라 亦可爲末하야 白湯調服이라

四順淸涼飮 三八三(「外科鈴古方」) ○ 方在攻陣二五하니라 ○ 治瘡瘍에 煩躁飮冷 焮痛脈實 大便秘結 小便赤澀이라

四順淸涼飮 一六八(「小兒則古方」) ○ 方在攻陣二五하니라 ○ 治血熱壅滯秘結이라

四順淸涼飮 一六四(「痘疹銓古方」) ○ 方在攻陣二五하니라 ○ 治血脈壅熱 大梗秘結이라

四順淸涼飮 一八三(「古方·寒陣」) ○ 方在攻陣二五하니라 ○ 治臟腑血熱 煩渴秘結이라

四順清凉飲子 二五(「古方·攻陣」) ○ 治大人小兒 血脈壅實하고 臟腑生熱하야 面赤煩渴하며 睡臥不寧하며 大便秘結이라 ○ 大黃 當歸 芍藥 甘草 各等分 ○ 右㕮咀하야 水煎服이라

四柴胡飲 四(「新方·散陣」) ○ 四爲金數니 從氣分也라 凡人元氣不足커나 或忍饑勞倦而外感風寒커나 或六脈緊數微細하야 正不勝邪等證엔 必須培助元氣하고 兼之解散이라야 庶可保全이니 宜此主之라 若但知散邪하고 不顧根本하면 未有不元氣先敗者니 察之愼之라 ○ 柴胡 一二三錢 炙甘草 一錢 生薑 三五七片 當歸 二三錢 瀉者는 少用이라 人參 二三錢 或五七錢을 酌而用之라 ○ 水二鍾에 煎七八分하야 溫服이라 如胸膈滯悶者는 加陳皮一錢이라

四神散 七五(「婦人規古方」) ○ 治產後血虛 或瘀血腹痛이라 ○ 當歸 二錢 川芎 芍藥 炒, 各一錢 炮薑 五分 ○ 右水煎服이라

徙薪飲 四(「新方·寒陣」) ○ 治三焦凡火와 一切內熱이 漸覺而未甚者는 先宜清以此劑요 其甚者는 宜抽薪飲이라 ○ 陳皮 八分 黃芩 二錢 麥冬 芍藥 黃檗 茯苓 牡丹皮 各一錢半 ○ 水一鍾半에 煎七分하야 食遠溫服이라 如多鬱氣逆傷肝하야 脇肋疼痛커나 或致動血者는 加青皮梔子라

四逆散 二一(「古方·熱陣」) ○ 方在散陣二八하니라 ○ 治陽邪亢熱하고 血脈不通하야 四肢厥逆이라

四維散 十二(「新方·熱陣」) ○ 治脾腎虛寒하야 滑脫之甚커나 或泄痢不能止커나 或氣虛下陷하야 二陰血脫不能禁者는 無出此方之右라 ○ 人參 一兩 製附子 二錢 乾薑 炒黃, 二錢 炙甘草 一二錢 烏梅肉 五分 或一錢 酌其味之微甚하고 隨病人之意而用之라 或不用此면 卽四味回陽飲也라 ○ 右爲末하야 和匀하고 用水拌濕하야 蒸一飯頃에 取起烘乾하야 再爲末이라 每服 一二錢호대 溫湯調下라

四陰煎 十二(「新方·補陣」) ○ 此는 保肺清金之劑라 故로 曰四陰이라 治陰虛勞損 相火熾盛 津枯煩渴 欬嗽吐衄 多熱等證이라 ○ 生地 二三錢 麥冬 二錢 白芍藥 二錢 百合 二錢 沙參 二錢 生甘草 一錢 茯苓 一錢半 ○ 水二鍾에 煎七分하야 食遠服이라 如夜熱盜汗엔 加地骨皮一二錢이라 如痰多氣盛엔 加貝母二三錢 阿膠一二錢이요 天花粉도 亦可라 如金水不能相滋而乾燥喘嗽者는 加熟地三五錢이라 如多汗不眠하야 神魂不寧하면 加棗仁二錢이라 如多汗兼渴하면 加北五味十四粒이라 如熱甚者는 加黃檗一二錢하야 鹽水炒用커나 或玄參도 亦可나 但分上下用之라 如血燥經遲하야 枯澁不至者는 加牛膝二錢이라 如血熱吐衄엔 加茜根二錢이라 如多火便燥커나 或肺乾欬咯者는 加天門冬二錢커나 或加童便하여도 亦可라 如火載血上者는 去甘草하고 加炒梔子一二錢이라

四製川楝子丸 二七五(「古方·因陣」) ○ 治疝氣라 一切下部之病을 悉皆治之하니 凡腫痛縮小 雖多年이라도 亦可除根이라 ○ 川楝子 淨肉一斤을 分四分이라 內一分은 用鹽一兩 茴香一合하야 同炒黃色하고 去鹽香不用이라 外三分에 一分은 用巴豆四十九個하고 一分은 用斑蝥四十九個하고 一分은 用巴戟一兩호대 仍各加麥麵一合하야 同炒黃色하고 俱去麵藥不用이라 木香 一兩 破故紙 一兩, 炒 ○ 右爲末하야 酒糊丸호대 梧子大라 每服五七十丸호대 鹽湯送下요 甚者는 日進二三服이라 或空心或食前이라

四製香附丸 一三二(「婦人規古方」) ○ 調經養血하고 順氣受孕이라 ○ 香附米 一斤을 分四製하야 酒醋童便米泔各浸一宿하고 晒乾用이라 當歸 酒洗 熟地 酒洗 白芍藥 四兩 川芎 各四兩 澤蘭葉 白朮 陳皮 各三兩 黃檗 酒炒 甘草 酒炒, 各一兩 ○ 右爲末하야 酒糊丸호대 桐子

大라 每服七十丸호대 空心에 白湯送下라

瀉青丸 百七十(「小兒則古方」) ○ 方在寒陣一五一하니라 ○ 治肝火急驚目赤이라

瀉青丸 三七六(「外科鈐古方」) ○ 方在寒陣百五一하니라 ○ 治肝經實熱 瘰癧腫痛寒熱커나 或脇乳作痛 大便秘結이라

瀉青丸 一五一(「古方·寒陣」) ○ 治肝膽火 並小兒急驚發搐 眼赤睛疼이라 ○ 龍膽草 當歸 川芎 防風 羌活 山梔 大黃 等分 ○ 煉蜜爲丸호대 桐子大라 每服五十丸이라

事後中寒腹痛方 二七八(「古方·因陣」) ○ 凡房事後에 中寒厥冷하야 嘔噁腹痛者는 用葱薑搗爛하고 衝熱酒服之니 睡少頃에 出汗卽愈라 如腹痛甚者는 以葱白頭搗爛하야 攤臍上하고 以艾灸之커나 或熨之하여도 亦可解니 鼻尖有汗이면 其痛卽止라

疝氣 二七四(「古方·因陣」) ○ 方重이라

酸棗仁湯 八四(「古方·補陣」) ○ 治病後氣血俱虛하고 內亡津液하야 煩熱하고 諸虛不眠者라 ○ 棗仁 微炒 人參 各一錢 麥冬 三錢 竹茹 一錢 ○ 加龍眼肉五枚하야 煎服無時라

散腫潰堅湯 六五(「外科鈐古方」) ○ 治瘰癧堅硬氣血無虧에 宜用之라 ○ 柴胡 黃芩 各四分 白芍藥 炒 升麻 連翹 黃檗 酒炒 蓬朮 三棱 酒拌微炒 乾葛 歸尾 各三分 知母 酒炒 龍膽草 酒炒 天花粉 桔梗 昆布 各五分 炙甘草 二分 ○ 右를 水煎服이라

参薑飮 一五五(「小兒則古方」) ○ 方在新熱八하니라 ○ 治脾肺胃氣虛寒하야 嘔吐欬嗽라

参薑飮 八(「新方·熱陣」) ○ 治脾肺胃氣虛寒하야 嘔吐欬嗽氣短 小兒吐乳等證이라 ○ 人參 三五錢 或倍之 炙甘草 三五分 乾薑 炮, 五分 或一二錢 或用煨生薑三五片 ○ 水一鍾半에 煎七八分하야 徐徐服之라 此方에 或陳皮 或蓽茇 或茯苓을 皆可酌而佐之라

三建湯 四二(「古方·熱陣」) ○ 治元陽素虛한대 寒邪外攻하야 手足厥冷하며 六脈沈微하며 大小便數滑하고 凡中風潮涎과 不省人事와 傷寒陰證에 皆可用之라 ○ 大附子 大川烏 天雄 各製用, 三錢 ○ 右를 用水二鐘 薑十片하야 煎一鍾이라 不拘時하고 或溫服커나 或冷服이라 自汗엔 加桂浮小麥이라 氣逆엔 加沈香이라 胃冷엔 加丁香胡椒라

参歸湯 三八(「古方·補陣」) ○ 此는 卽團參散이니 見小兒門十이라 亦名人參湯이니 見婦人門七七이라 治心虛盜汗이라 ○ 人參 當歸 等分 ○ 右에 先用猪心一枚하야 破作數片하고 煎湯澄取淸汁하야 煎藥服이라

参芪內托散 六(「外科鈐古方」) ○ 方在痘疹七하니라 ○ 治癰疽膿毒不化 及潰後作痛이라

参芪內托散 七(「痘疹銓古方」) ○ 治痘瘡에 裏虛發癢커나 或不潰膿커나 或爲倒靨과 及瘡癰膿毒不化커나 膿潰作痛等證이라 ○ 人參 黃芪 蜜炙 當歸 川芎 厚朴 薑制 防風 桔梗 炒 白芷 紫草 官桂 木香 甘草 等分 ○ 入糯米一撮하야 水煎服이라 色淡白者는 去防風紫草白芷하고 多加粘米라 一方에 有芍藥이라

参芪補肺湯 三十(「外科鈐古方」) ○ 治肺證에 欬喘短氣커나 或腎水不足하고 虛火上炎하야 痰涎壅盛커나 或吐膿血하며 發熱作渴하며 小便短澁이라 ○ 人參 黃芪 白朮 當歸 陳皮 茯苓 各一錢 山藥 山茱萸 各二錢 五味子 炙甘草 各五分 熟地黃 一錢半 麥門冬 牡丹皮 各八分 ○ 右를 薑棗水煎服이라

参芪四聖散 八(「痘疹銓古方」) ○ 治痘瘡已出에 至六七日不起發하고 不成膿이라 ○ 人參

黃芪 炒 白朮 炒 當歸 川芎 芍藥 炒 茯苓 各五分 紫草 防風 木通 各三分 ○ 右를 用水煎服이라

三氣飮 十七(「新方·熱陣」) ○ 治血氣虧損한대 風寒濕三氣 乘虛內侵하야 筋骨歷節痺痛之極 及痢後에 鶴膝風痛等證이라 ○ 當歸 枸杞 杜仲 各二錢 熟地 三錢 或五錢 牛膝 茯苓 芍藥 酒炒 肉桂 各一錢 北細辛 或代以獨活이라 白芷 炙甘草 各一錢 附子 隨宜一二錢 ○ 水二鍾에 加生薑三片하야 煎服이라 如氣虛者는 加人參白朮隨宜라 風寒勝者는 加麻黃一二錢이라 此飮은 亦可浸酒니 大約每藥一斤에 可用燒酒六七升하야 浸十餘日하고 徐徐服之라

參芪托裏散 五(「外科鈐古方」) ○ 治瘡瘍氣血俱虛하야 不能起發커나 或腐潰不能收斂 及惡寒發熱者라 ○ 人參 氣虛에 多用之라 黃芪 炒 白朮 炒 當歸 熟地 芍藥 酒炒 茯苓 陳皮 各一錢 ○ 右를 水煎服이라

三痘湯 百二(「痘疹銓古方」) ○ 痘發時에 預服之라 ○ 大黑豆 赤小豆 綠豆 等分, 淘淨 ○ 右에 用甘草浸水去渣하고 以甘草水로 煮豆熟爲度하야 逐日空心에 任意飮其汁하면 自然出少라 此方을 冬月煮熟하야 令兒常食豆하면 尤妙라

參苓白朮散 一四七(「小兒則古方」) ○ 方在補陣五四하니라 ○ 治脾胃虛弱하야 食少吐瀉라

參苓散 一四五(「小兒則古方」) ○ 方在補陣五三하니라 ○ 治睡中出汗이라

參苓散 五三(「古方·補陣」) ○ 治睡中汗出이라 ○ 人參 酸棗仁 白茯苓 各等分 ○ 右爲細末하야 每服三錢호대 食遠에 米飮調下라 大人小兒도 皆可服이라

三棱丸 三七(「古方·攻陣」) ○ 治血癥血瘕 食積痰滯라 ○ 莪朮 醋浸炒 三棱 各三兩 靑皮 麥芽 炒 半夏 各一兩 ○ 右를 共用好醋一鍾하야 煮乾焙爲末하고 醋糊丸호대 桐子大라 每服四十丸호대 淡醋湯下라 痰積엔 薑湯下라

三味建中湯 二九(「古方·補陣」) ○ 治表虛自汗이라 ○ 芍藥 二錢 甘草 一錢 官桂 五分 ○ 薑三片 棗一枚에 水煎服이라

三味牛膝湯 一二六(「古方·寒陣」) ○ 治小便不通 莖中痛 及婦人血熱內結 腹堅痛이라 ○ 牛膝 根葉一握, 生用 當歸 一兩 黃芩 去黑心, 半兩 ○ 右㕮咀하야 每服一兩許호대 水一鍾半에 煎七分하야 食遠服이라 日三이라

三味牛黃丸 九五(「小兒則古方」) ○ 治驚熱하고 消疳積이라 ○ 雄黃 飛 牽牛 各一錢 天竺黃 二錢 ○ 右爲末하야 麵糊丸호대 粟米大라 每服五七丸호대 薄荷水下라

三味牛黃丸 三百七十(「古方·和陣」) ○ 方在小兒九五하니라 ○ 治小兒驚熱疳積이라

三補丸 一六二(「古方·寒陣」) ○ 治三焦火熱이라 ○ 黃連 黃芩 黃檗 ○ 滴水丸호대 桐子大라 白湯送下커나 或淡鹽湯도 亦可라

參附湯 三四六(「外科鈐古方」) ○ 方在補陣三十七하니라 ○ 治瘡瘍에 失血過多커나 或膿瘀大泄커나 或寒凉汗下하야 眞陽脫陷하야 上氣喘急 自汗盜汗 氣短頭暈等證하니 急服此湯하야 以救元氣요 緩則不治라

參附湯 二五(「古方·熱陣」) ○ 方在補陣三七하니라 ○ 治元陽不足하야 喘急呃逆하며 嘔惡厥冷等證이라

參附湯 一四六(「小兒則古方」) ○ 方在補陣三七하니라 ○ 治眞陽虛極하야 喘急呃逆이라

三痺湯 二五八(「古方·和陣」) ○ 治血氣凝滯하야

手足拘攣하고 風痺等疾에 皆效라 ○ 人參 黃芪 當歸 川芎 熟地黃 白芍藥 杜仲 薑汁炒 續斷 桂心 牛膝 細辛 白茯苓 防風 秦艽 獨活 甘草 等分 ○ 水二鍾 薑三片 棗一枚에 煎七分하야 不拘時服이라

三生飮 九四(「古方·熱陣」) ○ 此는 治中風에 乃行經治痰之劑요 斬關奪門之將이나 必用人參하야 驅駕其邪而補助眞氣라야 乃可用之요 否則恐反爲害라 ○ 生南星 一兩 生川烏 去皮, 半兩 生附子 去皮, 半兩 木香 二錢 ○ 每用一兩호대 加人參一兩하야 同煎服이라

三仙散 一五四(「古方·因陣」) ○ 治走馬牙疳하니 一時腐爛卽死라 ○ 銅綠 三分 麝香 一分 婦人溺桶中垢 白者, 火煅, 一錢 ○ 右爲極細末하야 傅齒上호대 不可太多라

三聖膏 三八(「古方·攻陣」) ○ 貼積聚癥塊라 ○ 石灰 十兩 官桂 半兩, 爲末 大黃 一兩, 錦紋者, 爲末 ○ 右에 將石灰細篩過하야 炒紅이라가 急用好醋熬成膏하고 入大黃官桂末攪勻하야 以磁器收貯하고 用油紙或柹漆紙하야 攤貼患處하고 火烘熨之라

三聖丸 一七一(「古方·寒陣」) ○ 治嘈雜神效라 ○ 白朮 四兩, 炒 橘紅 炒, 一兩 黃連 炒, 五錢 ○ 右爲細末하야 神麴糊丸호대 綠豆大라 每服五六十丸호대 薑湯下라

參蘇飮 百六十(「婦人規古方」) ○ 方在散陣三四하니라 ○ 治四時傷寒感冒라

參蘇飮 三三(「痘疹銓古方」) ○ 方在散陣三四하니라 ○ 治傷風欬嗽 傷寒痘疹이라

三酥餠 八十(「痘疹銓古方」) ○ 治初發熱에 用以表汗解毒稀痘하니 神效라 ○ 辰砂: 擇上好明淨無砂石者하야 以絹囊盛之하고 用麻黃升麻紫草荔枝殼同煮一日夜하야 研細하고 仍用前湯飛過하야 晒乾하고 再研極細하야 用眞蟾酥另調作餠子라 麻黃: 去節하고 湯泡過하야 晒乾하고 爲極細末하야 亦用蟾酥另調作餠이라 紫草: 研極細하야 亦用蟾酥另調作餠이라 蟾酥: 於端午日에 捉蟾取酥하야 捻前三餠호대 每餠에 加麝香少許하야 微炒라 ○ 右方은 如遇時行痘疹하야 小兒發熱之初에 每三歲者는 將三餠各取半分하야 熱酒化下하고 蓋覆出汗하니 如不能飮酒어든 用敗毒散煎湯化下면 更好라 若痘已出滿하야 頂紅紫色하면 爲熱毒之盛이니 宜煎紫草紅花湯或化毒湯하야 將辰砂紫草二餠하야 調下少許以解之로되 但痘出之後엔 不可服麻黃餠也라 蓋辰砂는 能解毒하고 紫草는 涼心火호대 製過에 亦能發痘解毒하고 麻黃은 能發表發痘하고 蟾酥는 能驅臟腑中毒氣하야 從毛竅中作臭汗而出하니 此四藥은 誠解毒稀痘之神方也라

三柴胡飮 三(「新方·散陣」) ○ 三爲木數니 從肝經血分也라 凡人素稟陰分不足커나 或肝經血少而偶感風寒者커나 或感邪不深하야 可兼補而散者커나 或病後産後感冒에 有不得不從解散이로되 而血氣虛弱하야 不能外達者는 宜此主之라 ○ 柴胡 二三錢 芍藥 一錢半 炙甘草 一錢 陳皮 一錢 生薑 三五片 當歸 二錢 溏泄者는 易以熟地라 ○ 水一鍾半에 煎七八分하야 溫服이라 如微寒欬嘔者는 加半夏一二錢이라

三陰煎 十一(「新方·補陣」) ○ 此는 治肝脾虛損精血不足 及營虛失血等病이라 故로 曰三陰이라 凡中風血不養筋 及瘧疾汗多에 邪散而寒熱猶不能止면 是皆少陽厥陰陰虛少血之病이니 微有火者는 宜一陰煎이요 無火者는 宜此主之라 ○ 當歸 二三錢 熟地 三五錢 炙甘草 一錢 芍藥 酒炒, 二錢 棗仁 二錢 人參 隨宜 ○ 水二鍾에 煎七分하야 食遠服이

라 如嘔惡者는 加生薑三五片이요 汗多煩躁者는 加五味子十四粒이요 汗多氣虛者는 加黃芪一二錢이라 小腹隱痛하면 加枸杞二三錢이요 如有脹悶하면 加陳皮一錢이요 如腰膝筋骨無力하면 加杜仲牛膝이라

『三因』家韭子丸 三四(「古方·固陣」) ○ 治少長遺溺 及男子虛劇 陽氣衰敗 小便白濁 夜夢遺精에 此藥이 補養元氣하고 進美餘食이라 按此方컨대 當除去石斛하고 倍用菟絲라야 庶乎尤效라 ○ 家韭子 炒, 六兩 鹿茸 酥炙, 四兩 肉蓯蓉 酒浸 牛膝 酒浸 熟地 當歸 各二兩 菟絲子 酒煮 巴戟肉 各一兩半 杜仲 炒 石斛 桂心 乾薑 炮, 各一兩 ○ 酒糊丸호대 桐子大라 每服五七十丸이라가 加至百餘丸이니 食前에 溫酒鹽湯任下라 凡小兒遺尿者는 多因胞寒이요 亦稟受陽氣不足也니 作小丸服之라

『三因』加味四斤丸 一六一(「古方·補陣」) ○ 治腎虛肺熱하야 熱淫於內하야 致筋骨痿弱하야 不能收持라 ○ 肉蓯蓉 酒洗 牛膝 酒洗 天麻 木瓜 鹿茸 酥炙 熟地黃 五味 酒浸 菟絲子 酒煮, 等分 ○ 右爲末하야 煉蜜丸호대 桐子大라 每服五十丸호대 食前에 溫酒 或米飮送下라 劉宗厚曰 按컨대 此方云熱淫於內어늘 而用溫補는 何也오 然이라 陰血衰弱하야 血不養筋하면 筋緩不能自收持라 今陽燥하야 熱淫於內라 故로 用此以養陽滋陰하니 陰實則水升火降矣라하니라

『三因』訶子散 八三(「古方·熱陣」) ○ 治老幼霍亂하니 一服卽效라 ○ 訶子 炮, 去核 炙甘草 厚朴 薑製 乾薑 炮 神麯 炒 良薑 炒 茯苓 麥芽 炒 陳皮 草豆蔲 等分 ○ 右爲細末하야 每服二錢호대 當病發不可忍時에 用水煎하야 入鹽少許服之라

『三因』强中丸 九三(「古方·熱陣」) ○ 治胃脘虛寒하야 痰飮留滯하고 痞塞不通하야 氣不升降이라 局方溫中化痰丸은 卽此方에 不用半夏라 ○ 高良薑 乾薑 炮 陳皮 靑皮 各一兩 半夏 製, 二兩 ○ 右爲細末하야 生薑汁煮糊丸호대 桐子大라 每服三十丸호대 薑湯下라

『三因』桂香丸 一六二(「古方·熱陣」) ○ 治臟腑虛寒하야 爲風寒所搏하야 冷滑注下不禁하니 危篤者累效라 ○ 附子 肉豆蔲 麵煨 白茯苓 各一兩 桂心 乾薑 炒 木香 各半兩 丁香 二錢半 ○ 右爲末하야 麵糊丸호대 桐子大라 空心에 米飮下五七十丸이라

『三因』控涎丹 八二(「古方·攻陣」) ○ 凡人忽患胸背手足腰胯疼痛하야 牽引釣動하고 時時走易不定하야 不可忍者나 或手足冷痺로 氣脈不通하면 是皆痰涎在心膈上下라 故로 爲此證이라 ○ 眞白芥子 紫大戟 去皮 甘遂 麵裹煨, 各等分 ○ 右爲末하야 糊丸호대 桐子大라 臨臥에 淡薑湯或溫水下五七丸至十丸이라 痰甚者는 量加之라

『三因』麯朮丸 百十(「古方·和陣」) ○ 治中脘宿食留飮 酸蜇心痛 嘈雜 口吐淸水라 ○ 神麯 炒, 三兩 陳皮 一兩 蒼朮 米泔浸三宿하야 切炒라 一兩半 ○ 右爲末호대 生薑汁別煮神麯糊爲丸이라 薑湯送下라

『三因』鹿茸丸 一三三(「古方·補陣」) ○ 治失志傷腎하고 腎虛消渴하야 小便無度라 ○ 鹿茸 酥炙 麥門冬 熟地黃 黃芪 炙 五味 肉蓯蓉 鷄內金 酒炒 山茱萸 破故紙 炒, 各七錢 茯苓 人參 牛膝 酒浸 玄參 地骨皮 各半兩 ○ 右爲末하야 煉蜜丸호대 桐子大라 每服七八十丸호대 米飮下라

『三因』當歸散 六五(「古方·和陣」) ○ 水腫之疾은 多由火不養土하고 土不制水라 故로 水氣盈溢하야 脈道閉塞하고 滲透經絡하야 發爲浮腫心腹脹滿之證이라 ○ 當歸 桂心 木

香 赤茯苓 木通 檳榔 赤芍藥 牡丹皮 陳皮 白朮 各一錢半 木瓜 一片 ○ 水二鍾에 加紫蘇五葉하야 煎八分하고 不拘時服이라

『三因』大黃左經湯 九八(「古方·散陣」) ○ 治四氣流注足陽明經하야 致腰脚腫痛不可行하며 大小便秘커나 或惡飮食하며 喘滿自汗하며 嘔吐腹痛이라 ○ 大黃 煨 細辛 羌活 前胡 杏仁 去皮尖, 炒 厚朴 製 枳殼 黃芩 茯苓 炙甘草 各一錢 ○ 水二鍾 薑三片 棗二枚에 煎八分하야 食前服이라

『三因』麻黃左經湯 九六(「古方·散陣」) ○ 治風寒暑濕四氣 流注足太陽經하야 腰足攣痺하며 關節重痛하며 憎寒發熱하며 無汗惡寒커나 或自汗惡風頭痛이라 ○ 麻黃 去節 乾葛 細辛 防風 桂心 羌活 蒼朮 防己 酒拌 茯苓 炙甘草 各一錢一分 ○ 水二鍾 薑三片 棗一枚에 煎八分하야 食前服이라

『三因』蜜附子 一八四(「古方·因陣」) ○ 治隔陽咽閉 呑吐不通 及臟寒閉塞等證이라 ○ 用大附子一枚하야 去皮臍하고 切作大片하야 用蜜塗炙令黃하고 含口中하야 嚥津이라 甘味盡이어든 再塗蜜炙用커나 或易之라 或用炮附子하야 以唾津調塗脚心이라 一方에 用肉桂含之라

『三因』半夏左經湯 九七(「古方·散陣」) ○ 治足少陽經爲四氣所乘하야 以致發熱하며 腰脇疼痛하며 不食하며 熱悶煩心하며 腿痺縱緩이라 ○ 半夏 製 乾葛 細辛 柴胡 防風 桂心 乾薑 炮 白朮 麥冬 黃芩 茯苓 炙甘草 各一錢 ○ 水二鍾 薑三片 棗一枚에 煎八分하야 食前服이라

『三因』白朮酒 一八一(「古方·和陣」) ○ 治中濕骨節疼痛이라 ○ 白朮 一兩 ○ 用酒三盞하야 煎一盞하고 不拘時頻服이라 不能飮酒者는 以水代之라

『三因』補脾湯 六八(「古方·熱陣」) ○ 治脾胃虛寒하야 泄瀉腹滿하며 氣逆嘔吐하며 飮食不消라 ○ 人參 白朮 茯苓 厚朴 炒 陳皮 各一錢 乾薑 炒 甘草 炙 草果 麥芽 炒, 各八分 ○ 水一鍾半에 煎七分하야 空心溫服이라

『三因』復元丹 百二(「古方·熱陣」) ○ 治脾腎虛寒하야 發爲水腫하야 四肢虛浮하며 心腹堅脹하며 小便不通하며 兩目下腫이라 ○ 附子 炮, 二兩 南木香 煨 茴香 炒 川椒 炒出汗 厚朴 製 獨活 白朮 炒 橘紅 吳茱萸 炒 桂心 各一兩 澤瀉 一兩半 肉豆蔲 煨 檳榔 各半兩 ○ 右爲末하야 糊丸桐子大라 每服五十丸호대 紫蘇湯에 不拘時送下라

『三因』附子湯 二三(「古方·熱陣」) ○ 治風寒濕痺骨節疼痛 皮膚不仁 肌肉重著 四肢緩縱이라 ○ 附子 生 白芍藥 桂心 甘草 白茯苓 人參 乾薑 各三兩 白朮 一兩 ○ 右㕮咀하야 每服四錢호대 水煎服이라

『三因』旋覆花湯 八二(「古方·散陣」) ○ 治風寒暑濕傷肺하야 喘嗽大甚하야 坐臥不寧이라 ○ 旋覆花 前胡 甘草 茯苓 半夏麯 杏仁 麻黃 荊芥穗 五味子 赤芍藥 各等分 ○ 右를 每服五錢호대 加薑棗水煎이라 有汗者는 勿服이라

『三因』小胃丹 七三(「古方·攻陣」) ○ 上可去胸膈之痰하고 下可利腸胃之痰이라 ○ 芫花 大戟 俱醋炒 甘遂 麵裹煨, 各一兩 大黃 酒拌蒸, 一兩半 黃檗 炒褐色, 二兩 ○ 右爲細末하야 粥丸호대 麻子大라 每服十丸호대 溫水下라

『三因』勝駿丸 三一二(「古方·和陣」) ○ 治元氣不足하야 爲寒濕之氣所襲하야 腰足攣拳커나 或脚面連指走痛無定하며 筋脈不伸하며 行步不隨라 常服하면 益眞氣하며 壯筋骨이라 ○ 附子 炮製 當歸 天麻 牛膝 木香 棗仁

人

炒 熟地 酒蒸 防風 各二兩 木瓜 四兩 羌活 乳香 各半兩 全蝎 炒 甘草 炙 沒藥 各一兩 麝香 二錢 ○ 右爲末하고 用生地黃三斤하야 以無灰酒四升煮乾하고 晒二日하야 杵爛如膏하고 入前末和匀호대 杵千餘下하야 每兩作十丸이라 每服一二丸호대 細嚼臨臥酒下라 作小丸服하여도 亦可라

『三因』神秘湯 一三七(「古方·和陣」) ○ 治上氣喘急不得臥라 ○ 人參 一錢 陳皮 桔梗 紫蘇 各錢半 五味子 十五粒 ○ 水一鍾半에 前七分하야 食遠溫服이라

『三因』腎著湯 一二九(「古方·熱陣」) ○ 治腎虛身重 腰冷如在水中 不渴 小便自利 食飮如故 腰下重痛如帶五千錢이라 ○ 茯苓 白朮 各四兩 炙甘草 乾薑 炮, 各二兩 ○ 右㕮咀하야 每服四錢호대 水煎하야 空心冷服이라 一方엔 用薑四兩 朮二兩이라 良方엔 每服有杏仁五分하야 治妊娠脚腫이라

『三因』安腎丸 一三八(「古方·因陣」) ○ 治腎虛牙齒腫痛이라 ○ 此는 與局方安腎丸同이나 但少肉桂茯苓二味하니 方在熱陣一六六하니라

『三因』養胃湯 六九(「古方·熱陣」) ○ 治脾胃虛寒하야 嘔逆惡心하며 腹脇脹疼하며 腸鳴泄瀉라 ○ 藿香 厚朴 炒 半夏 製 茯苓 各錢半 草果 陳皮 人參 白朮 炒, 各一錢 附子 製, 八分 甘草 炙, 五分 ○ 水一鍾半 薑三片 棗二枚에 煎七分하야 食遠服이라

『三因』玉鑰匙 一九三(「古方·因陣」) ○ 治風熱喉痺及纏喉風이라 ○ 月石 五錢 牙硝 一兩半 白殭蠶 一錢 氷片 一字 ○ 右爲細末하야 每用五分호대 以竹管으로 吹入喉中하면 立愈라 此方에 加雄黃二錢이면 卽名金鑰匙라

『三因』溫膽湯 一五二(「古方·和陣」) ○ 治氣鬱生涎하며 夢寐不寧하며 怔忡驚悸하며 心虛膽怯하야 變生諸證이라 ○ 半夏 湯泡 枳實 竹茹 各一兩 陳皮 一兩五錢 茯苓 七錢 炙甘草 四錢 ○ 每服四五錢호대 生薑七片 棗一枚 水一鍾半에 煎七分하야 食遠溫服이라 一方에 有遠志一兩이라

『三因』雄黃解毒丸 一九二(「古方·因陣」) ○ 治急喉風雙蛾腫痛에 湯藥不下라 ○ 雄黃 飛 鬱金 各一兩 巴霜 十四枚 ○ 右爲末하야 醋糊丸호대 綠豆大라 熱茶淸下七丸하야 吐出頑涎卽甦요 未吐再服이니 大效라 如口噤엔 以物斡開灌之니 下咽에 無有不活者라 如小兒驚熱 痰涎壅塞엔 或二丸三丸을 量大小與之라 一法에 以此丸三粒으로 用醋磨化灌之면 其痰立出하니 尤妙라

『三因』紫蘇子湯 二百九十(「古方·和陣」) ○ 治脚氣에 陰陽交錯하야 上重下虛하며 中滿喘急하며 嘔吐自汗이라 ○ 蘇子 炒 半夏 製, 各一錢 前胡 厚朴 薑汁炒 甘草 炒 歸身 各七分 陳皮 肉桂 各四分 ○ 水一鍾半 薑三片에 煎七分하야 不拘時服이라

『三因』葶藶大棗瀉肺湯 百四十(「古方·和陣」) ○ 治上氣喘急 身與面目俱浮 鼻塞聲重 不聞香臭 胸膈脹滿 將成肺癰이라 ○ 甛葶藶 炒, 硏細, 三錢 大棗 十枚, 去核 ○ 水二鍾에 先煎大棗하야 至一鍾하고 去棗入葶藶하야 煎至八分하야 食後服이라 須先服小靑龍湯二服하고 方用此라

『三因』丁香散 六十(「古方·熱陣」) ○ 治呃逆이라 ○ 丁香 柿蒂 各一錢 炙甘草 良薑 各五分 ○ 右爲末하야 熱湯點服二錢호대 不拘時라

『三因』蒼耳散 七三(「古方·因陣」) ○ 治鼻流濁涕不止하니 名曰鼻淵이라 ○ 蒼耳子 炒, 二錢半 辛夷仁 薄荷葉 各五錢 白芷 一兩 ○ 右爲細末하야 每服二錢호대 葱湯或茶淸에 食

後調下라

『三因』七氣湯 四八(「古方·和陣」) ○ 治如前이라 按컨대 此方은 卽局方四七湯也라 在後九七하니라 ○ 半夏 五兩製 茯苓 四兩 厚朴 三兩 紫蘇 二兩 ○ 右를 每服三五錢호대 薑七片 棗二枚에 水煎服이라

『三因』解毒丸 二百三(「古方·因陣」) ○ 治誤食毒草커나 或中蠱毒並百物毒하야 救人於必死라 ○ 板藍根 洗淨晒乾, 四兩 貫衆 去毛 青黛 研 生甘草 各一兩 ○ 右爲末하야 煉蜜丸호대 桐子大라 另以青黛爲衣라 如稍覺精神恍惚이면 卽是誤中諸毒이니 急取十五丸嚼爛하고 用新汲水送下卽解라 或用水浸蒸餠丸이면 尤佳라

『三因』紅丸子 九六(「古方·攻陣」) ○ 消食瘧이라 ○ 胡椒 一兩 阿魏 一錢, 醋化 青皮 炒, 三兩 莪朮 三棱 醋煮一伏時, 各二兩 ○ 右爲末하고 另用陳倉米末同阿魏醋煮糊丸호대 桐子大라 炒土硃爲衣라 每服七十丸호대 薑湯下라

三才封髓丹 一六六(「古方·寒陣」) ○ 降心火하고 益腎水라 ○ 天門冬 熟地黃 人參 各一兩 黃檗 炒褐色, 三兩 砂仁 炒, 半兩 甘草 炙, 七錢 ○ 右爲末하야 麵糊丸호대 桐子大라 每服五七十丸호대 以肉蓯蓉五錢으로 切片酒浸一宿하고 次日煎三四沸하야 空心送下라

三才丸 一三九(「古方·補陣」) ○ 天門冬 熟地黃 人參 等分 ○ 右爲末하야 煉蜜丸服이라

參朮薑附湯 三三(「外科鈐古方」) ○ 治瘡瘍에 眞陽虧損커나 或誤行汗下커나 或膿血出多에 失於補托하야 以致上氣喘急 自汗盜汗 氣短頭暈泄瀉라 ○ 人參 附子 炮, 去皮臍, 各一兩 乾薑 炮 白朮 各五錢 ○ 右作二劑하야 水煎服이라

參朮健脾湯 六四(「古方·和陣」) ○ 治脾虛兼滯脹滿이라 ○ 人參 白茯苓 陳皮 半夏 砂仁 厚朴 薑製, 各一錢 白朮 二錢 甘草 三分 ○ 水一鍾半 薑三片에 煎七分하야 食遠服이라 加神麯麥芽山査하면 消脹尤佳라

參朮膏 三九(「古方·補陣」) ○ 治中氣虛弱하야 諸藥不應커나 或因用藥失宜하야 耗傷元氣하야 虛證蜂起에 但用此藥하야 補其中氣면 諸證自愈라 ○ 人參 白朮 等分 ○ 用水煎膏하야 化服之라 一方에 用白朮一斤 人參四兩하야 切片하고 以流水十五碗으로 浸一宿하야 桑柴文武火煎取濃汁하고 再用重湯熬膏하야 入眞白蜜收之하고 每以白湯點服이라

參朮膏 三四二(「外科鈐古方」) ○ 方在補陣三九하니라 ○ 治瘡瘍에 中氣虛弱하야 諸藥不應커나 或因用藥失宜하야 耗傷元氣하야 虛症蜂起하니 但用此藥하야 補其中氣라야 諸症自愈라

參朮膏 一四四(「小兒則古方」) ○ 方在補陣三九하니라 ○ 治中氣虛弱하야 諸藥不應者라

參朮芎歸湯 二八二(「古方·因陣」) ○ 治瀉痢産育氣虛脫肛에 脈濡而弦者라 ○ 人參 白朮 川芎 當歸 黃芪 酒炒 山藥 炒 白芍藥 白茯苓 升麻 炙甘草 ○ 右를 生薑水煎服이라 按此方컨대 若治泄痢虛滑脫肛이어든 仍須加製附子肉豆蔻라야 方效라

參朮補脾湯 二九(「外科鈐古方」) ○ 治肺疽脾氣虧損하야 久欬吐膿커나 或中滿不食하니 必服此藥하야 補脾土以生肺金이요 否則不治라 ○ 人參 白朮 各二錢 黃芪 二錢半 茯苓 當歸 陳皮 各一錢 麥冬 七分 北五味 四分 桔梗 六分 炙甘草 五分 ○ 右를 薑棗水煎服이라

參朮湯 四十(「古方·補陣」) ○ 治氣虛顫掉 泄瀉

嘔吐等證이라 ○ 人參 白朮 黃芪 各二錢 白茯苓 陳皮 炙甘草 各一錢 ○ 甚者는 加製附子一錢이라 ○ 水二鍾에 煎八分하야 食遠服이라

参朮湯 一四三(「小兒則古方」) ○ 方在補陣四十하니라 ○ 治氣虛泄瀉嘔吐等證이라

三品錠子 二二四(「外科鈐古方」) ○ 上品: 去十八種痔라 白明礬 二兩 白砒 一兩零五分 乳香 沒藥 各三錢半 牛黃 三錢 ○ 中品: 去五漏及翻花瘤 氣核이라 白明礬 二兩 白砒 一兩三錢 乳香 沒藥 各三錢半 牛黃 二錢 ○ 下品: 治瘰癧 氣核 疔瘡 發背 腦疽諸惡證이라 白明礬 二兩 白砒 一兩半 乳香 沒藥 各二錢半 牛黃 三分 ○ 右에 將砒末入紫泥罐內하고 次用礬末하야 蓋之하고 以炭火煅하야 令烟盡取出하고 並各藥俱硏極細末하야 用糯米糊和爲挺子하야 狀如線香하야 陰乾이라 紝瘡內三四次요 年深者는 五六次니 其根自腐라 如瘡露在外하면 更用蜜水調搽하니 乾上에도 亦可라 嘗有一老媼하야 用此治瘰癧할새 索重價에야 始肯爲治라 其方法은 乃是中品錠子니 紝瘡內하고 以膏藥貼之면 其根自腐요 未盡이어든 再用이라 去盡에 更搽生肌藥하면 數日卽愈하니 人多異之라 凡見其治氣血不虛者는 果驗이어니와 惟氣血虛者는 雖潰去라도 亦不能愈라 蓋此는 與必效散으로 相爲表裏니 皆攻毒去邪之藥也라

三合散 一四七(「外科鈐古方」) ○ 治癧疽不肯作膿이라 ○ 新巴豆肉 明砒 斑蝥 等分 ○ 右爲細末하야 紝瘡內하면 惡肉自化라 ● 立齋曰 此方은 藥性太毒하니 果有惡毒之證이라야 宜用腐之니 取其以毒攻毒也라 若以陽氣虛하야 不能腐化成膿者는 宜用大補之劑 及桑木灸之라 丹溪云 氣血壯實하면 膿自湧出이라 大抵瘡之潰斂遲速은 總由血氣之盛衰使然也라하니라

三香散 四九(「新方·因陣」) ○ 治牙根腫痛이라 ○ 丁香 川椒 取紅, 等分 氷片 少許 ○ 右爲末하야 敷痛處라 如無川椒면 以蓽茇代之하여도 亦可라

三黃石膏湯 十一(「古方·寒陣」) ○ 治疫癘大熱而躁라 ○ 石膏 生, 三錢 黃芩 黃檗 黃連 各二錢 豆豉 半合 麻黃 八分 梔子 五枚, 打碎 ○ 水二盞에 煎一盞이라 連進三四盞則愈라

澀腸散 五四(「小兒則古方」) ○ 治小兒久痢에 腸頭脫出이라 ○ 訶子 炮 赤石脂 龍骨 各等分 ○ 右爲末하고 臘茶少許和藥하야 摻腸頭上하고 絹帛揉入이라

澀腸散 二八六(「古方·因陣」) ○ 治久痢大腸滑脫이라 ○ 訶子 赤石脂 龍骨 等分 ○ 右爲末하고 以臘茶少許로 和藥하야 摻腸頭上하고 用絹帛揉入이라 又方에 用鱉頭煅存性하야 入枯礬少許하고 如上揉入이라

桑枝煎 百九(「外科鈐古方」) ○ 大治口渴이라 ○ 取嫩桑枝細切一升炒하야 以水三升으로 煎一升이라 日服三五劑호대 更多尤妙라 ○ 抱樸子云 療風痺乾燥 臂痛脚氣 四肢拘攣 上氣眩暈이라 久服에 補肺消食 利小便 輕身 耳目聰明하야 令人光澤하니 其功을 不能盡述이라하니라

上淸丸 百九(「古方·因陣」) ○ 治口舌生瘡 咽喉腫痛하야 止嗽淸音하고 寬膈化痰하니 極效라 ○ 砂仁 桔梗 各一錢 月石 二錢 氷片 一分 甘草 玄明粉 訶子 各一錢 百藥煎 八錢 蘇州薄荷葉 一兩六錢 ○ 爲極細末하야 煉蜜丸호대 芡實大라 臨睡에 含化一丸커나 或爲小丸하야 茶淸送下라

上淸丸 三百(「古方·因陣」) ○ 佳方이라 ○ 腦荷 二兩 雨茶 白硼砂 七錢 烏梅肉 貝母 訶子

各三錢 氷片 三分 ○ 煉蜜丸이라

索矩三和湯 六十(「古方·和陣」) ○ 治脾濕腫滿이라 ○ 陳皮 厚朴 薑炒 白朮 檳榔 各一錢 紫蘇 七分 海金沙 木通 各五分 ○ 水一鍾半 薑三片 棗一枚에 煎七分하야 食遠服이라

塞耳聾 六四(「古方·因陣」) ○ 用大蒜一瓣하야 一頭剜一坑子하고 好巴豆一粒하야 去皮하고 慢火炮令極熟하야 入在蒜內하고 以新綿裹定하야 塞耳中이라

生薑附子湯 三三(「古方·熱陣」) ○ 治嶺南瘴厲에 內虛發熱커나 或寒熱往來하며 嘔痰吐逆하며 頭疼身痛커나 或汗多煩躁引飮커나 或自利小便赤하고 兼主卒中風이라 ○ 附子 一枚, 如法製, 分四服 ○ 右를 每服水一鍾 生薑十片에 煎六分하야 微溫服이라

生薑煎 百二十(「古方·熱陣」) ○ 治瘴如瘧하야 憎寒壯熱이라 ○ 老生薑 一大塊를 打破하고 濕紙包하야 煨熟이라 ○ 右를 用水一鍾하야 煎半鍾하야 熱服取微汗이라

生薑汁煎 九四(「古方·補陣」) ○ 治噎食不下 咽喉閉塞 胸膈煩悶이라 ○ 生薑汁 白蜜 牛酥 各五兩 人參 百合 各二兩 ○ 右를 入銅銚中하야 以慢火熬膏라 每用一二匙호대 用人參百合湯調下커나 或噙下라

生肌散 一四九(「外科鈐古方」) ○ 治瘡口不合이라 ○ 木香 輕粉 各二錢 黃丹 枯礬 各五錢 ○ 右爲細末하고 用猪膽汁拌匀하야 晒乾하고 再研細하야 摻患處라 ● 立齋曰 此方은 乃解毒去腐搜膿之劑요 非竟自生肌藥也니 蓋毒盡則肉自生이라 常見컨대 患者往往用龍骨血竭之類하야 以求生肌나 殊不知餘毒未盡에 肌肉何以得生이니 及增腐爛耳라 若此方誠有見也라하니라

生肌散 一三七(「痘疹詮古方」) ○ 痘後癰毒不收口에 用之神效라 ○ 枯礬 三錢 海標蛸 赤石脂 煅, 各二錢 龍骨 煅 黃丹 飛炒 乳香 出汗 沒藥 出汗, 各一錢 血竭 五分 輕粉 麝 各二分 ○ 爲細末하야 摻瘡口內하고 外以太乙膏貼之라

生脈散 三三九(「外科鈐古方」) ○ 方在補陣五六하니라 ○ 治瘡瘍에 胃氣虧損하고 陰火上衝하야 口乾喘促커나 或肢體倦怠 肌肉消瘦 面色痿黃 汲汲短氣 汗出不止 食少作渴커나 或膿水出多하고 氣血俱虛하야 煩躁不安 睡臥不寧커나 或濕熱大行하야 火土合病하고 脾胃虛弱하야 身重氣短커나 或金爲火制하야 絶寒水生化之源하야 肢體痿軟 脚欹眼黑等證이라

生脈散 一四九(「小兒則古方」) ○ 方在補陣五六하니라 ○ 治熱傷元氣하야 止渴消煩하며 定欬嗽喘促이라

生附四君湯 四三(「小兒則古方」) ○ 治吐瀉不思乳食하니 凡虛冷病에 宜先與數服하야 以正胃氣라 ○ 人參 白朮 茯苓 炙甘草 附子 木香 橘紅 等分 ○ 右爲末하야 每服一二錢호대 薑棗水煎服이라

生附四君湯 三(「古方·補陣」) ○ 方在小兒四三하니라 ○ 治脾胃虛寒吐瀉라

生附湯 二四(「古方·熱陣」) ○ 治寒濕腰痛이라 ○ 附子 生用 白朮 茯苓 牛膝 厚朴 乾薑 炙甘草 各一錢 蒼朮 杜仲 薑炒, 各二錢 ○ 水二鐘 生薑 三片 紅棗二枚에 煎八分하야 食前服이라

生熟地黃湯 百九(「小兒則古方」) ○ 治疳眼閉合不開라 ○ 生地黃 熟地黃 各半兩 川芎 赤茯苓 枳殼 杏仁 去皮 川黃連 半夏麯 天麻 地骨皮 炙甘草 各二錢半 ○ 右를 每服二三錢호대 黑豆十五粒에 薑水煎服이라

生地黃散 一四四(「痘疹銓古方」) ○ 治小兒斑疹身熱口乾 欬嗽心煩者라 ○ 生地黃 半兩 麥門冬 七錢 款冬花 陳皮 杏仁 各三錢 炙甘草 二錢半 ○ 右를 每服三五錢호대 水一大盞에 煎六分이라 不拘時하고 徐徐溫服호대 量大小하야 加減이라

生地黃飮子 八四(「古方·寒陣」) ○ 治諸見血에 吐血衄血 下血溺血이 皆屬熱證이라 ○ 生地 熟地 枸杞 黃芪 芍藥 天冬 甘草 地骨皮 黃芩 各等分 ○ 右咀하야 每服七錢호대 水二鍾에 煎八分하야 食遠服이라 如脈微身涼惡風者는 加桂五分이라 吐血者는 多如此라

生地黃煎 六八(「古方·寒陣」) ○ 治陰火盜汗이라 ○ 生地 當歸 黃芪 炙 甘草 炙 麻黃根 浮小麥 黃連 黃芩 黃檗 各錢 ○ 水一鍾半에 煎八分하야 食遠服이라

生地黃湯 五七(「古方·固陣」) ○ 治熱痢便血 崩淋不止라 ○ 生地黃 五錢 地楡 七錢半 炙甘草 二錢半 ○ 右㕮咀하고 用水二種하야 煎一鍾하야 分空心日晩二服이라

生地黃丸 一七八(「外科鈐古方」) ○ 治師尼寡婦室女 乍寒乍熱而患瘡瘍 及頸間結核 肝脈弦長而出魚際 外無寒邪 內多鬱火者는 宜此治之라 ○ 生地 一兩, 酒拌杵膏 秦艽 黃芩 硬柴胡 各半兩 赤芍藥 一兩 ○ 右爲末하야 入地黃膏하고 加煉蜜爲丸호대 桐子大라 每服三五十丸호대 烏梅湯에 日進二服이라

生鐵落飮 七七(「古方·寒陣」) ○ 治痰火熱狂하야 墜痰鎭心이라 ○ 生鐵 四十斤 入火燒赤沸에 砧上鎚之면 有花出如蘭如蛾하야 紛紛落地者를 是名鐵落이라 用水二斗하야 煮取一斗하고 用以煎藥이라 ○ 石膏 三兩 龍齒 研 茯苓 防風 去蘆, 各一兩半 玄參 秦艽 各一兩 ○ 右㕮咀하고 入鐵汁中하야 煮取五升하야 去相하고 入竹瀝一升하야 和勻이라 溫服二合호대 無時요 每日約須五服이라

犀角散 六三(「痘疹銓古方」) ○ 治痘瘡 癰毒 時毒熱盛 煩躁多渴 小便赤澁 或赤斑이라 ○ 犀角 鎊 甘草 炙, 各半兩 防風 黃芩 各一兩 ○ 右爲粗末하야 每服二錢호대 水一小盞에 煎五分하야 溫服이니 無時라

犀角散 三六四(「外科鈐古方」) ○ 方在痘疹六三하니라 ○ 治時毒癰瘍熱盛하야 煩躁多渴 赤斑等症이라

犀角升麻湯 四七(「外科鈐古方」) ○ 治時毒或風熱로 頭面腫痛커나 或咽喉不利커나 或鬢疽痄腮等證이라 ○ 犀角 鎊 升麻 防風 羌活 各錢半 白芷 白附子 黃芩 各一錢 甘草 六分 ○ 右를 水煎服호대 入犀角末服이라

犀角地黃湯 四六(「外科鈐古方」) ○ 治胃火血熱妄行하야 吐衄 或大便下血이라 ○ 犀角 鎊爲末 生地 牡丹皮 芍藥 各一錢半 黃芩 炒 升麻 各一錢 ○ 右를 水煎熟하고 入犀角末服이라

犀角地黃湯 一六七(「痘疹銓古方」) ○ 方在寒陣七九하니라 ○ 治痘疹血熱諸證이라

犀角地黃湯 一六七(「婦人規古方」) ○ 方在寒陣七九하니라 ○ 治心火動血 及斑黃瘡疹이라

犀角化毒丸 六十(「痘疹銓古方」) ○ 治諸積熱 及痘疹後餘毒生瘡 口舌牙齦糜爛等證이라 ○ 犀角屑 鎊 生地黃 當歸 防風 荊芥穗 各一兩 牛蒡子 炒杵 赤芍藥 連翹 桔梗 各七錢 薄荷 黃芩 炒 甘草 各五錢 ○ 右爲末하야 煉蜜丸호대 芡實大라 每服一丸호대 薄荷湯下라

舒筋湯 一七二(「婦人規古方」) ○ 方在和陣七七하니라 ○ 治產後血滯作痛이라

舒筋湯 七七(「古方·和陣」) ○ 一名如神湯이라 治閃朒血滯 腰腹疠痛 及産後血滯作痛者는 更妙라 ○ 當歸 玄胡索 桂心 等分 ○ 右爲細末하야 每服二錢호대 不拘時하고 溫酒調服이라 一方에 加杜仲牛膝桃仁續斷하니 亦可라

徐氏正氣散 二三(「古方·和陣」) ○ 正胃氣하며 進飮食하며 退寒瘧食瘧瘴氣하니 脾胃滯者는 用之爲宜라 ○ 藿香 草果 各二兩 半夏 製 陳皮 厚朴 砂仁 炙甘草 各一兩 ○ 右爲末하야 每服三錢호대 加生薑七片 棗三枚하야 同煎하고 俟瘧未發前하야 和渣服이라

鼠粘子湯 七六(「痘疹銓古方」) ○ 治痘稠身熱毒盛에 服此하야 以防靑乾黑陷하고 幷治斑疹稠密이라 ○ 牛蒡子 炒 歸身 黃芪 炙甘草 柴胡 黃芩 酒炒 連翹 地骨皮 ○ 右等分하야 水煎이라 熱退則止服이라

瑞竹堂方 一四九(「古方·因陣」) ○ 治蟲牙疼痛不已라 ○ 用天仙子不拘多少하고 燒烟호대 以竹筒抵牙하야 引烟熏之면 其蟲卽死라

『瑞竹』杏仁丸 百八(「古方·和陣」) ○ 治久嗽 及老人欬嗽하니 喘急不已하야 睡臥不得에 服此立效라 ○ 杏仁 去皮尖, 炒 胡桃肉 去皮 ○ 右等分하야 硏爲膏하고 加煉蜜丸호대 如彈子大라 每服一丸호대 食後에 細嚼하야 薑湯下라

西蜀石刻安腎丸 一六八(「古方·熱陣」) ○ 治眞氣虛憊하야 脚膝軟弱하며 夜夢遺精하며 小便滑數이라 ○ 附子 製 肉桂 川烏 製 川椒 去目, 微炒出汗 菟絲 製 巴戟 製 破故 酒炒 赤石脂 煅 遠志 製 茯神 茯苓 蒼朮 米泔浸炒 山茱萸 杜仲 製 石斛 胡蘆巴 炒 栢子仁 韭子 微炒 小茴 酒炒 肉蓯蓉 酒浸 川楝子 酒蒸, 去核, 各二兩 鹿茸 製, 一兩 靑鹽 四錢 山藥 四兩, 作糊 ○ 右爲末하야 酒煮山藥糊丸호대 桐子大라 每服七八十丸호대 空心에 鹽湯或白湯下라

石刻安腎丸 百五十(「古方·補陣」) ○ 方在熱陣一六九하니라 ○ 治眞氣虛憊하야 夢遺便數하며 脚膝軟弱이라

石膏升麻散 一六三(「古方·因陣」) ○ 治陽明風熱流注 齒牙腫痛出血 化爲膿汁等證이라 ○ 石膏 羊脛骨灰 地骨皮 升麻 ○ 右를 等分爲末이라 每用少許하야 擦牙齒根上커나 或加麝香少許면 更妙라

石斛夜光丸 二十(「古方·因陣」) ○ 治神水散大하야 昏如霧露하며 眼前黑花하며 睹物成二하야 久而光不收斂과 及內障瞳人淡白綠色이라 ○ 石斛 酒洗, 五錢 人參 生地 熟地 酒洗 麥門冬 天門冬 白茯苓 防風 草決明 黃連 酒炒, 各一兩 羚羊角 鎊 犀角 鎊 川芎 炙甘草 枳殼 麵炒 靑葙子 微炒 五味子 炒 肉蓯蓉 酒洗去鱗, 炙, 各五錢 牛膝 酒洗 白蒺藜 炒去刺 菟絲子 製 家菊花 山藥 杏仁 枸杞 各七錢 ○ 右爲末하야 煉蜜丸호대 梧子大라 每服三五十丸호대 溫酒鹽湯任下라

惜紅煎 四(「新方·固陣」) ○ 治婦人經血不固 崩漏不止 及腸風下血等證이라 ○ 白朮 山藥 炙甘草 地楡 續斷 炒 芍藥 炒 北五味 十四粒 荊芥穗 炒 烏梅 二枚 ○ 水一鍾半에 煎七分하야 食遠服이라 如火盛者는 加黃連黃芩이라 如脾虛兼寒하야 脾泄者는 加破故紙人參이라

蟬菊散 百十(「痘疹銓古方」) ○ 治痘疹入目커나 或病後生翳障이라 ○ 蟬蛻 去土淨 白菊花 等分 ○ 每服一二三錢호대 水八分에 加蜜少許하고 煎四分하야 食後溫服이라

宣毒散 九一(「外科鈐古方」) ○ 治一切癰毒하니

其功을 不可盡述이라 ○ 大黃 煨 白芷 各五錢 ○ 水二鍾에 煎一鍾하야 食前服이라 ◉ 立齋曰 此方은 乃宣通攻毒之劑라 若脈沈實하고 便秘者는 毒在臟也니 宜服之니 其功甚大라 若臟腑調和나 脈不實者는 不可用이라 醫林集要方은 用大黃一斤 白芷六兩爲末하야 每服三錢호대 熱酒調下하고 更用茶清하야 調搽患處하니 名曰萬金散이니 蓋因其功而珍之也라 或用水跌爲丸하야 以便於服하여도 亦可라 吳江申僉憲兄이 患背疽하야 堅硬하고 脈沈實하니 乃毒在內라 用一服에 大小便下汚物하고 再服而消라 恐患者忽此二藥이라 故로 以此嘗驗者告之라하니라

『宣明』桂苓甘露飮 八(「古方·寒陣」) ○ 治陽暑發熱煩躁 水道不利等證이라 ○ 滑石 飛, 四兩 石膏 寒水石 白朮 各二兩 茯苓 澤瀉 各一兩 肉桂 猪苓 各五錢 甘草 二兩, 炙 ○ 右爲末하야 每服三錢호대 溫湯調下라

『宣明』橘皮半夏湯 十三(「古方·和陣」) ○ 治痰涎壅嗽久不已者하니 常服하면 潤燥解肌熱止嗽라 ○ 陳皮 五錢 半夏 製, 二錢半 ○ 水一鍾半에 加生薑三五片하고 煎七分하야 溫服이라

『宣明』麥門冬飮子 四八(「古方·寒陣」) ○ 治膈消胸滿心煩하며 氣多血少하고 津液不足하야 爲消渴이라 ○ 麥門冬 生地黃 人參 五味子 甘草 炙 茯神 天花粉 知母 乾葛 等分 ○ 右㕮咀하야 每服一兩호대 竹葉十四片에 水煎服이라

『宣明』防風湯 七七(「古方·因陣」) ○ 治鼻淵腦熱滲下하야 濁涕不止하야 久而不已면 必成衄血之證이라 ○ 防風 一兩半 人參 麥冬 炙甘草 川芎 黃芩 各一兩 ○ 右爲細末하야 每服二錢호대 沸湯調服이라 食後에 日三服이라

『宣明』白朮散 三(「古方·固陣」) ○ 治虛風多汗하야 食則汗出如洗하고 少氣痿弱하니 不治면 必爲消渴證이라 ○ 白朮 二兩 防風 五兩 牡蠣 煅, 六錢 ○ 右爲末하야 每服一錢호대 溫水調下라 不拘時라 如惡風이어든 倍白朮이라 如多汗而腫이어든 倍牡蠣라 按此方컨대 雖與前同이나 而用法不同이라 故로 並存之라

『宣明』白朮散 三一(「古方·和陣」) ○ 方在固陣三하니라 ○ 治虛風多汗痿弱이라

『宣明』三棱散 三六(「古方·攻陣」) ○ 治積聚癥瘕痃癖不散하야 堅滿痞悶하며 食不下라 ○ 三棱 白朮 炒, 各二兩 蓬朮 當歸 各五錢 木香 檳榔 各三錢 ○ 右爲末하야 每服三錢호대 沸湯調下라

『宣明』三花神祐丸 四八(「古方·攻陣」) ○ 治一切沈積痰飮 變生諸病커나 或氣血壅滯하고 濕熱鬱結하야 走注疼痛하며 風痰脹滿等證이라 子和神祐丸엔 用黑丑一兩하고 無輕粉이라 ○ 黑丑 取頭落末, 二兩 大黃 一兩 芫花 醋浸炒 大戟 醋浸炒 甘遂 麵裹煨, 各五錢 輕粉 一錢 ○ 右爲細末하야 滴水爲丸호대 小豆大라 初服五丸이라가 每服에 加五丸호대 溫水下라 日三服호대 以快利爲度라 欲速下者는 宜八九十丸或百餘丸이라 凡痞滿甚者는 以痰涎壅盛이니 頓攻不開면 則轉加痛悶이라 須漸進之니 初服止三丸이라가 每加二丸하야 至快利卽止라

『宣明』淸膈導痰湯 七六(「古方·寒陣」) ○ 治胃火厚味 膈上熱痰 咯吐不出 欬唾稠粘이라 ○ 黃芩 貝母 各一錢 天花粉 瓜蔞仁 白茯苓 白朮 各八分 桔梗 甘草 陳皮 各五分 石膏 朴硝 各錢半 ○ 水一鍾半에 加竹葉二十片하야 揉爛하고 同煎八分하야 食遠服

이라

『宣明』黃芩二陳湯 五(「古方·和陣」) ○ 治熱痰이라 ○ 黃芩 陳皮 半夏 茯苓 等分 甘草 減半 ○ 水一鍾半 薑三片에 煎七分하야 食遠服이라

『選方』八味理中丸 七(「古方·熱陣」) ○ 治脾胃虛寒하야 飮食不化하고 胸膈痞悶커나 或嘔吐泄瀉라 ○ 人參 乾薑 炒, 各一兩 白朮 四兩, 炒 白茯苓 麥芽 炒, 二兩 甘草 炙 神麯 炒 砂仁 炒, 各一兩半 ○ 右爲細末하야 煉蜜爲丸호대 每丸重一錢이라 空心에 服一丸호대 薑湯嚼下라

仙方活命飮 一(「外科鈐古方」) ○ 治一切瘡瘍하야 不成膿者內消하고 已成膿者卽潰하니 此는 止痛消毒之聖藥也라 ○ 穿山甲 蛤粉炒黃 白芷 防風 天花粉 赤芍藥 歸尾 乳香 沒藥 貝母 皀刺 甘草 各二錢 金銀花 陳皮 各三錢 ○ 酒一碗에 煎數沸하야 溫服이라

旋神飮 七八(「古方·補陣」) ○ 治勞瘵憎寒壯熱 口乾咽燥 自汗煩躁 欬嗽唾血 瘦劇困倦이라 ○ 人參 白朮 黃芪 當歸 熟地黃 麥門冬 白芍藥 茯神 白茯苓 蓮肉 五味子 炙甘草 桔梗 半夏麯 各五分 ○ 水一鍾半 紅棗一枚 烏梅一個에 煎七分하야 食遠服이라 如嗽엔 加阿膠라 胸滿엔 加木香호대 以濕紙包하야 炮用커나 或加沈香하여도 亦可라 如不思飮食엔 加扁豆炒用이라

『選要』十膈散 一五八(「古方·和陣」) ○ 治十般膈氣 風冷氣熱痰食水憂思喜라 ○ 人參 白朮 茯苓 炙甘草 陳皮 枳殼 麩炒 神麯 炒 麥芽 乾薑 炮 官桂 訶子 煨 三棱 炮 莪朮 炮, 各一兩 厚朴 薑炒 檳榔 木香 磨, 各半兩 ○ 右爲細末하야 每服二錢호대 入鹽少許하야 白湯調服이라 如脾胃不和하야 腹滿脹悶하면 用水一鍾 薑五片 棗一枚 鹽少許하야 煎七分服이라

『選要』十寶湯 九六(「古方·補陣」) ○ 治冷痢虛甚하야 下物如魚腦하니 三服愈라 ○ 黃芪 炙, 四錢 熟地黃 人參 白朮 白芍藥 當歸 茯苓 半夏 五味子 肉桂 各一錢 甘草 炙, 五分 ○ 水一鍾 薑三片 烏梅一個에 煎七分하야 食遠服이라

『選要』安眠散 七(「古方·固陣」) ○ 治上喘欬嗽久而不止라 ○ 款冬花 麥門冬 烏梅肉 佛耳草 各四分 橘紅 五分 炙甘草 三分 粟殼 蜜炙, 一錢 ○ 右爲末하야 水一鍾에 煎八分하고 入黃蠟如棗核許煎化하야 臨睡溫服이라

『選要』芫花散 一四三(「古方·因陣」) ○ 治風蟲諸牙痛이라 ○ 芫花 細辛 川椒 蘄艾 小麥 細茶 等分 ○ 右咀하고 水一鍾에 煎七分하야 溫漱之니 日三四次라 吐涎出卽愈라

『選要』透膈湯 三十(「古方·攻陣」) ○ 治脾胃不和하야 中脘氣滯하야 胸膈滿悶하며 噎塞不通하며 脇肋脹痛하며 痰涎嘔逆하며 飮食不下라 ○ 木香 白豆蔻 砂仁 檳榔 枳殼 麩炒 厚朴 薑汁炒 半夏 製 青皮 橘紅 甘草 大黃 朴硝 各一錢 ○ 水一鍾半 薑三片 紅棗一枚에 煎八分하야 食遠服이라

蟬蛻膏 四六(「痘疹銓古方」) ○ 治痘瘡虛陷不起라 ○ 蟬蛻 當歸 川芎 甘草 升麻 防風 荊芥穗 等分 加人參白芍藥이라 ○ 右爲末하야 煉蜜丸호대 如芡實大라 每服一丸호대 薄荷湯下라

宣風牢牙散 一六九(「古方·因陣」) ○ 駐顔補腎하고 牢牙固齒라 ○ 細辛 青鹽 各七錢 當歸 酒洗 川芎 各一兩 ○ 右爲末이라 每用少許호대 清晨에 擦牙滿口하고 漱良久에 連藥嚥下커나 或先以溫水漱口淨然後에 擦而嚥之하여

도 亦可라

宣風散 四十(「小兒則古方」) ○ 治濕痰하며 去積滯하며 通秘結하며 攻黑陷裏實하니 以代百祥丸 牛李膏라 ○ 檳榔 二個 陳皮 甘草 各五錢 牽牛 四兩, 半生半炒하야 取頭末一兩이라 ○ 右爲末하야 每服一錢호대 量大小하야 增減與服이라 白湯調下라 一方에 有大黃 木香하고 連前三味煎成後에 加牽牛末하야 調服이라

蟬花散 二五(「古方·因陣」) ○ 治肝經風熱로 毒氣上攻하야 眼目赤痛과 及一切內外翳障이라 ○ 蟬蛻 甘菊花 穀精草 羌活 甘草 炒 白蒺藜 炒 草決明 梔子 炒 防風 密蒙花 荊芥穗 木賊 川芎 蔓荊子 黃芩 各等分 ○ 右爲末하야 每服二錢호대 食後에 茶淸調下라

泄瀉經驗方 四九(「古方·固陣」) ○ 治泄瀉飮食少進이라 ○ 用糯米一升하야 水浸一宿瀝乾하고 慢火炒令極熟하야 磨細하야 羅如飛麵하고 加懷山藥一兩炒硏末하야 和米粉內라 每日淸晨에 用半盞호대 入白糖二匙 川椒末少許하야 將極滾湯調食이니 其味甚佳하고 且不厭人하야 大有資補라 久服之면 其有精寒不能成孕者도 亦孕矣라

舌上出血 百十六(「古方·因陣」) ○ 重出이라

薛氏加減金匱腎氣丸 百三(「古方·熱陣」) ○ 方在補陣一二四하니라 ○ 治脾腎陽虛하야 不能制水하야 爲腫爲脹이라

薛氏加減金匱腎氣丸 一二四(「古方·補陣」) ○ 治脾腎陽虛하야 不能行水하야 小便不利하며 腰重脚腫커나 或肚腹腫脹하며 四肢浮腫커나 或喘急痰盛하야 已成蠱證하니 其效如神이라 此證은 多因脾胃虛弱커나 或治失其宜하야 元氣復傷而變此證이라 若非速救腎中之火면 則陽氣不充於下하니 何以生土며 土虛에 又何以製水리오 此는 必用之劑也니 苟不知此면 必不能救라 若病在燃眉면 當變丸爲湯治之라 ○ 熟地 四兩, 酒拌蒸 山藥 山茱萸 川牛膝 丹皮 澤瀉 車前子 肉桂 各一兩 白茯苓 三兩 附子 製, 五錢 ○ 右爲末하야 煉蜜同地黃膏搗丸호대 桐子大라 每服七八十丸호대 空心에 米飮下라

薛氏加減八味丸 三八(「外科鈐古方」) ○ 治瘡瘍痊後及將痊에 口乾渴甚커나 或舌上生黃커나 或未患先渴이라 此는 皆腎水枯渴하야 不能上潤하야 以致心火上炎하야 水火不能相濟라 故로 煩躁作渴 小便頻數커나 或白濁陰痿 飮食不多 肌膚漸消커나 或腿腫脚先瘦하니 服此하야 以降心火하고 滋腎水하면 則諸證頓止라 及治口舌生瘡不絶이라 ○ 熟地 八錢, 酒蒸搗膏 山茱萸 酒浸, 杵膏 山藥 各四兩 澤瀉 蒸, 焙 白茯苓 牡丹皮 各三兩 桂心 一兩 北五味 四兩半, 炒 ○ 右爲細末하야 入二膏하고 加煉蜜少許丸호대 桐子大라 每服六七十丸호대 五更初言語前 或空心에 用鹽湯送下라 此는 卽陳氏加減八味丸也니 方在補陣一二三이라

薛氏加味四物湯 九(「古方·補陣」) ○ 卽前方에 加山梔柴胡丹皮라

薛氏加味小柴胡湯 二十(「古方·散陣」) ○ 亦名柴胡梔子散이라 治乳母肝火發熱하야 致兒爲患과 及風熱生痰等證이라 ○ 卽前方에 加丹皮梔子라

薛氏加味逍遙散 九三(「古方·補陣」) ○ 治肝脾血虛하야 發熱하며 小水不利라 ○ 卽前逍遙散에 加丹皮梔子各七分이라

薛氏加味龍膽瀉肝湯 六四(「古方·寒陣」) ○ 治肝經濕熱 或囊癰下疳便毒 小便澁滯 或陰囊作痛 小便短少라 ○ 龍膽草 酒炒, 一錢

車前子 炒 當歸尾 木通 澤瀉 大人倍用 甘草 黃芩 生地 山梔 大人倍用 ○ 右水煎이라 若治小兒어든 子母同服이라

薛氏四神丸 三五四(「外科鈐古方」) ○ 方在熱陣一五一하니라 ○ 治瘡瘍에 脾腎虛弱하야 大便不實 飮食少思커나 或小腹作痛커나 或産後泄瀉 肚腹作痛 不思飮食이라

薛氏四神丸 一五一(「古方·熱陣」) ○ 治脾腎虛寒하야 大便不實 飮食不思와 及泄痢腹痛等症이라 ○ 破故 炒, 四兩 肉豆蔲 麵煨 五味子 各二兩 吳茱萸 湯浸, 炒, 一兩 ○ 右爲末하고 用大棗百枚하야 同薑八兩煮爛하고 取肉搗丸호대 桐子大라 每服七八十丸호대 空心食前에 白湯下라 按此丸컨대 不宜用棗요 但以薑汁煮麵糊爲丸이라야 更佳라

薛氏四神丸 一五八(「婦人規古方」) ○ 方在熱陣一五一하니라 ○ 治脾胃虛寒泄痢라

薛氏柴胡淸肝散 五九(「古方·寒陣」) ○ 治肝膽三焦風熱瘡瘍 或怒火憎寒發熱 或瘡毒結於兩耳兩脇前後 或胸乳小腹下 及股足等證이라 ○ 柴胡 黃芩 炒, 各錢半 山梔 炒 川芎 人參 各一錢 甘草 五分 連翹 桔梗 各八分 ○ 水一鍾半에 煎服이라

薛氏抑肝散 六七(「小兒則古方」) ○ 治肝經虛熱發搐 或發熱咬牙 或驚悸寒熱 或木乘土而嘔吐痰涎 腹脹少食 睡不安이라 ○ 軟柴胡 甘草 各五分 川芎 八分 當歸 白朮 炒 茯苓 釣藤鉤 各一錢 ○ 右水煎하야 子母同服이라 以蜜丸하면 名抑靑丸이라

薛氏紫河車丸 百七(「小兒則古方」) ○ 治癲癎이라 ○ 紫河車 肥大者一具 人參 當歸 二味酌用하야 爲末이라 ○ 右에 將河車生硏爛하야 入二藥搗丸호대 桐子大라 每服五七十丸하고 日進三服호대 人乳化下라 按此方컨대 凡先天不足하고 後天虧敗者는 俱可隨宜增用藥物하야 照此製服이니 無不可也라 然이나 河車는 必用酒燉熟이라야 方善이니 雖薛氏之意가 用其生氣나 但生者는 腥膩하야 恐不利於胃氣라 且此物은 旣離本體하니 尙何生氣之有리오 亦不過取其應求之性味하야 爲血氣之資而已라 矧人之血氣는 本皆熱物之所養成이라 故로 飮食之類는 凡生用熱用에 其補瀉有甚相遠者하니 豈熟之卽無益而生之果無礙耶리오 余故로 曰熱之爲宜라

雪梨漿 十六(「新方·寒陣」) ○ 解煩熱하며 退陰火하니 此는 生津止渴之妙劑也라 ○ 用淸香甘美大梨하야 削去皮하고 別用大碗盛淸冷甘泉하야 將梨薄切하야 浸於水中하면 少頃에 水必甘美라 但頻飮其水요 勿食其柤니 退陰火極速也라

摻口瘡 一二八(「古方·因陣」) ○ 天竺黃 月石 等分 氷片 少許 ○ 爲末摻之라

蟾酥膏 一四六(「古方·因陣」) ○ 治風蛀諸牙疼痛이라 ○ 蟾酥 少許 巴豆 去油하고 硏如泥라 杏仁 燒焦 ○ 右를 共硏如泥하야 以綿裹如粟米大라 若蛀牙에 塞入蛀處하고 風牙에 塞牙縫中하야 吐涎盡愈라

蟾酥丸 一二三(「小兒則古方」) ○ 治小兒頸項結核面色痿黃 飮食不甘 腹大發熱하니 名曰無辜疳證이라 一服에 虛熱退하고 二服에 煩渴止하고 三服에 瀉痢愈라 ○ 蟾蜍 一二個, 夏月溝渠深土中에 取腹大不跳不鳴者是니 身多傴者佳라 ○ 右에 將糞蛆一杓置桶中하야 以尿浸之하고 却將蟾蜍跌死하야 投與蛆食一晝夜하고 用布袋盛蛆하야 置急流中一宿取出하고 瓦上焙乾爲末하야 入麝香一字하고 粳米飯丸호대 麻子大라 每服二三十丸호대 米飮下하니 其效如神이라

聖散子 四三(「古方·散陣」) ○ 治一切山嵐瘴氣

時行瘟疫 傷寒風濕等疾에 有非常之功하니 如李待詔所謂內寒外熱 上實下虛者는 此藥이 尤效通神이라 宋嘉祐中에 黃州民病疫瘴大行할새 得此藥하야 痊活者를 不可勝紀러니 蘇東坡撰文勒石하야 以廣其傳하니 聖散子之功益著라 徽州鄭尙書在金陵할새 用此方하야 治傷寒하야 活人甚衆이라 故로 知其大能發散寒濕하고 驅除瘴瘧하야 實有超凡之效也라 ○ 蒼朮 製 防風 厚朴 薑炒 猪苓 澤瀉 煨, 各二兩 白芷 川芎 赤芍藥 藿香 柴胡 各半兩 麻黃 升麻 羌活 獨活 枳殼 吳茱萸 泡 細辛 藁本 茯苓 各七錢 石菖蒲 草豆蔲 良薑 各八錢 甘草 二兩半 大附子 一枚 ○ 右爲粗末하야 每服三錢호대 水二鍾 棗一枚에 煎八分하야 稍熱服이라

惺惺散 二三(「小兒則古方」) ○ 治小兒傷寒時氣 風熱頭痛目眵 多睡痰壅 欬嗽喘急 或痘疹已出未出 疑似之間이라 ○ 人參 白朮 炒 茯苓 甘草 北細辛 川芎 桔梗 炒, 各等分 ○ 右爲末하야 每服一錢호대 入薄荷五葉하야 水煎服이라 一方에 有防風天花粉이라

星蘇散 二四(「小兒則古方」) ○ 治諸風口噤不語라 ○ 南星 略炮, 切 ○ 右를 每服五七分호대 紫蘇五葉 薑四片에 水煎入雄猪膽少許하야 溫服이라

聖朮煎 二五(「新方·熱陣」) ○ 治飮食偶傷하야 或吐或瀉하며 胸膈痞悶커나 或脇肋疼痛커나 或過用剋伐等藥하야 致傷臟氣하야 有同前證이나 而脈無力하며 氣怯神倦者는 速宜用此라 不得因其虛痞虛脹하야 而畏用白朮이니 此中虛實之機는 貴乎神悟也라 若痛脹覺甚者는 卽以此煎으로 送神香散이니 最妙라 若用治寒濕瀉痢嘔吐면 尤爲聖藥이라 ○ 白朮 用冬朮味甘佳者 五六七八錢炒, 或一二兩 乾薑 炒 肉桂 各一二錢 陳皮 酌用커나 或不用이라 ○ 水一鍾半에 煎七分하야 溫熱服이라 若治虛寒瀉痢嘔吐等證이어든 則人參炙甘草之類를 當任意加用이라 若治中虛感寒이어든 則麻黃柴胡를 亦任意加用이라

『聖惠』口齒方 一三四(「古方·因陣」) ○ 治口臭穢及齒䘌腫痛이라 ○ 用北細辛一兩하야 煮取濃汁熱漱호대 冷卽吐之니 立效라 ○ 以下齒牙方

『聖惠』搜風順氣丸 三四四(「古方·和陣」) ○ 治風氣脚氣하니 凡老人小兒血熱風熱而大便秘結者宜服이라 ○ 車前子 兩半 大麻仁 微炒, 去殼 郁李仁 泡, 去皮 菟絲子 酒浸煮 牛膝 酒浸一宿 乾山藥 各一兩 白檳榔 一兩 枳殼 麸炒 防風 獨活 各八錢 大黃 五錢, 半生半熟 ○ 煉蜜丸호대 小豆大라 茶酒湯任下호대 早晩에 各一服이라

『聖惠』雙荷散 二百三(「古方·和陣」) ○ 治卒暴吐血이라 ○ 藕節 七節 荷葉頂 七個 ○ 右에 入蜜一匙하야 擂細하고 水二鍾에 煎八分하야 溫服커나 或爲末하야 蜜湯調下二錢하여도 亦妙라

『聖惠』寧肺散 六三(「古方·補陣」) ○ 方在固陣六하니라 ○ 治久嗽하니 收澁之劑라

『聖惠』寧肺湯 六(「古方·固陣」) ○ 治新久欬嗽로 肺氣不通하야 咯唾膿血하며 自汗欬嗽하야 常年不愈者 服之立止요 並坐臥不安 語言不出等證이라 ○ 烏梅肉 七分 罌粟殼 二錢, 去筋, 蜜炙 ○ 右爲細末하야 不拘時하고 烏梅湯調下라

『聖惠』川芎散 六二(「古方·散陣」) ○ 治偏正頭風疼痛이라 ○ 川芎 羌活 細辛 香附 槐花 甘草 炙 石膏 各半兩 荊芥穗 薄荷 菊花 茵陳 防風 各一兩 ○ 右爲末하야 每服二錢호대 食後에 茶清調服이라 忌動風物이라

醒醐散 七五(「古方·因陣」) ○ 治傷風鼻塞聲重이라 ○ 細辛 半兩 川芎 一兩 薄荷 一兩半 川烏 炮, 去皮臍 白芷 甘草 各二兩 ○ 右爲細末하야 每服一錢호대 葱茶湯或薄荷湯下라

聖效方 三二二(「古方·和陣」) ○ 治寸白蟲에 神效라 ○ 檳榔 半兩 南木香 二錢 ○ 右爲細末하야 每服三錢호대 濃米飮調下라 須五更空心에 先嚼炙肉호대 只嚥汁下咽하야 吐其肉하고 隨卽服藥하면 辰巳間에 當蟲下하야 盡去病根하니 此方簡易屢驗이라

洗肝明目散 百六(「痘疹銓古方」) ○ 治痘後目疾이라 ○ 當歸 羌活 柴胡 密蒙花 川芎 防風 木賊 山梔仁 龍膽草 各等分 ○ 右爲末하야 每服一錢호대 淡沙糖水調服이라

洗肝飮 百七(「痘疹銓古方」) ○ 翳膜遮睛에 暫用이라 ○ 歸尾 錢二分 防風 八分 大黃 八分 羌活 川芎 薄荷 各四分 梔子 錢半 甘草 三分 ○ 水一鍾 薑一片에 煎服이라 熱盛便秘엔 加芩檗이라

洗爛弦風赤眼方 四四(「古方·因陣」) ○ 一名萬金膏라 此藥之效如神하니 人家所不可少요 無目病則以施人이니 價廉功倍하야 濟人甚大라 ○ 文蛤 黃連 去毛淨 防風 荊芥穗 各五錢 苦參 四錢 銅綠 五分 ○ 右爲極細末하고 外以薄荷煎湯丸호대 彈子大라 臨用時에 以熱水化開하야 乘熱洗眼이니 日三次라 立愈神效라 一方엔 有當歸川芎各四錢이라

洗損傷方 二四九(「外科鈐古方」) ○ 凡傷重者는 用此淋洗然後에 傅藥이라 ○ 荊芥 土當歸 生葱 切斷, 一方에 用生薑이라 ○ 右를 同煎湯하야 溫洗커나 或止用葱一味煎洗하여도 亦可라

細辛散 八一(「古方·因陣」) ○ 治鼻齆有瘜肉하야 不聞香臭라 ○ 北細辛 瓜蒂 等分 ○ 右爲末하고 棉裹如豆大하야 塞鼻中이라

細辛煎 百四十(「古方·因陣」) ○ 治牙齒腫痛不可忍 及口氣臭라 ○ 用北細辛一味하야 煎濃汁하고 乘熱噙漱良久에 吐之면 極妙라

細辛黃檗散 一二三(「古方·因陣」) ○ 治口舌瘡이라 ○ 黃檗 細辛 等分 ○ 右爲末傳之커나 或摻舌上이니 吐涎水에 再傳면 須旋合之라

洗藥神效散 一二三(「外科鈐古方」) ○ 洗陰濕諸瘡이라 ○ 蛇床子 二兩 朴硝 一兩 ○ 右를 每用一兩호대 水二碗에 煎數沸하야 洗瘡拭乾하고 摻生肌藥이라

蘇葛湯 二七(「痘疹銓古方」) ○ 初熱에 未見點이면 發表之劑暫用之니 分兩은 宜酌兒大小하야 以爲增減이라 ○ 蘇葉 二錢 葛根 二錢 甘草 一錢 白芍藥 錢半 ○ 連鬚葱白三根 生薑三片 水鍾半에 煎七分하야 熱服이라 原方에 有陳皮砂仁各五分하니 此는 惟氣滯腹痛者宜用之요 否則不必이라

小建中湯 三九(「古方·熱陣」) ○ 方在補陣二二하니라 ○ 治虛勞裏急 腹痛失精 四肢酸疼 咽乾口燥等證이라

小薊飮子 一八一(「婦人規古方」) ○ 方在寒陣百二하니라 ○ 治下焦結熱 溲血崩淋이라

消導寬中湯 五八(「古方·和陣」) ○ 治氣滯食滯水腫脹滿이라 ○ 白朮 一錢半 枳實 麸炒 厚朴 薑製 陳皮 半夏 茯苓 山査 神麯 炒 麥芽 炒 蘿蔔子 炒, 各一錢 ○ 水一鍾半 薑三片에 煎八分하야 食遠服이라 小便不利엔 加猪苓澤瀉라

消毒散 四七(「痘疹銓古方」) ○ 亦名消毒飮이라 治痘瘡六七日間에 身壯熱하며 不大便하며 其脈緊盛者는 用此藥微利之라 ○ 荊芥穗 炙甘草 各一兩 牛蒡子 四兩, 杵炒 ○ 右爲粗散하야 每服三錢호대 水一盞에 煎七分하야

不拘時徐徐服이라

消毒散 五八(「外科鈐古方」) ○ 治乳癰吹乳並便毒에 如憎寒壯熱커나 或頭痛者는 宜先服人參敗毒一二劑라야 方可服此藥이라 如無前證이어든 卽服此藥三二劑하고 或腫不消어든 宜服托裏散이라 ○ 金銀花 靑皮 天花粉 柴胡 殭蠶 炒 貝母 當歸 酒拌 白芷 各二錢 ○ 水二鍾에 煎一鍾하야 食遠服이라 如治便毒엔 加大黃一二錢煨用하야 空心服이라

消毒化斑湯 五十(「痘疹銓古方」) ○ 消風散毒하야 淸眼目咽喉라 ○ 升麻 柴胡 桔梗 甘草 連翹 龍膽草 牛蒡子 防風 蟬蛻 密蒙花 ○ 水一鍾半에 加淡竹葉十片하야 煎服이라

消梨飮 百八十(「古方·因陣」) ○ 治喉痺라 ○ 單用消梨汁頻頻飮之커나 或將梨削浸凉水中하야 頻頻飮之면 尤妙라 此物은 大解熱毒이라 或南方少梨之處엔 但擇好蘿蔔杵汁하고 加玄明粉하야 徐飮이니 大效라

小半夏湯 五九(「古方·熱陣」) ○ 方在和陣八하니라 ○ 治嘔吐及心下有飮者라

小便不通經驗方 二百九十(「古方·因陣」) ○ 以朴硝爲末하야 每服二錢호대 空心에 煎茴香湯下라 又方에 用蚯蚓杵하고 以凉水攄過하야 濃服半碗이니 立通이라 大解熱疾不知人事欲死하니 服之甚效라

小分淸飮 十(「新方·和陣」) ○ 治小水不利하고 濕滯腫脹하야 不能受補等證에 此方主之라 ○ 茯苓 二三錢 澤瀉 二三錢 薏仁 二錢 猪苓 二三錢 枳殼 一錢 厚朴 一錢 ○ 水一鍾半에 煎七八分하야 食前服이라 如陰虛水不能達者는 加生地牛膝各二錢이라 如黃疸者는 加茵陳二錢이라 如無內熱而寒滯不行者는 加肉桂一錢이라

消痞膏 三一六(「外科鈐古方」) ○ 三稜 蓬朮 穿山甲 木鱉仁 杏仁 水紅花子 蘿蔔子 透骨草 晒乾 大黃 各一兩 獨頭蒜 四個 ○ 右를 用香油一斤하야 入前藥十味하고 煎油成하야 以飛丹收之하고 後下細藥이라 ○ 眞阿魏 乳香 沒藥 各一兩 麝香 三錢 ○ 右에 先下乳沒阿魏三味하고 後下麝香하야 攪勻待冷하야 傾水中浸數日하고 用磁甁收貯하야 勿使洩氣라 用時에 以白布或堅白紙攤貼하니 八九日一換이라 或見大便去膿血이라도 勿以爲異요 亦有不去膿血而自愈者라 若治瀉痢엔 可貼臍腹이라 忌房事生冷이라 凡貼癥積痞塊엔 先用蕎麥麵和作一圈하야 圍住患處四邊하고 其塊上에 放皮硝二三兩하야 蓋厚紙하고 以熨斗熨하야 令熱氣內達然後에 去硝하고 用膏藥貼之라 右原方은 用白花菜同透骨草另煎膏二兩하야 攪入膏內收用이로되 但白花菜는 惟西北方間有之하야 求覓不易라 故로 余用獨蒜蘿蔔子代之하니 其功亦不減也라

消痞核桃 八七(「古方·攻陣」) ○ 莪朮 酒洗 當歸 酒洗 白芥子 急性子 各四兩, 俱搗碎 皮硝 海粉 各八兩 大核桃 百枚 ○ 右에 先以群藥入砂鍋內하야 寬水煮一二沸하고 後入大核桃重五錢者百枚하야 同煮一日夜호대 以重一兩爲度하고 取起晾乾이라 先用好膏藥一個하야 摻阿魏一錢 麝香半分호대 量痞大小貼住하고 以熱手磨擦이라 每空心에 服前桃一個하고 三日後二個요 以至三個라 服完後에 須四物湯之類數貼卽愈라

疏邪散 一六二(「痘疹銓古方」) ○ 方在新因十六하니라 ○ 治痘瘡初起에 表邪强實者라

疏邪飮 十六(「新方·因陣」) ○ 治痘疹初起發熱에 凡血氣强盛하야 無藉滋補者는 單宜解邪니 用此方爲主하야 以代升麻葛根湯 及蘇葛

湯等方이 最爲妥當이라 ○ 柴胡 倍用 芍藥 倍用, 酒炒 蘇葉 荊芥穗 炙甘草 減半 ○ 水一鍾半에 煎服이라 無火者는 加生薑三片이라 火盛內熱者는 加黃芩이라 渴者는 加乾葛이라

小水不通葱熨法 二九一(「古方·因陣」) ○ 用葱三斤하야 慢火炒香熟하고 以絹帕裹하야 更替熨臍下卽通이라 或用鹽炒熱熨之호대 冷則再易이니 須臾卽通이라

小柴胡湯 三五七(「外科鈐古方」) ○ 方在散陣十九하니라 ○ 治肝膽經風熱 瘰癧結核에 或腫痛色赤커나 或寒熱往來커나 或日晡發熱커나 或潮熱身熱 默默不欲飮食커나 或怒火口苦 耳聾欬嗽하니 皆用此藥이라

小柴胡湯 一七一(「痘疹銓古方」) ○ 方在散陣十九하니라 ○ 散肝膽經表邪 往來寒熱이라

消食導氣飮 一九七(「古方·和陣」) ○ 治凡遇氣怒便作泄瀉하니 此는 必因怒挾食所致라 其有脾土本虛하야 不勝肝氣者는 此方主之라 ○ 人參 白朮 茯苓 炙甘草 川芎 半夏 青皮 陳皮 枳實 香附 神麯 砂仁 木香 ○ 上酌虛實하야 增減用이라 水一鍾半 薑三片에 煎七分하야 食遠溫服이라

消食丸 九十(「古方·和陣」) ○ 治一切食積停滯라 ○ 山查 神麯 炒 麥芽 炒 蘿蔔子 靑皮 陳皮 香附 各二兩 阿魏 一兩, 醋浸另研 ○ 湯泡蒸餠爲丸호대 桐子大라 每服五十丸호대 食遠에 薑湯下라

小兒丹毒 三百六(「外科鈐古方」) ○ 此毒은 多生頭面四肢하야 色赤或腫하고 遊走不定하니 甚者는 宜用前磁鋒砭法하야 使毒血遇刺皆出이라 更以神功散傳之하고 內服荊防敗毒散 或五福化毒丹이라 若使毒氣入腹則不治라 或愈而復發은 皆因母食辛辣炙煿하야 以致內熱이니 宜於母藥中加漏蘆煎服커나 或令自服하여도 亦愈라

小兒鵝口 三百七(「外科鈐古方」) ○ 凡小兒口內에 白屑滿口者爲鵝口瘡이니 則不能飮乳라 用髮或軟絹纏指하고 蘸井水하야 拭舌上使淨이라 如屑不能脫이면 濃煮栗木湯하야 以綿纏筯頭拭洗하고 却用飛過黃丹搽之라

小安腎丸 一六七(「古方·熱陣」) ○ 治腎氣虛乏하고 下元冷憊하야 夜多漩溺하며 體瘦神倦하며 腰膝沈重하며 泄瀉腸鳴하며 眼目昏暗하며 牙齒蛀痛이라 ○ 川楝子 一斤, 用香附子川烏各一斤하야 加鹽四兩 水四升同煮하고 候乾하야 去香附川烏不用하고 取川楝하야 切焙라 小茴 十一兩 熟地 八兩 川椒 四兩, 去閉口者, 微炒出汗 ○ 右爲末하야 酒糊丸호대 桐子大라 每服二三十丸호대 空心臨臥에 鹽湯或酒任下라

小安腎丸 一四九(「古方·補陣」) ○ 方在熱陣一六八하니라 ○ 治腎氣虛寒하야 多溺하며 腰膝沈重이라

燒鹽散 一九七(「古方·因陣」) ○ 治喉中懸壅垂長하야 咽中妨碍라 ○ 燒鹽 枯礬 各等分 ○ 右를 和匀研細하야 以筯頭蘸點卽消라

小營煎 十五(「新方·補陣」) ○ 治血少陰虛하니 此性味平和之方也라 ○ 當歸 二錢 熟地 二三錢 芍藥 酒炒, 二錢 山藥 炒, 二錢 枸杞 二錢 炙甘草 一錢 ○ 水二鍾에 煎七分하야 食遠溫服이라 如營虛於上하야 而爲驚恐怔忡不眠多汗者는 加棗仁茯神各二錢이라 如營虛兼寒者는 去芍藥하고 加生薑이라 如氣滯有痛者는 加香附一二錢하야 引而行之라

消瘻酒 百八(「外科鈐古方」) ○ 昆布 三錢 海藻 五錢 沈香 雄黃 各一錢, 研末 海螵蛸 二錢 ○ 右爲咀하야 用好酒一升湯煮하야 任意每服一二鍾이요 或浸十餘日하여도 亦可飮이라

小溫金散 四三(「古方·固陣」) ○ 治心腎虛熱 小便赤白淋瀝 或不時自汗等證이라 ○ 人參 蓮肉 去心 巴戟肉 益智 黃芪 蜜炙 麥冬 去心 赤茯苓 草薢 酒浸炒 炙甘草 各一錢 ○ 燈心十莖 棗一枚에 水煎服이라

逍遙散 一五三(「婦人規古方」) ○ 方在補陣九二하니라 ○ 治肝脾血虛하야 鬱怒傷肝等證이라

逍遙飮 一(「新方·因陣」) ○ 治婦人思鬱過度하야 致傷心脾衝任之源하야 血氣日枯라가 漸至經脈不調者라 ○ 當歸 二三錢 芍藥 錢半 熟地 三五錢 棗仁 二錢, 炒 茯神 錢半 遠志 製, 三五分 陳皮 八分 炙甘草 一錢 ○ 水二鍾에 煎七分하야 食遠溫服이라 如氣虛者는 加人參一二錢이라 如經水過期兼痛滯者는 加酒炒香附一二錢이라

溯源解毒湯 五五(「痘疹銓古方」) ○ 解胎毒之良方이라 ○ 當歸身 川芎 生地黃 白芍藥 人參 生甘草 黃連 連翹 陳皮 木通 等分 ○ 水一盞에 加淡竹葉十片하고 煎半盞하야 溫服이니 無時라

消乳丸 三八(「小兒則古方」) ○ 治嘔吐하고 消乳食이라 脈沈者는 傷食不化也일새라 ○ 香附 炒 砂仁 陳皮 神麯 炒 炙甘草 麥芽 炒, 等分 ○ 右爲末하야 米糊丸호대 黍米大라 每服二十丸호대 薑湯下라

蘇子煎 一四一(「古方·和陣」) ○ 治上氣欬嗽라 ○ 蘇子 杏仁 生薑汁 生地黃汁 白蜜 各一斤 ○ 右에 將蘇子搗爛하고 以二汁和之하야 絹絞取汁하고 又搗又和하야 如此六七次則味盡하니 乃去相하고 以蜜和之하야 置銅器中하고 於湯上에 煎之如飴라 每服二匙호대 日三次하고 夜一二次하야 病愈卽止라

消積丸 一二八(「小兒則古方」) ○ 治食積大便酸臭發熱이라 ○ 丁香 九個 砂仁 十二個 烏梅肉 三個 巴豆 三粒, 去皮心膜 ○ 右爲末하야 麵糊丸호대 黍米大라 每服五七丸호대 溫水下라

小靑龍湯 三五八(「外科鈐古方」) ○ 方在散陣八하니라 ○ 治肝肺受寒하야 欬嗽喘急에 宜服此하야 發散表邪라

掃蟲煎 十四(「新方·和陣」) ○ 治諸蟲上攻하야 胸腹作痛이라 ○ 靑皮 一錢 小茴香 炒, 一錢 檳榔 烏藥 各一錢半 細榧肉 三錢, 敲碎 吳茱萸 一錢 烏梅 二個 甘草 八分 硃砂 雄黃 各五分 俱爲極細末이라 ○ 右에 將前八味하고 用水一鍾半하야 煎八分하야 去相하고 隨入後二味하야 再煎三四沸하고 攪勻하야 徐徐服之라 如惡心作吐하면 加炒乾薑一二錢이라 或先啖牛肉脯少許하고 俟一茶頃하야 頓服之면 更妙라

掃蟲煎 一七一(「小兒則古方」) ○ 方在新和十四하니라 ○ 治諸蟲上攻하야 胸腹作痛이라

小菟絲子丸 三五(「古方·固陣」) ○ 治腎氣虛損하야 目眩耳鳴하며 四肢倦怠하며 夜夢遺精이라 ○ 菟絲子 製, 五兩 石蓮肉 二兩 白茯苓 二兩 山藥 炒, 二兩을 分一半作糊라 ○ 用山藥糊丸호대 桐子大라 每服五十丸호대 空心에 溫酒鹽湯任下라 一方엔 有五味子一兩하야 治小便多而不禁이라

消風散 三六三(「外科鈐古方」) ○ 方在散陣四七四九하니라 ○ 治風熱癮疹瘙癢 及婦人血風瘙癢 或頭皮腫癢 或諸風上攻 頭目昏眩 項背拘急 鼻出淸水 噴嚏聲重 耳作蟬鳴이라

消風化毒湯 五八(「痘疹銓古方」) ○ 防風 黃芪 桂枝 荊芥穗 升麻 白芍 牛蒡子 等分 甘草 減半 ○ 右에 加薄荷葉七片 水一盞하고 煎七分하야 溫服이니 無時라

消風丸 百四(「小兒則古方」) ○ 治風癎에 先宜此

藥이라 ○ 膽星 二錢 羌活 獨活 防風 天麻 人參 荊芥 川芎 細辛 各一錢 ○ 右爲末하야 蜜丸호대 桐子大라 每服二丸호대 薄荷紫蘇湯調化下라

小陷胸湯 十(「古方·攻陣」) ○ 方在寒陣十六하니라 ○ 治小結胸이 正在心下하야 按之則痛하고 脈浮滑者라

蘇合香丸 三七一(「古方·和陣」) ○ 治中氣 或卒暴氣逆心痛 鬼魅惡氣等證이라 ○ 麝香 沈香 丁香 白檀香 香附 蓽撥 白朮 訶子 煨去皮 朱砂 水飛 青木香 烏犀角 各二兩 熏陸香 龍腦 各一兩 安息香 二兩, 另爲末하야 用無灰酒一升熬膏라 蘇合油 二兩, 入安息香膏內 ○ 右爲細末하고 用安息香膏並煉蜜하야 每兩作十丸호대 熔黃蠟包裹爲善이라 每用溫水化服一丸이라 或丸如桐子大하야 每服四五丸이라

小和中飮 一六七(「小兒則古方」) ○ 方在新和八하니라 ○ 治胸膈脹滿 脾胃不和라

小和中飮 八(「新方·和陣」) ○ 治胸膈脹悶 或婦人胎氣滯滿等證이라 ○ 陳皮 一錢五分 山查 二錢 茯苓 一錢半 厚朴 一錢五分 甘草 五分 扁豆 炒, 二錢 ○ 水一鍾半에 加生薑三五片하야 煎服이라 如嘔者는 加半夏一二錢이라 如脹滿氣不順者는 加砂仁七八分이라 如火鬱於上者는 加焦梔子一二錢이라 如婦人氣逆血滯者는 加紫蘇梗香附之屬이라 如寒滯不行者는 加乾薑肉桂之屬이라

續斷丹 二五五(「古方·和陣」) ○ 治中風寒濕 筋攣骨痛이라 ○ 續斷 萆薢 酒浸 牛膝 酒浸 乾木瓜 杜仲 炒, 各二兩 ○ 右爲末하야 煉蜜和丸호대 每兩作四丸이라 每服一丸호대 細嚼溫酒下라 不拘時라

續斷丸 三百五(「古方·和陣」) ○ 治風濕流注하야 四肢浮腫하고 肌肉痲痺라 ○ 川續斷 當歸 萆薢 附子 防風 天麻 各一兩 乳香 沒藥 各半兩 川芎 七錢半 ○ 右爲細末하야 煉蜜丸호대 桐子大라 每服四十丸호대 空心에 溫酒或米飮下라

續命煮散 五四(「古方·散陣」) ○ 補虛消風하며 通經絡하며 行氣血하며 除瘛瘲疼痛이라 ○ 人參 熟地黃 當歸 川芎 芍藥 防風 荊芥 獨活 細辛 葛根 甘草 遠志 半夏 各五錢 桂心 七錢半 ○ 右를 每服一兩호대 水二鍾 生薑三片에 煎八分하야 溫服이라 汗多者는 加牡蠣粉一錢半이라

續嗣降生丹 一三六(「婦人規古方」) ○ 治婦人五臟虛損하고 子宮冷憊하야 不能成孕이라 幷治男子精寒不固하고 陽事衰弱하야 白濁夢泄과 婦人帶下寒熱 諸虛百損 盜汗短氣에 無不感應이라 此方은 乃溫隱居求嗣保生篇所載니 云東京焦員外가 三世無嫡嗣어늘 後遇一神僧하야 問其故한대 曰無嗣者有三하니 一은 祖宗無德에 自身無行이요 二는 夫妻年命恐犯禁忌요 三은 精神不守하야 妻妾血寒이라 焦公曰 治之有道乎아 僧曰 先修德하고 後修身하라 三年之後에 到臺山이어늘 令行童賜以方藥하니 名續嗣降生丹이라 依方服之하니 後不及二十年에 子孫數人이 皆貴顯이라 此方은 無怪誕剋伐之品이요 且溫且固하니 凡血海虛寒者 服之必佳라 但溫力有餘하고 補力不足하니 倘益以人參白朮熟地川芎炙甘草各一兩이면 則八珍全而溫補贊育之功이 當非淺也니 因命名曰加味讀嗣降生丹이라 ○ 當歸 酒洗 杜仲 酒炒 茯神 益智仁 龍骨 煅 桂心 吳茱萸 製 乾薑 半生半熟 川椒 去目 台烏藥 各一兩 白芍藥 酒炒 川牛膝 酒浸 半夏 製 防風 秦艽 石菖蒲 去毛 北細辛 桔梗 各五錢 附子 一枚, 重一兩者를 臍下作一竅하고 入朱砂一錢하야 麵

裹煨熟하고 取出朱砂하야 留爲衣라 牡蠣 大片者를 以童便浸四十九日호대 每五日一換하야 取出하고 用硫黃一兩爲末하야 酒和塗遍하고 用皮紙糊實하야 米醋浸濕하고 外以鹽泥厚固之하야 候乾에 用炭五斤煅過爲末이라 每料止用二兩이니 餘可收貯再用이라 ○ 右爲末하야 以酒煮糯米糊爲丸호대 梧子大라 以前朱砂爲衣라 每服三五十丸이라가 漸至七八十丸이니 空心에 滾白湯或鹽湯溫酒下라

束胎丸 三八(「婦人規古方」) ○ 懷胎七八個月에 恐胎氣展大難産이어든 用此하야 扶母氣하고 束兒胎니 易産이라 然이나 必胎氣强盛者라야 乃可服이라 ○ 條黃芩 酒炒호대 勿太熟이라 冬月一兩이요 夏月半兩이라 白朮 三兩 陳皮 二兩 白茯苓 七錢半 ○ 右爲末하야 粥糊丸호대 桐子大라 每服五十丸호대 白湯下라

損傷敷夾法 二四七(「外科鈐古方」) ○ 凡損傷骨折者는 先須整骨使正하고 隨用川烏草烏하야 等分爲末하야 以生薑汁調貼之하고 夾定然後에 服藥이니 無有不效라

孫眞人口瘡方 一三一(「古方·因陣」) ○ 單用朴硝含之니 甚良이라

鎖精丸 一八三(「婦人規古方」) ○ 方在固陣二六하니라 ○ 治白濁白帶라

收口糝藥 百五十(「外科鈐古方」) ○ 李氏云 龍遊有患背疽者 大潰하야 五臟僅隔膜耳러니 自謂必死라하여늘 用鯽魚去腸하야 實以羯羊糞하고 烘燥爲末하야 乾糝之하니 瘡口自收라 此는 出洪氏方하니 屢用有效라 故로 附於此하니 須候膿少하고 欲生肌肉時에 用之라하니라

搜毒煎 十九(「新方·因陣」) ○ 解痘疹熱毒熾盛하야 紫黑乾枯하며 煩熱便結純陽等證이라 ○ 紫草 地骨皮 牛蒡子 杵 黃芩 木通 連翹 蟬蛻 芍藥 等分 ○ 水一鍾半에 煎服이라 渴者는 加天花粉麥門冬이라 陽明熱甚하야 頭面牙齦腫痛者는 加石膏知母라 大腸乾結實하야 臍腹實脹者는 加大黃芒硝라 血熱妄行者는 加犀角童便이라 小水熱閉者는 加山梔車前子라 兼表熱者는 加柴胡라

搜毒煎 一六六(「痘疹銓古方」) ○ 方在新因十九하니라 ○ 解痘疹熱毒 紫黑乾枯라

收淚散 四九(「古方·因陣」) ○ 治風淚不止라 ○ 海螵蛸 五分 氷片 少許 綠爐甘石 一錢 ○ 右乳極細末하야 點大眥角이니 淚卽收라 上二藥은 以燥濕하고 片腦는 以辛散이라

守病丸 六五(「古方·攻陣」) ○ 此藥名爲守病이니 硃砂加上雄黃하고 硼砂輕粉要相當하며 去皮巴霜半兩이라 ○ 硇砂合濟有功이요 乳香五錢隨良이라 蜜丸一粒放毫光하면 取下多年積脹이라

壽脾煎 十六(「新方·熱陣」) ○ 一名攝營煎이라 治脾虛不能攝血等證이라 凡憂思鬱怒積勞及誤用攻伐等藥하야 犯損脾陰하야 以致中氣虧陷하며 神魂不寧하며 大便脫血不止커나 或婦人無火崩淋等證에 凡兼嘔惡하면 尤爲危候니 速宜用此하야 單救脾氣면 則統攝固而血自歸源이라 此는 歸脾湯之變方이니 其效如神이라 若犯此證而再用寒涼이면 則胃氣必脫하야 無不卽斃者라 ○ 白朮 二三錢 當歸 二錢 山藥 二錢 炙甘草 一錢 棗仁 錢半 遠志 製, 三五分 乾薑 炮, 一二三錢 蓮肉 去心, 炒, 二十粒 人參 隨宜一二錢이요 急者는 用一兩이라 ○ 水二鍾에 煎服이라 如血未止하면 加烏梅二個호대 凡畏酸者는 不可用이라 或加地楡一錢半하여도 亦可라 滑脫不禁者는 加醋炒文蛤一錢이라 下焦虛滑不禁하면 加鹿角霜二錢爲末하야 攪入藥中服之라 氣虛甚者는 加炙黃芪二三錢이라 氣陷而墜者는 加炒升麻五七分커나 或白芷도 亦可라 兼溏泄者는 加補骨脂一錢炒用이라 陽虛畏

寒者는 加製附子一二三錢이라 血去過多하야 陰虛氣餒하야 心跳不寧者는 加熟地七八錢 或一二兩이라

水楊湯 百二十(「痘疹銓古方」) ○ 治倒陷之良方이라 ○ 水楊은 卽忍冬藤也라 春冬用枝하고 秋夏用枝葉이라 生水邊하니 細葉紅梗하고 枝上有圓果하야 滿果有白鬚散出이라 切斷하고 用長流水一大釜하야 煎六七沸하고 先將三分之一置浴盆內하야 以手試其適可하고 仍先服煎藥然後에 浴洗호대 漸漸添湯하야 以痘起發光壯爲度니 不拘次數라 洗畢照視에 若纍纍然起處覺暈하고 暈有系하면 此漿影也라 如漿不滿이면 宜再浴之라 若弱者는 只浴頭面手足하여도 亦可라 此則不厭多洗니 洗後에 如無起勢면 乃氣血敗而津液枯니 多不可治라

嗽烟筒 二六六(「古方·因陣」) ○ 治一切犯寒欬嗽에 遇冬便作이라 ○ 款冬蕊 鵝管石 雄黃 艾葉 各等分 ○ 右爲末하야 鋪艾上하고 用紙捲筒하야 燒烟吸入口內呑下하고 卽嚥茶水一口壓之면 自效라 一方에 有佛耳草하고 無艾葉하니 用紙捲成條하야 每切一節호대 約長三五分許하야 焚爐中하야 吸烟嚥之라

茱萸木瓜湯 二八六(「古方·和陣」) ○ 治脚氣衝心하야 悶亂不識人하고 手足脈欲絶이라 ○ 吳茱萸 半兩 乾木瓜 一兩 檳榔 二兩 ○ 右㕮咀하야 每服八錢호대 水一鍾半 生薑五片에 煎八分하야 不拘時溫服이라

茱萸四逆湯 十八(「古方·熱陣」) ○ 治厥陰中寒하야 小腹痛甚이라 ○ 吳茱萸 湯泡 附子 炮 乾薑 各二錢 炙甘草 錢半 ○ 水一鍾半에 煎七分하야 熱服이라

茱萸丸 三百九(「古方·和陣」) ○ 治脚氣入腹하야 喘急欲死라 ○ 吳茱萸 泡 木瓜 等分 ○ 右爲末하야 酒糊丸호대 梧子大라 每服五七十丸至百丸호대 空心에 酒飮任下라 或以木瓜蒸爛하야 硏膏丸服하면 尤妙라 此方內에 加大黃하면 名三將軍丸이라

水銀棗子膏 二二六(「外科鈐古方」) ○ 治蟲痔癢不止라 ○ 水銀 一兩 棗肉 二兩 ○ 右和硏水銀不見星하야 捻如棗核狀이라 薄綿裹하야 內肛門中이면 明日蟲出이라 若痛이어든 加韶粉三分하야 丸內之라

手足甲疽 二九六(「外科鈐古方」) ○ 凡手足間이 或因修甲傷肉커나 或因損足成瘡하야 潰爛上脚이라 用綠礬置鐵板上하고 煅沸色赤하야 如熔金色者爲眞이니 沸定에 取起硏末하야 以鹽湯洗搽라

收瘡散 五九(「新方·因陣」) ○ 治濕爛諸瘡 肉平不斂 及諸瘡毒內肉旣平而口有不收者는 皆宜用此니 最妙라 ○ 滑石 飛, 一兩 赤石脂 飛, 五錢 粉甘草 三錢 ○ 右爲末하야 乾摻커나 或用麻油調敷이라 或加枯礬一錢하니 癢者極宜라 若癢甚者는 必有蟲하니 先用水銀三四錢에 同松香二錢하야 硏勻後에 拌前藥和勻敷之라

搜風散 四六(「古方·因陣」) ○ 箍風熱眼及腫痛이라 ○ 黃連 大黃 朴硝 黃丹 等分 ○ 右爲末하고 以苦參煎湯하야 少加煉過白蜜하고 同調하야 敷眼四弦하면 甚妙라

搜風順氣丸 三四三(「古方·和陣」) ○ 治痔漏風熱閉結 老人燥秘等證이라 ○ 車前子 兩半 大麻子 微炒, 二錢 大黃 五錢, 半生半熟 牛膝 酒浸 郁李仁 菟絲子 酒浸 枳殼 山藥 各二錢 ○ 右爲末하야 煉蜜丸호대 桐子大라 每服三十丸호대 溫酒下라

水紅花膏 三一九(「外科鈐古方」) ○ 貼痞塊라 ○ 用水紅花或子호대 每一碗에 以水三碗으로 用桑柴文武火熬成膏하고 量痞大小하야 用

紙攤貼호대 以無方爲度요 仍將膏用酒調服이라 忌葷腥油膩라 不飮酒者는 白湯下라

順風勻氣散 二四二(「古方·和陣」) ○ 治中風中氣 半身不遂 口眼喎斜에 先宜服此라 ○ 白朮 人參 天麻 各五分 沈香 白芷 靑皮 甘草 各四分 紫蘇 木瓜 各三分 烏藥 一錢半 ○ 水一鍾半 薑三片에 煎七分하야 食遠服이라

濕疝陰丸作痛 二七九(「古方·因陣」) ○ 蘄艾 柴蘇葉 烘乾熱 川椒 炒熱, 各三兩 ○ 右三味를 拌勻하야 乘熱用絹袋盛하고 夾囊下호대 勿令走氣요 冷卽易之라

濕鬱湯 二六六(「古方·和陣」) ○ 治雨露所襲커나 或嵐氣所侵커나 或坐臥濕地커나 或汗出衣衫濕鬱하야 其狀이 身重而痛하며 倦怠嗜臥하며 遇陰寒則發하며 脈沈而細緩者是也라 ○ 蒼朮 三錢 白朮 香附 橘紅 厚朴 薑汁炒 半夏 製 白茯苓 撫芎 羌活 獨活 各一錢 甘草 五分 ○ 生薑五片에 水煎服이라

升均湯 二五(「痘疹銓古方」) ○ 治痘瘡已出不勻커나 或吐瀉發熱作渴이라 ○ 升麻 乾葛 人參 白朮 炒 芍藥 炒 茯苓 甘草 紫草 如無어든 紅花代之라 ○ 右를 每服三五錢호대 薑水煎이라

勝金散 百八(「古方·熱陣」) ○ 治卒心痛이라 ○ 桂枝 玄胡索 炒 五靈脂 當歸 各半兩 ○ 右爲末하야 煉蜜丸호대 桐子大라 每服二十丸호대 食前에 陳皮湯送下라

勝金丸 五九(「古方·固陣」) ○ 一名百藥散이라 治腸風下血 溺血不止 及臟毒便血이라 ○ 百藥煎 三兩, 生用一兩 炒焦一兩 燒存性一兩 ○ 右爲末하야 軟飯和丸커나 或蜜丸호대 桐子大라 每服五七十丸호대 空心에 米飮下커나 或人參湯下라

升麻葛根湯 三十(「古方·散陣」) ○ 治傷寒陽明經證에 目痛鼻乾不眠하며 無汗惡寒發熱과 及小兒瘡疹疫癘等證이라 ○ 升麻 葛根 芍藥 甘草 各等分 ○ 水二鍾에 煎一鍾이라 寒多어든 熱服하고 熱多어든 溫服이라

升麻葛根湯 二六(「痘疹銓古方」) ○ 亦名升麻湯이라 解發痘毒之良方이라 ○ 升麻 葛根 芍藥 甘草 等分 ○ 右㕮咀하야 水一盞에 煎七分하야 溫服이니 無時라 ● 萬氏曰 古人治痘에 以升麻葛根湯爲主어늘 後世好奇하야 多立方法하니 法愈多而治愈難矣라 苟能通變이면 則痘疹諸證에 皆可增減用之니 不特發表解肌而已라 今以葛根湯爲主治호대 隨證立增損法於後하노라 初發熱엔 解表니 加柴胡羌活白芷桔梗防風이요 口乾渴은 內熱也니 加葛粉天花粉麥門冬이요 自利엔 加條實黃芩이요 嘔吐엔 加半夏生薑이요 腹中痛엔 加木香靑皮枳殼山楂肉이요 腰痛엔 加獨活北細辛이요 頭痛엔 加羌活藁本蔓荊子요 驚搐엔 加木通生地黃燈心이요 小便少엔 加木通車前瞿麥이요 大便秘엔 加大黃이요 衄血엔 加山梔仁玄參生地黃이요 發熱三四日에 熱甚不減이면 須解其毒이니 加大力子連翹紫草요 瘡不出엔 加防風蟬蛻荊芥穗紅花子요 目痛엔 加龍膽草密蒙花柴胡요 瘡出太稠密엔 加人參當歸木香紫草大力子防風桔梗이요 咽痛엔 加桔梗連翹요 瘡乾에 或帶紫커나 或太赤者는 血熱也니 加當歸梢生地黃紅花地骨皮牡丹皮요 痘平陷하고 灰白色은 氣虛也니 加人參白朮防風木香官桂요 手足瘡不起는 脾胃不足也니 加人參黃芪防風官桂요 泄瀉者는 裏虛也니 加人參白朮訶子白茯苓이요 瘡不著痂者는 濕也니 加黃芪防風官桂白芷라하니라 ● 愚謂컨대 前方은 乃胃經發表之劑니 萬氏增減之法이 大意已悉이라 但此方은 性味淸凉하야 純於疏泄하니 必陽明多實多熱者라야 乃宜用之라 然이나 小兒는 氣血

體質이 大都虛弱平和者十居七八이라 故로 凡痘瘡初起에 乍見發熱이라도 用藥에 最貴和平하고 兼養營氣라야 則庶乎盡善이라 若預用淸涼하면 未免傷其胃氣하고 全用解散하면 未免虛其表氣하니 二者受傷하면 變患有不可測矣라 故로 余製柴歸飮하야 爲治痘之先着하니 所當酌宜用之라 若治麻疹엔 則多屬火證하니 此方이 乃所宜也라

升麻湯 百十三(「古方·散陣」) ○ 治無汗而喘 小便不利 煩渴發斑이라 ○ 升麻 蒼朮 麥門冬 麻黃 各一錢 黃芩 大靑 各七分 石膏 一二錢 淡竹葉 十片 ○ 水二鍾에 前八分하야 溫服이라

升麻湯 二六九(「外科鈐古方」) ○ 治諸風熱癩로 肌肉極熱하며 身如蟲行커나 或脣反綻裂이라 ○ 升麻 三分 人參 茯神 防風 羌活 犀角 鎊 羚羊角 鎊, 各一錢 肉桂 五分 ○ 水二鍾 薑三片에 入竹瀝少許하고 煎八分하야 不拘時服이라 或用下瀉靑丸이라

升麻湯 一三九(「痘疹詮古方」) ○ 解散疹毒이라 ○ 升麻 去鬚 葛根 去皮, 各一錢 芍藥 酒浸, 二錢 炙甘草 一錢 ○ 水一盞에 煎五分이라 食遠稍熱服호대 量人大小하야 加減이라 ◉ 予按: 此方은 卽升麻葛根湯也라 麻疹之證은 多屬陽明火毒하니 凡欲解表散邪에 但表實邪盛者最宜用此라 然이나 愚謂컨대 以柴胡代升麻用之更妙라 若血氣稍虛而邪有未解者는 惟柴歸飮爲最妥라

升麻湯 一五七(「外科鈐古方」) ○ 治肺癰에 胸乳間皆痛하며 吐膿腥臭라 ○ 川升麻 桔梗 炒 薏苡仁 地楡 黃芩 炒 赤芍藥 炒 牡丹皮 生甘草 各一錢 ○ 水二鍾에 煎八分하야 食遠服이라

升麻透斑湯 百四十(「痘疹詮古方」) ○ 治疹瘡初見紅點一日至三日이라 ○ 升麻 枳殼 麩炒, 各五分 柴胡 錢半 桔梗 前胡 各一錢 乾葛 川芎 茯苓 各七分 陳皮 半夏 甘草 各四分 ○ 右에 加生薑一片하고 水一鍾에 煎五分하야 作十餘次徐服之라

升麻和氣飮 一八九(「外科鈐古方」) ○ 治風癬瘡疥熱結 大便不通이라 ○ 當歸 陳皮 各一錢半 枳殼 麩炒 芍藥 酒炒 半夏 製 桔梗 炒 白芷 蒼朮 米泔浸, 炒 乾葛 白茯苓 甘草 炙, 各一錢 乾薑 炒 大黃 各五分 升麻 三分 ○ 右를 水煎服이라

升麻黃連湯 四九(「外科鈐古方」) ○ 治胃經熱毒 腮腫作痛 或發寒熱이라 ○ 升麻 川芎 當歸 各一錢半 連翹 黃連 牛蒡子 白芷 各一錢 ○ 右를 水煎服이라 若腫連太陽하면 加羌活하고 連耳後하면 加山梔柴胡라

升麻黃連丸 百十七(「古方·因陣」) ○ 治多食肥甘하야 口臭穢惡이라 ○ 升麻 半兩 黃連 黃芩 酒炒 生薑 檀香 甘草 各二錢 靑皮 半兩 ○ 右爲細末하야 湯泡蒸餠丸호대 彈子大라 每服一丸호대 不拘時하고 細嚼하야 白湯下라

升陽益胃湯 四二(「古方·散陣」) ○ 方在和陣二五하니라 ○ 治秋燥行令에 陽氣漸衰하고 惡寒體倦이라

柴葛桂枝湯 三六(「痘疹詮古方」) ○ 表散痘熱이라 ○ 柴胡 乾葛 桂枝 防風 甘草 人參 白芍藥 ○ 水一盞에 加生薑三片하고 煎七分하야 溫服이라

柴葛煎 十四(「新方·散陣」) ○ 方在因陣十八하니라 ○ 治瘟毒表裏俱熱이라

柴葛煎 十八(「新方·因陣」) ○ 治痘疹表裏俱熱하야 散毒養陰하고 及瘟疫等證이라 ○ 柴胡 乾葛 芍藥 黃芩 甘草 連翹 ○ 水一鍾半에 煎服이라

柴葛煎 一六一(「痘疹詮古方」) ○ 方在新因十八하

니라 ○ 治痘瘡表裏俱熱하야 散毒養陰이라

柴葛敗毒散 三二(「痘疹詮古方」) ○ 疑似傷寒은 以此解散이라 ○ 柴胡 乾葛 人參 羌活 防風 荊芥 桔梗 蘇葉 甘草 ○ 右에 用生薑三片하야 水煎服이라

柴葛解肌湯 三一(「古方·散陣」) ○ 此는 槌法加減方이라 治足陽明證에 目痛鼻乾不眠하며 頭疼眼眶痛하며 脈微洪者라 ○ 柴胡 乾葛 甘草 黃芩 芍藥 羌活 白芷 桔梗 ○ 水二鍾 薑三片 棗二枚라 槌法은 加石膏末一錢煎之하야 熱服이라 本經에 無汗惡寒者는 去黃芩하고 冬月加麻黃이요 他時加蘇葉이라

豕膏 二九(「新方·因陣」) ○ 內經曰 癰發於嗌中을 名曰猛疽니 猛疽不治면 化爲膿하고 膿不寫면 塞咽하야 半日死라 其化爲膿者를 寫어든 則合豕膏冷食하면 三日已라하니 此는 必以猪板油로 煉淨服之也라 ○ 又萬氏方은 治肺熱暴瘖이라 用猪脂一斤하야 煉過하고 入白蜜一斤하야 再煉少頃에 濾淨冷定하야 不時挑服一匙면 卽愈라하니 按此方컨대 最能潤肺潤腸하니 凡老人痰嗽不利 及大腸秘結者는 最宜用之라 ○ 又千金方은 治關格閉塞이라 用猪脂薑汁各二升하야 微火로 煎至三升하고 加酒五合和煎하야 分服之라 ○ 愚意컨대 先以當歸半斤으로 濃煎取汁하고 煉過猪脂一斤하야 同煉하야 去其水氣하고 乃入白蜜一斤하야 再煉少頃에 濾淨收貯하야 不時挑服하면 用治老人之秘結及噎膈閉結等證에 必無不妙라 如果陽氣不行者는 仍加生薑四兩하야 同當歸煎入하고 或宜酒者는 以酒送服하여도 亦可라 或氣有不利者는 加杏仁二兩호대 去皮尖하야 同前煎入皆妙라 或有滯者는 當以餳代蜜이니 更妙라 是卽內經所謂以辛潤之也라

柴歸飮 百六十(「痘疹詮古方」) ○ 方在新因十五하니라 ○ 治痘瘡初起하니 托散妙劑라

柴歸飮 十五(「新方·因陣」) ○ 治痘瘡初起에 發熱未退면 無論是痘是邪하고 疑似之間에 均宜用此平和養營之劑以爲先着이라 有毒者는 可托하고 有邪者는 可散하며 實者는 不致助邪하고 虛者는 不致損氣라 凡陽明實熱邪盛者는 宜升麻葛根湯이어니와 如無實邪면 則悉宜用此하야 增減主之라 ○ 當歸 二三錢 芍藥 或生 或炒, 一錢半 柴胡 一錢 或錢半 荊芥穗 一錢 炙甘草 七分 或一錢 ○ 水一鍾半에 煎服이라 或加生薑三片이라 血熱者는 加生地라 陰虛者는 加熟地라 氣虛脈弱者는 加人參이라 虛寒者는 加炮薑肉桂라 火盛者는 加黃芩이라 熱渴者는 加乾葛이라 腹痛者는 加木香砂仁이라 嘔惡者는 加炮薑陳皮라 若治麻疹이어든 或以荊芥易乾葛이라 陰寒盛而邪不能解者는 加麻黃桂枝라

柴芩煎 十(「新方·散陣」) ○ 治傷寒表邪未解에 外內俱熱하야 瀉痢煩渴喜冷하고 氣壯脈滑數者는 宜此主之라 及瘧痢並行하야 內熱去血하고 兼表邪發黃等證이라 ○ 柴胡 二三錢 黃芩 梔子 澤瀉 木通 各二錢 枳殼 一錢五分 ○ 水二鍾에 煎八分하야 溫服이라 如瘧痢並行하야 鮮血純血者는 加芍藥二錢 甘草一錢이라 如濕勝氣陷者는 加防風一錢이라

柴苓散 二二(「小兒則古方」) ○ 治壯熱來去라 ○ 柴胡 赤茯苓 人參 麥冬 甘草 各半兩 黃芩 一兩 ○ 右를 每服二三錢호대 入小麥二十粒 靑竹葉三片하야 水煎服이라

柴苓飮 十一(「新方·散陣」) ○ 治風濕發黃에 發熱身痛하며 脈緊하고 表裏俱病하야 小水不利하며 中寒泄瀉等證이라 ○ 柴胡 二三錢 猪苓 茯苓 澤瀉 各二錢 白朮 二三錢 肉桂 一

二三錢 ○ 水一鍾半에 煎服이라 如寒邪勝者는 加生薑三五片이라 如汗出熱不退者는 加芍藥一二錢이라

柴苓湯 二六(「古方·散陣」) ○ 方在和陣一九二하니라 ○ 治身熱煩渴泄瀉라

柴苓湯 一九二(「古方·和陣」) ○ 治身熱煩渴泄瀉라 ○ 白朮 茯苓 澤瀉 柴胡 猪苓 黃芩 ○ 右水煎服이라

柴陳煎 九(「新方·散陣」) ○ 治傷風兼寒하야 欬嗽發熱하며 痞滿多痰等證이라 ○ 柴胡 二三錢 陳皮 一錢半 半夏 二錢 茯苓 二錢 甘草 一錢 生薑 三五七片 ○ 水一鍾半에 煎七分하야 食遠溫服이라 如寒勝者는 加細辛七八分이라 如風勝氣滯者는 加蘇葉一錢五分이라 如冬月寒甚者는 加麻黃一錢五分이라 氣逆多嗽者는 加杏仁一錢이라 痞滿氣滯者는 加白芥子五七分이라

柴平湯 二三三(「古方·和陣」) ○ 治脈濡濕瘧에 一身盡痛 手足沈重 寒多熱少라 ○ 柴胡 人參 半夏 黃芩 甘草 陳皮 厚朴 蒼朮 ○ 水二鍾에 加薑棗하야 煎服이라

柴平湯 二五(「古方·散陣」) ○ 方在和陣二三三하니라 ○ 治濕瘧一身盡痛이라

柴胡橘皮湯 二九(「痘疹銓古方」) ○ 柴胡 橘皮 人參 半夏 茯苓 黃芩 等分 ○ 右에 加竹茹一團하고 水一盞에 煎七分하야 溫服이니 不拘時라

柴胡麥門冬散 二四(「痘疹銓古方」) ○ 治痘瘡壯熱이 經日不止하고 更無他證者라 ○ 柴胡 二錢半 龍膽草 一錢 麥門冬 三錢 甘草 炙 人參 玄參 各錢半 ○ 右㕮咀하야 每服三錢호대 水一大盞에 煎至六分이라 不拘時徐徐溫服호대 量大小加減이라 按此方컨대 解表之功居六하고 淸火之功居四하니 養營退熱에 此方最宜라

柴胡白虎煎 十二(「新方·散陣」) ○ 治陽明溫熱에 表邪不解等證이라 ○ 柴胡 二錢 石膏 三錢 黃芩 二錢 麥冬 二錢 細甘草 七分 ○ 水一鍾半에 加竹葉二十片하야 煎服이라

柴胡散 二一(「小兒則古方」) ○ 治變蒸骨熱 心煩啼叫不已라 ○ 人參 炙甘草 麥冬 各二錢 龍膽草 酒炒黑 防風 各一錢 柴胡 五分 ○ 右를 每服二三錢호대 水煎이라

柴胡石膏湯 二三(「古方·散陣」) ○ 治少陽陽明外感挾火하야 頭痛口乾하며 身熱惡寒拘急이라 ○ 柴胡 二錢 石膏 三錢 甘草 一錢 ○ 右를 用薑水煎服이라 氣虛者는 加人參이라

柴胡石膏湯 一七六(「婦人規古方」) ○ 方在散陣二三하니라 ○ 治少陽陽明外感挾火하야 發熱頭痛이라

柴胡疏肝散 百十(「古方·散陣」) ○ 治脇肋疼痛寒熱往來라 ○ 陳皮 醋炒 柴胡 各二錢 川芎 枳殼 麩炒 芍藥 各一錢半 甘草 炙, 五分 香附 一錢半 ○ 水一鍾半에 煎八分하야 食前服이라

柴胡飮子 四二(「痘疹銓古方」) ○ 治痘瘡表裏俱實에 良方이라 ○ 柴胡 防風 當歸 人參 白芍藥 甘草 黃芩 滑石 大黃 等分 ○ 右에 加生薑一片하야 水煎服이라

柴胡飮子 三十(「小兒則古方」) ○ 解肌熱蒸熱積熱 或汗後餘熱 脈洪實弦數 大便堅實者라 ○ 柴胡 人參 各五分 黃芩 芍藥 各七分 當歸 一錢 甘草 四分 大黃 八分 ○ 右를 每服一二錢호대 水煎이라 按此方컨대 用藥頗善이나 但大便如常者는 勿得輕用大黃이라

柴胡茵陳五苓散 一八六(「古方·和陣」) ○ 治傷寒溫濕 熱病發黃에 小便赤黑 煩渴發熱이라 此는 以汗下太早하야 濕熱未除하야 以致遍

身發黃이니 嘗用此治之면 甚效라 ○ 五苓散 一兩 加茵陳 半兩 車前子 一錢 木通 柴胡 各一錢半 ○ 右分二服호대 用水一鍾半 燈草五十莖하야 煎服이라 連進數服하면 小便淸利而愈라 因酒後者는 加乾葛二錢이라

柴胡淸肝散 三六八(「外科鈐古方」) ○ 方在寒陣五九하니라 ○ 治鬢疽 及肝膽三焦風熱怒火之症으로 或頭胸作痛커나 或瘡毒發熱이라

柴胡淸肝散 一六三(「婦人規古方」) ○ 方在寒陣五九하니라 ○ 治肝膽風熱 瘡瘍 怒火寒熱이라

食鷄子毒 二一七(「古方·因陣」) ○ 好醋飮之卽愈니 未愈어든 再服이라

食斑鳩毒 二一八(「古方·因陣」) ○ 葛粉二合을 水調服하면 可解요 薑湯調服하여도 亦解라

食魚中毒 二一一(「古方·因陣」) ○ 凡食魚後中毒物에 煩亂者는 用陳皮濃煎汁하야 服之卽解라

食牛馬肉中毒 二一六(「古方·因陣」) ○ 粉草擂無灰酒服하야 當吐瀉라 若渴者는 不可飮水니 飮水必死라 一方에 淡豆豉擂人乳하야 服之卽解라

神功散 一三四(「外科鈐古方」) ○ 諸發背癰疽 及諸瘡에 不問腫潰하고 皆效라 ○ 黃蘗 炒 草烏 炒, 各一兩 ○ 右爲末하야 用漱口水調하고 入香油少許하야 搽患處라 如乾이어든 仍用水潤之라

神功托裏散 四(「外科鈐古方」) ○ 一名金銀花散이라 治癰疽發背 腸癰乳癰 及一切腫毒 或焮痛憎寒壯熱이라 ○ 金銀花 黃芪 當歸 甘草 等分 ○ 右를 用酒水各一鍾하야 煎至一鍾이라 分病上下하야 食前食後服之하고 少頃에 再服一劑호대 租敷患處라 不問老少虛實하고 皆可服이라 若爲末하야 酒調服하면 尤妙라

神仙隔蒜灸法 百十五(「外科鈐古方」) ○ 治一切癰疽瘡毒大痛 或不痛 或痲木하고 及治痘疔毒氣熾盛하야 使諸痘不能起發하며 已起發者不能灌膿하며 已灌膿者不能收靨等證이라 如痛者는 灸至不痛하고 不痛者는 灸至痛하야 其毒이 隨火而散하니 此는 攻散鬱毒從治之法也니 大有回生之功이라 其法은 用大蒜頭去皮切三分厚하야 按瘡頭上하고 用艾炷於蒜上灸之라 五壯에 換蒜復灸호대 或三五十壯 或一二百壯이니 愈多愈妙라 未成者는 卽消하고 已成者도 亦殺其大勢하니 不能爲害라 如瘡大어든 用蒜搗爛攤患處하고 將艾鋪上燒之호대 蒜敗再換이라 或陰毒으로 紫白色 不起發 不痛 不作膿者는 尤宜多灸하고 仍服托裏之劑라 如灸後에 仍不痛 或不作膿 不起發者는 不治니 此氣血虛極也일새라

神仙六子丸 二七三(「古方·因陣」) ○ 男子三十歲後에 服此藥호대 一歲二單이니 製服不息이면 永不白鬚髮이라 四十以上에 或見微白하고 及少年髮黃不潤者 服此百日이면 自然漆黑하니 其效如神이라 ○ 菟絲子 製 金鈴子 覆盆子 五味子 拘杞子 蛇床子 炒, 各一兩 何首烏 酒浸, 蒸極熟, 焙 牛膝 酒浸蒸 熟地 酒蒸, 搗 地骨皮 各三兩 舶上茴香 鹽炒 川木瓜 各二兩 ○ 右十二味를 爲細末하야 用浸菟絲酒作糊爲丸호대 梧子大라 每服五七十丸호대 食前에 溫酒或白湯送下라 一方에 加人參白朮白茯苓各一兩하니 尤有神效라 服此에 大忌三白이라

神仙截法 百十(「外科鈐古方」) ○ 治癰疽發背 一切惡瘡에 預服則毒氣不入內라 ○ 眞痲油 一斤, 銀器內에 熬十數沸하고 候冷이라 ○ 右를 用酒兩碗하야 入油五盞이라 通口熱服하야 一日用盡이요 緩則數日服之라 吳安世云

吾家三世用之하니 無有不效라하고 又聞獵者컨대 云凡中藥箭에 急飮麻油하면 藥毒卽消하니 屢用甚驗이라하니라 按右方컨대 凡大便秘結而毒蓄於內者는 最宜用之하야 以疏通其毒이요 若陰毒及大便不實者는 乃非所宜라

神仙薰照方 一二二(「外科鈐古方」) ◯ 雄黃 硃砂 血竭 眞者 沒藥 各一錢 麝 二分 ◯ 右五味를 硏細末하고 用棉紙捲爲粗撚호대 約長尺許하고 每撚中에 入藥三分裹定하야 以眞麻油潤透하고 點灼瘡上이라 須離瘡半寸許에 自紅暈外圈周圍로 徐徐照之하고 以漸將撚收入瘡口上이니 所謂自外而內也라 更須將撚猛向外提하야 以引毒氣니 此是手法이라 此藥氣從火頭上出하고 內透瘡中하면 則毒隨氣散하야 自不內侵臟腑라 初用三條라가 漸加至五七條하야 瘡勢漸消면 可漸減之요 薰罷에 隨用後敷藥이라 ◉ 廣陵李杜云 背瘡所患은 惟內攻與外潰耳라 證屬火毒하야 醞釀斯成이니 不能外散하면 勢必內攻하고 不能中出하면 勢必旁潰라 醫者往往以涼藥圍解하야 多罹此二患이라 又陰瘡不起發者는 止有隔蒜灸一法이나 然이나 亦未見鑿鑿取效라 此方은 初用藥撚薰照하야 以火引火하야 毒氣外散하고 後用藥敷圍하야 追膿止痛이니 毒從孔竅及瘡頂中出하야 可免旁潰矣라 陰瘡一照면 卽起紅暈하야 狀如蒸餠하야 變爲陽證하니 可保無虞니 此其奇中大略也라 照法은 日每一次호대 初次用撚三根或四根하고 次日用四根或五根하고 再次漸至六七根止니 大率看瘡輕重하야 酌撚多寡라 重者도 不過六七日에 腐肉盡化爲膿하야 從瘡口中陸續湧出하고 新肉如石榴子纍纍而生하니 此時不必再照라 圍藥終始如一호대 隨瘡勢大小하야 漸漸收入이라 照圍後에 不可聽醫用膏藥貼蓋하야 以致毒氣怫鬱이니 止剖葱葉하야 量瘡口貼之라 凡照時에 先須用猪蹄煎湯하야 澄淸洗去圍藥이라 如法薰照하야 待瘡勢大愈하고 肉生將滿이라야 始可用生肌散커나 或護以太乙膏요 平復後에도 膏藥猶不可離니 此其始末細微也라 內服者는 大要不出十宣散 護心散等方이요 最忌寒涼이니 恐傷胃氣라 此瘡은 由惱怒鬱結厚味所致하야 受病以年計하니 愈久則愈甚也라 調攝之法은 非懲忿窒慾하며 淸散托裏하며 治以前方이면 卽盧扁復生이나 有望而走耳라 又前方은 初止治背疽나 其後一切腫毒에 無不收功이라 蓋法無定則이요 醫貴變通이니 神而明之는 存乎其人耳라 余不佞善病이라 故로 留心方術이나 然이나 未經累驗이면 不輕授人이라 此一方은 初驗於化南하고 再驗於陳大參景山 及范中翰舍初하며 其他證도 亦曾用以推廣에 皆應手取效하니 輒贅其詳於此라 其傳則道人孫氏러니 今大播廣陵하야 余先慈賴以保安者廿年云이라 ◉ 池陽來陽伯云 王孝廉良甫爲余言컨대 廣陵人有善神燈照者하야 療渠發背神良이어늘 已求得其禁方矣니 余識之라 已酉歲에 余客廣陵할새 偶胻腫比於股어늘 招所謂善療者照之하니 不膿得愈라 又舘友胡含素 患發背하야 大如覆盂하고 神憒憒憒矣라 延瘍醫至에 束手라가 待肉腐糜라야 方可用膏하야 徐長肌肉이라하여늘 問其術한대 曰至此라하고 問其候한대 曰百日이라하니 果如其說이면 則含素將成烏有矣라 遂急同弟輩求得前方刻本하야 按法治之하니 一日痛止하고 二三日神淸하야 如脫桎梏하고 釋重負하야 肉腫如盂者日縮而小하고 並未嘗腐糜也라 不月餘膿盡하야 爽然起矣라 奇矣哉라 不表而汗하며 不鍼而潰하며 不灸而陷擧하며 不補而實하며 不下而毒盡하니 凡醫人之鍼刺不必用也라 至理歸於易簡하고 大道本在目前하니 所謂不可不思議者也라 古今道術入妙者는 皆如此類하니

玆重刻之라 故로 爲此叙하노라 ◉ 曲梁聶雲翰云 戊戌春暮에 余病疽京邸할새 疽據背中하야 前與心對하고 初發微若黍粒이라가 搔之痛癢關心하며 寒熱交作하야 甫十日에 大若升하고 再十日에 大若斗하며 食逆便結하고 匝月에 目不一瞬하니 醫方所載諸死候가 業已十犯八九라 兩絶復甦하니 自分無生하야 手條後事라 偶從楊楚璞으로 得李肖衡所傳異人指授仙方하야 如法薰敷하니 越二日에 毒漸解하야 乃有起色이어늘 不易方而竟就痊하니 距初發浹卄旬이라 歸家出以試人하니 輕僅踰月이요 重亦不出百日에 靡不起者라 蓋余所感毒極重하고 勢極大한대 又治極遲하니 卽二三內外科名家皆束手失色하야 以爲從所未聞未見이어늘 及試人則取驗更捷하니 蓋感有輕重하고 治有遲蚤也라 顧念컨대 非此異方이면 不能起余하야 必死異證이요 非余起死回生이면 不能白此方之神異니 余以此方活이어늘 安忍天下人以此證危리오 因慮此方莫獲廣沛於天下하고 又慮天下忽視此方而不加篤信커나 或亂於耻功不已出之醫口하야 疑似轉盼間에 致誤大事而悔無及也니 因贅數語하야 以爲此方之引하노라 ◉ 咸林王維英云 丙午端陽日에 余左臂患疽하야 其大如拳이어늘 用騎竹馬法하야 灸之百十壯하니 疱起如銅錢하고 四圍腫覺退라 笥中蓄此仙方을 命製藥料하야 欲俟破後薰之요 不識其初亦可薰也라 客有備言可薰者하야 因於當日卽薰十條하니 瘡頂高收하고 四圍色白하야 夜間에 毒肉이 從邊化爲稠膿하고 徐徐內潰하야 粘同膠鰾라 每日如法薰照洗貼하니 五六日에 中尖毒肉脫落一條하니 共有十三孔이요 瘡外一指許旁串三孔하고 且痛且癢이어늘 卽極力照之하니 初出黃水하고 次出稠膿이라가 後流淸漿하야 瞬息口收하고 並未再串이라 其原載敷藥이 長安中에 若不産豨薟五龍二草어든 止用金銀花三色敷之라 乾則覺痛하야 卽去之不敷하고 並未用生肌散하며 惟護以太乙膏하니 月餘盡痊이라 當此瘡將愈에 左臂又患一疽하야 正對無二한대 卽照撚十條하고 敷以麸炒醋調文蛤膏하야 一日數更이라 次日五條하니 三日에 頂破膿出하고 不痛不癢하야 其毒盡散이라 同時有患別瘡者하야 余付此藥薰之하니 隨薰卽散하고 並未成形이라 乃知是方也 眞仙方哉인저 眞仙方哉인저 持此療瘡이면 天下無瘡矣리라 余恐世人但知瘡破後可照요 不識照初發者尤易散하고 又恐因敷藥不全하야 並棄前方이요 不識敷藥不用亦可也라 故로 備述終始하야 以神此方之用이라

神授丹 一五六(「古方·因陣」) ○ 治牙疳이라 ○ 枯礬 七分 白毯灰 三分 麝香 一分 ○ 爲末하야 以竹管吹瘡上이라

神授散 三二五(「古方·和陣」) ○ 方在因陣二五五하니라 ○ 治傳尸癆蟲이라

神愈散 七四(「古方·因陣」) ○ 治風熱在肺하야 鼻流濁涕하고 窒塞不通이라 ○ 細辛白芷與防風 羌活當歸半夏芎 桔梗陳皮茯苓輩라 ○ 十般等分하야 剉和同하고 三錢을 薄荷薑煎服하면 氣息調勻하야 鼻貫通이라

神應丹 三六三(「古方·和陣」) ○ 治諸癎이라 ○ 辰砂 佳者, 不拘多少 ○ 右硏細하고 猪心血和勻하야 以蒸餠裹劑蒸熟하고 就熱取出하야 丸桐子大라 每服一丸호대 人參湯下에 食後臨臥服이라

神應養眞丹 三一三(「古方·和陣」) ○ 治厥陰經爲四氣所襲하야 脚膝無力커나 或右痪左癱하며 半身不遂하며 手足頑痲하며 語言蹇澁하며 氣血凝滯하며 遍身疼痛이라 ○ 當歸 酒浸片時, 搗 熟地黃 酒蒸, 搗 川芎 芍藥 羌活 天痲 菟絲子 酒製 木瓜 等分 ○ 右爲末하

야 入地黃當歸二膏하고 加蜜搗丸호대 桐子大라 每服百丸호대 空心에 酒下하니 鹽湯도 亦可라

神應奪命丹 八一(「痘疹銓古方」) ○ 治風邪倒陷及痘毒入裏라 ○ 辰砂 擇牆壁鏡面者하야 以白紗囊盛之하고 用升麻麻黃紫草連翹四味同入砂罐하야 以新汲水桑柴火煮一晝夜하고 取出하야 將砂研細하고 仍將煮砂藥汁去滓하야 飛取末하고 待乾聽用二錢이라 麻黃 連根節하야 酒蜜拌炒焦라 八分 蟬蛻 洗淨去足, 三分 紫草 酒洗, 五分 紅花子 五分 穿山甲 酒炒, 五分 眞蟾酥 三分 ○ 右를 共研細末하고 用醅酒杵丸하야 分作千粒호대 周歲者는 半丸이요 二歲者는 一丸이니 服止三丸이라 熱酒化服하고 厚蓋取汗하니 汗出에 痘隨出也라 擇天醫生氣日修合이라 此方은 與三酥餅功同이라

神異膏 三百十(「外科鈐古方」) ○ 治癰疽瘡毒하고 及收口에 甚效하니 此는 瘡瘍中第一方也라 ○ 麻油 二斤 黃丹 十二兩 黃芪 杏仁 玄參 各一兩 蛇蛻 半兩 男髮 如鷄者團 蜂房 子多者佳, 一兩 ○ 右에 先以黃芪杏仁玄參으로 入油煎至將黑하고 乃入蛇蛻蜂房亂髮하야 再煎至黑하야 去柤하고 徐徐下丹하야 慢火煎收호대 黃丹不必拘數니 但以得中爲度라 凡膏藥用久에 必至老硬하니 煎時에 預留嫩膏少許하야 如硬이어든 量和之라

腎著湯 一七一(「婦人規古方」) ○ 方在熱陣一二九하니라 ○ 治腎虛身重腰冷이라

神朮散 三七(「古方·和陣」) ○ 治傷寒頭痛身熱等證이라 ○ 蒼朮 二錢 川芎 藁本 甘草 各一錢 ○ 水二鍾 薑三片에 煎一鍾하야 不拘時服이라

神香散 二十(「新方·和陣」) ○ 治胸脇胃脘逆氣難解하야 疼痛嘔噦脹滿하며 痰飮膈噎에 諸藥不效者는 惟此最妙라 ○ 丁香 白豆蔲 或砂仁도 亦可라 ○ 二味等分爲末하야 淸湯調下五七分이요 甚者는 一錢이로되 日數服不拘라 若寒氣作痛者는 薑湯送下라

神效開結散 一七七(「外科鈐古方」) ○ 消癭塊에 甚效라 ○ 橘紅 四兩 沈香 木香 各二錢 珍珠 四十九粒을 入砂罐內하야 以鹽泥封固하고 煅赤取出하야 去火毒用이라 猪靨肉子 四十九枚, 用豚猪生項間하야 如棗子者라 ○ 右爲末하야 每服一錢호대 臨臥에 酒調하야 徐徐嚥下라 患小者는 三五服이요 大者는 一劑可愈라 切忌酸鹹油膩滯氣之物이라 須用除日하야 於靜室修合이라

神效隔蒜灸法 百十七(「痘疹銓古方」) ○ 治痘疔毒氣熾盛하야 使諸痘不能起發하며 已起發者不能灌膿하며 已灌膿者不能收靨하야 或大痛커나 或麻木이라 痛者는 灸至不痛하고 不痛者는 灸至痛하니 其毒이 隨火而散이라 其法은 用大蒜頭切三分厚하야 安痘疔上하고 用小艾炷於蒜上灸之호대 每五壯에 易蒜再灸라 若紫血出後에 腫痛不止어든 尤當用灸니 治者審之라 愚在京師하야 嘗見治痘疔者할새 卽以線鍼挑破出毒血하니 諸痘隨卽灌膿이라 若挑破不痛하고 不出血者는 難治라 若用此法灸之에 卽知痛이어든 更用鍼挑破하야 紫血隨出하고 諸痘隨灌하면 亦有生者라

神效瓜蔞散 一八一(「外科鈐古方」) ○ 治乳癰及一切癰疽하니 初起腫痛卽消하고 膿成卽潰하고 膿出卽愈라 治癰之方甚多나 獨此方神效하니 瘰癧瘡毒에 尤效라 凡一切癰疽餘毒에 皆宜用之라 ○ 栝蔞 一個, 爛研 當歸 酒洗 生粉草 各半兩 乳香 沒藥 各一錢 ○ 右를 用酒煎服하고 良久再服호대 如不能飮이면 以酒水各半煎之라 如數劑不效어든 宜以補氣血之藥兼服之라 若肝經血虛하야 結核不消면 佐以四物柴胡升麻白朮茯苓이라

若肝脾氣血虛弱하면 佐以四君芎歸柴胡升麻라 若憂鬱傷脾하야 氣血虧損하면 佐以歸脾湯이라

神效當歸膏 三一四(「外科鈐古方」) ○ 治一切發背瘡瘍 湯火疼痛等證하야 去腐肉하며 生新肉하니 其效如神이라 凡洗拭換膏엔 必須預備卽貼之니 新肉畏風故也라 如用白蠟이면 尤好라 此藥은 生肌止痛하며 補血續筋 故로 與新肉相宜라 ○ 當歸 生地黃 黃蠟 各二兩, 白蠟은 當減半이라 麻油 六兩 ○ 右에 先將當歸地黃各一兩하야 入油煎黑去柤하고 又將二味各入一兩하야 煎至微焦하야 復去滓하고 乃入蠟溶化하야 候冷攪勻하면 卽成膏矣라 用塗患處하고 以紙蓋之호대 如有死肉이어든 須用利刀剪去니 則生肌尤速이라

神效麥麵湯 四(「古方·固陣」) ○ 治心虛盜汗이라 ○ 麥麵 炒黃色, 一錢 防風 白朮 牡蠣 煅, 醋淬 黃芪 蜜炙, 一錢半 ○ 水一鍾半 棗二枚에 煎八分하야 調服辰砂妙香散하면 極效니 在後十五라

神效桑枝灸 百二十(「外科鈐古方」) ○ 治發背不起커나 或瘀肉不潰하니 此는 陽氣虛弱이라 用桑枝燃着하고 吹熄其焰하야 用火灸患處片時호대 日三五次하야 以助腫潰라 若腐肉已去에 新肉生遲어든 宜灸四畔이라 其陰瘡瘰癧 流注臁瘡 惡瘡久不愈者도 亦宜用之라 大抵此法은 未潰則解熱毒하며 止疼痛하며 消瘀腫하고 已潰則補陽氣하며 散餘毒하며 生肌肉이라 若陽證腫痛甚커나 或重如負石할새 初起用此法하야 出毒水卽內消하고 其日久者用之면 雖潰나 亦淺하고 且無苦楚라 惜患者不知有此하고 治者亦不肯用此也라

神效左經丸 九五(「古方·散陣」) ○ 治諸風寒濕痺麻木不仁 肢體手足疼痛하니 極效라 ○ 蒼朮 米泔浸 草烏 去皮 葱白 乾薑 各四兩 ○ 右四味를 搗爛裝入瓶內按實하야 密封瓶口하고 安於暖處하야 三日取出晒乾하고 入後藥이라 按此方컨대 當加當歸六兩이라야 更佳라 ○ 金毛狗脊 藁本 白芷 破故紙 酒浸, 焙乾 撫芎 小茴香 炒 穿山甲 炮 牛膝 酒浸, 各三兩 川烏 炮 木瓜 白附子 虎脛骨 酥炙 乳香 炙 沒藥 炙, 各一兩, 另硏 ○ 右爲末하야 酒糊丸호대 小豆大라 每服三四十丸호대 空心酒下라

神效酒煎散 二五(「外科鈐古方」) ○ 治一切瘡瘍에 能托毒散毒하니 其效如神이라 ○ 人參 沒藥 另硏 當歸尾 各一兩 甘草 三錢 栝蔞 一個, 半生半炒 ○ 右를 以酒三碗으로 煎二碗하야 分四服이라 或以爲末하야 酒糊丸호대 桐子大라 每服五十丸호대 用酒下라 善消毒活血이라

神效葱熨法 一二一(「外科鈐古方」) ○ 治流注結核骨癧鶴膝 肢體腫塊에 或痛或不痛커나 或風寒이 襲於經絡하고 流注肢體하야 筋攣骨痛이라 或跌撲損傷에 止痛散血消腫之良法이라 或先用隔蒜灸法而餘腫未消면 最宜用熨하야 以助氣血而行壅滯니 其功甚大라 用葱頭細切하야 杵爛炒熱敷患處니 冷卽易之요 再或熱熨數次에 腫痛卽止하니 其效如神이라 或用葱煎湯하야 薰洗傷處하여도 亦妙라 或用葱一大把하야 束其數節하고 切爲薄餠하야 置患處하고 用熱物熨之커나 或鋪艾灸之하여도 亦可니 必易餠多熨爲妙라

神效黃芪湯 六(「古方·因陣」) ○ 方在補陣四八하니라 ○ 治目緊縮小 及羞明畏日 視物不明이라

失笑散 三八八(「外科鈐古方」) ○ 方在婦人百四하니라 ○ 治跌撲 產後心腹絞痛 或不知人事 或經行瘀血作痛成癥이라

實表解毒湯 五四(「痘疹銓古方」) ○ 人參 黃芪

當歸稍 生地黃 甘草 白芍藥 柴胡 升麻 酒片芩 玄參 地骨皮 ○ 右에 入薄荷葉少許 淡竹葉十片하야 水煎服이라

深師消飮丸 百一(「古方·和陣」) ○ 治停飮胸滿嘔逆 腹中水聲 不思飮食이라 ○ 白朮 二兩, 炒 茯苓 五錢 枳實 炒 乾薑 炮, 各七錢 ○ 右爲細末하야 蜜丸호대 桐子大라 溫水下三十丸이라

『心統』茴香益智丸 六五(「古方·固陣」) ○ 治老人陽虛失禁 及房勞傷腎遺溺라 ○ 小茴香 鹽炒 益智仁 炒 故紙 酒炒 川烏 炮 烏藥 各一兩 ○ 右爲末하야 山藥糊丸호대 桐子大라 每服八十丸호대 鹽湯下라

心虛白濁歌 百一(「古方·補陣」) ○ 白濁은 皆因心氣虛하니 不應이어든 只作腎虛醫라 四君子湯에 加遠志니 一服之間에 見效奇라

十鬲散 一三四(「古方·熱陣」) ○ 方在和陣一五八하니라 ○ 治十般鬲氣라

十味羌活散 三八(「痘疹銓古方」) ○ 此는 初熱見點에 解利之劑니 若小兒身壯力强者는 可用蘇葛以行表하고 其次者는 宜此和解疏利之藥이라 若虛而宜補者는 必當兼顧元氣니 不得單用此類라 ○ 羌活 前胡 防風 各一錢 荊芥 獨活 各八分 細辛 白芷 各三分 柴胡 炙甘草 蟬蛻 各四分 ○ 水一鍾半에 加薄荷三葉하고 煎五分하야 不拘時服이라 發搐及熱盛不退者는 調入製過朱砂末하야 服之니 神效라

十味沒藥丸 二三五(「外科鈐古方」) ○ 治打撲損傷으로 筋骨疼痛커나 或氣逆血暈커나 或瘀血內停하야 肚腹作痛커나 或胸脹悶이라 ○ 沒藥 乳香 川芎 川椒 當歸 芍藥 紅花 桃仁 血竭 各一兩 自然銅 四錢, 火煅七次하고 醋淬라 ○ 右爲末하야 同黃蠟四兩溶化하고 入前末하야 速攪勻하고 衆手丸호대 彈子大라 每服一丸호대 酒化下라 ◉ 立齋曰 按接骨散沒藥丸컨대 惟元氣無虧者宜用이요 若腎氣素怯커나 或高年虛弱者는 必用地黃丸或補中益氣湯하야 以固根本爲善이라하니라

十味保和湯 一四八(「古方·和陣」) ○ 治胃虛氣滯作噯라 ○ 人參 白朮 茯苓 半夏 製 陳皮 各一錢 藿香 香附 砂仁 各六分 炙甘草 木香 各三錢 ○ 水一鍾半 薑三片 棗二枚에 煎七分하야 食前溫服이라

十味安神丸 一四五(「古方·寒陣」) ○ 方在小兒七三하니라 ○ 治虛驚이라

十味安神丸 七三(「小兒則古方」) ○ 治驚이라 ○ 人參 茯神 麥門冬 山藥 各二錢 片腦 一分 龍齒 二錢 朱砂 甘草 寒水石 各五分 金薄 二片 ○ 右爲末하야 蜜丸호대 鷄豆大라 燈心湯調下라 一方에 有馬牙硝라

十味溫膽湯 一五三(「古方·和陣」) ○ 治證同前하고 兼治四肢浮腫 飮食無味 心虛煩悶 坐臥不安 夢遺精滑等證이라 ○ 半夏 湯泡 枳實 麩炒 陳皮 各二錢 白茯苓 錢半 人參 熟地 棗仁 炒 遠志 製 五味 各一錢 炙甘草 五分 ○ 水二鍾 生薑五片 棗一枚에 煎八分하야 不拘時服이라

十補丸 一四五(「古方·補陣」) ○ 方在熱陣一七三하니라 ○ 治腎臟虛冷等證이라

十補丸 一七三(「古方·熱陣」) ○ 治腎臟虛冷하야 面黑足寒하며 耳聾膝軟하며 小便不利等證이라 ○ 附子 炮 五味 各二兩 山藥 山茱萸 丹皮 桂心 鹿茸 製 茯苓 澤瀉 各一兩 ○ 煉蜜丸호대 桐子大라 每服六七十丸호대 鹽湯下라

十四友丸 百十八(「古方·補陣」) ○ 治驚悸怔忡이라 ○ 人參 黃芪 當歸 生地黃 遠志 茯神

茯苓 棗仁 泡去皮, 隔紙炒 阿膠 炒 龍腦 紫石英 薄荷 硃砂 各一兩 ○ 右爲末하야 煉蜜丸호대 桐子大라 每服五七十丸호대 食後臨臥에 棗湯下라

十三味羌活散 三九(「痘疹銓古方」) ○ 解熱散毒하야 治風壅欲作痘疹者라 ○ 羌活 獨活 防風 桔梗 荊芥 柴胡 前胡 地骨皮 炙甘草 蟬蛻 川芎 天花粉 天麻 等分 ○ 右爲細末하야 每服二三錢호대 水一盞에 入薄荷葉三片하고 煎四分하야 溫服이라

十宣散 三五三(「外科鈐古方」) ○ 方在痘疹十四하니라 ○ 治瘡瘍에 脈緩澀 體倦惡寒커나 或脈浮緊細하니 用之以散風助陽也라

十宣散 十四(「痘疹銓古方」) ○ 一名托裏十補散이라 調氣補血하야 內托瘡毒하니 五日後에 必用之方也요 亦治癰疽라 ○ 人參 黃芪 當歸 各二錢 川芎 防風 桔梗 白芷 甘草 炙 厚朴 各一錢 桂心 三分 ○ 右爲細末하야 每服一錢或二錢호대 木香湯下라

十神湯 四十(「古方·散陣」) ○ 治時氣瘟疫 感冒風寒 發熱憎寒 頭痛欬嗽無汗이라 此藥은 不拘陰陽兩感하고 一切發散에 宜此라 ○ 紫蘇 乾葛 升麻 芍藥 各一錢 麻黃 川芎 甘草 各八分 白芷 陳皮 香附 各六分 ○ 水二鍾 薑三片에 煎服이라

十全大補湯 百四十(「小兒則古方」) ○ 方在補陣二十하니라 ○ 治氣血俱虛하야 大補元氣라

十全大補湯 百五十(「婦人規古方」) ○ 方在補陣二十하니라 ○ 治氣血俱虛하야 補救元陽이라

十全大補湯 三三三(「外科鈐古方」) ○ 方在補陣二十하니라 ○ 治瘡瘍에 氣血虛弱하야 腫痛不愈커나 或潰瘍膿淸 寒熱 自汗盜汗 食少體倦 發熱作渴 頭痛眩暈似中風狀者라

十全大補湯 二十(「古方·補陣」) ○ 治氣血俱虛하야 惡寒發熱하며 自汗盜汗하며 肢體困倦하며 眩暈驚悸하며 晡熱作渴하며 遺精白濁하며 二便見血하며 小便短少하며 便泄閉結하며 喘欬下墜等證이라 ○ 卽前八珍湯에 加黃芪肉桂各一錢이라

十香丸 十五(「新方·和陣」) ○ 治氣滯寒滯諸痛이라 ○ 木香 沈香 澤瀉 烏藥 陳皮 丁香 小茴香 香附 酒炒 荔核 煨焦, 各等分 皂角 微火로 燒烟盡이라 ○ 爲末하야 酒糊丸호대 彈子大者는 磨化服하고 丸桐子大者는 湯引下라 㿗疝之屬은 溫酒下라

雙玉散 七一(「古方·寒陣」) ○ 治熱痰欬嗽喘急煩渴頭痛이라 ○ 石膏 寒水石 等分 ○ 右爲極細末하야 每服三錢호대 人參湯 或隨證用引調下라

雙解散 四一(「痘疹銓古方」) ○ 痘疹表裏俱實者는 非此不解라 ○ 防風 川芎 當歸 連翹 芍藥 薄荷 大黃 各五分 石膏 桔梗 黃芩 各八分 荊芥穗 白朮 桂枝 各二分 滑石 二錢四分 甘草 二錢 ○ 水二鍾에 加生薑三片하고 煎一腫하야 溫服이니 無時라 此는 卽防風通聖散에 減去麻黃芒硝梔子하고 外加桂枝也라

雙解散 十七(「古方·攻陣」) ○ 方在痘疹四二하니라 ○ 治痘疹表裏俱實이라

ㅇ

阿膠散 二百七(「古方·和陣」) ○ 治肺燥欬嗽不已及唾血이라 ○ 阿膠 炒 白芨 各二錢 天門冬 北五味子 人參 生地黃 茯苓 各一錢 ○ 右에 以白芨爲細末하고 餘藥用水一鍾半하야 入蜜二匙 秫米百粒 生薑五片하야 同煎熟하고 入白芨末調하야 食後溫服이라

阿魏膏 三一二(「外科鈐古方」) ○ 治一切痞塊하니 更服胡連丸이라 ○ 羌活 獨活 玄參 官桂 赤芍藥 穿山甲 生地黃 兩頭尖 大黃 白芷 天麻 紅花 各半兩 木鱉 十枚, 去殼 亂髮一團 槐柳桃枝 各半兩 ○ 右를 用麻油二斤四兩하야 煎藥黑去柤하고 入髮再煎하야 髮化에 仍去柤하고 入上好眞正黃丹煎收호대 軟硬得中이요 入後細藥卽成膏矣라 ○ 阿魏 芒硝 蘇合油 乳香 沒藥 各五錢 麝香 三錢 ○ 右凡貼膏藥엔 須先用朴硝하야 隨患處鋪半指厚하고 以紙蓋하야 用熱熨斗熨良久라가 如硝耗어든 再加熨之하고 二時許에 方貼膏藥이라 若是肝積이면 加蘆薈末하야 同熨之라

鵝掌風四方 五六 附錄(「新方·因陣」) ○ 猪胰一具를 去油호대 勿經水라 花椒 三錢 ○ 右用好酒溫熱하야 將二味同浸二三日하고 取胰하야 不時擦手하고 微火烘之면 自愈라 ● 又方: 用白砒三錢하야 打如豆粒하고 以麻油一兩으로 熬砒至黑에 去砒用油擦手하고 微火烘之면 不過二三次에 卽愈라 ● 又方: 用葱五六根하야 椎破하고 再用花椒一把하야 同入磁瓦罐中하고 入醋一碗後에 以滾湯衝入하야 薰洗數次면 卽愈라 ● 又方: 用穀樹葉煎湯溫洗하야 以火烘乾하고 隨用栢白油擦之하야 再以火烘乾하고 少頃에 又洗又烘이니 如此日行三次면 不過三五日에 卽愈라

牙皂散 二七(「新方·因陣」) ○ 治胃脘痛劇하야 諸藥不效者 服此如神이라 ○ 用牙皂燒存性하야 以烟將盡爲度하고 硏末이라 用燒酒하야 調服一錢許면 卽效라

眼目打傷靑腫 五一(「古方·因陣」) ○ 以生半夏爲末하야 水調塗之卽愈라

安神鎭驚丸 七六(「小兒則古方」) ○ 驚退後調理하야 安心神하며 養氣血하니 和平預防之劑也라 ○ 天竺黃 另硏 人參 南星 薑製 茯神 各五錢 當歸 棗仁 炒 麥冬 生地 芍藥 炒, 各三錢 黃連 薑汁炒 薄荷 木通 山梔 炒 朱砂 另硏 牛黃 另硏 龍骨 煅, 各二錢 靑黛 一錢, 另硏 ○ 右爲末하야 蜜丸호대 綠豆大라 每服三五丸호대 量兒大小加減하야 淡薑湯送下라

安腎丸 一四八(「古方·補陣」) ○ 方在熱陣一六七하니라 ○ 治腎經積冷하야 下元衰弱이라

安榮散 二九(「婦人規古方」) ○ 治妊娠에 小便澀少하야 遂成淋瀝하니 名曰子淋이라 甚妙라 ○ 麥門冬 通草 滑石 當歸 燈心 甘草 人參 細辛 等分 ○ 右를 水煎服이라 一方에 人參細辛加倍하고 爲末하야 每服二錢호대 麥冬湯調服이라 若因肺經鬱熱이면 宜用

黃芩淸肺飮이라 若因膏粱厚味면 宜用淸胃散이라 若因肝經濕熱이면 宜用加味逍遙散이라

安胃飮 十一(「新方·寒陣」) ○ 治胃火上衝하야 呃逆不止라 ○ 陳皮 山査 麥芽 木通 澤瀉 黃芩 石斛 ○ 水一鍾半에 煎七分하야 食遠服이라 如胃火熱甚하야 脈滑實者는 加石膏라

安胎散 二(「婦人規古方」) ○ 治妊娠에 卒然腰痛下血이라 ○ 熟地 艾葉 白芍 炒 川芎 黃芪 炒 阿膠 炒 當歸 甘草 炙 地楡 各一錢 ○ 右에 加薑棗하야 水煎服이라

安胎飮 一(「婦人規古方」) ○ 治妊娠五七個月에 用數服이라야 可保全産이라 ○ 人參 白朮 當歸 熟地 川芎 白芍藥 陳皮 甘草 炙 紫蘇 炙黃芩 各一錢 ○ 右를 用薑水煎服이라 一方에 有砂仁이라

罌粟丸 十三(「古方·固陣」) ○ 治一切久嗽勞嗽하니 一服卽愈라 ○ 罌粟殼 新者一半은 去蒂하고 切하야 焙乾이라 陳者一半은 泡去筋膜하고 炒라 各一兩 ○ 右共爲末하야 蜜丸호대 彈子大라 臨睡에 嚼服一丸이라 一方에 用罌粟子半斤하야 淘淨焙乾하고 炒黃爲末하야 沙糖丸호대 彈子大라 每服一丸호대 臨臥에 綿包含化라

『約說』沈香降氣散 四十(「古方·和陣」) ○ 治陰陽壅滯하고 氣不升降하야 胸膈痞塞커나 或留飮呑酸 脇下妨悶이라 ○ 沈香 二錢八分 砂仁 七錢半 香附子 去毛, 鹽水炒, 六兩二錢五分 炙甘草 五錢五分 ○ 右爲極細末하야 每服二錢호대 入鹽少許하야 沸湯調라 不拘時服이라 或淡薑湯도 亦可라

約營煎 二十(「新方·寒陣」) ○ 治血熱便血에 無論脾胃小腸大腸膀胱等證하고 皆宜用此라 ○ 生地 芍藥 甘草 續斷 地楡 黃芩 槐花 荊芥穗 炒焦 烏梅 二個 ○ 水一鍾半에 煎七分하야 食前服이라 如下焦火盛者는 可加梔子黃連龍膽草之屬이라 如氣虛者는 可加人參白朮이라 如氣陷者는 加升麻防風이라

約陰丸 十八(「新方·寒陣」) ○ 治婦人血海有熱하야 經脈先期 或過多者커나 或兼腎火而帶濁不止 及男婦大腸血熱便紅等證이라 ○ 當歸 白朮 炒 芍藥 酒炒 生地 茯苓 地楡 黃芩 白石脂 醋煅焠 北五味 丹參 川續斷 各等分 ○ 右爲末하야 煉蜜丸服이라 火甚者는 倍用黃芩이라 兼肝腎之火甚者는 仍加知母黃檗各等分이라 大腸血熱便紅者는 加黃連防風各等分이라

藥煮松香法 三二七(「外科鈐古方」) ○ 凡用松香收膏藥者는 必用水多煮一二遍하야 去其澀燥之性이라야 方可貼瘡不痛이라 若用貼癥痞血塊어든 則當加藥如後法하고 煮過用之라야 方妙라 ○ 大都松香 三斤 用皮硝 一碗 水紅花 四兩 大黃 當歸 生地 各二兩 三稜 蓬朮 各一兩 ○ 右藥七味를 用水一桶하야 先熬汁하야 去滓淨하고 用煮松香호대 徐徐添入하야 以汁完爲度하고 收用之極佳라 一. 收油之法은 凡煮過松香一斤을 入熬熟藥油五兩하면 卽成膏矣라

羊肝散 百八(「痘疹銓古方」) ○ 治痘毒入眼커나 或無辜疳氣入眼이라 ○ 密蒙花 二錢 靑箱子 決明子 車前子 炒, 各一錢 ○ 右爲末하고 用羊肝一大葉하야 薄批摻上하고 濕紙裹煨熟하야 空心食之라

凉驚丸 九六(「小兒則古方」) ○ 治驚疳熱搐睛赤潮熱痰涎 牙關緊急이라 ○ 龍膽草 炒焦 防風 靑黛 各三錢 鈎藤鉤 二錢 黃連 炒, 五錢 龍腦 一錢 牛黃 麝香 各二分 ○ 右爲末하야 麵糊丸호대 粟米大라 每服十丸호대 煎金銀花湯下라

羊膽膏 二二五(「外科鈐古方」) ○ 治痔漏 下疳瘡이라 ○ 臘月에 取羊膽一枚하야 入片腦末一分하고 置風處掛乾이라 用時에 以涼水化開하야 頻敷患處하고 內服槐子酒 或加味瀉肝湯이라 若得熊膽이면 更佳라 如眼痛者點之尤效라

陽毒升麻湯 百六(「古方·散陣」) ○ 治陽毒 赤斑狂言 吐膿血이라 ○ 升麻 一錢半 犀角 磨 射干 黃芩 人參 甘草 各八分 ○ 水一盞半에 煎八分하고 內犀角汁和匀服이라

『良方』加減四物湯 百十二(「婦人規古方」) ○ 治婦人血積이라 ○ 當歸 川芎 芍藥 熟地 蓬朮 三稜 肉桂 乾漆 炒烟盡, 等分 ○ 右㕮咀하야 每服五七錢호대 水鍾半에 煎七分하야 食遠服이라

『良方』加減四物湯 十七(「古方·補陣」) ○ 方在婦人百十二하니라 ○ 治婦人血積이라

『良方』加味小柴胡湯 二一(「古方·散陣」) ○ 治傷寒脇痛 及少陽厥陰熱瘧이라 卽前方小柴胡湯에 加枳殼 麵炒 牡蠣粉이라 ○ 加薑三片 棗二枚하야 水二鍾에 煎服이라

『良方』加味靑娥丸 一四四(「古方·補陣」) ○ 補諸虛不足하야 滋益陰陽하며 美容顏하며 健腰膝하며 止腰痛에 尤效라 ○ 破故 炒 小茴 鹽水炒 胡蘆巴 炒, 各四兩 杜仲 三兩, 薑汁炒 胡桃肉 二十五個 連蕊 一兩 靑鹽 煅, 五錢 穿山甲 酥炙, 三錢五分 ○ 右爲末하고 將胡桃肉搗爛하야 加酒煮麵糊爲丸호대 桐子大라 每服三十丸호대 空心에 溫酒下라

『良方』加味通心飮 三三(「古方·寒陣」) ○ 治諸疝內熱脹痛 及小便不利라 ○ 木通 梔子仁 黃芩 瞿麥 連翹 枳殼 川楝子 甘草 等分 ○ 右咀하야 每服五錢호대 水一鍾半 燈心二十根 車前草五莖에 前七分하야 溫服이라

『良方』薑附湯 三二(「古方·熱陣」) ○ 治霍亂轉筋으로 手足厥冷커나 或吐逆身冷하며 脈微急하니 用此藥救之라 此는 卽仲景乾薑附子湯이라 ○ 乾薑 一兩 附子 一個, 生用 ○ 右를 每服半兩호대 水煎이라 外科薑附湯엔 有人參白朮이라

『良方』鷄鳴散 二八五(「古方·和陣」) ○ 治脚氣第一品藥이니 不問男女하고 皆可服이라 如感風濕流注하야 脚痛不可忍하고 筋脈浮腫者는 並宜服之니 其效如神이라 ○ 檳榔 七枚 橘紅 木瓜 各一兩 吳茱萸 蘇葉 各三錢 桔梗 去蘆 生薑 連皮, 各半兩 ○ 右㕮咀라 用水三大碗하야 慢火煎至一碗半하고 取渣再入水二碗하야 煎取一小碗하고 兩汁相和하야 安置床頭라 次日五更에 分作三五次冷服之호대 冬月엔 略溫하여도 亦可요 服了에 用乾物壓下하고 如服不盡이어든 留次日漸漸服之하여도 亦可라 服藥至天明하야 當下黑糞水하니 卽是腎家所感寒濕之毒氣也라 至早飯時하야 必痛住腫消하니 只宜遲喫飯하야 使藥力作效라 此藥은 並無所忌라

『良方』桂心散 五四(「婦人規古方」) ○ 治妊娠因病胎不能安者는 可下之라 ○ 桂心 瓜蔞 牛膝 瞿麥 各五分 或一錢 當歸 一錢 或二三錢 ○ 右水煎이라

『良方』固眞散 二八(「古方·固陣」) ○ 治纔睡着卽泄精이라 此二味는 大能澀精固眞氣하며 煖下元이라 ○ 韭子 一合 白龍骨 一兩 ○ 右爲細末하야 每服二錢호대 空心에 用酒調服이라

『良方』交加散 百(「婦人規古方」) ○ 治經脈不調하야 腹中撮痛커나 或結聚癥瘕 產後中風이라 又交加散方이 在和陣二五二하니라 ○ 生地 一斤, 取汁 生薑 十三兩, 取汁 ○ 右에 以地黃汁炒薑柤하고 薑汁炒地黃柤하야 乾

爲末이라 每服三錢호대 溫酒調服이라 加芎藥玄胡當歸蒲黃桂心各一兩 沒藥紅花各五錢하면 尤效라

『良方』交加散 二五三(「古方·和陣」) ○ 方在婦人百하니라 ○ 治經脈結聚不調하야 腹中撮痛이라

『良方』九寶丹 一四三(「古方·熱陣」) ○ 調理脾胃하야 止泄瀉라 ○ 人參 白朮 炒 茯苓 炙甘草 乾薑 炮 木香 藿香 去土 訶子 去核 肉豆蔻 麵炒, 各一錢 ○ 水一鍾半에 加薑煎하야 食遠服이라

『良方』蘆薈丸 百十八(「小兒則古方」) ○ 方在寒陣一六八하니라 ○ 治疳癖發熱諸證이라

『良方』蘆薈丸 一六八(「古方·寒陣」) ○ 治疳癖肌肉消瘦 發熱潮熱 飮食少思 口乾作渴 或肝火食積 口鼻生瘡 牙齦蝕爛等證이라 ○ 蘆薈 胡黃連 黃連 炒焦 木香 白蕪荑 炒 青皮 各五錢 當歸 茯苓 陳皮 各兩半 甘草 炒, 七錢 ○ 右爲末하야 米糊丸호대 桐子大라 每服七八十丸호대 米湯下라

『良方』漏蘆湯 九十(「婦人規古方」) ○ 治婦人肥盛하고 脈氣壅結하야 乳少라 ○ 漏蘆 二兩 蛇蛻 一條 土瓜根 ○ 右共爲末하야 酒調下二錢이라

『良方』丹參散 九七(「婦人規古方」) ○ 良方云 丹參一味는 其治頗類四物湯하야 能破宿血하며 補新血하며 安生胎하며 落死胎하며 止崩中帶下하며 調經하며 下産後惡血하고 兼治冷熱勞 腰脊痛 骨節煩疼이라하니라 ○ 丹參 酒洗去土, 晾乾, 切 ○ 右爲細末하야 每服二錢호대 溫酒調下라 經脈不調엔 食前服이요 冷熱勞엔 不拘時服이라

『良方』團魚丸 九四(「古方·寒陣」) ○ 治骨蒸勞嗽에 累效라 ○ 貝母 前胡 知母 杏仁 各一兩 柴胡 半兩 團魚 二個 ○ 右藥을 與魚同煮熟하야 取肉連汁食之라 將藥焙乾爲末하고 再以團魚骨甲煮汁一盞하야 和藥丸桐子大라 每服二三十丸호대 煎黃芪六一湯하야 空心送下라 病旣安이면 仍服黃芪六一湯調理라

『良方』當歸散 九六(「婦人規古方」) ○ 治經水妄行不止 及産後氣血虛弱 惡露內停 憎寒發熱하니 宜服此去之라 ○ 當歸 酒洗 川芎 白芍 炒 白朮 炒 黃芩 炒, 各半兩 山茱萸肉 一兩半 ○ 右爲末하야 每服二錢호대 酒調라 日三服이라 一方에 無山茱萸라 氣虛者는 去芩하고 加桂心一兩이라

『良方』當歸湯 五(「婦人規古方」) ○ 治胎動煩躁커나 或生理不順하야 脣口青黑하며 手足厥冷이라 ○ 當歸 人參 各二三錢 阿膠 炒 甘草 炒, 各一錢 連根葱白 一握 ○ 右를 水四碗에 煎四味至半하야 去滓하고 下葱再煎一碗하야 分二服이라

『良方』當歸黃芪湯 九七(「古方·補陣」) ○ 治妊娠下痢에 腹痛小便澁이라 ○ 當歸 炒 黃芪 各一兩 糯米 一合 ○ 水二鍾에 煎一鍾하야 溫服이라

『良方』導水茯苓湯 六二(「古方·和陣」) ○ 治水腫하니 頭面手足遍身腫如爛瓜之狀하야 按而塌陷하고 胸腹喘滿하야 不能轉側安睡하며 飮食不下하며 小便秘澁하며 溺出如割커나 或如黑豆汁而絶少하고 服喘嗽氣逆諸藥不效者가 用此卽漸利而愈라 ○ 赤茯苓 麥門冬 去心 澤瀉 白朮 各三兩 桑白皮 紫蘇 檳榔 木瓜 各一兩 大腹皮 陳皮 砂仁 木香 各七錢半 ○ 右㕮咀하야 每服一二兩호대 水二鍾 燈草一二十根에 煎八分하야 食前服이라 如病重者는 可用藥五兩하고 再倍加麥冬 及燈草半兩하야 以水一斗로 於砂鍋內

에 熬至一大碗하고 再下小銚內하야 煎至一鍾하야 五更空心에 服하고 柤再煎이라 連進此三服하면 自然小水通利하야 一日添如一日이라

『良方』桃仁承氣湯 五(「古方·攻陣」) ○ 治瘀血小腹作痛하야 大便不利커나 或譫語口乾하야 漱水不嚥하며 遍身黃色하며 小便自利커나 或血結胸中커나 或寒熱昏迷하야 其人如狂이라 ○ 桃仁 半兩, 去皮尖 大黃 炒, 一兩 甘草 二錢 肉桂 一錢 ○ 右를 薑水煎하야 發日五更에 服이라

『良方』桃仁煎 三九(「古方·攻陣」) ○ 治血瘕라 ○ 桃仁 大黃 炒, 各一兩 䗪蟲 半兩, 炒黑 朴硝 一兩 ○ 右爲末하고 以醇醋一鍾으로 磁器中煮三分하야 下前三味하고 不住手攪하야 煎至可丸하고 乃下朴硝하야 丸如桐子大라 不喫晩食하고 五更初에 溫酒下五丸하면 日午에 下穢物이라 如未見이어든 再服하고 仍以調氣血藥補之라 ● 立齋曰 向在毗陵할새 一婦人이 小便不通하야 臍腹脹甚이어늘 予診之曰 此는 血瘕也라하고 用前藥一服하니 腹痛이라가 下瘀血血水卽愈라 此藥은 猛烈大峻하니 氣血虛者는 斟酌與之라하니라

『良方』獨聖散 十八(「婦人規古方」) ○ 治妊娠有所傷觸하야 激動胎元하야 腹痛下血하니 極效라 ○ 砂仁 不拘多少하고 帶皮同炒호대 勿令焦黑하고 取仁爲末이라 ○ 右를 用熱酒하야 調服四五分或一錢이라 此物有安胎導滯易産之功하니 實妊婦之要藥也라

『良方』獨聖散 百九(「古方·攻陣」) ○ 方在婦人十八하니라 ○ 治妊娠傷觸動胎하야 腹痛下血이라

『良方』麻黃根湯 八三(「婦人規古方」) ○ 治産後虛汗不止 身熱發渴 驚悸不安이라 ○ 麻黃根 人參 黃芪 炒 當歸 牡蠣 煅粉 甘草 炒, 等分 ○ 右를 每服四五錢호대 水煎服이라

『良方』木香分氣飮 五六(「古方·和陣」) ○ 治氣滯留注四肢하야 腹急中滿하며 胸膈脇肋膨脹하며 虛氣上衝하며 小便臭濁이라 ○ 木香 猪苓 澤瀉 赤茯苓 半夏 枳殼 檳榔 燈草 蘇子 等分 ○ 右㕮咀하야 每服一兩호대 水一鍾半에 煎八分하고 入麝香末少許하야 食遠服이라

『良方』蜜酥煎 六五(「古方·補陣」) ○ 治欬嗽胸痛上氣喘壅이라 此는 爲邪搏於肺하야 氣不宣通이라 故로 欬而喘하며 氣上逆하며 面目浮腫이라 此方은 非獨治嗽요 兼補虛損하며 去風燥하며 悅肌膚하니 婦人服之면 尤佳라 ○ 白沙蜜 一升 牛酥 一升 杏仁 三升, 去皮尖, 研如泥 ○ 右에 將杏仁於磁盆中用水研取汁五升하고 以淨銅鍋先傾汁三升하야 熬減其半하고 又傾汁二升하야 再以微火熬減至一升許하고 卽入蜜酥二味煎熟하면 其藥乃成하니 貯於淨磁器中이라 每日三次에 以溫酒 或米飮 白湯으로 調服一匙하니 服至七日에 唾色變白하고 二七唾稀하고 三七嗽止라

『良方』蜜酥煎 一七五(「婦人規古方」) ○ 方在補陣六五하니라 ○ 補虛潤肺하야 止欬嗽라

『良方』半夏茯苓湯 三四(「婦人規古方」) ○ 治妊娠脾胃虛弱하야 飮食不化하며 嘔吐不止라 ○ 半夏 泡, 炒黃 陳皮 砂仁 炒, 各一錢 白茯苓 二錢 甘草 炒, 五分 ○ 右를 用薑棗烏梅하야 水煎服이라 一二劑後에 用茯苓丸이라 在三九하니라

『良方』防風湯 七六(「古方·因陣」) ○ 治鼻塞不聞香臭라 ○ 防風 麻黃 官桂 各半兩 升麻 木通 各一兩 梔子 七枚 石膏 三兩 ○ 右㕮咀하야 每服水一盞에 煎七分하야 空心溫服이라

ㅇ

『良方』防風黃芩丸 一二三(「婦人規古方」) ○ 治肝經風熱 以致血崩便血尿血等證이라 ○ 條芩 炒黑 防風 等分 ○ 右爲末하야 酒糊丸호대 桐子大라 每服三五十丸호대 食遠或食前에 米飮或溫酒送下라

『良方』白朮散 三二(「古方·和陣」) ○ 方在婦人十一하니라 ○ 治妊娠傷寒內熱等證이라

『良方』白朮散 十一(「婦人規古方」) ○ 治妊娠傷寒內熱等證이라 ○ 白朮 黃芩 炒, 各二錢 ○ 右를 用薑棗水하야 煎服이라 若陰證者는 不可用이라

『良方』白朮聖散子 一三六(「古方·熱陣」) ○ 治一切瀉痢久不瘥 並婦人產後痢疾이라 ○ 白朮 砂仁 當歸 肉豆蔻 乾薑 炮 陳皮 炙甘草 石榴皮 訶子 芍藥 炒, 等分 ○ 右㕮咀하야 每服五錢호대 水一鐘半에 入乳香一豆大하야 煎八分하야 食前服이라

『良方』百合湯 一三五(「古方·和陣」) ○ 治肺氣壅滯하야 欬嗽喘悶하며 多渴하고 腰膝浮腫하며 小便淋瀝이라 ○ 百合 赤茯苓 陳皮 桑白皮 紫蘇 大腹皮 枳殼 馬兜鈴 人參 猪苓 炙甘草 麥冬 各一錢 ○ 右分二服이라 每服에 水一鍾半 薑一片 棗一枚에 煎七分하야 不拘時溫服이라

『良方』分氣紫蘇飮 三七五(「古方·和陣」) ○ 治腹脇疼痛 氣促喘息이라 ○ 蘇葉 桔梗 去蘆 桑白皮 草果仁 大腹皮 白茯苓 陳皮 炙甘草 各一錢半 ○ 水一鍾半 生薑三片에 入鹽少許하고 煎八分하야 食前服이라

『良方』氷蘗丸 百八(「古方·因陣」) ○ 治舌瘡口瘡이라 ○ 薄荷葉 蘇州者 黃蘗 等分 硼砂 半之 氷片 一分 ○ 右爲末하야 生蜜丸호대 彈子大라 每服一丸호대 噙化라

『良方』四味白朮湯 十三(「婦人規古方」) ○ 治妊娠胃虛 惡阻吐水 甚至十餘日漿粥不入이라 ○ 白朮 炒, 一錢 人參 五分 甘草 炒 丁香 各二分 ○ 右를 薑水煎服이라

『良方』四味白朮湯 二九(「古方·和陣」) ○ 方在婦人十三하니라 ○ 治妊娠胃虛惡阻라

『良方』四味地楡散 九六(「古方·寒陣」) ○ 一名潑火散이라 治中暑昏迷不省人事하고 並治血痢라 ○ 地楡 赤芍藥 黃連 去鬚 青皮 等分 ○ 右爲末하야 每服三錢호대 漿水調服커나 或新汲水도 亦可라 若治血痢어든 以水煎服이라

『良方』四生丸 八八(「古方·寒陣」) ○ 治吐血衄血이라 陽乘於陰하야 血熱妄行엔 宜服此藥이라 ○ 生荷葉 生艾葉 生側栢葉 生地黃 等分 ○ 右를 搗爛如鷄子大丸이라 每服一丸호대 水二盞에 濾去柤服이라 陳日華云 先公이 嘗遊靈石寺할새 見一僧嘔血이어늘 明年到寺하야 間嘔血者何如오한대 主僧云 得服四生丸하야 遂愈라하니 自得此方하야 屢用有效라 愚意前證컨대 乃內熱暴患者宜用之니 若人病本元不足엔 須補脾以資化源이요 否則虛火上炎하야 金反受剋하니 獲生鮮矣라

『良方』三味白朮湯 十二(「婦人規古方」) ○ 治妊娠內熱心痛이라 ○ 白朮 四錢 赤芍藥 三錢 黃芩 炒, 二錢 ○ 右를 水煎服이라 忌桃李雀肉이라

『良方』三味白朮湯 二八(「古方·和陣」) ○ 方在婦人十二하니라 ○ 治妊娠內熱心痛이라

『良方』三仙丸 四一(「古方·固陣」) ○ 治夢遺精滑이라 ○ 益智仁 二兩을 用鹽二兩同炒하고 去鹽이라 烏藥 一兩半, 炒 山藥 一兩, 炒 ○ 右爲末하야 山藥煮糊丸호대 桐子大라 每服七十丸호대 空心에 茯苓湯送下라

『良方』三仁丸 三三八(「古方·和陣」) ○ 治大腸有熱하야 津液竭燥하야 大便澁이라 ○ 柏子仁 松子仁 火麻仁 各一兩 ○ 右研匀하고 用黃蠟半兩하야 溶化和丸호대 桐子大라 每服二十丸호대 食前에 米飮下하고 未快어든 加數服之라

『良方』三層茴香丸 一八一(「古方·熱陣」) ○ 治腎與膀胱俱虛하고 邪氣搏結不散하야 遂成寒疝하야 臍腹疼痛하며 陰丸偏大하며 膚囊壅腫하며 有妨行步커나 或瘙癢不止하며 時出黃水하며 浸成瘡瘍커나 或長怪肉커나 或外腎腫脹하야 冷硬如石하고 日以漸大하니 須溫導陽氣하고 漸退寒邪하며 補虛消疝하고 煖養腎經이라 凡一應小腸氣寒疝之疾은 久新不過三料라 ● 第一料: 舶上茴香 用鹽半兩하야 同炒焦黃하고 和鹽秤用一兩하야 連下共重四兩이라 川楝子 炮, 去核 沙參 洗 木香 各一兩 ○ 右爲細末하야 米糊丸호대 桐子大라 每服二三十丸호대 空心에 溫酒或鹽湯下라 日三服이라 小病은 一料可安이요 病深者는 一料纔盡에 便可用第二料라 ● 第二料: 如前方에 加蓽茇 一兩 檳榔 五錢 이라 ○ 右六味는 共重五兩半이니 依前糊丸하야 服如前이라 若未愈어든 再服第三料라 ● 第三料: 如前方에 加白茯苓 佳者, 四兩 附子 炮, 去皮臍, 或五錢, 或一兩 이라 ○ 右八味는 共重十兩이니 丸服如前이로되 漸加至三四十丸이라 凡小腸氣頻發及三十年者나 或大如栲栳者도 皆可消散이니 神效라

『良方』生地黃散 八三(「古方·寒陣」) ○ 治血熱小便出血이라 ○ 生地黃 二錢 黃芩 炒, 五錢 阿膠 炒 栢葉 炒, 各一錢 ○ 右를 水煎服이라

『良方』犀角地黃湯 八十(「古方·寒陣」) ○ 卽前方에 加黃連黃芩各一錢이라

『良方』旋覆花湯 八三(「古方·散陣」) ○ 治風痰嘔逆 飮食不下 頭目昏悶等證이라 ○ 旋覆花 枇杷葉 川芎 細辛 赤茯苓 各一錢 前胡 一錢半 ○ 右에 加薑棗하야 水煎服이라

『良方』聖金散 百十一(「古方·因陣」) ○ 治舌上出血不止라 ○ 黃藥子 一兩 靑黛 一錢 ○ 右爲細末하야 每服一錢호대 食後에 新汲水調下라 日二服이라

『良方』續斷湯 二二(「婦人規古方」) ○ 治妊娠下血尿血이라 ○ 當歸 生地黃 各一兩 續斷 赤芍藥 各半兩 ○ 右爲末하야 每服二錢호대 空心에 用葱白煎湯調下라

『良方』阿膠散 六(「婦人規古方」) ○ 或頓仆커나 或因毒藥胎動不安커나 或脇痛腹痛하며 上搶短氣라 ○ 阿膠 艾葉 當歸 熟地 川芎 白芍 黃芪 炙甘草 等分 ○ 右를 每服四錢호대 薑棗水煎이라

『良方』阿膠散 二百八(「古方·和陣」) ○ 方在婦人六하니라 ○ 安胎補血氣라

『良方』阿膠湯 七(「婦人規古方」) ○ 治妊娠頓仆胎動不安 腰腹疼痛 或胎上搶 或去血腹痛이라 又金匱膠艾湯은 在後九十三하니라 ○ 阿膠 炒, 一兩 艾葉 數莖 ○ 右二味를 以水五升으로 煮取二升하야 分三服이라

『良方』安胎寄生湯 十九(「婦人規古方」) ○ 治妊娠下血 或胎不安 或腰腹作痛이라 ○ 桑寄生 白朮 茯苓 各五分 甘草 一錢 ○ 右를 水煎服이라

『良方』羊肉湯 七一(「婦人規古方」) ○ 治産婦脾虛하고 寒邪內乘하야 以致腹痛커나 或頭眩臍脇急痛이라 ○ 精羊肉 四兩 當歸 川芎 各半兩 生薑 一兩 ○ 右를 以水十盞으로 煎至四盞하야 分四次하야 空心服이라

『良方』吳茱萸湯 一三八(「古方·熱陣」) ○ 治冒暑伏熱로 腹痛瀉痢커나 或飮食過度하야 霍亂

吐瀉커나 或食冷冒寒커나 或忍饑大怒커나 或因舟車傷動胃氣하야 令人吐瀉並作하고 轉筋逆冷等證하니 遲則不救라 ○ 吳茱萸 木瓜 食鹽 各半兩 ○ 右를 同炒令焦하고 先用磁甁盛水三升하야 煮百沸入藥하고 煎至二升已下하야 傾一盞하고 或冷或熱은 隨病人之便하야 服之라 若卒無前藥이면 止用鹽一撮 醋一盞하야 同煎八分하야 溫服이라 或鹽梅鹹酸等物을 皆可用이라

『良方』烏藥散 七四(「古方·和陣」) ○ 治血氣壅滯하야 心腹作痛이라 ○ 烏藥 莪朮 醋浸炒 桂心 桃仁 當歸 青皮 木香 等分 ○ 右爲末하야 每服二錢호대 熱酒調下라

『良方』溫胃湯 十二(「古方·熱陣」) ○ 治憂思結聚 脾肺氣凝 元陽受損 大腸與胃氣不平 脹滿上衝 飮食不下 脈虛而緊滿이라 ○ 附子 製 厚朴 當歸 白芍藥 人參 甘草 炙 陳皮 各一錢 乾薑 炮, 一錢 川椒 去合口, 炒出汗, 三分 ○ 水一鍾半 薑三片에 煎一鍾하야 食遠服이라

『良方』龍膽瀉肝湯 六二(「古方·寒陣」) ○ 亦名龍膽湯이라 治肝經濕熱로 小便赤澁커나 或脇脹口苦寒熱하니 凡肝經有餘之證에 宜服之라 ○ 龍膽草 酒拌炒 人參 天冬 麥冬 生甘草 黃連 炒 山梔 知母 各五分 黃芩 七分 柴胡 一錢 五味 三分 ○ 水一鍾半에 煎服이라

『良方』湧泉散 八八(「婦人規古方」) ○ 下乳라 忌食薑椒辛辣飮食이라 ○ 王不留行 瞿麥 麥門冬 龍骨 各二錢 ○ 右를 用豬蹄汁一碗 酒一杯하야 煎服이라 以木梳於乳上梳下라

『良方』牛膝散 四九(「婦人規古方」) ○ 治胎衣不下하야 腹中脹痛에 急服此藥하야 腐化而下요 緩則不救라 ○ 牛膝 川芎 朴硝 蒲黃 各三兩 當歸 一兩半 桂心 半兩 ○ 右를 每服五錢호대 薑三片에 加生地黃一錢하야 水煎服이라

『良方』柔脾湯 七一(「古方·補陣」) ○ 治虛熱吐血衄血汗出이라 ○ 甘草 炒 白芍藥 炒 黃芪 炒, 各半兩 熟地黃 兩半 ○ 右를 每服五七錢호대 水煎服이라 世治吐血에 並用竹茹地黃藕汁童便하니 此亦不可拘泥라 如陽乘於陰하야 血得熱則流散하야 經水沸溢하니 理宜涼解니 以大黃犀角之類라 如陰乘於陽하면 所謂天寒地凍에 水凝成氷하니 須當溫散이니 宜乾薑肉桂 或理中湯之類라

『良方』遊山散 七六(「古方·和陣」) ○ 治心脾痛이라 此藥極奇하니 葉石林이 遊山할새 見一小寺頗整潔하고 問僧所以仰給者하니 則曰素無田産이나 亦不苦求니 只貨數藥以贍이라하니 其脾疼藥이 最爲流布라 ○ 有詩云 草果 玄胡索 靈脂並沒藥을 酒調一二錢하면 一似手拈却이라 ○ 右等分爲末하야 每服三錢호대 不拘時하고 溫酒調下라

『良方』硫黃散 六一(「婦人規古方」) ○ 治産後에 陽氣虛寒하야 玉門不閉라 ○ 硫黃 烏賊骨 各半兩 五味子 五錢 ○ 右爲末하야 摻患處호대 日三易이라

『良方』六神丸 百十四(「古方·寒陣」) ○ 治食積兼熱 赤白痢疾 或腹痛不食 或久而不止라 ○ 神麯 爲糊 麥芽 炒 茯苓 枳殼 麩炒 木香 煨 黃連 炒焦黑, 等分 ○ 右爲末하야 以神麯糊爲丸호대 桐子大라 每服五七十丸호대 白湯送下라

『良方』潤神散 五一(「古方·補陣」) ○ 治勞瘵憎寒壯熱 口乾咽燥 自汗疲倦煩躁라 ○ 人參 麥門冬 黃芪 桔梗 淡竹葉 炙甘草 等分 ○ 右每服一兩호대 水煎服이라 如自汗엔 加小麥同煎이라

『良方』益母丸 六三(「婦人規古方」) ○ 一名返魂丹이라 治婦人赤白帶 惡露時下不止하고 及治婦人胎前産後經中諸般奇痛하니 無所不療라 本草云 此草는 胎前無滯하고 産後無虛 故로 名益母라하니라 ○ 益母草 一味 一名充蔚子요 一名野天麻라 方梗에 對節生葉하야 葉類火麻하니 四五月間에 開紫花가 是요 白花者는 非라 ○ 右를 於五月에 採取晒乾호대 連根莖葉이요 勿犯鐵器라 磨爲細末하야 煉蜜丸호대 如彈子大라 每服一丸호대 用熱酒和童便化下커나 或隨證用湯引送下라 ● 一方: 以此爲末하야 每服二錢호대 或酒或童便이요 或隨證用引服之라 ● 一方: 凡産時에 倉卒未合이어든 只用生益母草搗汁하고 入蜜少許服之니 其效甚大라 ● 一. 益母膏方: 依前採取搗爛하야 以布濾取濃汁하고 用砂鍋文武火熬成膏하야 如黑砂糖色爲度하고 入磁罐收貯라 每服二三匙호대 酒便調下커나 或於治血湯藥中에 加一匙服之면 尤妙라

『良方』益陰腎氣丸 一二三(「古方·補陣」) ○ 治陰虛潮熱盜汗 煩熱作渴 筋骨疼痛 月經不調等證이라 ○ 卽前六味丸에 加當歸生地各四兩 五味子二兩이라

『良方』人參湯 七七(「婦人規古方」) ○ 治産後諸虛不足 發熱盜汗 內熱晡熱等證이라 此는 卽參歸湯이요 亦名團參散이라 ○ 人參 當歸 等分 ○ 右爲末하고 先以豬腰子一枚切片 糯米半合 葱白二莖으로 入水二鍾하야 煎汁八分하고 再入藥三錢하야 煎服이라

『良方』人參木香散 五七(「古方·和陣」) ○ 治水氣病이라 ○ 人參 木香 茯苓 滑石 琥珀 海金沙 枳殼 檳榔 豬苓 甘草 等分 ○ 右㕮咀하야 每服一兩호대 生薑三片 水一鍾半에 煎七分이라 日進三服호대 不拘時라

『良方』一味防風散 百十五(「婦人規古方」) ○ 治肝經有風하야 以致血得風而流不歸經者라 ○ 用防風去蘆爲末하야 每服一錢호대 白湯調服이라 一名獨聖散이니 每服二錢호대 空心食前에 用酒煮하야 白麵淸飮調下하면 極效라

『良方』紫蘇子飮 一六二(「古方·和陣」) ○ 治嗝噎上氣欬逆이라 因怒未定하야 便夾氣飮食커나 或食飮畢便怒하야 以致食與氣相逆하야 遂成隔噎之候라 ○ 眞蘇子 訶子 煨 蘿蔔子 微炒 杏仁 去皮尖, 麸炒 人參 各一錢 木香 五分 靑皮 炙甘草 各二錢 ○ 右咀하야 水一鍾半 薑三片에 煎七分服이라

『良方』前胡散 一四四(「古方·和陣」) ○ 治心胸煩熱不利 欬嗽涕唾稠粘이라 ○ 前胡 桑白皮 麥門冬 貝母 各錢半 甘草 炙, 五分 杏仁 去皮尖, 一錢 ○ 水一鍾半 薑三片에 煎七分하야 溫服이라

『良方』丁香散 一二八(「古方·和陣」) ○ 治霍亂嘔吐不止라 ○ 丁香 五分 藿香 枇杷葉 拭去毛, 各二錢 ○ 右㕮咀하야 水一鍾半 薑一片에 煎六分하야 熱服이라

『良方』丁香柿蒂散 六四(「古方·熱陣」) ○ 治吐利或病後胃中虛寒呃逆이라 凡呃逆이 至七八聲相連하야 收氣不回者는 難治라 ○ 丁香 柿蒂 炙甘草 良薑 各五分 人參 半夏 陳皮 茯苓 各一錢 生薑 二錢 ○ 水二鍾에 煎熱服이라

『良方』醍醐膏 三五三(「古方·和陣」) ○ 治消渴이라 ○ 白砂蜜 五斤 砂仁 爲末, 半兩 烏梅 一斤, 槌碎. 用水四大碗하야 煎一碗하야 去渣라 ○ 右를 入砂鍋하야 慢火熬赤色成膏하고 取下放冷하야 加白檀細末三錢 麝香一字하야 攪勻하고 以磁器收貯密封이라 冬月엔 沸湯調服하

고 夏月엔 涼水도 亦可라

『良方』鈞藤湯 十(「婦人規古方」) ○ 治妊娠胎動腹痛 面青冷汗 氣欲絶이라 ○ 鈞藤鉤 當歸 茯神 桑寄生 人參 各一錢 苦梗 一錢半 ○ 右를 水煎服이라 如有煩熱이면 加石膏라

『良方』地楡散 九五(「古方·寒陣」) ○ 治腸風熱證下血이라 ○ 地楡 黃芩 黃連 梔子 茜根 茯苓 等分 ○ 右㕮咀하야 每服五錢호대 入韭白五寸同煎하야 食遠溫服이라

『良方』止汗散 八二(「婦人規古方」) ○ 牡蠣 煅粉, 半兩 小麥麩 八兩, 炒黃爲細末 ○ 右를 每服三五錢호대 用豬肉汁하야 調服이라

『良方』辰砂妙香散 十五(「古方·固陣」) ○ 治心氣不足 驚癎 或精神恍惚 虛煩少氣少睡 夜多盜汗 心虛遺精白濁에 服之면 安神鎭心이라 ○ 黃芪 山藥 薑汁炒 茯苓 茯神 遠志 甘草湯製, 各一兩 人參 炙甘草 桔梗 各五錢 木香 二錢 麝香 一錢, 另研 朱砂 三錢, 另研 ○ 右爲末하야 每服二錢호대 不拘時하고 溫酒調下커나 或用麥麵湯調下라

『良方』趁痛散 八十(「婦人規古方」) ○ 治產後骨節疼痛 發熱頭重 四肢不擧라 ○ 牛膝 酒炒 甘草 炒 薤白 各一兩 當歸 白朮 炒 黃芪 炒 桂心 獨活 加薑, 各半兩 ○ 右를 每服半兩호대 水煎이라

『良方』天香散 六六(「古方·散陣」) ○ 治年久頭風不得愈者라 ○ 南星 製 半夏 製 川烏 去皮 白芷 各二錢 ○ 右作一服호대 水二鍾에 加生薑自然汁小半盞하야 煎一盞하야 食遠服이라

『良方』鐵刷散 百九(「古方·熱陣」) ○ 治心脾積痛 婦人血氣刺痛 酒病惡心 腸滑泄瀉라 ○ 良薑 炒, 二兩 茴香 炒, 七錢 蒼朮 製 甘草 炙, 各二兩八錢 ○ 右爲末하야 每服二錢호대 空心에 薑鹽湯調下라

『良方』草果散 一九五(「古方·和陣」) ○ 治中寒泄瀉 腹痛無度라 ○ 厚朴 薑汁炒, 二兩 肉豆蔲 麵煨 草豆蔲 煨, 各十個 ○ 右를 每服三錢호대 薑水煎服이라

『良方』七味人參丸 七二(「古方·熱陣」) ○ 治胃冷兼虛하야 嘔逆不食에 服許仁則半夏丸하야 不效어든 可服此藥이라 方見和陣一三二하니라 ○ 人參 白朮 炒, 各五兩 厚朴 薑製 北細辛 各四兩 生薑 橘皮 各三兩 桂心 二兩 ○ 右爲末하야 煉蜜丸호대 梧子大라 米飮下十丸이라가 漸加至二十丸이라

『良方』七寶丸 二六一(「古方·因陣」) ○ 治蠱毒이라 ○ 敗鼓皮 蠶退紙 刺蝟皮 各燒存性 五倍子 炒 續隨子 朱砂 另研 雄黃 另研, 等分 ○ 右爲細末하야 糯米粥丸호대 小豆大라 每服七丸호대 空心에 白水下라

『良方』七珍散 七九(「婦人規古方」) ○ 治產後不語라 ○ 人參 石菖蒲 生地 川芎 各一兩 細辛 七錢 防風 朱砂 另研, 各半兩 ○ 右爲末하야 每服一錢호대 薄荷湯調服이라

『良方』奪命丹 六四(「婦人規古方」) ○ 治瘀血入胞하야 脹滿難下에 急服此藥하면 血卽消하고 衣自下라 按此方컨대 頗有迴生丹之功用하야 下死胎必效나 須用當歸方이라 ○ 附子 炮, 半兩 乾漆 碎之, 炒煙盡 牡丹皮 各一兩 ○ 右爲細末하고 另用大黃末一兩하야 以好醋一升으로 同熬成膏하고 和前藥丸호대 梧子大라 溫酒呑五七丸이라 一方에 有當歸一兩이라

『良方』奪命丹 一八三(「古方·熱陣」) ○ 方在婦人六四하니라 ○ 治瘀血入胞하야 脹滿難下라

『良方』通關散 九八(「古方·因陣」) ○ 治卒然牙關緊急 腰背反張 藥不能嚥 或時毒壅腫 鼻

塞氣閉等證이라 ○ 細辛 如無眞者어든 不用하여도 亦可라 薄荷葉 牙皀角 等分 ○ 右爲細末하야 以紙撚少許入鼻內하고 候得噴嚔口開하야 隨進湯藥이라 聖惠搐鼻法은 止用二味하고 無薄荷라

『良方』通關散 三九一(「外科鈐古方」) ○ 方在古因九八하니라 ○ 搐鼻하야 開牙關이라

『良方』通氣散 一三一(「婦人規古方」) ○ 治腎虛腰痛하니 神效라 ○ 破故紙 酒炒爲末 ○ 右를 每服三錢호대 先嚼胡桃肉半個하고 空心에 以溫酒送下라

『良方』杏仁膏 一四三(「古方·和陣」) ○ 治欬嗽喘急 喉中枯燥如物塞 兼唾血不止라 ○ 杏仁 二兩, 去皮尖, 炒研如膏 眞酥 三兩 阿膠 二兩, 研炒爲末 生薑汁 一合 白蜜 五合 蘇子 二兩, 微炒研膏 ○ 右和勻하야 銀鍋內慢火熬成膏라 每服一匙호대 不拘時하고 米飮調下라

『良方』香橘湯 三七四(「古方·和陣」) ○ 治七情內傷하야 胸膈不快하며 腹脇脹痛이라 ○ 香附 炒 半夏 製 橘紅 各三錢 甘草 炙, 一錢 ○ 水一鍾半 生薑五片 紅棗二枚에 煎八分하야 食遠服이라

『良方』許仁則半夏丸 一三二(「古方·和陣」) ○ 治胃冷嘔逆不食이라 ○ 半夏 洗去滑, 一斤 小麥麵 一斤 ○ 右水和丸호대 彈子大로 水煮熟이라 初服四五丸하고 二服加至十四五丸호대 旋煮間服之라

『良方』玄參散 百一(「古方·因陣」) ○ 治滿口並舌生瘡하야 連齒齦爛痛이라 ○ 玄參 黃芩 黃蘗 梔子仁 大黃 前胡 獨活 犀角屑 麥冬 升麻 炙甘草 各等分 ○ 右爲咀하야 每服五錢호대 水一鍾半에 煎七分하야 不拘時溫服이라

『良方』荊槐散 一六二(「古方·因陣」) ○ 治牙宣出血 疼痛不止라 ○ 荊芥穗 槐花 ○ 右를 等分爲末하야 擦牙患處라

『良方』滑石散 一二九(「婦人規古方」) ○ 治熱淋이라 ○ 滑石 五分, 研 通草 車前子 葵子 各四分 ○ 右爲末하야 以漿水調服이라

『良方』黃芪散 六七(「古方·補陣」) ○ 治嗽久勞嗽唾血이라 ○ 黃芪 蜜炙 糯米 炒 阿膠 炒, 等分 ○ 右爲細末하야 每服二錢호대 米飮調下라

『良方』黃芪湯 九(「婦人規古方」) ○ 治氣虛胎動腹痛下水라 ○ 糯米 一合 黃芪 炒 川芎 各一兩 ○ 右를 水煎하야 分三服이라

『良方』黃芪湯 四六(「古方·補陣」) ○ 方在婦人九하니라 ○ 安胎하야 治腹痛이라

『良方』黃龍湯 二二(「古方·攻陣」) ○ 方在婦人八五하니라 ○ 治妊婦感冒風寒으로 熱入胞宮하야 寒熱如瘧이라

『良方』黃龍湯 八五(「婦人規古方」) ○ 治妊婦寒熱頭疼 嘿嘿不食 脇痛嘔痰 及産後經後에 外感風寒하고 熱入胞宮하야 寒熱如瘧等證이라 ○ 按컨대 此卽小柴胡湯之去半夏也라 ○ 柴胡 二錢 黃芩 炒 人參 甘草 各一錢 ○ 右를 用水煎服이라

『良方』黃雌鷄湯 七二(「婦人規古方」) ○ 治産後虛羸腹痛이라 ○ 當歸 白朮 炒 熟地黃 黃芪 炒 桂心 各半兩 小黃雌鷄 一隻, 去頭足腸翅, 細切 ○ 右를 先用水七碗하야 煮鷄至三碗하고 每用汁一碗하야 藥四錢煎이라 日三服이라

『良方』厚朴湯 五四(「古方·和陣」) ○ 治心腹脹滿이라 此는 病氣壅實者之治法也라 ○ 厚朴 四五錢, 薑汁炒 ○ 加生薑五七片하야 水煎溫服이라 或間用沈香降氣散이라

『良方』厚朴丸 百六十(「古方·熱陣」) ○ 治寒中洞泄 實滯脹滿等證이라 ○ 厚朴 炒 乾薑 炒, 等分 ○ 右를 水拌炒爲末하야 水糊丸호대 桐子大라 每服五十丸호대 米飮下라

楊氏啓脾丸 八六(「古方·和陣」) ○ 治脾胃不和하야 氣不升降하야 中滿痞塞하며 心腹膨脹하며 腸鳴泄瀉하며 不思飮食이라 ○ 人參 白朮 陳皮 青皮 去瓤 神麯 炒 麥芽 炒 砂仁 厚朴 乾薑 各一兩 甘草 兩半, 炙 ○ 煉蜜爲丸호대 彈子大라 每服一丸호대 食前에 細嚼하야 米飮下라

楊氏萆薢分淸飮 一六四(「古方·熱陣」) ○ 治眞元不足하야 下焦虛寒커나 或服寒涼刮藥過多하야 小便白濁하며 頻數無度하며 澄如膏糊等證이라 ○ 益智仁 川萆薢 石菖蒲 烏藥 各等分 ○ 右㕮咀하야 每服五六錢호대 水一鍾에 入鹽一捻하고 煎七分하야 食前溫服이라 一方엔 加茯苓甘草라

楊氏消食丸 三七(「小兒則古方」) ○ 治乳食過多하야 胃氣不能消化라 ○ 砂仁 陳皮 神麯 炒 麥芽 炒 三稜 蓬朮 各半兩 香附 炒, 一兩 ○ 右爲末하야 麵糊丸호대 麻子大라 白湯送下호대 量兒加減이라

楊氏寧肺湯 六二(「古方·補陣」) ○ 治榮衛俱虛하야 發熱自汗하며 欬嗽痰涎하며 肺氣喘急하며 唾膿이라 ○ 人參 茯苓 當歸 白芍藥 白朮 甘草 炙 川芎 熟地黃 麥門冬 五味 桑白皮 各七分 阿膠 炒, 一錢 ○ 水二鍾 薑二片 紫蘇五葉에 煎八分하야 食遠服이라

楊氏五癎神應丸 三六四(「古方·和陣」) ○ 治癲癇潮發에 不問新久라 ○ 白附子 炮, 半兩 半夏 二兩, 湯洗 南星 薑製 烏蛇 酒浸 白礬 生, 各一兩 全蝎 炒, 二錢 蜈蚣 半條 白殭蠶 炒, 一兩半 麝香 三字, 研 皂角 二兩, 槌碎하야 用水半升揉汁去滓하고 同白礬一處熬乾爲度하야 研이라 硃砂 飛, 二錢半 ○ 右爲細末하야 生薑汁煮麵糊爲丸호대 桐子大라 每服三十丸호대 生薑湯食後送下라

楊氏丁香茯苓湯 六三(「古方·熱陣」) ○ 治脾胃虛寒하야 宿食留滯하야 否塞疼痛하고 氣不升降하야 以致嘔吐涎沫커나 或嘔酸水하고 不思飮食이라 ○ 半夏 製 橘紅 茯苓 各一兩半 丁香 附子 製 肉桂 砂仁 各五錢 乾薑 炮 木香 各一兩 ○ 每服四錢호대 水一鍾半 薑七片 棗一枚에 煎七分服이라

楊氏八味湯 一四一(「古方·熱陣」) ○ 治脾胃虛寒하고 氣滯不行하야 心腹刺痛하고 臟腑虛滑이라 ○ 人參 當歸 炮薑 吳茱萸 湯炮七次 肉桂 丁香 木香 陳皮 各一錢 ○ 右㕮咀하야 水一鍾半에 煎七分하야 溫服無時라 按此湯컨대 味太剛烈하니 當加炙甘草라야 方妙라

楊氏還少丹 一三五(「古方·補陣」) ○ 治脾腎虛寒하야 飮食少思하며 發熱盜汗하며 遺精白濁하며 眞氣虧損하며 肌體瘦弱等證이라 ○ 熟地黃 二兩 山藥 山茱萸 杜仲 薑湯炒 枸杞 二兩 牛膝 酒浸 遠志 薑汁浸炒 肉蓯蓉 酒浸 北五味 川續斷 楮實子 舶茴香 菟絲子 製 巴戟肉 餘各一兩 ○ 右爲細末하야 煉蜜丸호대 桐子大라 每服五十丸호대 空心에 鹽酒下라

養元粉 二五(「新方·補陣」) ○ 大能實脾養胃氣라 ○ 糯米 一升 水浸一宿하야 瀝乾하고 漫火炒熟이라 山藥 炒 芡實 炒 蓮肉 各三兩 川椒 去目及閉口者하고 炒出汗하야 取紅末二三錢이라 ○ 右爲末하고 每日饑時에 以滾水一碗으로 入白糖三匙하야 化開하고 入藥末一二兩하야 調服之라 或加四君山査肉各一二兩하면 更妙라

養胃進食丸 八九(「古方·和陣」) ○ 治脾胃虛弱하

야 心腹脹滿하며 面色痿黃하며 肌肉消瘦하며 怠惰嗜臥커나 或不思食이라 常服하면 滋養脾胃하야 進飮食하며 消痰涎하며 辟風寒濕冷邪氣라 ○ 人參 白茯苓 白朮 泔浸, 炒 厚朴 薑炒, 各二兩 神麯 二兩半, 炒 大麥蘗 炒 橘紅 各一兩半 甘草 炙, 一兩 蒼朮 堅小而甘者라 米泔浸去皮, 五兩, 炒 ○ 右九味爲末하야 水麵糊丸호대 桐子大라 每服三五十丸호대 食前에 米湯 或薑湯送下라

釀乳法 四四(「小兒則古方」) ○ 治胃虛吐瀉 睡中吐舌搖頭 嘔乳 額上汗流 驚啼面黃 令兒飢飮이라 ○ 人參 藿香 木香 沈香 陳皮 神麯 炒 麥芽 炒, 各等分 丁香 ○ 右를 每服四五錢호대 薑十片 紫蘇十葉 棗三枚에 水煎이라 每服半盞이라 令母食後에 捏去舊乳方服하고 臥少時에 却與兒飮이라 按컨대 小兒不能飮藥者는 凡用補瀉諸劑에 皆宜此法이라

兩儀膏 十八(「新方·補陣」) ○ 治精氣大虧에 諸藥不應커나 或以剋伐太過하야 耗損眞陰이라 凡虛在陽分而氣不化精者는 宜參朮膏어니와 若虛在陰分而精不化氣者는 莫妙於此라 其有未至大病而素覺陰虛者는 用以調元이니 尤稱神妙라 ○ 人參 半斤 或四兩 大熟地 一斤 ○ 右二味를 用好甛水 或長流水十五碗하야 浸一宿하야 以桑柴文武火로 煎取濃汁이라 若味有未盡하면 再用水數碗하야 煎柤取汁하고 幷熬稍濃하야 乃入磁罐하고 重湯熬成膏하야 入眞白蜜四兩或半斤하야 收之하고 每以白湯點服이라 若勞損欬嗽多痰하면 加貝母四兩하여도 亦可라

養正丹 一八八(「古方·熱陣」) ○ 治上盛下虛眩運에 此藥이 升降陰陽하고 及欬逆翻胃 霍亂吐瀉 中風涎潮 不省人事 傷寒陰盛 脣青自汗이라 ○ 硫黃 爲末 黑錫 鎔淨 水銀 朱砂 研各一兩 ○ 右에 將錫鎔化하야 入硫末호대 漸入漸攪爲末하고 再入水銀同擂라 如硬이어든 再於火上微煆하고 又擂勻放冷하야 研極細末하고 糯米糊丸호대 綠豆大라 每服三十丸호대 空心에 鹽湯下라

養中煎 四(「新方·熱陣」) ○ 治中氣虛寒하야 爲嘔爲泄者라 ○ 人參 一二三錢 山藥 炒, 二錢 白扁豆 炒, 二三錢 炙甘草 一錢 茯苓 二錢 乾薑 炒黃, 一二錢 ○ 水二鍾에 煎七分하야 食遠溫服이라 如噯腐氣滯者는 加陳皮一錢 或砂仁四分이라 如胃中空虛하야 覺餒者는 加熟地三五錢이라

養中煎 一五四(「小兒則古方」) ○ 方在新熱四하니라 ○ 治中氣虛寒嘔泄이라

凉胎飮 八(「新方·因陣」) ○ 治胎氣內熱不安等證이라 ○ 生地 芍藥 各二錢 黃芩 當歸 各一二錢 甘草 生, 七分 枳殼 石斛 各一錢 茯苓 錢半 ○ 水一鍾半에 煎七分하야 食遠溫服이라 如熱甚者는 加黃蘗一二錢이라

養血當歸地黃湯 二六三(「外科鈐古方」) ○ 治破傷風에 氣血俱虛하야 發熱頭痛하면 服此以養氣血하고 祛風邪하니 不拘新舊하고 並可治之라 ○ 當歸 酒拌 熟地 各二錢 芍藥 川芎 藁本 防風 白芷 北細辛 各一錢 ○ 水二鍾에 煎一鍾하야 食遠服이라 甚者는 加酒助之라

凉血養榮煎 一六五(「痘疹銓古方」) ○ 方在新因十七하니라 ○ 治痘瘡血虛血熱 地紅熱渴이라

凉血養營煎 十七(「新方·因陣」) ○ 治痘瘡血虛血熱에 地紅熱渴커나 或色燥不起 及便結溺赤하니 凡陽盛陰虛等證에 悉宜用此라 ○ 生地黃 當歸 芍藥 生甘草 地骨皮 紫草 黃芩 紅花 ○ 水一鍾半에 煎服호대 量兒大小하야 加減用之라 渴엔 加天花粉이라 肌熱無汗엔 加柴胡라 熱毒甚者는 加牛蒡

子木通連翹之屬이라 血熱毒不透者는 加犀角이라

凉血清腸散 二八三(「古方·因陣」) ○ 治大腸血熱脫肛이라 ○ 生地黃 當歸 芍藥 各錢半 黃芩 黃連 防風 荊芥 升麻 各一錢 香附 川芎 甘草 各五分 ○ 水一鍾半에 煎服이라

凉血化毒湯 五九(「痘疹銓古方」) ○ 治痘瘡初出에 頭焦黑이라 ○ 歸尾 赤芍藥 生地黃 木通 連翹 牛蒡子 紅花 紫草 桔梗 山豆根 ○ 右를 水煎服이라 或加童便一小盞하여도 亦可라

養血化斑湯 十八(「痘疹銓古方」) ○ 治白疹白痘라 ○ 當歸身 人參 生地 紅花 蟬蛻 等分 ○ 水一盞 生薑一片에 煎六分하야 溫服이니 無時라

『御藥』大半夏湯 十一(「古方·和陣」) ○ 一名橘皮湯이라 治痰飮及脾胃不和라 ○ 半夏 陳皮 白茯苓 各二錢 ○ 水二鍾 薑五片에 煎八分하야 溫服이라

『御藥』秘元丹 三二(「古方·固陣」) ○ 治內虛裏寒하야 自汗時出 小便不禁이라 ○ 白龍骨 三兩 訶子肉 砂仁 各一兩 靈砂 二兩 ○ 右爲末하야 煮糯米粥丸호대 桐子大라 每服五十丸호대 空心에 鹽酒下라

『御藥』阿膠丸 一七六(「古方·寒陣」) ○ 治腸風下血이라 ○ 黃連 阿膠 炒珠 赤茯苓 等分 ○ 右에 將連茯爲末하고 阿膠用酒熬化하야 和末하고 衆手爲丸하야 食前에 米湯送三五十丸이라 或共爲末糊丸하여도 亦可라

『御藥』玉鎖丹 二二(「古方·固陣」) ○ 治精氣虛滑遺泄不禁이라 ○ 龍骨 蓮花蕊 鷄頭子 烏梅肉 等分 ○ 右爲末하고 用熟山藥去皮爲膏하야 和丸호대 小豆大라 空心에 米湯下三十丸이라

『御藥』丁香散 一四二(「古方·因陣」) ○ 治牙齒痛이라 ○ 丁香 蓽茇 蝎稍 大椒 ○ 右를 等分爲末하고 每用少許하야 擦於患處라

『御藥』菖蒲散 八二(「古方·因陣」) ○ 治鼻內窒塞不通하야 不得喘息이라 ○ 菖蒲 皂角 等分 ○ 右爲細末하야 每用一錢호대 綿裹塞鼻中하고 仰臥片時라

『御藥』吐痰方 八四(「古方·攻陣」) ○ 治胸中有痰痧癖者라 ○ 用白礬一兩하야 水二升으로 煮一升하야 入蜜一合하고 更煮少時하야 溫服이라 須臾卽吐로되 如未吐어든 再飮熱水一盞이면 吐痰爲效라

『御院』助氣丸 六七(「古方·攻陣」) ○ 治三焦痞塞하야 胸膈飽悶하고 氣不流通하야 蘊結成積과 痃癖氣塊를 並皆治之라 ○ 三棱 炮 莪朮 炮, 各一兩 靑皮 橘紅 白朮 各五錢 木香 檳榔 枳殼 各三錢 ○ 右爲末하야 糊丸桐子大라 每服五十丸호대 米湯下라

御前白牙散 一七一(「古方·因陣」) ○ 石膏 四兩, 另研 大香附 一兩 白芷 七錢半 甘松 三奈 藿香 沈香 川芎 零陵香 各三錢半 細辛 防風 各半兩 ○ 右爲細末이라 先以溫水漱口하고 次擦之妙라

抑扶煎 十一(「新方·熱陣」) ○ 治氣冷陰寒커나 或暴傷生冷하야 致成瀉痢하니 凡初起血氣未衰하고 脾腎未敗하야 或脹痛 或嘔惡에 皆宜先用此湯이라 此는 胃關煎表裏藥也니 宜察虛實用之라 其有寒濕傷臟하야 霍亂邪實者는 最宜用此라 ○ 厚朴 陳皮 烏藥 各一錢五分 猪苓 二錢 澤瀉 二錢 炙甘草 一錢 乾薑 炮, 一二錢 吳茱萸 製, 五七分 ○ 水一鍾半에 煎七分하야 食遠溫服이라 如氣滯痛甚者는 加木香五七分커나 或砂仁도 亦可라 如血虛多痛者는 加當歸二錢이라 如寒濕勝

者는 加蒼朮一錢半이라

抑陽散 一三二(「外科鈐古方」) ○ 一名洪寶丹이라 治瘡屬純陽하야 腫痛發熱이라 ○ 天花粉 三兩 薑黃 白芷 赤芍藥 各一兩 ○ 右爲末하고 茶湯調하야 搽患處라

抑陰散 一三一(「外科鈐古方」) ○ 治瘡瘍에 元氣虛寒하야 焮腫不消커나 或不潰斂커나 或筋攣骨痛 一切冷證이라 ○ 草烏 二兩 南星 煨 赤芍藥 炒 白芷 各一兩 肉桂 五錢 ○ 右爲末하야 葱湯調塗니 熱酒도 亦可라

抑靑丸 一四九(「古方·寒陣」) ○ 治肝火라 ○ 黃連 薑汁炒 ○ 右單用一味爲末하야 粥丸하야 溫水下라

罨傷寒結胸法 三十(「新方·因陣」) ○ 凡病傷寒結胸에 其有中氣虛弱하야 不堪攻擊內消者는 須以此法으로 外罨之면 則滯行邪散하니 其效如神이라 ○ 葱白頭 生薑 生蘿葍 此味加倍라 如無면 以子代之라 ○ 右用葱薑各數兩하고 蘿葍倍之하야 共搗一處炒熱하고 用手巾或白布하야 包作大餠하고 罨胸前脹痛處라 此藥은 須分二包하야 冷則輪換罨之니 無不卽時開通하야 汗出而愈라 但不宜太熱이니 恐炮烙難受也라 ○ 又法은 以大蒜一二十頭로 搗爛하야 攤厚紙或薄絹上하고 貼於脹處면 少頃卽散이라 用治一切脹痛하니 無不神妙라

嚴氏芪附湯 四三(「古方·補陣」) ○ 治氣虛陽弱하야 虛汗倦怠라 ○ 黃芪 蜜炙 製附子 等分 ○ 每服四錢호대 水一鍾 薑五片에 煎六分하야 食遠服이라

嚴氏參附湯 三七(「古方·補陣」) ○ 治眞陽不足하야 上氣喘急하며 呃逆自利하며 臍腹疼痛하며 手足厥冷하며 嘔惡不食하며 自汗盜汗하며 氣短頭暈等證이라 ○ 人參 製附子 ○ 用須參倍於附커나 或等分하야 不拘五錢或一兩하고 酌宜用薑하야 水煎服이라 良方에 有丁香十五粒하니 名加減參附湯이라

嚴氏三生丸 九五(「古方·熱陣」) ○ 治痰厥頭痛이라 ○ 南星 半夏 白附子 等分 ○ 右爲末하야 薑汁浸蒸餠丸호대 小豆大라 每服四十丸호대 食後에 薑湯下라

嚴氏柿蒂湯 六六(「古方·熱陣」) ○ 治胸滿呃逆不止라 ○ 柿蒂 丁香 各二錢 ○ 加生薑五片하야 水煎服이라 家珍方엔 有人參一味라

嚴氏實脾散 百五(「古方·熱陣」) ○ 卽前方에 加白朮茯苓이라

嚴氏五膈散 一五六(「古方·和陣」) ○ 治五膈五噎이라 ○ 人參 白朮 甘草 白豆蔻 半夏 桔梗 乾薑 蓽澄茄 木香 杵頭糠 沈香 各三分 枇杷葉 五片, 炙, 去毛 ○ 水二鍾 薑七片에 煎七分하야 溫服이라

罨跌閃腫痛 二四八(「外科鈐古方」) ○ 用生薑葱白同搗爛하고 和麵炒熱罨之라 如熱服而痛者는 用梔子加麵炒熱罨之라

罨跌打夾棍傷 二五一(「外科鈐古方」) ○ 生薑 陳酒糟 各一斤 ○ 同搗爛하고 炒熱하야 罨傷處라

如金解毒散 一五八(「外科鈐古方」) ○ 治肺癰이라 ○ 桔梗 一錢 甘草 一錢 黃連 炒 黃芩 炒 黃檗 炒 山梔 炒, 各七分 ○ 水二鍾에 煎八分하야 徐徐陸續飮之요 不可急服이라 按此方컨대 乃降火解毒之劑也니 凡發熱煩渴 脈洪大者 用之卽效라 若脈數 欬痰腥臭或唾膿瘀者는 宜用桔梗湯이라

黎蘆膏 一四八(「外科鈐古方」) ○ 治一切瘡疽胬肉突出하니 不問大小長短하고 用藜蘆一味爲末하야 以生猪脂和硏如膏하야 塗患處호대 周日易之라

黎蘆散 一五一(「古方·因陣」) ○ 治蟲牙疼痛이라 ○ 用藜蘆爲末하야 塞牙孔中호대 勿令嚥汁이요 有涎吐之면 大有神效라

如聖散 百十七(「婦人規古方」) ○ 治血崩하니 三服에 全愈라 ○ 棕櫚子 烏梅肉 乾薑 俱燒存性, 爲末, 各等分 ○ 右를 每服二錢호대 空心에 烏梅湯調服이라 一方에 單用棕皮하야 半燒半生하고 爲末하야 每空心에 服二錢하니 亦妙라

如聖散 十一(「痘疹銓古方」) ○ 治毒盛不起라 ○ 芍藥 升麻 乾葛 各一錢 甘草 紫草 木通 各三五分 ○ 水一鍾 薑一片에 煎七分하야 溫服이라 不拘時라

如聖柘黃丸 一五九(「外科鈐古方」) ○ 治肺癰에 欬而腥臭커나 或唾膿瘀하니 不問膿之成否하고 並效라 肺家之病에 雖有方이나 惟此方功效甚捷하니 不可忽之라 ○ 柘黃 一兩, 爲末 百齒霜 卽梳垢, 二錢 ○ 用糊爲丸호대 如桐子大라 每服三五十丸호대 米飮下라 柘黃은 乃柘樹所生者니 其色黃하야 狀如靈芝라 江南最多하고 北方鮮有라

如聖丸 一二六(「小兒則古方」) ○ 治疳熱泄瀉라 ○ 白蕪荑 炒 川黃連 胡黃連 各二兩半 使君子肉 一兩 麝香 五分, 另硏 乾蝦蟆 五個, 酒煮杵膏 ○ 右爲末하야 以蝦蟆膏杵丸호대 麻子大라 每服一二十丸호대 煎人參湯下라 ● 薛按: 疳之爲患은 乃肝脾虛熱 津液乾涸之證이라 前方은 乃專於治疳淸熱之劑니 若脾胃虛弱者는 當佐以六君子湯調補脾胃하야 使邪氣退라야 庶可收全功也라하니라

如神散 一四四(「古方·因陣」) ○ 治風牙蟲牙攻蛀疼痛 牙齒動搖 連頰浮腫이라 ○ 川椒 炒出汗 蜂房 炙 ○ 右等分하야 爲細末이라 每用二錢호대 水煎數沸하야 熱漱卽止라

如神散 一七四(「外科鈐古方」) ○ 治瘰癧已潰에 瘀肉不去하고 瘡口不合이라 ○ 松香末 一兩 白礬 三錢 ○ 爲末하야 麻油調搽라 乾摻하여도 亦可라

如神千金方 二三一(「外科鈐古方」) ○ 治痔無有不效라 ○ 好信石 黃明者三錢을 打如豆粒이라 明白礬 一兩, 爲末 好黃丹 飛砂, 五錢 蝎梢 七個를 洗淨하야 瓦上에 焙乾爲末이라 草烏 光實者를 去皮生硏이라 五錢 ○ 右에 用紫泥罐하야 先將炭火煅紅하고 放冷拭淨이라 先下明礬燒令沸하고 次下信入礬內拌勻하야 文武火煅하고 候沸再攪勻이라 次看罐通紅烟起爲度하야 將罐掇下하야 待冷取硏爲末하고 方入黃丹草烏蝎梢三味하야 再同硏極細하고 以磁罐收貯라 如欲敷藥이어든 先煎甘草湯或葱椒湯으로 洗淨患處然後에 用生麻油調前藥하야 以鵝毛掃藥痔上이니 每日敷藥三次라 必去黃水如膠汁하니 則痔頭漸消라 其年遠者도 不出十日에 可取盡이요 日近者는 俱化爲黃水하야 連根去淨이라 更搽生肌之藥하면 凡五痔皆可去之라 此는 乃臨安曹五方이니 爲高宗取痔得效하야 後封曹官至察使라

茘核散 三二七(「古方·和陣」) ○ 治疝氣陰核腫大하야 痛不可忍이라 ○ 大茴香 炒 沈香 木香 青鹽 食鹽 各一錢 川楝肉 小茴香 各二錢 茘枝核 十四枚, 用新者, 燒焦裂 ○ 右爲細末하야 每三錢을 食前에 熱酒調服이라

茘香散 二八(「新方·因陣」) ○ 治疝氣痛極이라 凡在氣分者는 最宜用之요 幷治小腹氣痛等證하니 神效라 又心腹久痛方은 如後라 ○ 茘枝核 炮微焦 大茴香 等分, 炒 ○ 右爲末하야 用好酒調服二三錢이라 如寒甚者는 加制過吳茱萸減半用之라 凡心腹胃脘久痛하야 屢觸屢發者는 惟婦人多有之하니 用茘

枝核一錢 木香八分하야 爲末하고 每服一錢호대 淸湯調服이니 數服에 除根이라

易老九味羌活湯 四四(「古方·散陣」) ○ 一名羌活冲和湯이라 治四時不正之氣 感冒風寒 憎寒壯熱 頭疼身痛 口渴에 人人相似者는 此方主之라 ○ 羌活 防風 蒼朮 各一錢 白芷 川芎 生地 黃芩 甘草 各錢半 細辛 七分 ○ 水二鍾 薑三片 棗一枚에 煎八分하야 熱服取汗이라 有汗者는 去蒼朮하고 加白朮이라 渴者는 加葛根石膏라

易老天麻丸 二七五(「古方·和陣」) ○ 治諸風肢節麻木 手足不隨等證이라 ○ 天麻 酒浸三日, 焙乾 牛膝 製同前 萆薢 各六兩, 另硏末 當歸 二十兩 附子 製, 一兩 羌活 十兩 生地 一斤 ○ 丸服如前法이라 一方에 有玄參六兩 杜仲七兩 獨活五兩이라 ● 按此方컨대 與前愈風丹으로 大同이나 但生地性凉하야 恐滯經絡하니 宜改用熟地爲妥라 且以六十四兩之諸藥으로 而佐以一兩之附子하니 果能效否아 此는 最少亦宜四兩或六兩이라야 方可也라

連翹歸尾煎 三二(「新方·因陣」) ○ 治一切無名癰毒 丹毒流注等毒하니 有火者는 最宜用之라 ○ 連翹 七八錢 歸尾 三錢 甘草 一錢 金銀花 紅藤 各四五錢 ○ 用酒煎服如前이라 如邪熱火盛者는 加槐蕊二三錢이라

連翹金貝煎 三一(「新方·因陣」) ○ 治陽分癰毒이 或在臟腑肺膈胸乳之間者는 此方最佳요 甚者는 連用數服이니 無有不愈라 ○ 金銀花 貝母 土者更佳 蒲公英 夏枯草 各三錢 紅藤 七八錢 連翹 一兩 或五七錢 ○ 用好酒二碗하야 煎一碗服이라 服後에 煖臥片時라 火盛煩渴乳腫者는 加天花粉이라 若陽毒內熱이 或在頭項之間者는 用水煎하여도 亦可라

連翹消毒散 六一(「外科鈐古方」) ○ 治癰疽實熱諸證이라 亦名淸凉飮이요 亦卽局方凉膈散이라 ○ 連翹 一兩 梔子 大黃 薄荷 黃芩 各五錢 甘草 一兩半 朴硝 二錢半 ○ 右를 每服一兩호대 水煎溫服이라

連翹升麻湯 二八(「痘疹銓古方」) ○ 散毒淸火라 ○ 連翹 一錢 升麻 葛根 桔梗 甘草 各七分 白芍藥 五分 薄荷 少許 ○ 右에 加淡竹葉燈草하고 水一盞半에 煎一盞하야 溫服이니 無時라

連翹飮子 一八三(「外科鈐古方」) ○ 治乳內結核이라 服數劑에 如不消어든 宜兼服八珍湯이라 初起有表證者는 宜先解散이라 ○ 連翹 川芎 栝蔞仁 硏 皂刺 炒 橘葉 靑皮 甘草節 桃仁 各一錢半 ○ 右水煎하야 食遠服이라

延年益嗣丹 一三五(「婦人規古方」) ○ 滋補元氣하고 益精黑髮이라 按此方컨대 卽還元丹也로되 但製法分兩不同하니 宜參酌用之라 方在補陣一三七하니라 ○ 人參 天門冬 酒浸, 去心 麥門冬 同上, 各三兩 熟地黃 酒蒸, 搗 生地黃 各二兩 白茯苓 酒浸, 晒乾 地骨皮 酒浸, 各五兩 何首烏 鮮者, 半斤 ○ 右에 將何首烏去皮切片호대 如乾者는 用米泔水浸軟拈切하고 外用砂鍋하야 入黑羊肉一斤 黑豆三合 量着水하고 上用甑箅하야 箅上에 放首烏煮而蒸之니 以肉爛爲度라 鍋蓋須密하야 勿令洩氣라 取起晒乾爲末하야 煉蜜丸호대 梧子大라 每服七八十丸호대 空心에 溫酒送下라

軟石膏丸 一七三(「古方·寒陣」) ○ 治嘈雜噯氣라 ○ 軟石膏 煅 半夏 製 南星 製 香附子 炒 梔子仁 炒, 各等分 ○ 右爲細末하야 米粥丸호대 桐子大라 每服五七十丸호대 薑湯下라

連鬚葱白湯 三三(「古方·散陣」) ○ 治傷寒에 已汗

末汗하야 頭痛如破라 ○ 連鬚葱白 切, 半片 生薑 二兩 ○ 水三鍾에 煎一鍾半하야 分二服이라

臙脂汁 一二五(「痘疹銓古方」) ○ 治黑痘之良方이라 ○ 先用升麻一味하야 煎濃湯하야 去滓하고 却用棉胭脂浸於湯內하야 揉出紅汁하고 就以本棉蘸湯하야 於瘡上에 拭而塗之라

臁瘡隔紙膏 五八(「新方·因陣」) ○ 黃占 五兩 飛丹 鉛粉 各四兩 輕粉 乳香 沒藥 各二錢 氷片 三分 麻油 春夏二兩 秋冬三兩 ○ 右先將占油煎五六沸하고 下乳沒하야 再二三服이라 下輕粉하고 隨下丹粉하야 槐柳枝로 攪十餘沸하고 取起冷定하고 後下氷片攪勻하야 甁盛하고 浸水中一宿하야 出火毒이라 先以苦茶洗瘡淨하고 將膏用薄油紙하야 刺孔厚攤하고 間日에 番背面貼之하야 三日一換이니 三貼卽可愈라

臁瘡神效膏 二九八(「外科鈐古方」) ○ 治臁瘡脚瘡이라 ○ 先看瘡形大小하야 用棉紙裁成四方塊十二張하고 四角用小撚釘住聽用이라 外以好香油二兩으로 用銅杓하야 以文武火熬之하고 先下花椒四十九粒하야 煎黑取起라 次下槐枝長一寸者四十九節하야 煎黑에 又取起라 再次下黃占一兩 輕粉二分 枯礬一分하야 溶淸하고 却入前紙하야 浸油內令透호대 不可令焦요 取起聽用이라 凡貼瘡時에 先將槐枝葱椒煎湯하야 洗瘡令透하고 拭乾하야 乃以此膏紙貼上하고 外面에 再以油單紙로 蓋護하야 乃用軟帛縛定이라 一日取下하야 揭去一層하고 復用湯藥洗淨하야 又貼之니 盡十二張에 無有不愈者라

獵蟲丸 五(「新方·攻陣」) ○ 治諸蟲積脹痛黃瘦等病이라 ○ 蕪荑 雷丸 桃仁 乾漆 炒烟盡 雄黃 微炒 錫灰 皂角 燒烟盡 檳榔 使君子 各等分 輕粉 減半 細榧肉 加倍 ○ 湯浸蒸餅爲丸호대 綠豆大라 每服五七分호대 滾白湯下에 陸續服之라 如蟲積堅固者는 加巴豆霜與輕粉同이라

靈寶烟筒 二六七(「古方·因陣」) ○ 治一切寒喘欬嗽라 ○ 黃蠟 雄黃 各三錢 佛耳草 款冬蕊 各一錢 艾葉 三分 ○ 先將蠟溶化하야 塗紙上하고 次以艾鋪之하야 將三味細硏勻하고 摻捲成筒이라 用火點一頭하야 吸烟呑之하고 淸茶送下라

寧神湯 五七(「小兒則古方」) ○ 治心虛火盛하야 熱躁驚搐等證이라 ○ 人參 當歸身 生地 麥冬 各一錢 山梔仁 黃連 炒 炙甘草 各二錢 石菖蒲 三分 辰砂 入二分 ○ 右에 加燈心半錢하야 水一盞에 煎七分하고 調辰砂攪勻하야 食後溫服이라

羚羊角散 三一(「婦人規古方」) ○ 治妊娠虛風으로 頸項强直하며 筋脈攣急하며 語言蹇澀하며 痰涎不利하며 不省人事하니 名曰子癎이라 ○ 羚羊角 鎊 川獨活 棗仁 五加皮 薏苡仁 炒 防風 當歸 川芎 茯神 杏仁 去皮尖, 各五分 炙甘草 木香 各一分 ○ 右에 加薑五片하야 水煎服이라 若因肝經風熱이어나 或怒火所致면 須用加味逍遙散이라

羚羊角散 一五四(「痘疹銓古方」) ○ 治小兒斑疹後에 餘毒不解하고 上攻眼目하야 羞明雲翳하며 眵淚俱多하며 紅赤腫閉라 ○ 羚羊角 鎊 黃芪 黃芩 草決明 車前子 升麻 防風 大黃 芒硝 等分 ○ 水一盞에 煎半盞하야 稍熱服이라

靈苑辰砂散 三五八(「古方·和陣」) ○ 治風痰諸癎狂言妄走 精神恍惚 思慮迷亂 乍歌乍哭 飮食失常 疾發仆地 吐沫戴眼 魂魄不守라 ○ 辰砂 光明佳者, 二兩 棗仁 微炒 乳香 明者, 各半兩 ○ 右爲細末이라 先令病人隨量恣飮沈醉로되 但勿令吐하고 居靜室中하야 將前

藥都作一服호대 用溫酒一鍾調勻하야 令頓飮之라 如量淺者는 但隨量取醉라 服藥訖에 便令安臥호대 病淺者는 半日至一日이요 病深者는 臥三兩日이니 只令家人潛伺之하야 察其鼻息勻調어든 切勿喚覺이요 亦不可驚觸使覺이니 必待其自醒이면 卽神魂定矣라 萬一驚寤면 則不可復治라 吳正肅公이 少時心病에 服此一劑하니 五日方寤하야 遂瘥라

寧志膏 百十五(「古方·補陣」) ○ 治因驚失志라 ○ 人參 棗仁 泡去皮, 紙炒 硃砂 各半兩 滴乳香 一錢, 另硏 ○ 右爲末하야 煉蜜丸호대 彈子大라 每服十丸호대 薄荷湯下라

靈脂丸 一二五(「小兒則古方」) ○ 治脾疳食疳이라 ○ 白豆蔲 麥芽 炒 五靈脂 砂仁 蓬朮 煨 青皮 橘紅 使君子 焙, 各二錢 蝦蟆 炙焦, 三錢 ○ 右爲末하야 米糊丸호대 麻子大라 每服十丸호대 米湯下라

寧志丸 百十四(「古方·補陣」) ○ 治怔忡驚悸癲癇이라 得效寧志丸은 方在和陣六十하니 與此稍同이라 ○ 人參 棗仁 酒浸 茯苓 柏子仁 當歸 遠志 酒浸 茯神 石菖蒲 琥珀 各五錢 乳香 硃砂 各三錢 ○ 右爲末하야 煉蜜丸호대 桐子大라 每服三五十丸호대 食後에 棗湯下라

『靈樞』秫米半夏湯 十四(「古方·和陣」) ○ 久病不寐者神效나 世醫鮮用之라 ○ 秫米 一升 半夏 五合 ○ 右를 用千里長流水八升하야 揚之萬遍하고 取淸者五升하야 煮秫米半夏호대 炊以葦薪하야 令竭至一升半하야 去渣라 飮汁一小杯호대 日三服이라 其新病者는 覆杯卽臥하야 汗之卽已요 久病者는 三日已也라

苓朮二陳煎 四(「新方·和陣」) ○ 治痰飮水氣停畜心下하야 嘔吐呑酸等證이라 ○ 猪苓 一錢半 白朮 一二錢 澤瀉 一錢半 陳皮 一錢 半夏 二三錢 茯苓 一錢半 炙甘草 八分 乾薑 炒黃, 一二錢 ○ 水一鍾半에 煎服이라 如肝腎兼寒者는 加肉桂一二錢이라

苓朮菟絲丸 五(「新方·固陣」) ○ 治脾腎虛損하야 不能收攝하야 以致夢遺精滑困倦等證이라 ○ 白茯苓 白朮 米泔洗, 炒 蓮肉 去心, 各四兩 五味 二兩, 酒蒸 山藥 炒, 二兩 杜仲 酒炒, 三兩 炙甘草 五錢 菟絲子 用好水淘淨하야 入陳酒浸一日하고 文火煮極爛하야 搗爲餠하고 焙乾爲末이라 十兩 ○ 右를 用山藥末하야 以陳酒로 煮糊爲丸호대 桐子大라 空心에 滾白湯 或酒下百餘丸이라 如氣虛神倦하야 不能收攝者는 加人參三四兩이니 尤妙라

五加皮飮 二百(「外科鈐古方」) ○ 治楊梅綿花瘡에 百發百中하고 亦可煮酒以治結毒이라 ○ 當歸 木瓜 生地黃 熟地黃 羌活 薏仁 各一錢 防風 荊芥 赤芍 苦參 大楓藤 各七分 五加皮 二錢 甘草 殭蠶 各五分 ○ 右每服에 入土茯苓四兩 猪肉四兩하고 用水二大碗하야 煎一碗이라 食前溫服하고 渣再煎하야 連肉食之라 忌生冷魚腥沙氣牛肉茶酒醋라 所用土茯苓은 忌鐵器라 若治瘋毒이어든 口服此藥外에 以此藥煎膏하야 或丹收커나 或粉收貼之라

五癎丸 百二(「小兒則古方」) ○ 一名五色丸이라 治五癎이라 ○ 朱砂 珍珠 各五錢 雄黃 一兩 水銀 二錢半 黑鉛 三兩, 同水銀하야 結成砂라 ○ 右爲末하야 煉蜜丸호대 麻子大라 每服三四丸호대 煎金銀薄荷湯下라

五鬲散 一三三(「古方·熱陣」) ○ 方在和陣一五六하니라 ○ 治五鬲 五噎이라

烏鷄丸 一三九(「婦人規古方」) ○ 治婦人羸弱 血虛有熱 經水不調 崩漏帶下 骨蒸不能成胎等疾이라 ○ 烏骨白毛公鷄 一隻 重二斤半

許者를 閉殺之하야 去毛雜이라 外用艾葉四兩 靑蒿四兩하야 切碎하고 納一半在鷄肚內라 以小酒罈一個로 入鷄幷所剩蒿艾하고 用童便和水灌하야 令沒鷄二寸許하고 煮絶乾하야 取出去骨이라 餘俱同搗如薄餠하야 焙乾爲細末聽用이라 南香附 去毛淨하고 一斤을 分四分하야 用米泔童便酒醋各浸一分하니 春秋一二日이요 夏一日이요 冬四日이라 取出晒乾하야 略炒라 人參 熟地 當歸 酒浸洗 生地 川芎 白芍 各三兩 黃芪 白朮 川牛膝 柴胡 知母 丹皮 各二兩 鱉甲 醋浸炙黃, 三兩 白茯苓 二兩半 秦艽 一兩半 黃連 炒 地骨皮 貝母 玄胡索 乾薑 炮焦, 各一兩 ○ 右俱爲末하야 用酒醋各半煮糊爲丸호대 桐子大라 每服五六十丸이라가 漸加至百丸호대 溫酒米飮任下라 忌煎炒辛辣等物及莧菜라

蜈蚣毒 二四六(「古方·因陣」) ○ 以鹽擦咬處커나 或鹽湯洗傷處니 痛卽止라 用後蝎螫方最妙니 已試라 一方에 用吳茱萸嚼爛擦之커나 或取井底泥傅之라

蜈蚣散 二六四(「外科鈐古方」) ○ 蜈蚣 一對, 炙 鰾膠 三錢, 煅 ○ 右爲末하고 用防風白朮煎湯하야 調下라

蜈蚣入耳 六二(「古方·因陣」) ○ 用薑汁滴入커나 或韭汁鷄冠血滴入하여도 俱好라

五君子煎 六(「新方·熱陣」) ○ 治脾胃虛寒하야 嘔吐泄瀉而兼濕者라 ○ 人參 二三錢 白朮 茯苓 各二錢 炙甘草 一錢 乾薑 炒黃, 一二錢 ○ 水一鍾半에 煎服이라

五君子煎 一五一(「小兒則古方」) ○ 方在新熱六하니라 ○ 治脾胃虛寒하야 嘔吐泄瀉라

烏金膏 一四二(「外科鈐古方」) ○ 治發背中央肉死에 塗之卽腐하고 未死에 塗之卽生이라 若初起腫痛에 用點數處면 則解毒頓消하고 若瘀肉腐黑에 塗之卽潰라 若惡瘡頑瘡에 元氣無虧한대 久不收斂者는 內有毒根이니 以紙撚蘸紝其內라 有等發背因元氣虛弱커나 或因剋伐하야 元氣虧損하고 毒氣散漫하야 中黯外赤하고 不腐不潰하면 須服大補之劑하고 中塗三四寸許니 至五六日間하야 赤黯之界가 自有裂紋하야 如刀劃之狀하고 中央漸潰漸脫하면 內用純陽之藥하야 以接其元氣라야 庶能收斂이라 若妄用刀鍼하야 去肉出血하면 則陽隨陰散하야 元氣愈傷이라 或塗凉藥則毒氣不解하야 氣血愈虛하니 非徒無益이요 適以害之矣라 其方은 用巴豆去殼炒黑하야 硏爲膏라 點腫處커나 或塗瘀肉上하면 則自消化라 或加乳香少許하여도 亦可라 如塗瘡內어든 或加香油少許調稀可用이라 若餘毒不斂者는 以此紝之니 不致成痛이라

烏金散 一九三(「外科鈐古方」) ○ 敷腎囊破爛 下疳等證이라 ○ 麩炭 紫蘇葉 ○ 右等分爲末하야 香油調搽하고 用紫蘇葉包裹之라

五德丸 十八(「新方·熱陣」) ○ 治脾腎虛寒하야 飱泄鶩溏等證이어나 或暴傷生冷커나 或受時氣寒濕커나 或酒濕傷脾하야 腹痛作泄커나 或飮食失宜하야 嘔惡痛泄에 無火等證이라 ○ 補骨脂 四兩, 酒炒 吳茱萸 製, 二兩 木香 二兩 乾薑 四兩, 炒 北五味 二兩 或以肉豆蔻代之니 麵炒用이라 或用烏藥하여도 亦可라 ○ 湯浸蒸餠丸호대 桐子大라 每服에 六七十丸 甚者는 百餘丸을 滾白湯 或人參湯 或米湯에 俱可下라 腹痛多嘔者는 加胡椒二兩이니 更妙라

五德丸 一六二(「小兒則古方」) ○ 方在新熱十八하니라 ○ 治脾腎寒滯 一切瀉痢飱泄이라

烏頭湯 二八四(「外科鈐古方」) ○ 治大風瘡癩라 ○ 草烏 麻黃根 艾葉 地骨皮 朴硝 各一兩 ○ 右爲粗末하고 用水一桶 椒一合 葱三十根하야 同煎湯하고 入醋一鍾이라 於密室中에 自用手巾圍搭四肢하고 候湯可浴하야

令汗透하야 務使面上如珠하고 徐起하야 或坐或臥라가 片時에 汗乾着衣라 避風五日에 再浴이니 如此三五次요 每浴後엔 更服換肌丹等藥이라

五苓散 三七八(「外科鈐古方」) ○ 方在和陣一八二하니라 ○ 治瘡毒에 下部濕熱 小便短少라

五苓散 一六六(「婦人規古方」) ○ 方在和陣一八二하니라 ○ 治小便不利라

五利大黃湯 八九(「外科鈐古方」) ○ 治時毒焮腫赤痛 煩渴便秘 脈實而數이라 ○ 大黃 煨 黃芩 升麻 各二錢 芒硝 梔子 各一錢半 ○ 水一鍾半에 煎六分하야 空心에 熱服이라

五淋散 百十七(「古方·寒陣」) ○ 治膀胱有熱하야 水道不通하고 淋瀝不止하며 臍腹急痛커나 或尿如豆汁커나 或如砂石 膏淋 尿血을 並皆治之라 ○ 茵陳 淡竹葉 各一錢 木通 滑石 甘草 各半錢 梔子 炒 赤芍藥 赤茯苓 各二錢 ○ 水二鐘에 煎一鍾하야 食前服이라

五淋散 三七九(「外科鈐古方」) ○ 方在寒陣百十七하니라 ○ 治膀胱有熱하야 水道不通커나 或尿如豆汁커나 或如砂石커나 或如膏油커나 或熱沸便血이라

五物煎 三(「新方·因陣」) ○ 治婦人血虛凝滯하야 蓄積不行하야 小腹痛急 産難經滯 及痘瘡에 血虛寒滯等證하니 神效라 此는 卽四物湯에 加肉桂也라 ○ 當歸 三五七錢 熟地 三四錢 芍藥 二錢, 酒炒 川芎 一錢 肉桂 一二三錢 ○ 水一鍾半에 煎服이라 兼胃寒하야 或嘔惡者는 加乾薑炮用이라 水道不利하면 加澤瀉 或猪苓이라 氣滯者는 加香附 或丁香木香砂仁烏藥이라 陰虛疝痛者는 加小茴香이라 血瘀不行하야 臍下若覆杯라가 漸成積塊者는 加桃仁 或酒炒紅花라 痘瘡에 血虛寒勝하야 寒邪在表者는 加細辛麻黃柴胡紫蘇之屬이라

五物香薷飮 百七十(「古方·和陣」) ○ 治一切暑毒腹痛 霍亂吐瀉 或頭痛昏憒等證이라 ○ 香薷 茯苓 白扁豆 厚朴 炙甘草 各一錢 ○ 右爲咀하야 水一鍾半에 煎服이라 本方에 加黃連하면 卽名黃連香薷飮이라

五味當歸散 二一四(「外科鈐古方」) ○ 治婦人陰中突出一物하야 長五六寸하니 名陰挺이라 ○ 當歸 黃芩 各二兩 牡蠣 煅, 一兩半 蝟皮 炙, 一兩 赤芍藥 五錢 ○ 右爲末하야 每服二錢호대 食前에 溫酒調下요 滾湯도 亦可라 如不應이어든 須以補中益氣湯倍加柴胡升麻하야 兼服之라 又方은 用當歸穿山甲炒蒲黃炒各半兩 辰砂一錢 麝香少許하야 俱爲末하야 每服三錢호대 酒調下니 尤效라

五味瀉白散 四三(「古方·寒陣」) ○ 方在因陣二六하니라 ○ 治眼目風熱 翳膜外障이라

五味瀉白散 二六(「古方·因陣」) ○ 治風熱翳膜血筋 一切肺熱外障이라 ○ 當歸 生地 芍藥 梔子 黃芩 各等分 ○ 每服三五錢호대 爲散爲湯任服이라

五味異功散 三三八(「外科鈐古方」) ○ 方在補陣四하니라 ○ 治脾胃虛弱하야 飮食少思라 卽四君子湯에 加陳皮라

五味異功散 一四六(「婦人規古方」) ○ 方在補陣四하니라 ○ 治脾胃虛寒하야 飮食少思等證이라

五味異功散 一三七(「小兒則古方」) ○ 方在補陣四하니라 ○ 治脾胃虛寒하야 飮食少思等證이라

五味異功散 四(「古方·補陣」) ○ 治脾胃虛寒하야 飮食少思하며 嘔吐커나 或久患欬嗽하야 面浮氣逆腹滿等證이라 ○ 人參 白朮 炒 茯苓 炙甘草 陳皮 各一錢 ○ 此는 卽四君子湯에 加陳皮也라 右加薑棗하야 水煎服이라

五味子湯 五七(「古方·補陣」) ○ 治喘促 脈伏而數 或虛煩作渴이라 ○ 五味子 一錢 人參 麥冬 杏仁 橘紅 各一錢五分 ○ 水二鍾 薑三片棗二枚에 煎八分하야 無時服이라

五味子丸 十二(「古方·固陣」) ○ 劫欬嗽如神이라 ○ 五味子 五錢 甘草 二錢半 文蛤 風化硝 各一錢 ○ 右爲末하야 煉蜜丸호대 芡實大라 噙化라

五味子丸 一五五(「古方·熱陣」) ○ 治下元虛寒하고 火不生土하야 以致命門不煖하고 關門不閉하니 名曰腎泄이요 亦名脾腎泄이라 ○ 人參 白朮 炒 北五味子 炒 破故 炒, 各三兩 山藥 炒 白茯苓 各兩半 吳茱萸 湯泡, 炒 川巴戟 去心, 炒 肉果 麵煨, 各一兩 龍骨 煅, 五錢 ○ 右爲末하야 酒糊丸호대 桐子大라 每服百餘丸호대 食前에 白湯或米湯任下라

五味沈附湯 百十六(「古方·熱陣」) ○ 治虛寒無陽하야 胃弱乾嘔라 ○ 熟附子 乾薑 炮, 各一錢 白朮 炙甘草 各錢半 沈香 五分 ○ 水盞半 薑五片에 煎七分하야 食前服이라

五寶丹 二百五(「外科鈐古方」) ○ 治九種楊梅結毒並及兒女者라 ○ 琥珀 透明血色者를 用甘草水煮過라 三分半 珍珠 炒過, 三分半, 一方에 用豆腐包蒸이라 朱砂 透明者, 三分半 鍾乳石 用木香甘草各一錢하야 同煮乾하고 用三分半이라 飛羅麵 炒過, 三分半 氷片 半分, 臨時에 加라 ○ 右俱爲極細末하야 磁罐收貯聽用이라 ● 服法: 每日用土茯苓成塊者一斤하야 洗淨하고 用石敲碎하야 先入水二升하고 煮取汁四碗하야 收磁器內하고 將前柤再入水四五碗하야 煮汁二碗하고 並入前汁內하야 爲一日之用이라 若病在上者는 加木香二錢하고 病在下者는 加牛膝一兩하야 與土茯苓同煎이라 病者는 不得另飮茶湯이니 但將土茯苓湯時時飮之라 若飮湯半鍾이면 加五寶丹一釐하고 飮一鍾이면 加四釐하며 體厚者는 加六七釐니 一日內에 服盡此湯爲度라 在上飽服하고 在下饑服이라 忌茶酒並一切發風動氣之物이라 其毒에 貼清涼膏커나 或加摻藥收口라 若舊有輕粉等毒이면 服藥後에 當盡發出이요 無則不發也라 大忌房事라 輕者는 十服이요 重者는 二七服에 全愈라

五福飮 百五十(「小兒則古方」) ○ 方在新補六하니라 ○ 補五臟虛損이라

五福飮 六(「新方·補陣」) ○ 凡五臟氣血虧損者는 此能兼治之니 足稱王道之最라 ○ 人參 隨宜(心) 熟地 隨宜(腎) 當歸 二三錢(肝) 白朮 炒, 一錢半(肺) 炙甘草 一錢(脾) ○ 水二鍾에 煎七分하야 食遠溫服이라 或加生薑三五片이라 凡治氣血俱虛等證에 以此爲主라 或宜溫者는 加薑附하고 宜散者는 加升麻柴葛하니 左右逢源에 無不可也라

五福化毒丹 百七(「古方·因陣」) ○ 方在外科七六하니라 ○ 治咽喉牙口瘡毒癰腫이라

五福化毒丹 七六(「外科鈐古方」) ○ 治咽喉牙口瘡毒腫痛 並小兒一切熱毒瘡癤 驚惕煩躁 口舌生瘡 夜臥不寧等證이라 ○ 玄參 桔梗 各二兩半 茯苓 三兩半 人參 牙硝 青黛 各一兩 甘草 七錢半 麝香 少許 金箔 二十片 ○ 右爲末하야 煉蜜丸호대 芡實大라 每服一丸호대 薄荷湯化下라 若痘毒上攻하야 口齒生瘡하면 以生地黃汁化服하고 及用鷄翎掃傅患處라

五福化毒丸 六一(「痘疹銓古方」) ○ 治胎毒 及痘後頭面生瘡 眼目腫痛이라 ○ 生地黃 天門冬 麥門冬 玄參 熟地黃 各三兩 甘草 甛硝 各二兩 青黛 兩半 ○ 右爲末하야 煉蜜丸호대 芡實大라 每服一丸호대 白湯或薄荷湯化下라

烏附湯 三五(「婦人規古方」) ○ 治孕婦惡心阻食하야 養胃調和元氣라 ○ 烏藥 香附 製 白朮 土炒 陳皮 各一錢 人參 炙甘草 各八分 ○ 水鍾半 薑三片에 煎七分服이라 吐甚者는 加丁香砂仁各七粒이라

五生丸 九六(「古方·熱陣」) ○ 治風癎이라 ○ 川烏頭 附子 各生用, 去皮臍 南星 生 半夏 生 乾薑 生, 各半兩 ○ 右爲細末하야 醋煮大豆汁作麵糊和丸호대 桐子大라 每服五丸호대 冷酒送下라 不拘時라

吳茱萸散 一三九(「古方·熱陣」) ○ 治腸痺로 寒濕內聚하야 腹痛滿氣急하며 大便飱泄이라 ○ 炮乾薑 炙甘草 吳茱萸 肉豆蔲 麵裹煨 砂仁 神麯 炒, 各一錢 白朮 厚朴 薑製 陳皮 各二錢 ○ 一方엔 有良薑이라 右爲末하야 每服二錢호대 空心에 米飮調下라

五柴胡飮 五(「新方·散陣」) ○ 五爲土數니 從脾胃也라 脾土爲五臟之本이니 凡中氣不足而外邪有不散者는 非此면 不可라 此는 與四柴胡飮으로 相表裏로되 但四柴胡飮은 止調氣分하고 此則兼培血氣하야 以逐寒邪하니 尤切於時用者也니 神效를 不可盡述이라 凡傷寒瘧疾痘瘡에 皆所宜用이라 ○ 柴胡 一二三錢 當歸 二三錢 熟地 三五錢 白朮 二三錢 芍藥 錢半, 炒用 炙甘草 一錢 陳皮 酌用커나 或不必用이라 ○ 水一鍾半에 煎七分하야 食遠熱服이라 寒勝無火者는 減芍藥하고 加生薑三五七片 或炮乾薑一二錢커나 或再加桂枝一二錢則更妙라 脾滯者는 減白朮이라 氣虛者는 加人參隨宜라 腰痛者는 加杜仲이라 頭痛者는 加川芎이라 勞倦傷脾陽虛者는 加升麻一錢이라

五噎散 一三五(「古方·熱陣」) ○ 方在和陣一五九하니라 ○ 治諸氣結聚 胸膈痞悶 痰逆惡心 飮食不進이라

五陰煎 十三(「新方·補陣」) ○ 凡眞陰虧損 脾虛失血等證에 或見溏泄未甚者는 所重在脾故로 曰五陰이라 忌用潤滑이니 宜此主之라 ○ 熟地 五七錢 或一兩 山藥 炒, 二錢 扁豆 炒, 二三錢 炙甘草 一二錢 茯苓 一錢半 芍藥 炒黃, 二錢 五味子 廿粒 人參 隨宜用 白朮 炒, 一二錢 ○ 水二鍾에 加蓮肉去心二十粒하야 煎服이라

五子丸 四六(「古方·固陣」) ○ 治小便頻數 時有白濁이라 ○ 菟絲子 酒蒸 家韭子 炒 益智 茴香 炒 蛇牀子 去皮, 炒 ○ 右를 各等分爲末하야 酒糊丸호대 桐子大라 每服七十丸호대 米飮鹽湯任下라

五積散 三五五(「外科鈐古方」) ○ 方在散陣三九하니라 ○ 治風寒濕毒이 客於經絡하야 致筋攣骨痛커나 或腰脚痠疼커나 或拘急커나 或身重하니 並皆治之라

五積散 一五九(「婦人規古方」) ○ 方在散陣三九하니라 ○ 治感冒寒邪라

五積散 一六三(「痘疹詮古方」) ○ 方在散陣三九하니라 ○ 溫散寒邪라

烏賊魚骨丸 百九(「婦人規古方」) ○ 此卽內經治血枯方이라 ○ 烏賊魚骨 去甲, 四兩 藘茹 一兩, 卽茜根 ○ 右爲末하야 以雀卵搗丸호대 小豆大라 每服五丸或十丸호대 鮑魚煎湯下하고 以飯壓之라 鮑魚는 卽今之淡乾魚也라

五香連翹湯 五一(「外科鈐古方」) ○ 治腦疽癧疽時毒邪氣鬱滯不行者라 ○ 乳香 木香 沈香 丁香 香附 黃芩 射干 連翹 升麻 木通 獨活 桑寄生 甘草 各一錢 ○ 右를 水煎服이라

玉關丸 八(「新方·固陣」) ○ 治腸風血脫 崩漏帶濁不固에 諸藥難效者는 宜用此丸하고 兼煎藥治之라 及瀉痢滑泄不能止者도 亦宜

用此라 ○ 白麵 炒熟, 四兩 枯礬 二兩 文蛤 醋炒黑, 二兩 北五味 一兩, 炒 訶子 二兩, 半生半炒 ○ 右爲末하야 用熟湯和丸호대 梧子大라 以溫補脾腎等藥으로 隨證加減하야 煎湯送下커나 或人參湯도 亦可라 如血熱妄行者는 以涼藥送下라

『玉機』川芎散 六三(「古方·散陣」) ○ 治風熱頭痛不淸 及目病이라 ○ 川芎 三分 羌活 防風 藁本 升麻 甘草 各一錢 柴胡 七分 黃芩 炒 黃連 各四錢 生地 二錢 ○ 右爲末하야 每服一二錢호대 茶淸調下라

『玉機』澤瀉湯 九九(「古方·和陣」) ○ 治心下有支飮하야 苦眩冒라 ○ 澤瀉 五錢 白朮 二錢 ○ 水二鍾에 煎七分하야 食遠溫服이라

玉女煎 十二(「新方·寒陣」) ○ 治水虧火盛하야 六脈浮洪滑大커나 少陰不足하고 陽明有餘하야 煩熱乾渴하며 頭痛牙疼하며 失血等證하니 如神如神이라 若大便溏泄者는 乃非所宜라 ○ 生石膏 三五錢 熟地 三五錢 或一兩 麥冬 二錢 知母 牛膝 各錢半 ○ 水一鍾半에 煎七分하야 溫服 或冷服이라 如火之盛極者는 加梔子地骨皮之屬하여도 亦可라 如多汗多渴者는 加北五味十四粒이라 如小水不利커나 或火不能降者는 加澤瀉一錢五分커나 或茯苓도 亦可라 如金水俱虧하야 因精損氣者는 加人參二三錢尤妙라

玉露散 五十(「小兒則古方」) ○ 治傷熱吐瀉라 ○ 石膏 煅 寒水石 各五錢 甘草 一錢半 ○ 右爲末하야 每服五分호대 白湯調下라

玉露散 八九(「婦人規古方」) ○ 治産後乳脈不行 身體壯熱 頭目昏痛 大便澀滯라 ○ 人參 白茯苓 當歸 炙甘草 各五分 桔梗 川芎 白芷 各一錢 芍藥 七分 ○ 右水煎하야 食後服이라 如熱甚大便秘結하면 加大黃三五分炒用이라

玉屛風散 五十(「古方·補陣」) ○ 治表虛自汗이라 ○ 黃芪 蜜炙 防風 各一錢 白朮 炒, 二錢 ○ 水一鍾 薑三片에 煎服이라

玉鎖丹 二一(「古方·固陣」) ○ 治玉門不閉하고 遺精日久하야 如水之漏하야 不能關束者라 ○ 文蛤 八兩 白茯苓 二兩 白龍骨 一兩 ○ 右爲細末하야 米糊丸호대 桐子大라 每服七十丸호대 空心에 淡鹽湯下하고 臨睡에 更進一服하니 極效라

玉液湯 九六(「古方·和陣」) ○ 治七情所傷하야 氣鬱生涎하고 隨氣上逆하야 頭目眩暈하며 心嘈忪悸하며 眉稜骨痛이라 ○ 半夏 大者六錢, 湯泡七次, 切片 ○ 右作一服호대 水鍾半 薑十片에 煎七分하고 入沈香末少許라 不拘時溫服이라

玉液丸 百六(「古方·和陣」) ○ 治風熱痰涎壅盛하야 利咽膈하며 淸頭目하며 止欬嗽하며 除煩熱이라 ○ 半夏 湯泡, 焙爲細末 枯礬 研細, 各十兩 寒水石 煅赤爲末, 水飛, 三十兩 ○ 右를 硏勻하야 麵糊丸호대 桐子大라 每服三十丸호대 食後에 淡薑湯下라

玉泉散 十五(「新方·寒陣」) ○ 亦名一六甘露散이라 治陽明內熱 煩渴頭痛 二便閉結 溫疫斑黃 及熱痰喘嗽等證이라 此는 益元散之變方也니 其功倍之라 ○ 石膏 六兩, 生用 粉甘草 一兩 ○ 右爲極細末하야 每服一二三錢호대 新汲水 或熱湯 或人參湯調下라 此方에 加硃砂三錢하여도 亦妙라

玉泉丸 七五(「古方·寒陣」) ○ 治煩熱口渴이라 ○ 人參 麥門冬 黃芪 蜜炙 茯苓 烏梅肉 焙 甘草 各一兩 天花粉 乾葛 各兩半 ○ 右爲末하야 蜜丸호대 彈子大라 每服一丸호대 溫湯嚼下라

玉燭散 百七十(「婦人規古方」) ○ 方在攻陣二四하

니라 ○ 治血虛有滯하야 經閉不通이라

玉燭散 三八四(「外科鈐古方」) ○ 方在攻陣二四하니라 ○ 治便癰初起에 腫痛發熱 大小便秘하니 宜用此하야 行散之라 若邪實毒甚者는 宜桃仁承氣湯이라

溫經湯 百三(「婦人規古方」) ○ 治寒氣客於血室하야 以至血氣凝滯하야 臍腹作痛하고 其脈沈緊이라 ○ 人參 牛膝 酒炒 甘草 炒, 各一錢 當歸 川芎 芍藥 牡丹皮 蓬朮 醋炒 桂心 各五分 ○ 右水煎服이라

溫胃散 五(「新方·熱陣」) ○ 治中寒嘔吐 呑酸泄瀉 不思飮食 及婦人臟寒嘔惡 胎氣不安等證이라 ○ 人參 一二三錢 或一兩 白朮 炒, 一二錢 或一兩 扁豆 二錢, 炒 陳皮 一錢 或不用이라 乾薑 炒焦, 一二三錢 炙甘草 一錢 當歸 一二錢 滑泄者는 勿用이라 ○ 水二鍾에 煎七分하야 食遠溫服이라 如下寒帶濁者는 加破故紙一錢이라 如氣滯 或兼胸腹痛者는 加藿香丁香木香白豆蔻砂仁白芥子之屬이라 如兼外邪 及肝腎之病者는 加桂枝肉桂하고 甚者는 加柴胡라 如脾氣陷而身熱者는 加升麻五七分이라 如水泛爲痰而胸腹痞滿者는 加茯苓一二錢이라 如脾胃虛極하야 大嘔大吐不能止者는 倍用參朮하고 仍加胡椒二三分許하야 煎熟하야 徐徐服之라

溫胃飮 一五三(「小兒則古方」) ○ 方在新熱五하니라 ○ 治中寒嘔吐呑酸 泄瀉少食이라

溫臟丸 二四(「新方·熱陣」) ○ 治諸蟲積에 旣逐而復生者는 多由臟氣虛寒이라 宜健脾胃하야 以杜其源이니 此方主之라 ○ 人參 隨宜用이나 無라도 亦可라 白朮 米泔浸炒 當歸 各四兩 芍藥 酒炒焦 茯苓 川椒 去合口者하고 炒出汗이라 細榧肉 使君子 煨, 取肉 檳榔 各二兩 乾薑 炮 吳茱萸 湯泡一宿하고 炒라 各一兩 ○ 右爲末하야 神麴糊爲丸호대 桐子大라 每服五七十丸 或百丸호대 饑時에 白湯下라 如臟寒者는 加製附子一二兩이요 臟熱者는 加黃連一二兩이라

溫中法麯丸 一二五(「古方·熱陣」) ○ 治脾痺發欬嘔汁이라 ○ 法麯 炒 枳實 麵炒 白茯苓 吳茱萸 湯浸, 炒 桂心 厚朴 薑製 當歸 甘草 炙, 各三兩 人參 麥冬 乾薑 炮 細辛 附子 炮 桔梗 炒, 各一兩 麥芽 微炒, 五合 ○ 右爲細末하야 煉蜜丸호대 桐子大라 每服七十丸호대 食前熱水下라 日三이라

溫肺散 七一(「古方·因陣」) ○ 治閉塞陽明鼻塞이라 ○ 升麻 黃芪 丁香 各一錢 羌活 葛根 炙甘草 防風 各五分 麻黃 不去節, 二錢 ○ 水二鍾 葱白二莖에 煎八分하야 食遠熱服이라

蝸牛膏 二二八(「外科鈐古方」) ○ 傅痔痛에 極效라 ○ 蝸牛 一枚, 負殼有角者 氷片 麝香 各少許 ○ 右同硏爛하야 以磁器盛하고 次早에 取汁敷痔上이라

王母桃 二八(「新方·補陣」) ○ 培補脾腎에 功力最勝이라 ○ 白朮 用冬朮腿片이니 味甘者佳요 苦者勿用이라 以米泔浸一宿하고 切片하야 炒라 大懷熟 蒸擣 上二味等分이라 何首烏 九蒸 巴戟 甘草湯浸하고 剝하야 炒라 枸杞子 上三味減半이라 ○ 右爲末하고 煉蜜擣丸호대 龍眼大라 每用三四丸호대 饑時嚼服커나 滾湯送下라 或加人參이면 其功尤大라

『外科』槐花散 九八(「古方·寒陣」) ○ 方在外科一六九하니라 ○ 治腸風臟毒下血이라

『外科』大黃湯 十二(「古方·攻陣」) ○ 方在外科一六七하니라 ○ 治腸癰小腹堅腫이라

『外科』犀角地黃湯 八二(「古方·寒陣」) ○ 方在外科四六하니라 ○ 治胃火血熱妄行이라

『外科』五福化毒丹 六二(「痘疹銓古方」) ○ 方在

外科七六하니라 ○ 治一切熱毒瘡瘑이라

『外科』陰陽散 一二一(「古方·因陣」) ○ 方在外科一三三하니라 ○ 治瘡屬半陰半陽者라

『外科』清心湯 三五(「古方·寒陣」) ○ 方在外科八四하니라 ○ 治瘡瘍腫痛發熱이라

『外科』奪命丹 一八五(「古方·熱陣」) ○ 方在外科七七하니라 ○ 治疔瘡發背 惡毒惡證하니 有奪命之功이라

『外臺』苦楝湯 四七(「古方·攻陣」) ○ 治蛔蟲이라 ○ 苦楝根東引不出土者를 刮去皮土하야 取內白皮二兩하고 水三碗에 煎一碗半하야 去柤하고 以晚米三合으로 煮糜粥이라 空心에 先以炙肉一片嚼之하야 引蟲向上하고 次吃藥粥一二口하고 少頃에 又吃하야 漸漸加至一碗하면 其蟲下盡而愈라

『外臺』昆布丸 一七九(「外科鈐古方」) ○ 治項下結囊하야 欲成癭者라 ○ 昆布 酒洗 海藻 酒洗, 各等分 ○ 右爲末하야 煉蜜丸호대 彈子大라 含化嚥之라

『外臺』茯苓飮 九三(「古方·和陣」) ○ 治胸有停痰宿水하야 自吐出水後에 心胸間虛하야 氣滿不能食하니 消痰氣하야 令能食이라 ○ 茯苓 人參 白朮 各三兩 枳實 二兩 陳皮 二兩半 生薑 四兩 ○ 右六味를 水六升으로 煮取一升八合하야 分溫三服호대 如人行八九里에 進之라

『外臺』黃芩湯 百六(「古方·寒陣」) ○ 方在和陣一九八하니라 ○ 治乾嘔下利라

『外臺』黃芩湯 一九八(「古方·和陣」) ○ 治乾嘔下利라 ○ 黃芩 人參 乾薑 各三兩 桂枝 一兩 半夏 半升 大棗 十二枚 ○ 右六味를 以水七升으로 煮取三升하야 溫分三服이라

溺血方 六六(「古方·固陣」) ○ 文蛤 炒爲末 ○ 右를 以烏梅肉浸爛搗膏丸호대 桐子大라 空心에 酒下五六十丸이라 ○

龍骨散 百十六(「婦人規古方」) ○ 治血崩不止라 ○ 龍骨 煅 當歸 香附 炒, 各一兩 棕毛灰 五錢 ○ 右爲細末하야 每服四錢호대 空心에 米湯調下라 忌油膩鷄魚炙煿物이라

龍骨散 二四四(「外科鈐古方」) ○ 治金瘡이라 ○ 龍骨 赤石脂 五棓子 黃丹 海螵蛸 各等分 ○ 右各研하고 入麝香少許하야 共研勻摻上이라 如乾이어든 先以鹽水洗하고 挹乾摻之라

龍腦鷄蘇丸 三七二(「古方·和陣」) ○ 治上焦之火하야 除煩解勞하며 安吐血衄血하며 清五臟虛煩하고 神志不定하야 上而酒毒膈熱消渴과 下而血滯五淋血崩等疾이라 ○ 麥冬 四兩 甘草 一兩半 龍腦薄荷葉 一斤 阿膠 炒 人參 各二兩 黃芪 炙, 一兩 生地 六兩, 另爲末 木通 銀柴胡 各二兩. 此二味를 用沸湯浸一日夜하고 絞取汁이라 ○ 右에 用好白蜜二斤하야 先煎一兩沸하고 却入地黃末하야 不住手攪라가 徐加木通柴胡汁하야 慢火熬成膏然後에 加前諸藥末和丸호대 如豌豆大라 每服二十丸호대 隨證用引送下라 如室女虛勞에 寒熱潮作하면 用人參柴胡湯下라 一方如前이나 有黃連一兩이라

龍腦膏 六五(「古方·因陣」) ○ 龍腦 一分 椒目 五分 杏仁 去皮, 二分 ○ 右件搗研勻하고 綿裹棗核大하야 塞耳中이니 日二易之라

龍腦上清丸 二九九(「古方·因陣」) ○ 烏梅肉 腦荷 各四兩 白檀香 蘇葉 兒茶 硼砂 沙糖 各二兩 氷糖 柿霜 各八兩 乾葛 粉草 各一兩 氷片 三分 ○ 右爲極細末하야 蜜丸호대 櫻桃大라

龍腦黃連膏 三三(「古方·因陣」) ○ 點赤熱眼이라

○ 龍腦 一錢 黃連 去毛淨, 酒炒, 八兩 ○ 先剉黃連令碎하야 以水四碗貯砂鍋內하고 入連煮하야 至一大碗에 濾去滓하고 入薄磁碗內하야 重湯煮成膏半盞許하야 以龍腦爲引커나 或用時旋入하면 尤妙라

龍膽瀉肝湯 百六(「古方·因陣」) ○ 方在寒陣六三하니라 ○ 治肝火內炎하야 上爲喉口熱瘡하고 下爲小便澁痛等症이라

龍膽丸 百十九(「小兒則古方」) ○ 治腦疳腦熱瘡이라 ○ 龍膽草 升麻 苦楝根皮 焙 赤茯苓 防風 蘆薈 油髮灰 各二錢 靑黛 黃連 各三錢 ○ 右爲末하야 牡猪膽汁浸米糕丸호대 麻子大라 薄荷湯下하고 仍以蘆薈末敷入鼻內라

牛膠飮 七十(「外科鈐古方」) ○ 治癰疽하야 使毒不內攻하고 不傳惡證하니 有益無損이라 ○ 牛皮膠 廣中明者, 四兩 ○ 右를 用酒一碗하야 重湯煮化하고 加酒服至醉호대 不能飮者는 加白湯이라

右歸飮 三(「新方·補陣」) ○ 此는 益火之劑也니 凡命門之陽衰陰勝者는 宜此方加減主之라 此方은 與大補元煎으로 出入互用이라 如治陰盛格陽 眞寒假熱等證이어든 宜加澤瀉二錢하고 煎成에 用凉水浸冷하야 服之尤妙라 ○ 熟地 用如前이라 山藥 炒, 二錢 山茱萸 一錢 枸杞 二錢 甘草 炙, 一二錢 杜仲 薑制, 二錢 肉桂 一二錢 制附子 一二三錢 ○ 水二鍾에 煎七分하야 食遠溫服이라 如氣虛血脫하야 或厥或昏커나 或汗或運커나 或虛狂커나 或短氣者는 必大加人參白朮하야 隨宜用之라 如火衰不能生土하야 爲嘔噦呑酸者는 加炮乾薑二三錢이라 如陽衰中寒하야 泄瀉腹痛하면 加人參肉豆寇하야 隨宜用之라 如小腹多痛者는 加吳茱萸五七分이라 如淋帶不止하면 加破故紙一錢이라 如血少血滯하야 腰膝軟痛者는 加當歸二三錢이라

右歸丸 五(「新方·補陣」) ○ 治元陽不足 或先天稟衰 或勞傷過度하야 以致命門火衰하야 不能生土而爲脾胃虛寒하며 飮食少進커나 或嘔惡膨脹커나 或番胃噎膈커나 或怯寒畏冷커나 或臍腹多痛커나 或大便不實하야 瀉痢頻作커나 或小水自遺하야 虛淋寒疝이어나 或寒侵谿谷而肢節痺痛커나 或寒在下焦而水邪浮腫이라 總之컨대 眞陽不足者는 必神疲氣怯커나 或心跳不寧커나 或四體不收커나 或眼見邪祟커나 或陽衰無子等證하니 俱速宜益火之原하야 以培右腎之元陽이라야 而神氣自强矣니 此方主之라 ○ 大懷熟 八兩 山藥 炒, 四兩 山茱萸 微炒, 三兩 枸杞 微炒, 四兩 鹿角膠 炒珠, 四兩 菟絲子 製, 四兩 杜仲 薑湯炒, 四兩 當歸 三兩 便溏엔 勿用이라 肉桂 二兩이라가 漸可加至四兩이라 製附子 自二兩으로 漸可加至五六兩이라 ○ 右丸法如前이요 或丸如彈子大라 每嚼服二三丸이라 以滾白湯으로 送下하면 其效尤速이라 ○ 如陽衰氣虛하면 必加人參以爲之主니 或二三兩 或五六兩호대 隨人虛實하야 以爲增減이라 蓋人參之功이 隨陽藥則入陽分하고 隨陰藥則入陰分하니 欲補命門之陽이어든 非加人參이면 不能捷效라 如陽虛精滑커나 或帶濁便溏하면 加補骨脂酒炒三兩이라 如飧泄腎泄不止하면 加北五味子三兩 肉豆蔻三兩을 麵炒去油用이라 如飮食減少커나 或不易化커나 或嘔惡呑酸은 皆脾胃虛寒之證이니 加乾薑三四兩호대 炒黃用이라 如腹痛不止하면 加吳茱萸二兩호대 湯泡半日하야 炒用이라 如腰膝酸痛하면 加胡桃肉連皮四兩이라 如陰虛陽痿하면 加巴戟肉四兩 肉蓯蓉三兩커나 或加黃狗外腎一二付하야 以酒煮爛搗入之라

遇仙丹 五一(「古方·攻陣」) ○ 追蟲逐積하고 消癖

利痰하야 萬病可除라 ○ 黑丑 頭末 檳榔 各一斤 大黃 半斤 三棱 莪朮 醋炙, 各四兩 木香 二兩 ○ 右爲末하고 用大皂角去子打碎하야 煎濃湯去滓하고 煮麵糊爲丸호대 桐子大라 每服四五十丸호대 以强弱爲加減이요 五更에 茶淸下라 如未通이어든 再飮溫茶助之라 下蟲積惡物盡了면 白粥補之라

遇仙無比丸 一七五(「外科鈐古方」) ○ 治瘰癧未成膿하니 其人氣體如常하면 宜服此丸이라 形氣覺虛者는 宜先服益氣養營湯하야 待血氣少充이라야 方服此丸이요 核消後엔 仍服前湯이라 如潰後有瘀肉者는 宜用鍼頭散호대 更不斂이면 亦宜服此丸하고 斂後에 再服前湯이라 ○ 白朮 炒 檳榔 防風 黑丑 半生半炒取頭末 密陀僧 郁李仁 炮, 去皮 斑蝥 去足翅하고 用糯米同炒하야 去米不用이라 甘草 各五錢 ○ 爲細末하야 水糊丸호대 梧子大라 每服二十丸호대 早晩에 煎甘草檳榔湯下라 服至月許면 覺腹中微痛이라가 自小便中으로 取下癧毒如魚目狀하니 已破者는 自合하고 未膿者는 自消라

牛膝膏 三四六(「古方·和陣」) ○ 治死血作淋이라 ○ 桃仁 去皮尖 歸尾 酒洗, 各一兩 生地黃 酒洗 赤芍藥 各兩半 川芎 五錢 牛膝 去蘆, 四兩, 酒浸一宿 ○ 右㕮咀하고 用好水十鍾하야 炭火慢煎至二鍾하고 入麝香少許하야 分四次空心服이라 如夏月엔 須用冷水換浸之면 則不壞라

牛膝散 九九(「婦人規古方」) ○ 治月水不利하야 臍腹作痛커나 或小腹引腰하고 氣攻胸膈이라 ○ 當歸 酒浸 牛膝 酒炒 赤芍藥 桂心 桃仁 去皮尖 玄胡索 炒 牡丹皮 各一兩 木香 三錢 ○ 右爲末하야 每服一錢호대 溫酒調下커나 或每服五七錢호대 水煎服이라

牛膝煎 二四(「新方·因陣」) ○ 截瘧大效라 凡邪散已透하고 而血氣微虛者는 宜此主之라 ○ 牛膝 二錢 當歸 陳皮 各三錢 ○ 右를 用好酒一鍾하야 浸一宿하고 次早에 加水一鍾하고 煎至八分하야 溫服이라

牛膝酒 百七(「外科鈐古方」) ○ 治楊梅風毒 腰痛이라 ○ 牛膝 川芎 羌活 五加皮 杜仲 甘草 地骨皮 薏仁 各一兩 生地黃 十兩 海桐皮 二兩 ○ 右㕮咀하야 用帛裹하고 入無灰酒浸二七日이니 夏月三五日이라 每服一盃호대 日三五次라

牛膝湯 一二五(「古方·寒陣」) ○ 治砂石淋澁이라 ○ 牛膝 一合 麝香 少許 ○ 右에 用水煎牛膝하야 去滓하고 入麝香服之라 鄞縣耿夢得之內가 患淋할새 下砂石에 剝剝有聲하야 甚爲苦楚어늘 一服而愈라

又烏鷄丸 百四十(「婦人規古方」) ○ 熟地 當歸 白朮 山藥 山茱萸 棗肉 柿餠 蓮肉 各四兩 黃芪 蜜炙, 三兩 鹿角膠 狗脊 杜仲 枸杞 蓮鬚 香附 阿膠 川芎 各二兩 烏藥 一兩半 ○ 右藥製淨하고 用烏骨鷄一隻하야 閉殺之하고 乾去毛去雜하야 連骨椎碎하고 用酒醋各半同藥煮熟하야 去骨烘乾하야 共爲末하고 卽將餘汁少入麵打糊爲丸이라 任意用引送下라

牛黃瀉心湯 三五(「古方·攻陣」) ○ 治心經實熱狂言妄語 神志不安이라 ○ 牛黃 另研, 一兩 氷片 另研, 一分 朱砂 另研, 二錢 大黃 生, 一兩 ○ 右爲細末하야 和勻이라 每服一二錢호대 冷薑湯 或蜜水調下라

牛黃散 二七(「小兒則古方」) ○ 治溫熱壯熱커나 或寒熱往來라 ○ 牛黃 研 甘草 各半兩 柴胡 梔子 酒炒 龍膽草 酒炒 黃芩 炒, 各二錢半 ○ 右爲末하야 每服五七分호대 以金銀薄荷湯으로 調下라

牛黃雙解散 十八(「古方·攻陣」) ○ 方在外科二百九하니라 ○ 治便癰熱毒 大小便秘라

牛黃雙解散 二百九(「外科鈐古方」) ○ 治便癰에 內蘊熱毒하고 外挾風邪커나 或交感에 强忍精氣하야 以致淫精交錯하야 壅結腫痛커나 或大小便秘하니 先用此藥通解하고 更用調補之劑라 ○ 肉桂 大黃 炒 芍藥 牽牛 杵炒 澤瀉 桃仁 去皮尖, 炒 各二錢半 炙甘草 乾薑 各一錢 ○ 右分二劑하고 水煎하야 空心食前服이라

牛黃益金散 一八五(「古方·因陣」) ○ 治虛火炎上傷肺하야 咽喉生瘡破爛이라 ○ 黃蘗 爲末하야 用蜜炙數次호대 以熱爲度요 另研爲極細末이라 白硼砂 白殭蠶 淨, 各錢半 牛黃 三分 ○ 右를 用蜜調如稀糊하야 塗敷患處커나 或丸如龍眼大하야 含化嚥之라 按此方컨대 必加氷片半分이라야 方妙라

『運氣』五瘟丹 百一(「古方·攻陣」) ○ 治瘟疫火證이라 ○ 黃芩 黃蘗 黃連 山梔 香附 紫蘇 甘草稍 大黃 ○ 右에 以前七味生爲末하고 用大黃三倍煎濃湯하야 去滓和藥하야 丸如鷄子大라 朱砂雄黃爲衣하고 貼以金箔이라 每用一丸호대 取泉水七碗浸化하야 可服七人이라 前藥을 甲己年엔 以甘草稍爲君이요 乙庚年엔 黃芩爲君이요 丙辛年엔 黃蘗爲君이요 丁壬年엔 山梔爲君이요 戊癸年엔 黃連爲君이라 爲君者는 多一倍也라 餘四味同香附紫蘇爲臣者는 減半也라

熊膽膏 二二七(「外科鈐古方」) ○ 治痔痛에 極效라 ○ 熊膽 五分 氷片 一分 ○ 右研細하고 用井花水調하야 鷄翎掃痔上이라

雄蛇散 二五九(「古方·因陣」) ○ 治五種蠱毒이라 ○ 明雄黃 麝香 各一字, 另研 ○ 用生羊肺一指大하야 以刀切開하고 安藥在內하야 呑下라

雄黃辟蛇毒 二三八(「古方·因陣」) ○ 南海地多蛇로되 而廣府尤甚이라 某侍郞爲帥하야 聞雄黃能禁製此毒하고 乃買數百兩하야 分貯絹囊하고 掛於寢室四隅라 經月餘하야 一日에 臥榻外常有黑汁從上滴下하야 臭甚이어늘 使人穿承塵窺之하니 則巨蟒이 橫其上에 死腐矣라 於是에 盡令撤去障蔽하니 蛇死者長丈許하고 大如柱하며 旁又得十數條하니 皆蟠虯成窠요 並他屋內所驅放者合數百이러니 自是官舍淸寧이라

雄黃麝香散 一五八(「古方·因陣」) ○ 治牙齦腫爛出血이라 ○ 雄黃 一錢半 銅綠 輕粉 黃連 黃丹 炒, 各一錢 血竭 枯礬 各五分 麝香 一分 ○ 右爲細末하고 研勻하야 每用些少傳患處라

雄黃散 一三三(「痘疹銓古方」) ○ 治痘後牙齦生疳蝕瘡이라 ○ 雄黃 一錢 銅綠 二錢 ○ 右爲末하야 乾摻之라

雄黃散 八四(「古方·因陣」) ○ 治鼻齆이라 ○ 雄黃 五分 瓜蒂 二個 綠礬 一錢 麝香 少許 ○ 右爲末하야 吹入鼻中이라

雄黃解毒散 一二四(「外科鈐古方」) ○ 治一切癰腫潰爛 毒勢甚者라 先用此藥二三次하고 以後用猪蹄湯이라 ○ 雄黃 一兩 白礬 四兩 寒水石 煅, 一兩半 ○ 右俱爲末하야 用滾湯二三碗하야 乘熱入藥末一兩洗患處하고 以太乙膏或神異膏貼之라

『原機』當歸補血湯 一(「古方·因陣」) ○ 治男婦亡血過多하야 以致睛珠疼痛 不能視物 羞明酸澀 眼光無力 眉骨太陽酸痛이라 ○ 當歸 熟地黃 各二錢 白芍藥 牛膝 白朮 生地黃 天門冬 各一錢 川芎 防風 炙甘草 各五分 ○ 水二鍾에 煎八分하야 稍熱服이라

如惡心不進食者는 加生薑煎이라

『原機』芍藥淸肝散 六一(「古方·寒陣」) ○ 治眵多眊矂 緊澁羞明 赤脈貫睛 臟腑秘結이라 ○ 白朮 川芎 防風 羌活 桔梗 滑石 石膏 芒硝 各三分 黃芩 薄荷 荊芥 前胡 炙甘草 芍藥 各二分半 柴胡 山梔 知母 各二分 大黃 四分 ○ 水煎하야 食遠熱服이라

『元戎』當歸酒 百四(「古方·補陣」) ○ 治血虛頭痛欲裂이라 ○ 當歸 一兩 好酒 一升 煮取六合服之라

『元戎』大己寒丸 一七一(「古方·熱陣」) ○ 治諸沈寒冷秘等證이라 ○ 吳茱萸 官桂 乾薑 良薑 烏頭 附子 ○ 右爲末하야 醋糊丸호대 桐子大라 每服三五十丸호대 米飮下라 空心食前에 日二服이라 無所忌라

『元戎』四物湯 十六(「古方·補陣」) ○ 方在攻陳二六하니라 ○ 治血虛臟結이라

『元戎』四物湯 二六(「古方·攻陣」) ○ 治臟結秘澁이라 ○ 當歸 熟地黃 川芎 白芍藥 大黃 煨 桃仁 各等分 ○ 右를 用水煎커나 或丸服하여도 亦可라

『元戎』小己寒丸 一六九(「古方·熱陣」) ○ 一名强中丸이라 治脾胃積冷中寒으로 洞泄倦怠不思飮食이라 進食하며 止自汗하며 厚腸胃라 見肘後하니 甚驗이라 ○ 艾葉 四兩 蒼朮 一兩, 炒 吳茱萸 炒 陳皮 炒, 各二兩 ○ 右를 用米醋二升浸一宿하야 漉出曝乾하고 再於原醋內拌勻하야 炒令紫色하고 焙乾爲末하야 稀糊丸호대 桐子大라 每服三五十丸호대 空心食前에 溫酒鹽湯米湯白湯任下라

『元戎』逍遙散 九二(「古方·補陣」) ○ 治肝脾血虛及鬱怒傷肝하야 少血目暗하며 發熱脇痛等證이라 ○ 當歸 芍藥 白朮 茯神 甘草 柴胡 各等分 ○ 右를 薑水煎服이라

『元戎』地黃散 七十(「古方·補陣」) ○ 治衄血往來久不愈라 ○ 生地黃 熟地黃 地骨皮 枸杞子 ○ 右等分하야 焙乾爲細末이라 每服二錢호대 蜜湯調下니 不拘時라

遠志飮子 八九(「古方·補陣」) ○ 治心勞虛寒하야 夢寐驚悸라 ○ 遠志肉 茯神 人參 當歸 酒浸 棗仁 黃芪 肉桂 各一兩 炙甘草 五錢 ○ 右㕮咀라 每服一兩호대 水一鍾半 薑五片에 煎服無時라

遠志酒 百六(「外科鈐古方」) ○ 能托散諸毒하니 治女人乳癰에 尤效라 ○ 遠志 不拘多少하고 用米泔浸洗하야 槌去心이라 ○ 右爲末하야 每服三錢호대 用好酒一鍾調하야 遲少頃에 澄淸飮之하고 以滓傅患處라

遠志湯 八八(「古方·補陣」) ○ 治心虛煩熱 夜臥不寧 及病後虛煩이라 ○ 遠志 黑豆甘草同煮 黃芪 當歸 麥冬 棗仁 炒 石斛 各錢半 人參 茯神 各七分 甘草 五分 ○ 水二鍾에 煎八分하야 食遠服이라 煩甚者는 加竹葉知母라

遠志丸 四七(「古方·固陣」) ○ 方在補陣百十三하니라 ○ 治神魂恍惚 夢泄遺精이라

芫花線 二二九(「外科鈐古方」) ○ 繫痔漏瘤核이라 ○ 用芫花一握하야 洗淨하야 入木臼搗爛하고 加少水絞汁하야 於石器中에 熳火煎成膏하고 將絲線於膏內度過하야 晾乾이라 以線繫痔하면 當微痛하니 候痔乾落하야 以紙撚蘸膏하야 納竅內去根이니 當永除根也라 一方에 只搗汁浸線一夜用이요 不得使水라

越鞠丸 一五四(「古方·和陣」) ○ 治六鬱胸膈痞滿或呑酸嘔吐 飮食不和 瘡疥等證이라 ○ 香附 山査 神麯 炒 麥芽 炒 撫芎 蒼朮 梔子 炒, 各等分 ○ 右爲末하야 水調神麯糊丸호대 桐子大라 每服五七十丸호대 滾湯下라 丹溪越鞠丸엔 無山査麥芽라

胃關煎 九(「新方·熱陣」) ○ 治脾腎虛寒作瀉커나 或甚至久瀉하며 腹痛不止하며 冷痢等證이라 ○ 熟地 三五錢 或一兩 山藥 炒, 二錢 白扁豆 炒, 二錢 炙甘草 一二錢 焦乾薑 一二三錢 吳茱萸 製, 五七分 白朮 炒, 一二三錢 ○ 水二鍾에 煎七分하야 食遠溫服이라 瀉甚者는 加肉豆蔲一二錢호대 麵炒用커나 或破故紙도 亦可라 氣虛勢甚者는 加人參隨宜用이라 陽虛下脫不固者는 加製附子一二三錢이라 腹痛甚者는 加木香七八分커나 或加厚朴八分이라 滯痛不通者는 加當歸二三錢이라 滑脫不禁者는 加烏梅二個 或北五味子二十粒이라 若肝邪侮脾者는 加肉桂一二錢이라

胃關煎 百六十(「小兒則古方」) ○ 方在新熱九하니라 ○ 治脾胃虛寒瀉痢라

胃苓湯 百九十(「古方·和陣」) ○ 治脾濕太過하야 泄瀉不止라 ○ 陳皮 厚朴 甘草 蒼朮 白朮 茯苓 澤瀉 猪苓 肉桂 各等分 ○ 每服五六錢호대 薑五片 棗二枚에 水煎服이라

熨背散 一二四(「古方·熱陣」) ○ 治胸痺心背疼痛氣悶이라 ○ 烏頭 細辛 附子 羌活 川椒 桂心 各一兩 川芎 一兩二錢 ○ 右爲末하고 以少醋拌勻하야 或炒熱커나 或用帛裹微火炙하야 令煖以熨背上이니 取瘥乃止라 忌生冷如常服이라 按此方컨대 當用氣니 惟諸辛香者佳요 附子似不必用이라

熨痞方 八八(「古方·攻陣」) ○ 一層에 用麝香二三分하야 摻肉上하고 二層에 阿魏一二錢이요 三層에 芒硝一二兩을 鋪蓋於上이라 ○ 右에 先用蕎麥麵和成條하야 量痞大小圍住하고 鋪藥於內하야 以青布蓋之하고 隨燒熱磚四五塊하야 輪流布上熨之면 覺腹中氣行寬快하니 卽是痞消之兆라 以手烘熱摩之하여도 亦妙라 內須服調養氣血之藥이라

『衛生』潤腸湯 三三三(「古方·和陣」) ○ 治大便燥結不通이라 ○ 生地黃 生甘草 熟地黃 當歸尾 大黃 煨, 各五錢 桃仁 麻子仁 各一錢 紅花 五分 ○ 右를 用水二盞하야 煎一盞하야 空心服이라

魏氏大補黃芪湯 四七(「古方·補陣」) ○ 治虛弱自汗이라 ○ 人參 白茯苓 肉蓯蓉 熟地 各一錢 黃芪 白朮 當歸 山茱萸 防風 各八分 炙甘草 肉桂 各四分 五味子 十一粒 ○ 水一鍾半에 加薑三片棗一枚하고 煎七分하야 不拘時服이라

胃愛散 七十(「古方·熱陣」) ○ 治脾胃久虛하고 中焦氣滯하야 或冷涎上壅하며 嘔吐惡心커나 或胸膈疼痛하며 不思飮食커나 或泄瀉不止라 ○ 人參 一兩 白朮 茯苓 黃芪 炙, 各三錢 丁香 甘草 炙, 各二錢 肉果 三個, 煨 乾薑 炒, 半兩 ○ 右를 用白米炒熟四兩하야 同研爲末이라 每服二三錢호대 用薑湯或人參湯調服이라 或爲㕮咀하야 每藥五七錢에 加炒米一兩하야 煎服하여도 亦可라

胃風湯 五七(「古方·散陣」) ○ 治虛風能食 牙關緊急 手足搐攣 胃風面腫이라 ○ 白芷 一錢二分 升麻 二錢 葛根 蒼朮 蔓荊子 當歸 各一錢 甘草 炙 柴胡 藁本 羌活 黃蘗 草豆蔲 麻黃 各五分 ○ 水二鍾 薑三片 棗二枚에 煎八分하야 溫服이라

流氣飮子 四五(「古方·和陣」) ○ 治三焦氣壅하고 五臟不和하야 胸膈痞滿하며 肩背攻痛하며 嘔吐氣喘하며 痰盛浮腫等證이라 卽外科方 脈流氣飮이라 ○ 木香 磨汁 檳榔 青皮 陳皮 枳殼 烏藥 大腹皮 枳實 茯苓 紫蘇 桔梗 防風 黃芪 當歸 川芎 芍藥 甘草 半夏 製, 各等分 ○ 水一鍾半 薑三片 棗一枚에 煎服이라

流氣丸 一五五(「古方·和陣」) ○ 治五積六聚 癥瘕痞塊 留飮之疾이라 是皆鬱氣客於腸胃之間과 皮膚之下하야 久而停留하야 變而爲痞라 此藥이 能通滯氣하야 和陰陽하고 消舊飮하니 雖年高氣弱이라도 亦可緩緩服之라 ○ 木香 小茴香 橘紅 菖蒲 青皮 廣茂 炮 檳榔 蘿蔔子 神麯 炒 麥芽 炒 枳殼 麩炒 補骨脂 炒 砂仁 蓽澄茄 各一兩 ○ 右爲末하야 麵糊丸호대 桐子大라 每服五十丸호대 細嚼白豆蔲仁一枚하고 食後에 白湯送下라

『類方』麯朮丸 二百一(「古方·和陣」) ○ 治暑濕暴瀉하야 壯脾溫胃하고 及治飮食所傷하야 胸膈痞悶이라 ○ 神麯 炒 蒼朮 米泔浸一宿, 切, 炒, 等分 ○ 右爲細末하야 麵糊丸호대 桐子大라 每服七八十丸호대 米飮下라 不拘時라

『類方』麥門冬湯 四五(「古方·寒陣」) ○ 治肺熱氣衰血焦 髮落好怒 脣口赤甚이라 ○ 麥門冬 遠志 甘草煮, 去心 人參 黃芩 生地黃 茯神 石膏 煅, 各一兩 甘草 炙, 半兩 ○ 右㕮咀하야 每服一兩호대 水煎服이라

『類方』復元通氣散 五四(「古方·因陣」) ○ 治諸氣閉澁耳聾 及腹癰便癰瘡疽無頭者하야 能止痛消腫이라 ○ 青皮 橘紅 各四兩 甘草 炙, 三寸 連翹 一兩 ○ 右爲末하야 熱酒調服一二錢이라

『類方』煨腎散 二八二(「古方·和陣」) ○ 治腰痛이라 ○ 人參 當歸 杜仲 肉蓯蓉 破故紙 巴戟 鹿角霜 秋石 等分 ○ 爲末하고 用猪腰子一個하야 洗淨血水하고 淡鹽浥過하야 劈開兩半호대 勿令斷하야 中間細細花開어든 用前藥摻入하고 另用稀絹裹하야 線縛定하고 外用小砂罐入酒少許하야 用紙封固하야 毋令泄藥氣하고 煮腰子하야 候熟取食之하고 仍飮醇酒三杯니 立愈라

愈風丹 二七四(「古方·和陣」) ○ 治足三陰虧損하고 風邪所傷하야 肢體麻木하며 手足不隨等證이라 ○ 羌活 十四兩 當歸 熟地 生地 各一斤 杜仲 七兩 天麻 萆薢 另研細 牛膝 酒浸焙乾 玄參 各六兩 獨活 五兩 肉桂 三兩 ○ 煉蜜丸호대 桐子大라 每服五七十丸 或百丸호대 空心食前에 溫酒或白湯下라

愈風餠子 七五(「古方·散陣」) ○ 治頭風疼痛이라 ○ 川烏 炒, 半兩 川芎 甘菊 白芷 防風 細辛 天麻 羌活 荊芥 薄荷 ○ 右爲細末하야 水浸蒸餠爲劑하고 捏作餠子라 每服三五餠호대 細嚼하야 茶酒任下라 不拘時라

愈風燥濕化痰丸 二七六(「古方·和陣」) ○ 治歷節風에 濕痰壅滯하야 晝夜疼痛無休者라 ○ 白朮 炒 蒼朮 米泔浸 杜仲 薑汁炒, 各二兩 牛膝 酒浸 川芎 薏仁 巴戟 破故 炒, 各一兩 當歸 牙皂 瓦炒 防風 羌活 生地 獨活 防己 天麻 南星 半夏 陳皮 木香 沈香 川烏 殭蠶 全蝎 各五錢 ○ 右爲末하야 酒糊丸호대 桐子大라 每服百丸호대 空心食前에 酒送下라 日二次하고 食乾物壓之라

愈風湯 五六(「古方·散陣」) ○ 治中風諸證에 當服此藥하야 以行導諸經이면 則大風悉去하니 縱有微邪면 只從此藥加減治之라 若初覺風動이면 服此不致倒仆니 此乃治未病之要藥也라 ○ 羌活 甘草 防風 當歸 蔓荊子 川芎 細辛 黃芪 枳殼 人參 麻黃 白芷 甘菊 薄荷 枸杞子 知母 地骨皮 獨活 秦艽 黃芩 芍藥 蒼朮 生地黃 各四兩 肉桂 一兩 ○ 右㕮咀하야 每服一兩호대 水二鍾 生薑三片에 煎七分하야 空心臨臥服이라 空心一服에 呑下二丹丸을 謂之重劑요 臨臥一服에 呑下四白丹을 謂之輕劑라 假令一氣之微汗인댄 用愈風湯三兩에 加麻黃一兩하야 作四服호대 加薑五七片하야 空心服하

고 以粥投之하야 得微汗則佳라 如一旬之通利인댄 用愈風湯三兩에 加大黃一兩하야 亦作四服호대 每服에 加生薑五七片하야 臨臥煎服이니 得利爲度라 ◉ 又潔古羌活愈風湯은 卽同前方에 加柴胡杜仲半夏厚朴防已白茯苓前胡熟地黃石膏等九味하야 共三十三味니 云治肝腎虛하며 筋骨弱하며 言語艱難하며 精神昏憒하며 風濕內弱하며 風熱體重하고 或瘦而一肢偏枯커나 或肥而半身不遂라 心勞則百病生하고 心靜則萬邪息하니 此藥은 能安心養神하며 調陰陽하야 無偏勝이라 ◉ 景岳曰 中風一證은 病在血分하야 多屬肝經하니 肝主風木 故로 名中風이어늘 奈何自唐宋名家以來로 竟以風字看重하야 遂多用表散之藥이라 不知凡病此者는 悉由內傷이요 本無外感이니 旣無外感而治以發散이면 是速其危耳라 若因其氣血留滯而少佐辛溫하야 以通行經絡則可어니와 若認爲風邪而必用取汗하야 以發散則不可라 倘其中에 亦或有兼表邪而病者하니 則諸方亦不可廢라 故로 擇其要者하야 詳錄之하니 亦以存古人之法耳라

乳香定痛散 一四一(「外科鈐古方」) ○ 治瘡瘍潰爛하고 疼痛不可忍하야 諸藥不效者라 ○ 乳香 沒藥 各二錢 寒水石 煅 滑石 各四錢 氷片 一分 ○ 爲細末하야 摻敷患處면 痛卽止라 此方에 乳沒性溫하니 佐以寒劑制之라 故로 寒熱之痛에 皆妙라

乳香定痛丸 五七(「外科鈐古方」) ○ 治瘡毒損傷에 血凝氣滯하야 壅腫拘攣하며 筋骨疼痛이라 ○ 乳香 沒藥 各另研 羌活 五靈脂 獨活 各三錢 川芎 當歸 眞綠豆粉 肉桂 白芷 白膠香 各半兩 ○ 右爲末하야 煉蜜丸호대 如彈子大라 每服一丸호대 細嚼하야 薄荷湯或酒送下라 手足損痛에 不能擧動하면 加草烏五錢하야 鹽湯送下라

柳華散 一二七(「古方·因陣」) ○ 治熱毒口瘡이라 ○ 黃蘗 炒 蒲黃 靑黛 眞者 人中白 煅 ○ 右等分하야 爲末敷之라

硫黃膏 三百五(「古方·因陣」) ○ 治面部生瘡커나 或鼻赤風刺粉刺라 ○ 硫黃 白芷 天花粉 水粉 各五分 全蝎 一枚 蟬蛻 五個 芫靑 七個, 去頭足 ○ 右爲細末하고 用麻油黃蠟호대 約多寡를 如合面油하야 熬匀離火하고 方入前末藥和匀이라 每於臨臥時에 洗面淨하고 以少許塗面호대 勿近眼이니 數日間에 腫處自平하고 赤鼻亦消라 如退風刺어든 一夕見效라

硫黃酒 二八二(「外科鈐古方」) ○ 殺癘風諸蟲이라 ○ 明硫黃 研極細 ○ 右用酒浸이라 空心에 飮淸汁이라 明日에 添硫黃하고 再研入酒하야 如前飮之라

硫黃湯 六二(「婦人規古方」) ○ 治産後에 玉門不斂하야 陰戶突出이라 ○ 硫黃 三錢 菟絲子 吳茱萸 各二錢 蛇床子 一錢半 ○ 右研匀하고 用水二鍾하야 煎湯頻洗면 自收라

六君子湯 三二九(「外科鈐古方」) ○ 方在補陣五하니라 ○ 治脾胃虛弱커나 或寒凉剋伐하야 腫痛不潰斂하니 宜服此湯하야 以壯營氣면 則諸證自愈라

六君子湯 五(「古方·補陣」) ○ 治脾胃虛弱하야 飮食少思커나 或久患瘧痢커나 或食飮難化커나 或嘔吐呑酸커나 或欬嗽喘促이라 若虛火等證엔 須加炮薑이니 其功尤速이라 卽前四君子湯에 加陳皮半夏各一錢五分이라

六君子湯 一四五(「婦人規古方」) ○ 方在補陣五하니라 ○ 治脾胃虛弱하야 嘔吐呑酸等證이라

六君子湯 一三六(「小兒則古方」) ○ 方在補陣五하니라 ○ 治脾胃虛弱嘔吐等證이라

六氣煎 二一(「新方·因陣」) ○ 治痘瘡氣虛하야 癢塌倒陷하며 寒戰咬牙하고 幷治男婦陽氣虛寒等證이라 ○ 黃芪 炙 肉桂 人參 白朮 當歸 炙甘草 ○ 右咀하야 水煎服이라 加減法은 照前六物煎이라

六氣煎 一五八(「痘疹銓古方」) ○ 方在新因二一하니라 ○ 治痘瘡氣虛하야 癢塌倒陷이라

毓麟珠 十四(「新方·因陣」) ○ 治婦人氣血俱虛하야 經脈不調커나 或斷續커나 或帶濁커나 或腹痛커나 或腰痠커나 或飮食不甘하고 瘦弱不孕하니 服一二斤이면 卽可受胎라 凡種子諸方은 無以加此라 ○ 人參 白朮 土炒 茯苓 芍藥 酒炒, 各二兩 川芎 炙甘草 各一兩 當歸 熟地 蒸搗, 各四兩 菟絲子 製, 四兩 杜仲 酒炒 鹿角霜 川椒 各二兩 ○ 右爲末하야 煉蜜丸호대 彈子大라 每空心에 嚼服一二丸호대 用酒或白湯送下커나 或爲小丸하야 呑服하여도 亦可라 如男子製服엔 宜加枸杞胡桃肉鹿角膠山藥山茱萸巴戟肉各二兩이라 如女人經遲腹痛엔 宜加酒炒破故肉桂各一兩하고 甚者는 再加吳茱萸五錢호대 湯泡一宿炒用이라 如帶多腹痛하면 加破故一兩 北五味五錢커나 或加龍骨一兩호대 醋煅用이라 如子宮寒甚커나 或泄或痛하면 加製附子炮乾薑隨宜라 如多鬱怒하야 氣有不順而爲脹爲滯者는 宜加酒炒香附二兩하고 或甚者는 再加沈香五錢이라 如血熱多火하야 經早內熱者는 加川續斷地骨皮各二兩커나 或另以湯劑로 暫淸其火而後에 服此커나 或以湯引酌宜送下하여도 亦可라

六物附子湯 三五(「外科鈐古方」) ○ 治四氣流注於足太陰經하야 骨節煩疼하며 四肢拘急하며 自汗短氣하며 小便不利커나 或手足浮腫이라 ○ 附子 制 防己 桂枝 各四錢 炙甘草 二錢 白朮 茯苓 各三錢 ○ 右作二劑하야 水一鍾半 薑三片에 煎一鍾하야 食遠服이라

六物附子湯 三八(「古方·熱陣」) ○ 方在外科三五하니라 ○ 治四氣流注太陰 四肢骨節煩疼浮腫 小水不利라

六物煎 二十(「新方·因陣」) ○ 治痘疹血氣不充에 隨證加減用之니 神效를 不可盡述이라 幷治男婦氣血俱虛等證이라 ○ 炙甘草 當歸 熟地 或用生地라 川芎 三四分 不宜多라 芍藥 俱隨宜加減이라 人參 或有或無니 隨虛實用之라 氣不虛者는 不必用이라 ○ 右咀하야 用水煎服이라 如發熱不解커나 或痘未出之先엔 宜加柴胡하야 以疏表커나 或加防風하야 佐之라 如見點後에 痘不起發커나 或起而不貫커나 或貫而漿薄하면 均宜單用此湯커나 或加糯米人乳好酒肉桂川芎하야 以助營氣라 如氣虛癢塌不起하면 加穿山甲炒用이라 如紅紫血熱不起하면 宜加紫草 或犀角이라 如脾氣稍滯者는 宜加陳皮山查라 如胃氣虛寒多嘔者는 加乾薑炒用커나 或加丁香이라 如腹痛兼滯者는 加木香陳皮라 表虛氣陷不起커나 或多汗者는 加黃芪라 氣血俱虛하야 未起未貫而先癢者는 加肉桂白芷라 如元氣大虛하야 寒戰咬牙泄瀉하면 宜去芍藥하고 加黃芪大附子乾薑肉桂라

六物煎 一五七(「痘疹銓古方」) ○ 方在新因二十하니라 ○ 治痘疹血氣不足하니 隨證加減用이라

六味異功煎 七(「新方·熱陣」) ○ 治證同前而兼微滯者라 ○ 卽前方에 加陳皮一錢이라 此는 卽五味異功散에 加乾薑也라

六味茯苓湯 二六一(「古方·和陣」) ○ 治肢體手足痲痺 多痰唾 眩冒者라 ○ 半夏 製 赤茯苓 橘紅 各二錢 枳殼 麩炒 桔梗 去蘆 甘草 炙, 各一錢 ○ 水二鍾 薑五片에 煎八分하야 不拘時服이라

六味肥兒丸 百十二(「小兒則古方」) ○ 消疳化蟲退熱이라 ○ 黃連 陳皮 川楝子 去核, 炒 神麯炒 麥糵 炒, 各一兩 白蕪荑 半兩 ○ 右爲末하야 糊丸호대 麻子大라 每服一二十丸호대 空心에 米飮呑下라 ● 薛氏曰 前方은 又治脾疳飮食少思 肌肉消瘦 肚大頸細 髮稀成穗 項間結核 發熱作渴 大便酸臭 嗜食泥土 或口鼻頭瘡 肚見靑筋 囓齒便白이라 五疳에 用此丸호대 加乾蟾一兩하면 尤妙라하니라

六味消毒飮 四九(「痘疹銓古方」) ○ 解痘毒이라 ○ 牛蒡子 連翹 甘草 綠升麻 紫草 山豆根 等分 ○ 水一盞에 煎七分하야 溫服이니 不拘時라

六味異功煎 一五七(「小兒則古方」) ○ 方在新熱七하니라 ○ 治脾胃虛寒하야 吐瀉兼滯者라

六味竹葉石膏湯 六(「古方·寒陣」) ○ 治胃火盛而作渴이라 ○ 石膏 煅, 倍用之 淡竹葉 桔梗 薄荷葉 木通 甘草 各一錢 ○ 水煎服이라

六味地黃丸 一五六(「婦人規古方」) ○ 方在補陣百二十하니라 ○ 壯水制火之劑라

六味梔子仁湯 八二(「外科鈐古方」) ○ 治時毒腫痛 大便秘結 脈沈數이라 ○ 山梔 炒 枳殼 大黃 煨 升麻 牛蒡子 炒 鬱金 等分 ○ 右를 水煎服커나 或爲細末하야 每服三錢호대 蜜水調下라

六味丸 三四八(「外科鈐古方」) ○ 方在補陣百二十하니라 ○ 此는 壯水之劑라 夫人之生은 以腎爲主하니 凡病이 皆由腎虛而致에 此方이 乃天一生水之劑일새 無有不可用者라 若腎虛發熱作渴 小便淋秘 痰氣壅盛 欬嗽吐血 頭目眩暈 小便短少 眼花耳聾 咽喉燥痛 口舌瘡裂 齒不堅固 腰腿痿軟 五臟齊損 肝經不足等症엔 尤多用之니 水能生木故也라 若腎虛發熱 自汗盜汗 便血諸血失瘖이라 此는 水泛爲痰之聖藥이요 血虛發熱之神劑也라

六味丸 一五八(「小兒則古方」) ○ 方在補陣百二十하니라 ○ 壯水補腎이라

六味回陽飮 二(「新方·熱陣」) ○ 治陰陽將脫等證이라 ○ 人參 一二兩 或數錢 製附子 二三錢 炮乾薑 二三錢 炙甘草 一錢 熟地 五錢 或一兩 當歸身 三錢 如泄瀉者 或血動者는 以冬朮易之니 多多益善이라 ○ 水二鍾에 武火煎七八分하야 溫服이라 如肉振汗多者는 加炙黃芪四五錢或一兩커나 或冬白朮三五錢이라 如泄瀉者는 加烏梅二枚커나 或北五味二十粒도 亦可라 如虛陽上浮者는 加茯苓二錢이라 如肝經鬱滯者는 加肉桂二三錢이라

六味回陽飮 一五六(「小兒則古方」) ○ 方在新熱二하니라 ○ 治陰陽將脫等證이라

六神散 五一(「小兒則古方」) ○ 治面靑啼哭 口出氣冷 或泄瀉不乳 腹痛曲腰 四肢厥冷이라 ○ 人參 白朮 炒 山藥 炒, 各五錢 炙甘草 二錢 白茯苓 白扁豆 炒, 各一兩 ○ 右爲末하야 每服二三錢호대 薑棗水煎이라

六神通解散 四五(「古方·散陣」) ○ 方在寒陣十五하니라 ○ 治發熱頭痛 脈洪身熱無汗이라

六安煎 二(「新方·和陣」) ○ 治風寒欬嗽 及非風初感에 痰滯氣逆等證이라 ○ 陳皮 一錢半 半夏 二三錢 茯苓 二錢 甘草 一錢 杏仁 一錢 去皮尖하야 切이라 白芥子 五七分 老年氣弱者는 不用이라 ○ 水一鍾半에 加生薑三五七片하고 煎七分하야 食遠服이라 凡外感風邪欬嗽而寒氣盛者는 多不易散하니 宜加北細辛七八分 或一錢이라 若冬月嚴寒邪甚者는 加麻黃桂枝하여도 亦可라 若風勝而邪不甚者는 加防風一錢커나 或蘇葉도 亦可라 若頭痛

鼻塞者는 加川芎白芷蔓荊子하여도 皆可라 若兼寒熱者는 加柴胡蘇葉이라 若風邪效嗽不止而兼肺胃之火者는 加黃芩一二錢하고 甚者는 再加知母石膏라 所用生薑은 只宜一片이라 凡寒邪效嗽痰不利者는 加當歸二三錢이니 老年者尤宜라 若氣血不足者는 當以金水六君煎與此로 參用이라 凡非風初感에 痰勝而氣不順者는 加藿香一錢五分이라 兼脹滿者는 加厚朴一錢하야 暫開痰氣然後에 察其寒熱虛實而調補之라 若氣虛猝倒 及氣平無痰者는 皆不可用此라

肉蓯蓉丸 五七(「古方·因陣」) ○ 方在補陣一五三하니라 ○ 治腎虛耳聾이라

肉蓯蓉丸 一五三(「古方·補陣」) ○ 治腎虛耳聾이라 ○ 肉蓯蓉 酒浸, 焙 菟絲子 酒浸煮, 硏 山茱萸 白茯苓 熟地黃 人參 官桂 防風 芍藥 黃芪 各五錢 附子 炮 羌活 澤瀉 各二錢半 羊腎 一對, 薄切, 去筋膜, 炙乾 ○ 煉蜜丸호대 桐子大라 每服三五十丸호대 空心에 溫酒下라

潤腸丸 九八(「外科鈐古方」) ○ 治脾胃伏火 大腸乾燥 或風熱血結에 宜用此丸通之라 若結在直腸하면 宜用猪膽汁導之라 蓋腎主五液하고 開竅於二陰하니 若津液滋潤則大便通調라 若津液不足하고 脾氣虧損하면 必當培補니 乃忌此藥이라 ○ 桃仁 去皮尖 麻子仁 各一兩 羌活 歸尾 大黃 煨 皂刺 秦艽 各五錢 ○ 右를 各另硏爲末하야 煉蜜或猪膽汁丸호대 桐子大라 每服三四十丸호대 白湯下라 若用猪膽汁導而糞不結燥者는 須急補元氣라

隱君滾痰丸 七七(「古方·攻陣」) ○ 治一切濕熱食積等痰 窠囊老痰이라 一方에 礞石止用五錢하고 外加百藥煎五錢하야 乃能收斂周身痰涎하야 聚於一處然後에 利下하니 所以甚效라 ○ 礞石 硝煆金色, 一兩 大黃 酒蒸 黃芩 去朽者, 各半斤 沈香 五錢 ○ 右爲細末하야 滴水爲丸호대 桐子大라 每服三五十丸호대 量人强弱하야 加減이라 凡服滾痰丸之法은 必須臨臥就床하고 用熱水一口許하야 只送過咽하고 卽便仰臥하야 令藥徐徐而下라 服後에 須多半日勿飮食起坐하야 必使藥氣除逐上焦痰滯惡物하야 過膈入腹然後에 動作이라야 方能中病이라 或病甚者는 須連進二三次하고 或壯人病實者는 須多至百丸이니 多服無妨이라

銀白散 四五(「小兒則古方」) ○ 治胃虛吐瀉라 ○ 糯米 炒, 二兩半 扁豆 蒸, 二兩 白朮 炒, 一兩 炙甘草 三錢 丁香 藿香 各二錢 ○ 右爲末하야 紫蘇米飮調下라 直指方에 加炮白附子全蝎木香石蓮子하야 薑水煎이라

銀硃烟 五三(「新方·因陣」) ○ 治頭髮生虱 及諸瘡之有蟲者라 ○ 用銀硃四五分하야 揩擦厚紙上點着하야 置一乾碗中하고 上用一濕碗하야 露縫覆之면 其烟이 皆着於濕碗之上하니 乃用紙하야 揩擦髮中하고 覆以氈帽면 則蟣虱이 皆盡矣라 此烟을 以棗肉和捻作餠커나 或作丸커나 或擦於猪鷄熟肝之間하야 用點諸瘡癬之有蟲者라 及蟲蝕肛門者는 以綿裹棗丸하야 納肛門中一宿이니 無不神效라 須留綿帶在外하야 以便出之라

飮食中毒 二百七(「古方·因陣」) ○ 凡中飮食毒하야 而覺煩熱脹滿者는 急用苦參三兩 苦酒一升半하야 煮半沸하고 陸續飮之하야 吐食出卽瘥라 或以水煮하여도 亦得이라 或用犀角湯하여도 亦可解라

陰陽散 百二十(「古方·因陣」) ○ 亦名赴筵散이라 治口瘡에 效라 ○ 黃連 一兩 乾薑 炒黑, 三錢 ○ 爲細末하야 乾摻口瘡上이니 涎出卽愈라

陰陽散 一三三(「外科鈐古方」) ○ 治瘡屬半陰半陽이라 ○ 紫荊皮 炒, 五兩 獨活 去節, 炒, 一兩 赤芍藥 炒 白芷 石菖蒲 各二兩 ○ 右爲末하야 葱酒調搽라

應手散 百十九(「古方·因陣」) ○ 治傷寒에 舌出寸餘하야 連日不收라 ○ 梅花氷片 ○ 爲末하야 搽舌上하면 應手而收요 重者는 須用一錢이라야 方收라

『醫錄』生脈散 五六(「古方·補陣」) ○ 治熱傷元氣하야 肢體倦怠하며 氣短口渴하며 汗出不止커나 或金爲火制하야 水失所生而致欬嗽喘促하며 肢體痿弱하며 脚軟眼黑等證이라 ○ 人參 五錢 麥冬 五味子 各三錢 ○ 水煎服이라 此方이 以生脈爲名이라 故로 俗醫之治脈脫者에 每多用此하니 是豈知脈脫由陽氣며 豈麥冬五味之所宜乎리오 見亦淺矣로다

『醫林』訶子甘桔湯 一七八(「古方·因陣」) ○ 治火盛失音이라 ○ 訶子 四個, 半生半煨 桔梗 一兩五錢, 半生半炒 甘草 二寸, 半生半炙 ○ 右咀하야 分二服이라 每服水二鍾 童便一鍾에 煎八分하야 食後溫服이라

『醫林』固腸丸 五三(「古方·固陣」) ○ 治瀉痢日夜無度라 ○ 人參 附子 製 阿膠 炒 龍骨 研 肉豆蔻 麵煨 赤石脂 煨, 醋淬 乾薑 炒 木香 各一兩 白朮 炒 訶子肉 各二兩 沈香 五錢 ○ 右爲末하야 粳米糊丸호대 桐子大라 每服七八十丸호대 米飮下라

『醫林』金鎖匙丹 二十(「古方·固陣」) ○ 治男婦精滑 遺泄不禁 夢與鬼交라 ○ 茯苓 茯神 各二錢 遠志 製 龍骨 煆, 各三錢 左顧牡蠣 煆, 四錢 ○ 右爲末하야 酒糊丸호대 桐子大라 每服四十丸호대 空心에 鹽湯或酒下라

『醫林』丹砂丸 二百六十(「古方·因陣」) ○ 治蠱毒이라 ○ 雄黃 朱砂 各另研 藜蘆 略炒 鬼臼 巴豆霜 各二錢半 ○ 右爲末하야 煉蜜丸호대 桐子大라 每服二丸호대 空心에 薑湯下니 當利惡物並蠱毒이라 如煩悶이어든 以鴨血爲羹食之라

『醫林』附子粳米湯 七九(「古方·熱陣」) ○ 治霍亂四逆에 多嘔少吐者라 ○ 中附子 一枚, 製 半夏 製, 兩半 乾薑 炒 甘草 炙, 各一兩 大棗 十枚 粳米 五合 ○ 右㕮咀하야 每服八錢호대 水鍾半에 煎米熟하야 去柤服이라

『醫林』四神丸 一五三(「古方·熱陣」) ○ 治寒疝脹痛不已라 ○ 蓽澄茄 木香 各半兩 吳茱萸 半酒浸, 半醋浸 香附 各一兩 ○ 右爲末하야 糊丸호대 桐子大라 每服七八十丸호대 空心에 鹽湯或乳香葱湯任下라

『醫林』桑白皮湯 五二(「古方·寒陣」) ○ 治肺氣有餘하야 火炎痰盛作喘이라 ○ 桑白皮 半夏 蘇子 杏仁 貝母 山梔 黃芩 黃連 各八分 ○ 水二鍾 薑三片에 煎八分하야 溫服이라

『醫林』桑皮散 八四(「古方·散陣」) ○ 治上焦熱壅欬嗽連聲 血腥 並氣不得透라 ○ 桑皮 柴胡 前胡 紫蘇 薄荷 枳殼 桔梗 赤茯苓 黃芩 炙甘草 等分 ○ 右咀하야 每服七八錢호대 水一鍾半에 煎七分하야 食遠溫服이라

『醫林』小降氣湯 四二(「古方·和陣」) ○ 治濁氣在上하야 痰涎壅盛이라 ○ 家紫蘇 台烏藥 白芍 陳皮 各二錢 炙甘草 五分 ○ 水一鍾半 生薑三片 棗一枚에 煎七分하야 食遠服이라

『醫林』阿魏丸 六四(「古方·攻陣」) ○ 治諸般積聚癥瘕痞塊라 ○ 山査肉 南星 皂角水浸 半夏 麥芽 炒 神麯 炒 黃連 各一兩 連翹 阿魏 醋浸 栝蔞仁 貝母 各五錢 風化硝 石鹹 蘿葍子 炒 胡黃連 各二錢半 ○ 右爲末하야 薑

湯浸蒸餠爲丸호대 桐子大라 每服五十丸호대 食遠에 薑湯下라

『醫林』烏巴丸 八三(「古方·攻陣」) ○ 治胸膈久爲頑痰所害하야 面色青白浮腫하며 不思飮食하며 遍身疼痛하며 夜間氣壅不得睡하며 往來寒熱하며 手足冷痛하며 不得轉側할새 屢用痰藥하야 墜之不下하고 取之不出하면 此是頑痰堅滯라 宜此藥利下之則愈로되 未利어든 再服이라 ○ 烏梅肉 二兩 巴霜 五粒, 去油 ○ 右를 用水二碗하야 砂鍋內에 將烏梅肉煮爛하고 候水稍乾하야 入巴豆하고 將竹片攪如稠糊하야 取出搗爲丸호대 桐子大라 每服七丸九丸十丸十一丸 或十五丸호대 薑湯下라 不拘時라

『醫林』辰砂化痰丸 八一(「古方·攻陣」) ○ 治風化痰하며 安神定志하며 止嗽除堅이라 ○ 辰砂 另硏 明礬 另硏, 各五錢 南星 製, 一兩 半夏麯 三兩 ○ 右爲細末하야 薑汁糊丸호대 綠豆大라 朱砂爲衣라 每服三十丸호대 食後에 薑湯下라

『醫林』川芎散 六九(「古方·因陣」) ○ 治風寒鼻塞이라 ○ 川芎 藁本 細辛 白芷 羌活 炙甘草 各一兩 蒼朮 米泔浸, 五兩 ○ 右咀하야 每服三錢호대 水一盞 薑三片 葱白三寸에 煎服이라

『醫林』鐵笛丸 一九一(「古方·因陣」) ○ 治謳歌動火 失音不語者하니 神效라 ○ 薄荷葉 四兩 連翹 桔梗 甘草 各二兩半 訶子 煨 大黃 酒蒸 砂仁 各一兩 川芎 一兩半 百藥煎 二兩 ○ 右爲細末하야 鷄子淸和丸호대 彈子大라 臨臥에 噙化一丸이라 或煉蜜丸하여도 亦可라

『醫林』透天一塊氷 一八一(「古方·因陣」) ○ 治一切風熱喉痺 口舌生瘡 頭目不淸 痰涎壅盛이라 ○ 黃連 二錢 腦荷 月石 檳榔 蒲黃 甘草 各一錢 荊芥穗 黃檗 各五分 氷片 半分 或一分 白砂糖 半兩 ○ 右爲細末하야 煉蜜爲丸호대 芡實大라 每服一丸호대 噙化라

『醫林』杏仁煎 一四二(「古方·和陣」) ○ 治喘嗽라 ○ 杏仁 去皮尖, 炒 胡桃肉 去皮 ○ 右等分하야 硏膏하고 煉蜜丸호대 彈子大라 每服一丸호대 臨臥細嚼하야 薑湯送下라 一方에 以胡桃肉三枚 薑三片으로 臨臥嚼服호대 飮湯三四口하고 再嚼再飮就臥하면 止嗽無痰이라

『醫林』杏仁煎 一八三(「古方·因陣」) ○ 治欬嗽暴重하야 聲音不出이라 ○ 杏仁 泡, 去皮尖, 硏如泥 冬蜜 薑汁 砂糖 各一小盞 木通 桑白皮 去赤皮, 炒 貝母 紫菀茸 北五味 各一兩 石菖蒲 款冬蕊 各半兩 ○ 右에 將後七味爲咀하고 用水五升하야 煎半去滓하고 入杏蜜薑糖四味合和하야 微火煎取一升半이라 每服三合호대 兩日夜服之라

『醫林』化蟲散 九八(「古方·攻陣」) ○ 雷丸 二粒 檳榔 二枚 鶴虱 一錢 使君子 七枚 輕粉 少許 ○ 右爲末하야 分二服이라 候晩刻하야 以精猪肉一兩切成片하고 用皂角漿泡一宿하야 至五更慢火炙熟하고 乃以香油拭肉上하야 候溫하야 取前藥一服擦肉上하고 略烘過食之라 至巳時蟲下了면 乃進飮食이라

薏苡仁湯 二四七(「古方·和陣」) ○ 治中風流注 手足疼痛 痲痺不仁 難以伸屈이라 ○ 薏苡仁 當歸 芍藥 痲黃 官桂 蒼朮 米泔浸, 切, 炒 甘草 ○ 水一鍾半 生薑七片에 煎八分하야 食前服이라 自汗엔 去痲黃하고 有熱엔 減官桂라

薏苡仁湯 一六四(「外科鈐古方」) ○ 一名瓜子仁湯이라 治腸癰에 腹中疞痛커나 或脹滿不食 小便短澁이라 婦人産後에 多有此證하니 縱非癰이라도 服之尤效라 ○ 薏苡仁 炒, 五錢

瓜蔞仁 三錢 牡丹皮 桃仁 去皮尖, 各二錢 ○ 右水煎하야 空心服이라

『醫統』大健脾丸 八五(「古方·和陣」) ○ 又名百穀丸이라 徐東皐曰 此方은 健脾養胃하야 滋穀氣하며 除濕熱하며 寬胸膈하며 去痞滿하니 久服에 强中益氣하야 百病不生이라 ○ 人參 白茯苓 飯上蒸 廣陳皮 各二兩 枳實 飯上蒸 青皮 米醋洗 半夏麯 炒 山査肉 飯上蒸, 各一兩 白朮 土炒, 三兩 穀芽 炒, 一兩六錢 白豆蔻 炒 廣木香 各五錢 川黃連 一兩六錢 同吳茱萸五錢하야 浸炒赤色하고 去茱萸라 ○ 右爲末하고 用長流水하야 煮荷葉老米粥搗丸호대 綠豆大라 每服百丸호대 食前에 白湯下라 愚按컨대 此方雖佳나 但脾多畏寒하니 若非有火면 當去黃連커나 或仍加炮薑一二兩爲妙라

『醫統』楊梅癧漏方 二百六(「外科鈐古方」) ○ 不問年深者하고 並效라 ○ 土茯苓 五兩 金銀花 一兩 皂刺 花椒 牛蒡 鬱金 當歸 各五分 黑鉛 三兩鎔化하야 入水銀五錢하고 乘熱擂爲粉하야 分五分하고 聽臨後에 另入煎藥用이라 ○ 右咀하야 分作五貼이라 用水二鍾하야 入葱一根하고 煎至一鍾하야 去柤하고 再入鉛粉一分하야 煎至八分하야 食遠服이라 ○ 右鉛粉은 煎後에 仍可取起라 蓋楊梅癧漏는 多因服輕粉하야 積毒而成하니 此는 以水銀花椒黑鉛으로 仍收引輕粉之毒하야 從類而出也라 此藥은 每以五貼爲一料니 初服一貼에 要取微汁이라 取汗法은 先以金銀花一兩 或忍冬藤葉尤妙요 防風荊芥花椒各半兩으로 煎湯二斗하야 於不透風處에 先熏後洗면 自然汗出이라 卽患二三十年者라도 只用此四料하야 四汗之면 無不全愈라 忌牛肉燒酒니 眞妙方也라 世人이 珍秘不傳이어늘 徐春甫得之하야 用以治人에 一一獲效라 故로 詳載之하야 以濟人也라

『醫統』養心湯 七九(「古方·補陣」) ○ 治體質素弱커나 或病後에 思慮過多하야 心虛驚悸不寐라 ○ 歸身 生地 熟地 茯神 各一錢 人參 錢半 麥冬 錢半 棗仁 栢子仁 各八分 炙甘草 四分 五味子 十五粒 ○ 加燈心蓮子하야 水煎八分服이라

『醫統』牛黃丸 三六六(「古方·和陣」) ○ 治癲狂風癎心風 神不守舍 時發無常 仆地吐涎 不自知覺이라 ○ 牛黃 珍珠 麝香 各五分 朱砂 龍齒 各另研 犀角 琥珀 各二錢 天門冬 去心 麥門冬 去心 人參 茯苓 各四錢 水銀 五分 防風 黃芩 知母 龍膽草 石菖蒲 白芍藥 全蝎 甘草 各五錢 蜂房 三錢 金箔 銀箔 各七十片 ○ 右爲末하야 共和匀하고 煉蜜和搗千杵하야 丸如梧桐子大라 每服十五丸호대 食後臨臥에 新竹葉湯下라

『易簡』星香湯 二四三(「古方·和陣」) ○ 治中風痰盛에 服熱藥不得者라 凡痰厥氣厥에 身熱面赤者는 宜服之라 ○ 南星 八錢 木香 一錢 ○ 右作二貼하야 水二鍾 生薑十片에 煎七分하야 不拘時服이라

利膈散 一六五(「古方·和陣」) ○ 治胸痺膈塞不通이라 ○ 人參 白朮 陳皮 赤茯苓 前胡 各一錢 乾薑 桂心 訶子 甘草 各五分 ○ 水一鍾半 薑五片에 煎七分하야 頻頻服之效라

利驚丸 九七(「小兒則古方」) ○ 治急驚이라 ○ 天竺黃 二錢 輕粉 青黛 各一錢 黑牽牛 炒, 五錢 一方에 無天竺黃이라 ○ 右爲末하야 煉蜜丸호대 豌豆大라 每歲一丸을 薄荷水化下라

二丹丸 一五六(「古方·補陣」) ○ 治風邪健忘하야 和血養神定志하야 內安心神하고 外華腠理라 ○ 丹參 天門冬 熟地黃 各一兩半 麥門冬 白茯苓 甘草 各一兩 人參 丹皮 遠志

各半兩 ○ 右爲細末하야 煉蜜和丸호대 桐子大로 以硃砂半兩爲衣라 每服五七十丸 加至百丸호대 空心에 煎愈風湯送下라

二母散 百五十(「痘疹銓古方」) ○ 方在寒陣四九하니라 ○ 治肺熱欬嗽 及疹後嗽甚者라

二母散 四九(「古方·寒陣」) ○ 治肺熱欬嗽 及疹後嗽甚者라 ○ 貝母 去心, 童便洗 知母 等分 乾生薑 一片 ○ 右를 水煎服커나 或爲末하야 每服五分 或一錢호대 沸湯下라

二味隔紙膏 三百(「外科鈐古方」) ○ 治臁瘡濕毒瘡이라 ○ 石膏 煅 枯礬 等分 ○ 右爲末하야 用桐油調成膏하고 作隔紙膏하야 貼之하고 更服荊防敗毒散이라 如數劑不愈어든 再服黃芪人參湯이라

二味參蘇飮 八四(「婦人規古方」) ○ 治産後瘀血入肺하야 欬嗽喘急이라 ○ 人參 一兩 蘇木 二兩 ○ 右作一劑하야 水煎服이라 若既愈어든 當用六君子하야 以補脾胃라 若口鼻黑氣起어든 宜急用此藥加附子五錢이라야 亦有得生者라

二味消風散 四九(「古方·散陣」) ○ 治皮膚搔癢不能忍이라 ○ 蘇州薄荷葉 蟬蛻 去頭足土, 各等分 ○ 右爲末하야 食遠에 溫酒調下二錢이라

二味沈附湯 百十七(「古方·熱陣」) ○ 治瘴疾에 上熱下寒하야 腿足寒厥이라 ○ 沈香 磨汁 附子 製, 各三錢 ○ 水一鐘半 生薑三片에 煎八分하야 去柤하고 入沈香汁放冷服이라 此藥은 主上熱下寒이라 全集云 沈水眞正鐵角沈香은 其味甘辛者爲美요 辛辣者性熱이라 附子는 降氣斂陽이라 治陰毒冷瘴에 只一服而回生起死하니 眞可以奪化功이라 하니라

二仙散 二十(「痘疹銓古方」) ○ 治體寒肢冷 腹痛口氣冷 陰盛陽衰 嘔吐泄瀉 難發等證이라 ○ 丁香 九粒 乾薑 炒, 一錢 ○ 右爲細末하야 每服五七分호대 白湯送下하고 被蓋片時하야 令脾胃溫煖하고 陰返陽回하면 則痘變潤矣니 量大小하야 加減與之라

二聖散 二六七(「外科鈐古方」) ○ 疏風和血하야 去癘毒이라 ○ 皂角刺 燒存性, 爲末 大黃 半兩 ○ 右에 用大黃半兩煎湯하야 調下皂角末二錢이라 早服樺皮散하고 午以升麻湯으로 下瀉青丸하며 晩服二聖散이라

二順散 四七(「小兒則古方」) ○ 治中暑霍亂吐瀉煩悶燥渴 小便赤澁 便血肚疼이라 ○ 白朮 炙甘草 茯苓 猪苓 澤瀉 乾薑 炒 肉桂 杏仁 去皮尖, 炒, 各等分 ○ 右爲末하야 每服五七分호대 不拘時水調下커나 或用水煎服이라

二柴胡飮 二(「新方·散陣」) ○ 二爲火數니 從溫散也라 凡遇四時外感에 或其人元氣充實하야 臟氣素平無火커나 或時逢寒勝之令에 本無內熱等證者는 皆不宜妄用涼藥하야 以致寒滯不散하니 則爲害非淺이니 宜此主之라 ○ 陳皮 一錢半 半夏 二錢 細辛 一二錢 厚朴 一錢半 生薑 三五七片 柴胡 一錢半 或二三錢 甘草 八分 ○ 水一鍾半에 煎七八分하야 溫服이라 如邪盛者는 可加羌活白芷防風紫蘇之屬호대 擇而用之라 如頭痛不止者는 加川芎一二錢이라 如多濕者는 加蒼朮이라 如陰寒氣勝하면 必加麻黃一二錢커나 或兼桂枝니 不必疑也라

二神散 百八十(「婦人規古方」) ○ 方在寒陣八七하니라 ○ 治吐血 血崩下血이라

二神散 八七(「古方·寒陣」) ○ 治男婦吐血 或血崩下血이라 ○ 陳槐花 二兩, 炒焦 百草霜 五錢 ○ 右爲細末하야 每服三錢호대 茅根煎湯調下라 治下血엔 宜空心服之라 舌上忽

然腫破出血엔 宜此摻之라

二神散 八八(「古方·因陣」) ○ 治赤鼻久不瘥라 ○ 大黃 朴硝 等分 ○ 爲末하야 津調塗鼻上이라

二辛煎 四五(「新方·因陣」) ○ 治陽明胃火하니 牙根口舌腫疼을 不可當이면 先用此湯漱之하고 漱后에 傅以二香散 或仍服淸胃等藥하야 以治其本이라 ○ 北細辛 三錢 生石膏 一兩 ○ 右二味를 用水二碗하야 煎一碗하고 乘熱頻漱之라

二十四味敗毒散 隨前水銀膏(「新方·因陣」) ○ 當歸 川芎 生地 熟地 芍藥 牛膝 防風 荊芥 白芷 防己 忍冬 桔梗 羌活 獨活 白癬皮 薏仁 連翹 木通 陳皮 粉草 黃檗 知母 梔子 黃連 ○ 右每貼에 加土茯苓乾者四兩이요 鮮者須半斤하고 用水六碗하야 煎三碗하고 分三次하야 每日早午晩에 各服一碗이라 右方後四味는 須察其人陰陽寒熱하야 酌而用之라 ○ 按컨대 右水銀膏方을 凡用此者는 其於筋骨經絡에 無處不到하야 旣能追毒하고 亦善殺蟲이라 若用治大痲風證이면 必有奇效로되 但未經試라 故로 表諸此하야 以俟後人試用之라 或於大風條에 擇煎劑之相宜者하야 同用이면 尤妙라 倘獲濟人이면 其幸多矣라

李氏八毒赤丸 百四(「古方·攻陣」) ○ 治一切邪祟鬼疰하니 服之卽愈라 ○ 雄黃 朱砂 礬石 附子 炮 藜蘆 牡丹皮 巴豆 各一兩 蜈蚣 一條 ○ 右爲末하야 煉蜜丸호대 如小豆大라 每服五七丸호대 涼水送下니 無時라 衛生寶鑑云 副使許可道가 宿驛中할새 夜夢一婦人於脇下打一拳에 遂痛不止而往來寒熱하며 不能食하니 乃鬼擊也라 名醫錄云 李子豫八毒赤丸은 名爲殺鬼杖子라하여늘 遂與藥三粒호대 臥時服하니 明旦에 下淸水二斗而愈라 又陳慶玉子가 因晝臥水仙廟하야 夢得一餠食之而心腹痞滿하야 病及一年이어늘 諸治不效라 余診之에 問其始末하야 因思컨대 此疾은 旣非外感이요 又非內傷이니 惟八毒赤丸이 頗爲相當이라 遂與五七丸하니 下淸黃涎斗餘하고 漸得氣調어늘 後以別藥理之하니 數月而愈라하니라

理陰煎 三(「新方·熱陣」) ○ 此는 理中湯之變方也라 凡脾腎中虛等證에 宜剛燥者는 當用理中六君之類하고 宜溫潤者는 當用理陰大營之類라 欲知調補인댄 當先察此라 此方은 通治眞陰虛弱 脹滿嘔噦 痰飮惡心 吐瀉腹痛 婦人經遲血滯等證이라 又凡眞陰不足커나 或素多勞倦之輩가 因而忽感寒邪하야 不能解散하야 或發熱커나 或頭身疼痛커나 或面赤舌焦커나 或雖渴이나 而不喜冷飮커나 或背心肢體畏寒이로되 但脈見無力者는 悉是假熱之證이라 若用寒涼攻之면 必死하니 宜速用此湯호대 照後加減하야 以溫補陰分하고 托散表邪라 連進數服하야 使陰氣漸充하면 則汗從陰達하야 而寒邪不攻이라도 自散하니 此最切於時用者也니 神效를 不可盡述이라 ○ 熟地 三五七錢 或一二兩 當歸 二三錢 或五七錢 炙甘草 一二錢 乾薑 炒黃色, 一二三錢 或加肉桂 一二錢 ○ 水二鍾에 煎七八分하야 熱服이라 此方에 加附子卽名附子理陰煎이요 再加人參卽名六味回陽飮이라 治命門火衰 陰中無陽等證이라 若風寒外感에 邪未入深하야 但見發熱身痛 脈數不洪한대 凡內無火證하고 素稟不足者는 但用此湯加柴胡一錢半 或二錢하야 連進一二服이니 其效如神이요 若寒凝陰盛而邪有難解者는 必加麻黃一二錢이니 放心用之라 或不用柴胡하여도 亦可니 恐其淸利也라 此는 寒邪初感에 溫散第一方이니 惟仲景獨知此義라 第仲景之溫散은 首用麻黃桂枝二湯하고 余之溫散은 卽以理陰煎 及大

溫中飮爲增減하니 此雖一從陽分하고 一從陰分하야 其跡若異나 然이나 一逐於外하고 一托於內로되 而用溫則一也라 學者當因所宜하야 酌而用之라 若陰勝之時에 外感寒邪하야 脈細惡寒커나 或背畏寒者는 乃太陽少陰證也니 加細辛一二錢이요 甚者는 再加附子一二錢이니 眞神劑也라 或并加柴胡以助之하여도 亦可라 若陰虛火盛에 其有內熱하야 不宜用溫하고 而氣血俱虛하야 邪不能解者는 宜去薑桂하고 單以三味加減與之요 或只加人參하여도 亦可라 若治脾腎兩虛하야 水泛爲痰하야 或嘔或脹者는 於前方에 加茯苓一錢半커나 或加白芥子五分以行之라 若泄瀉不止 及腎泄者는 少用當歸커나 或并去之하고 加山藥扁豆吳茱萸破故紙肉豆蔲附子之屬이라 若腰腹有痛하면 加杜仲枸杞라 若腹有脹滯疼痛하면 加陳皮木香砂仁之屬이라

二陰煎 十(「新方·補陣」) ○ 此는 治心經有熱하야 水不制火之病이라 故로 曰二陰이라 凡驚狂失志 多言多笑 或瘍疹煩熱失血等證에 宜此主之라 ○ 生地 二三錢 麥冬 二三錢 棗仁 二錢 生甘草 一錢 玄參 一錢半 黃連 或一二錢 茯苓 一錢半 木通 一錢半 ○ 水二鍾에 加燈草二十根커나 或竹葉도 亦可니 煎七分하야 食遠服이라 如痰勝熱甚者는 加九制膽星一錢 或天花粉一錢五分이라

理陰煎 一五二(「小兒則古方」) ○ 方在新熱三하니라 ○ 治脾胃虛寒諸證이라

理中加丁香湯 四(「古方·熱陣」) ○ 治中脘停寒하야 喜辛物이나 入口에 卽吐卽噦라 ○ 卽前附子理中湯에 加丁香十粒이요 甚或兼痛者는 可加至一二錢이라 若以理中加木香이면 卽名木香理中湯이라

理中湯 一四八(「小兒則古方」) ○ 方在熱陣一하니라 ○ 治上中二焦虛寒諸證이라

理中化痰丸 九(「古方·熱陣」) ○ 治脾胃虛寒하야 痰涎內停하야 嘔吐少食커나 或大便不實하며 飮食難化하며 欬唾痰涎이라 此는 中氣虛弱하야 不能統涎歸源也라 ○ 人參 白朮 炒 乾薑 炮 茯苓 各二兩 炙甘草 一兩 半夏 製, 三兩 ○ 薑湯煮하야 麵糊丸호대 桐子大라 每服四五十丸호대 白湯送下라

二汁飮 一二三(「古方·和陣」) ○ 治反胃라 ○ 甘蔗汁 二分 薑汁 二分 ○ 二味和勻하야 每溫服一碗이니 日三服則吐止라

二陳湯 三五六(「外科鈐古方」) ○ 方在和陣一하니라 ○ 治瘍癰에 中脘停痰하야 嘔吐惡心커나 或頭目不淸 飮食少思等症이라

二陳湯 一六三(「小兒則古方」) ○ 方在和陣一하니라 ○ 和脾消痰이라

二朮二陳湯 四(「古方·和陣」) ○ 治一切嘔吐淸水如注라 ○ 蒼朮 土炒 白朮 炒 陳皮 半夏 製 茯苓 各一錢 炙甘草 五分 ○ 水一鍾半 薑三片 棗一枚에 煎八分하야 稍熱服이라 虛寒者는 加人參煨乾薑이라 痰飮엔 加南星하고 倍半夏라 宿食엔 加神麴砂仁이라

二朮煎 十二(「新方·和陣」) ○ 治肝强脾弱하야 氣泄濕泄等證이라 ○ 白朮 炒, 二錢 或三錢 蒼朮 米泔浸하야 炒라 一二錢 芍藥 炒黃, 二錢 陳皮 炒, 一錢五分 炙甘草 一錢 茯苓 一二錢 厚朴 薑湯炒, 一錢 木香 六七分 乾薑 炒黃, 一二錢 澤瀉 炒, 一錢半 ○ 水一鍾半에 煎七分하야 食遠服이라

二黃膏 一三六(「外科鈐古方」) ○ 敷一切腫毒에 熱浮在外커나 或時氣熱壅者라 ○ 黃檗 大黃 各等分 ○ 右爲末하야 用醋調傅라 如乾이어든 用水潤之라

二黃散 二十(「婦人規古方」) ○ 治胎漏下血 或內

熱晡熱 或頭痛頭暈 或煩躁作渴 或脇肋脹痛等證이라 ○ 生地 熟地 ○ 右爲末하야 每服三錢호대 煎白朮枳殼湯下라

二黃犀角散 二九(「小兒則古方」) ○ 治溫熱心神不安 火腑秘結이라 ○ 犀角屑 大黃 酒浸蒸 釣藤鉤 梔子仁 甘草 黃芩 等分 ○ 右爲末하야 每服五七分호대 熱湯調下라 量兒加減이라

益氣補腎湯 百三(「古方·補陣」) ○ 治氣虛眩暈이라 ○ 人參 黃芪 各一錢二分 白朮 二錢 白茯苓 一錢 山藥 山茱萸 各錢半 炙甘草 五分 ○ 水二鍾 棗二枚에 煎八分하야 食前服이라

益氣養營湯 三一(「外科鈐古方」) ○ 治懷抱抑鬱커나 或氣血損傷하야 四肢頸項等處患腫하야 不問軟硬하고 赤白腫痛커나 或日晡發熱커나 或潰而不斂이라 ○ 人參 黃芪 鹽水炒 當歸 川芎 熟地 芍藥 炒 貝母 香附 茯苓 陳皮 各一錢 白朮 二錢 柴胡 六分 甘草 桔梗 各五分 ○ 右를 薑水煎服이라 口乾엔 加五味子麥門冬하고 往來寒熱엔 加軟柴胡地骨皮하고 膿淸엔 加人參黃芪하고 膿多엔 加川芎當歸하고 膿不止엔 加人參黃芪當歸하고 肌肉遲生엔 加白蘞官桂라

益氣聰明湯 二(「古方·因陣」) ○ 治目中內障初起에 視覺昏花하며 神水淡綠色或淡白色이라가 久則不睹하고 漸變純白커나 或視物成二等證하고 並治耳聾耳鳴이라 ○ 人參 黃芪 各五錢 升麻 葛根 炙甘草 各三錢 芍藥 黃檗 各二錢 蔓荊子 錢半 ○ 右를 每服四五錢호대 水二種에 煎一鍾하야 臨睡熱服하고 五更再服이라

益母地黃湯 十七(「婦人規古方」) ○ 治妊娠跌墜하야 腹痛下血이라 ○ 生地 益母草 各二錢 當歸 黃芪 炒, 各一錢 ○ 右를 薑水煎服이라

益榮湯 九一(「古方·補陣」) ○ 治思慮過度하야 心血耗傷하야 怔忡恍惚不寐라 ○ 人參 一錢 芍藥 棗仁 栢子仁 各五分 當歸 黃芪 茯神 各一錢 紫石英 五分 遠志 甘草 木香 各三分 ○ 水一鍾半 薑三片棗一枚에 煎八分服이라

益元散 三八二(「外科鈐古方」) ○ 方在寒陣百十二하니라 ○ 治瘡瘍에 小水不利하고 內生煩熱作渴이라

益元散 一七二(「痘疹銓古方」) ○ 方在寒陣百十二하니라 ○ 解煩熱하며 止渴하며 利小水라

益陰腎氣丸 四(「古方·因陣」) ○ 治足三陰虧損하고 虛火上炎하야 致目睛散大 視物不的커나 或昏花緊澀 作痛羞明커나 或卒見非常等證하니 其功이 與六味還少丹으로 同類라 ○ 熟地 二兩, 酒洗 生地 歸尾 酒洗 丹皮 五味 山藥 山茱萸 柴胡 茯苓 澤瀉 各二錢半 ○ 煉蜜丸호대 桐子大라 水飛朱砂爲衣라 每服五七十丸호대 空心에 淡鹽湯下라

益智湯 一六五(「古方·熱陣」) ○ 治腎經虧損하야 遺精白濁하며 四肢煩倦하며 時發蒸熱等證이라 ○ 鹿茸 酥炙 巴戟肉 枸杞子 熟地黃 蓯蓉 酒浸 牛膝 酒浸 附子 炮, 去皮臍 桂心 不見火 山茱萸 白芍藥 炙甘草 防風 各等分 ○ 右를 每服三錢호대 水一盞 薑五分에 鹽少許同煎하야 空心服이라

益血潤腸丸 三四二(「古方·和陣」) ○ 治老人大便燥結이라 ○ 熟地黃 六兩 杏仁 炒, 去皮尖 麻仁 各三兩, 以上三味同杵膏 枳殼 麩炒 橘紅 各二兩 肉蓯蓉 酒洗去甲 阿膠 炒, 各一兩 蘇子 荊芥 各一兩 當歸 三兩 ○ 右에 以後七味爲末하야 同前三味膏和杵千餘下하고 仍加煉蜜丸호대 桐子大라 每服五六十丸호대 空心에 白湯或酒下라

忍冬酒 百二(「外科鈴古方」) ○ 解諸癰毒이라 ○ 忍冬藤 鮮者는 四五兩이요 若乾者는 止用一兩이라 搗 大甘草節 一兩, 生用 ○ 二味를 入砂鍋內하야 以水二鍾으로 煎至一鍾하고 再入無灰酒一鍾하야 又煎數沸하야 去柤하고 分三服이라 病重者는 晝夜兩劑니 至大小便通利爲度요 另用忍冬藤研爛하야 入酒少許하고 罨患處라

人參羌活散 二六(「小兒則古方」) ○ 治傷風驚熱이라 ○ 人參 羌活 川芎 白茯苓 柴胡 前胡 獨活 桔梗 枳殼 地骨皮 天麻 各等分 炙甘草 減半 ○ 右를 用生薑薄荷水煎이라 治驚熱엔 加蟬蛻라

人參建中湯 二六(「古方·補陣」) ○ 治虛勞自汗이라 卽前小建中湯에 加人參二兩이니 煎法同이라

人參桂心散 二九七(「古方·和陣」) ○ 治脚氣嘔逆心煩不能飮食이라 ○ 人參 去蘆 赤茯苓 檳榔 麥門冬 橘紅 各一兩 桂心 七錢半 ○ 右㕮咀하야 每用八錢호대 水一鍾半에 加生薑七片하야 煎服이라

人參膏 一六三(「古方·補陣」) ○ 用人參十兩하야 細切하고 以活水二十盞浸透하야 入銀石器內하고 桑柴火緩緩煎取十盞하야 濾汁하고 再以水十盞으로 煎渣取汁五盞하고 並入前汁하야 合煎成膏하고 磁瓶收貯라 隨證作湯하야 使調服이라 丹溪云 多慾之人이 腎氣衰憊하야 欬嗽不止하면 用生薑橘皮煎湯하야 化膏服之라하니라 ○ 浦江鄭兄이 五月患痢하고 又犯房室한대 忽發昏運하야 不知人事하며 手撒目暗하며 自汗如雨하며 喉中痰鳴하며 聲如拽鋸하며 小便遺失하며 脈大無倫하니 此는 陰虧陽絶之證也라 予令急煎大料人參膏하고 仍與灸氣海十八壯하니 右手能動이라 再二壯에 脣口微動이라 遂與膏服一盞半하고 夜後에 服三盞하니 眼能動이라 盡三斤에야 方能言而索粥하고 盡五斤而痢止하고 至十斤而全安이라 若作風治則誤矣라 ○ 一人背疽에 服內托十宣藥已에 多膿出하며 作嘔하며 發熱하며 六脈沈數有力하니 此는 潰瘍所忌也라 遂用大料人參膏하고 入竹瀝飮之하니 參盡十六斤하고 竹伐百餘竿而安이라 後經旬餘에 値大風拔木하야 瘡復起有膿호대 中有紅線一道하야 過肩胛抵右肋이라 予曰 急作參膏하고 以芎歸橘皮作湯하야 入竹瀝薑汁飮之라하니 盡三斤而瘡潰하고 調理乃安이라 若癰疽潰後에 氣血俱虛하고 嘔逆不食하야 變證不一者는 以參芪歸朮等分하야 煎膏服之니 最妙라

人參固肌湯 十二(「痘疹詮古方」) ○ 治痘瘡에 發表太過하야 致肌肉不密커나 或痘痂久粘者라 ○ 人參 黃芪 當歸 酒洗 甘草 蟬蛻 去土, 等分 ○ 水一鍾에 入糯米一撮하야 煎服이라

人參橘皮湯 三二(「婦人規古方」) ○ 治妊娠에 脾胃虛弱하야 氣滯惡阻하며 嘔吐痰水하며 飮食少進하야 益胃和中하니 一名參橘散이라 ○ 人參 陳皮 麥門冬 白朮 各一錢 厚朴製 白茯苓 各五分 炙甘草 三分 ○ 右에 加淡竹茹一塊하고 薑水煎하야 溫服이라 若因中脘停痰이면 宜用二陳枳殼이라 若因飮食停滯면 宜用六君加枳殼이라 若因脾胃虛면 宜用異功散이라

人參當歸湯 百十四(「婦人規古方」) ○ 治去血過多하야 內熱短氣하며 頭痛悶亂하며 骨節作痛커나 或虛煩咽燥라 ○ 人參 當歸 生地 桂心 麥冬 白芍藥 各等分 ○ 右에 用粳米一合 竹葉十片하야 水二鍾에 煎一鍾하야 去米하고 入藥五錢 棗二枚하야 煎服커나 或總煎之하여도 亦可라 虛甚者는 用熟地黃이라

人參散 二百六十(「古方·和陣」) ○ 治肝脾氣逆하야 胸脇引痛하며 眠臥多驚하며 筋脈攣急에 此藥이 鎭肝去邪라 ○ 人參 二兩 杜仲 炒 黃芪 炙 棗仁 微炒 茯神 各一兩 五味子 細辛 去苗 熟地黃 秦艽 羌活 去蘆 芎藭 丹砂 細研, 各半兩 ○ 右爲細末하고 入丹砂再研勻이라 每服一錢호대 不拘時하고 溫酒調下라 日三服이라

人參安胃散 四二(「小兒則古方」) ○ 治脾胃虛弱하고 傷熱乳食하야 嘔吐瀉痢라 ○ 人參 一錢 黃芪 二錢 生甘草 炙甘草 各五分 白芍藥 酒炒, 七分 白茯苓 四分 陳皮 三分 黃連 炒, 一分 ○ 右를 每服二三錢호대 水煎이라

人參養榮湯 三三七(「外科鈐古方」) ○ 方在補陣二十一하니라 ○ 治瘡瘍에 脾胃虧損하야 發熱惡寒하고 血氣俱虛하야 四體倦怠 肌肉消瘦 面色痿黃 汲汲短氣 食少作渴하니 凡大病後에 最宜用此라

人參養胃湯 四一(「小兒則古方」) ○ 治外感風寒 內傷生冷 寒熱如瘧 或嘔逆惡心이라 ○ 人參 厚朴 薑製 蒼朮 炒 半夏 製 草果仁 藿香 茯苓 各五錢 橘紅 二錢半 炙甘草 二錢 ○ 右를 每服二三錢호대 薑三片 烏梅一個에 水煎이라

人參五味子湯 一五三(「外科鈐古方」) ○ 治氣血勞傷 欬膿咯血 寒熱往來 夜出盜汗 羸瘦困乏과 一切虛損肺痿之證을 並治라 ○ 人參 五味子 炒, 搗 熟地黃 當歸 酒炒 白朮 炒 白茯苓 炙甘草 陳皮 桔梗 炒 前胡 各一錢 黃芪 炙 地骨皮 桑白皮 炒 枳殼 炒 柴胡 各七分 ○ 水一鍾半 生薑三片에 煎八分하야 食後服이라

人參五味子湯 八六(「古方·寒陣」) ○ 方在外科一五三하니라 ○ 治虛損肺痿等證이라

人參胃愛散 十九(「痘疹詮古方」) ○ 治痘疹已發未發에 吐瀉不止하고 不思飮食等證이라 ○ 人參 茯苓 甘草 丁香 藿香 紫蘇 木瓜 糯米 ○ 右를 每服三錢호대 薑棗水煎이라

人參利膈丸 八五(「古方·攻陣」) ○ 方在和陣一六六하니라 ○ 治痰逆嘔噎에 聖藥이라

人參理中湯 三四七(「外科鈐古方」) ○ 方在熱陣一하니라 ○ 治瘡瘍에 脾胃虛寒하야 嘔吐泄瀉 飮食少思 肚腹作脹커나 或痛或胸膈虛痞 飮食不入이라

人參理中湯 一五六(「痘疹詮古方」) ○ 方在熱陣一하니라 ○ 治脾胃虛寒諸證이라

人參理中湯 一五二(「婦人規古方」) ○ 方在熱陣一하니라 ○ 溫中하야 補脾胃虛寒諸證이라

人參理中丸 四(「小兒則古方」) ○ 治中氣虛熱이라 ○ 人參 白朮 炒 炙甘草 等分 ○ 右爲末하야 薑汁糊丸호대 綠豆大라 每服二三十丸호대 白湯下라

人參湯 三四(「古方·補陣」) ○ 治吐血咯血後宜服이요 幷治吐血不止라 ○ 人參 一兩, 爲細末 ○ 五更時에 用鷄蛋淸하야 調如稀糊라 每用二錢호대 茶匙抄服하고 服訖却臥니 參盡則效라 愚意컨대 此方固佳나 其或有惡腥者는 但以眞牛乳로 稀調頓熱커나 或溫飮之니 凡無火及微火者 豈不更妙리오 一方에 治吐衄咯血不止할새 用人參爲末하고 以鷄子淸으로 投新汲水하야 攪勻하고 調服一二錢이라

人參透肌散 十三(「痘疹詮古方」) ○ 治痘瘡虛而有熱하야 雖出快나 而不齊하야 隱於肌膚間者라 ○ 人參 紫草 如無어든 紅花代之라 當歸 芍藥 茯苓 甘草 木通 蟬蛻 糯米 等分 ○ 右를 每服三錢호대 水一盞에 煎半盞하야 徐服之라

人參敗毒散 三十(「痘疹銓古方」) ○ 方在散陣三六하니라 ○ 治時疫斑疹이라

人參敗毒散 三五九(「外科鈐古方」) ○ 方在散陣三六하니라 ○ 治瘡瘍에 外有表邪하야 焮痛寒熱커나 或拘急頭痛 脈緊有力이라

人參敗毒散 一六一(「婦人規古方」) ○ 方在寒陣三六하니라 ○ 治四時傷寒瘟疫이라

人參平補湯 一八七(「古方·因陣」) ○ 治腎虛聲啞不出이라 ○ 人參 川芎 當歸 熟地黃 白芍藥 白茯苓 菟絲子 製 杜仲 製 北五味子 白朮 巴戟 去心 半夏麯 橘紅 各半兩 牛膝 酒洗 破故紙 炒 益智仁 胡蘆巴 炒 炙甘草 各二錢半 石菖蒲 一錢半 ○ 右咀하야 每服五錢호대 薑五片 棗二枚에 煎七分하야 呑山藥丸百餘粒이라 凡五鼓後腎氣開時에 不得欬唾言語어든 再進上藥則功效勝常이라

人參平肺散 三八五(「外科鈐古方」) ○ 方在寒陣三七하니라 ○ 治火剋肺金하야 傳爲痘瘥하야 欬嗽喘嘔 痰涎壅盛 胸膈痞滿 咽嗌不利라

人參平肺散 三七(「古方·寒陣」) ○ 治心火剋肺金하야 傳爲欬嗽喘嘔 痰涎壅盛 胸膈痞滿 咽喉不利라 ○ 人參 天冬 黃芩 地骨皮 陳皮 青皮 茯苓 各八分 知母 一錢 五味 二十粒 甘草 炙, 五分 桑白皮 炒, 一錢半 ○ 水二鍾 薑三片에 煎八分하야 食遠服이라

人參胡桃湯 五九(「古方·補陣」) ○ 治喘急不能臥라 ○ 人參 錢半 胡桃肉 五枚, 泡去皮 ○ 水一鍾半 薑三片棗一枚에 煎八分하야 食後溫服이라

人參琥珀丸 三六一(「古方·和陣」) ○ 治癲癇이라 ○ 人參 琥珀 另研 茯神 白茯苓 石菖蒲 小者 遠志 酒浸, 各半兩 乳香 另研 朱砂 水飛 棗仁 溫酒浸半日하야 去殼하고 紙上炒香이라 各二錢半 ○ 右爲末하야 煉蜜丸호대 桐子大라 每服三五十丸호대 食後에 溫酒送下라 日再服이라 如不能飮者는 棗湯下라 此可常服이라

人參丸 百五(「古方·補陣」) ○ 寧心益智하고 安神固精이라 ○ 人參 茯苓 茯神 棗仁 遠志 益智 牡蠣 各五錢 硃砂 二錢半 ○ 爲末하야 棗肉丸服이라

人參黃芪湯 四八(「婦人規古方」) ○ 治小産氣虛하야 血下不止라 ○ 人參 黃芪 炒 當歸 白朮 炒 白芍 炒 艾葉 各一錢 阿膠 炒, 二錢 ○ 右作一劑하야 水煎服이라

人參黃芪湯 二六(「外科鈐古方」) ○ 治潰瘍에 飮食少思하고 無睡發熱이라 ○ 人參 白朮 蒼朮 麥冬 陳皮 當歸 升麻 各五分 黃芪 一錢 黃蘗 炒, 四分 ○ 右를 水煎服이라

人參黃連散 十七(「小兒則古方」) ○ 治心經蘊熱夜啼라 ○ 人參 二錢半 黃連 錢半, 炒 炙甘草 五分 竹葉 二十片 ○ 右를 薑水煎服이라

仁齋蓮子六一散 四四(「古方·固陣」) ○ 治心經虛熱赤濁이라 ○ 石蓮子 六兩 炙甘草 一兩 ○ 爲末하야 每服三錢호대 燈心湯調下라

茵陳飮 八(「新方·寒陣」) ○ 治挾熱泄瀉熱痢에 口渴喜冷하며 小水不利하고 黃疸濕熱閉澁等證이라 ○ 茵陳 焦梔子 澤瀉 青皮 各三錢 甘草 一錢 甘菊花 二錢 ○ 用水三四鍾하야 煎兩鍾하야 不時陸續飮之라 治熱瀉者는 一服可愈라

茵陳湯 一二八(「古方·寒陣」) ○ 治黃疸發熱 大小便澁이라 ○ 茵陳 梔子仁 各二錢 赤茯苓 葶藶 各錢半 枳實 甘草 各五分 ○ 水一鍾半 薑三片에 煎八分하야 食前服이라

茵陳薰法 百十九(「痘疹銓古方」) ○ 用乾茵陳硏末하고 搗棗膏和丸호대 如鷄子大하야 晒乾하

고 用烈火燒烟薰之라

一氣丹 二二(「新方·熱陣」) ○ 治脾腎虛寒하야 不時易瀉腹痛 陽痿怯寒等證이라 此는 卽參附湯之變方也라 ○ 人參 製附子 各等分 ○ 煉白蜜丸호대 如綠豆大라 每用滾白湯하야 送下三五分 或一錢이라 凡藥餌不便之處 或在途次에 隨帶此丹하면 最妙라

一母丸 三七(「婦人規古方」) ○ 一名知母丸이라 治妊娠血熱頓仆 胎動不安 或欲墮産이라 ○ 知母 炒, 爲末 ○ 右를 搗棗肉爲丸호대 彈子大라 每服一丸호대 人參湯嚼送이라 或丸桐子大하야 每服三四十丸이라 白湯下커나 或嚼嚥之라

一味苦參丸 八七(「外科鈐古方」) ○ 治一切癰疽毒瘡에 焮腫作痛 或煩躁라 ○ 苦參 不拘多少爲末이라 ○ 右를 用水糊丸호대 桐子大라 每服二三錢호대 溫酒下라

一掃散 一九二(「外科鈐古方」) ○ 治癬疥라 ○ 防風 荊芥 苦參 地骨皮 薄荷 等分 甘草 減半 ○ 右爲末하야 蜜水調服三錢이니 不過三五服에 可淨이라 或煉蜜丸호대 桐子大라 每服五七十丸호대 食遠에 茶淸送下라

一柴胡飮 一(「新方·散陣」) ○ 一爲水數니 從寒散也라 凡感四時不正之氣하야 或爲發熱커나 或爲寒熱하고 或因勞因怒커나 或婦人熱入血室커나 或産後經後에 因冒風寒하야 以致寒熱如瘧等證에 但外有邪而內兼火者는 須從凉散이니 宜此主之라 ○ 柴胡 二三錢 黃芩 一錢半 芍藥 二錢 生地 一錢半 陳皮 一錢半 甘草 八分 ○ 水一鍾半에 煎七八分하야 溫服이라 如內熱甚者는 加連翹一二錢隨宜라 如外邪甚者는 加防風一錢佐之라 如邪結在胸而痞滿者는 去生地하고 加枳實一二錢이라 如熱在陽明而兼渴者는 加天花粉 或葛根一二錢이요 熱甚者는 加知母石膏하여도 亦可라

一陰煎 八(「新方·補陣」) ○ 此는 治水虧火勝之劑라 故로 曰一陰이라 凡腎水眞陰虛損而脈證多陽하야 虛火發熱 及陰虛動血等證이어나 或瘧疾傷寒屢散之後에 取汗旣多하야 脈虛氣弱而煩渴不止하고 潮熱不退者는 此以汗多傷陰하야 水虧而然也니 皆宜用此하야 加減主之라 ○ 生地 二錢 熟地 三五錢 芍藥 二錢 麥冬 二錢 甘草 一錢 牛膝 一錢半 丹參 二錢 ○ 水二鍾에 煎七分하야 食遠溫服이라 如火盛躁煩者는 入眞龜膠二三錢化服이라 如氣虛者는 間用人參一二錢이라 如心虛不眠多汗者는 加棗仁當歸各一二錢이라 如汗多煩躁者는 加五味子十粒커나 或加山藥山茱萸라 如見微火者는 加女貞子一二錢이라 如虛火上浮하야 或吐血커나 或衄血不止者는 加澤瀉一二錢 茜根二錢커나 或加川續斷一二錢하야 以澁之하여도 亦妙라

立消膏 三四(「古方·因陣」) ○ 治浮翳宿障 霧膜遮睛이라 ○ 雪白鹽 淨器中生硏如塵 ○ 右를 以大燈草蘸鹽少許하야 輕手指定浮翳點上이라 凡三次卽沒하고 亦不疼痛이라

立效散 二八七(「古方·和陣」) ○ 治脚氣攻心이라 此方은 消腫甚效하고 及治暴腫이라 ○ 檳榔 七枚 生薑 二兩 陳皮 吳茱萸 紫蘇 木瓜 各一兩 ○ 右를 水三升에 煎一升하야 分作二服이라

ㅈ

子芩散 一二二(「婦人規古方」) ○ 一名黃芩散이라 治壯熱崩中下血하니 是陽乘陰分이라 故로 經血泛溢하니 宜淸其北方이라 ○ 條黃芩 不拘多少하고 爲細末이라 ○ 右를 燒秤錘焠酒하고 食前에 調下三四錢이라 一方에 有乾薑白芷하고 一方에 以木耳黃芩等分爲丸하니 俱效라

紫金錠 三百九十(「外科鈐古方」) ○ 方在因陣二百二하니라 ○ 治癰疽諸毒이라

紫金錠 二百二(「古方·因陣」) ○ 一名神仙太乙丹이요 一名玉樞丹이요 一名萬病解毒丹이라 解除一切中毒積毒 蟲毒蠱毒 菌蕈 砒石 死牛 死馬 河豚等 及時行瘟疫 山嵐瘴氣 喉閉喉風 癲邪鬼氣 狂亂迷死 牙關緊急 小兒急驚等證이라 凡行兵興役之處에 尤不可無라 ○ 文蛤 搥破洗焙, 淨末三兩 山茨菰 去皮, 淨末二兩 千金子 去油取霜, 一兩 紅芽大戟 去蘆, 焙乾爲末, 一兩五錢 麝香 另研, 三錢 ○ 右를 用糯米煮濃飮爲丸호대 分作四十錠이라 每服半錠호대 用井花水或薄荷湯磨服하야 利一二次어든 用粥止之라 若治癰疽惡毒 湯火蛇蟲犬獸所傷엔 以東流水磨服하고 並敷患處라 如治癲邪鬼氣 鬼胎 攣急疼痛엔 須暖酒磨服이라 凡修合時日은 須用端午七夕重陽 或天德月德日이니 於淨室에 焚香修製라 凡奇怪之病에 屢用如神하야 效驗不可盡述이니 醫家大家는 皆不可一日無之라

紫白癜風歌 二九三(「外科鈐古方」) ○ 紫癜白痕一般風은 附子硫黃最有功하니 薑汁調勻하고 茄蒂擦하야 若經三度면 永無踪이라 ○ 又歌: 紫癜白癜兩般風은 水銀輕粉最成功하니 搗取生薑自然汁하야 只須一擦이면 便無踪이라 ◉ 又方: 治紫白癜汗斑等風이라 ○ 雄黃 硫黃 黃丹 密陀僧 南星 ○ 右爲末이라 先用葱擦患處하고 次用薑蘸藥末擦之라 擦後漸黑하니 次日再擦하야 黑散則愈矣라 ◉ 又四神散: 雄黃 雌黃 硫黃 明礬 ○ 各等分이라 先浴令通身微汗하야 以薑蘸擦之하고 再以熱湯淋洗면 當日色淡하고 五日除根이라

紫霜丸 百三十(「小兒則古方」) ○ 治驚積 及變蒸發熱不解 或食癎先寒後熱 或乳哺失節 宿滯不化 腹痞便結이라 ○ 代赭石 煅, 醋焠七次 赤石脂 各一兩 杏仁 五十個 巴豆 二十枚, 去心膜油 ○ 右에 先將巴豆杏仁硏成膏하야 入代赭石脂硏勻하고 湯浸蒸餠丸호대 粟米大라 每服三五丸호대 米飮送下라

紫蘇散 二八九(「古方·和陣」) ○ 治脚氣上氣하야 心胸壅悶하고 不得眠臥라 ○ 蘇葉 桑白皮 赤茯苓 檳榔 木瓜 各一兩 炙甘草 紫菀 前胡 去蘆 杏仁 去皮尖 百合 各七錢 ○ 右㕮咀하야 每服八錢호대 水一鍾半 生薑五片에 煎八分하야 不拘時溫服이라

刺少商穴 百十二(「外科鈐古方」) ○ 治咽喉急痛이라 ○ 穴在手大指內側去爪甲角如韭葉하니 刺入二分許하고 以手自臂勒至刺處하야 出血卽消라 若重而膿成者는 必須鍼患處요

否則難治라

紫蘇飮 二八(「婦人規古方」) ○ 治妊娠失調에 胎氣不安하야 上疠作痛하니 名曰子懸이요 或臨産氣結不下等證이라 ○ 大腹皮 川芎 白芍藥 陳皮 蘇葉 當歸 各一兩 人參 甘草 各半兩 ○ 右를 每服一兩호대 薑葱水煎服이라 一方에 有香附하고 無人參이라 若肝脾氣血虛而有火不安이면 宜兼逍遙散이라 若脾氣虛弱而不安이면 宜用四君芎歸라

紫蘇子湯 二六三(「古方·和陣」) ○ 治肺痺心胸滿塞하야 上氣不下라 ○ 紫蘇子 炒, 八兩 半夏 湯泡, 五兩 橘紅 桂心 各三兩 人參 白朮 甘草 炙, 各二兩 ○ 右㕮咀하야 每服四五錢호대 水一鍾 生薑五片 棗二枚에 煎七分하야 不拘時溫服이라

滋腎丸 三七五(「外科鈐古方」) ○ 方在寒陣一六三하니라 ○ 治瘡瘍에 腎經陰虛發熱하야 作渴便赤하며 足熱腿軟等證이라 凡不渴而小便秘는 熱在下焦血分也니 最宜此藥이라 經云 無陰則陽無以化라하니 若脾肺燥熱所移면 此當淸其化源이라

滋陰八味丸 十七(「新方·寒陣」) ○ 治陰虛火盛下焦濕熱等證이라 此方變丸爲湯하면 卽名滋陰八味煎이라 ○ 山藥 四兩 丹皮 三兩 白茯苓 三兩 山茱萸 肉, 四兩 澤瀉 三兩 黃檗 鹽水炒, 三兩 熟地黃 八兩, 蒸搗 知母 鹽水炒, 三兩 ○ 右에 加煉蜜搗丸하야 梧桐子大라 或空心 或午前에 用滾白湯 或淡鹽湯하야 送下百餘丸이라

紫草膏 七一(「痘疹銓古方」) ○ 紅紫黑陷者는 暫用之라 ○ 紫草茸 白附子 麻黃 去節하고 湯泡하야 去黃沫하고 晒乾用이라 甘草 炙, 各半兩 殭蠶 炒 全蝎 炒, 各八個 ○ 右爲細末하고 用白蜜一兩 好酒半盞하야 先將紫草煎熬成膏하고 旋入各藥丸호대 皀子大라 每服一丸호대 紫草煎湯化下하고 就用補藥調理라 如治驚搐이어든 以金箔爲衣하야 薄荷湯下라

紫草木通湯 七十(「痘疹銓古方」) ○ 治痘疹出不快라 ○ 紫草 人參 茯苓 木通 甘草 減半 糯米 等分 ○ 右를 每服二三錢호대 水煎服이라

紫草木香湯 六九(「痘疹銓古方」) ○ 治痘瘡裏虛癢塌黑陷悶亂이라 ○ 紫草 木香 人參 白朮 茯苓 甘草 炙 糯米 ○ 右를 每服三錢호대 水煎이라

紫草散 六五(「痘疹銓古方」) ○ 治痘疹黑陷 氣血虛弱 瘡疹不起라 ○ 紫草 黃芪 炙 炙甘草 糯米 各錢半 ○ 右를 水煎服이라

紫草飮 六六(「痘疹銓古方」) ○ 治痘瘡黑陷不起라 ○ 紫草 當歸 芍藥 甘草 麻黃 等分 ○ 水一盞에 煎하야 不拘時服이라

紫草飮子 六七(「痘疹銓古方」) ○ 治倒陷腹脹 大小便秘라 ○ 紫草 人參 枳殼 山楂 木通 穿山甲 土拌, 炒 蟬蛻 等分 ○ 水一盞에 煎五分하야 作三四次溫服이라

紫草快斑湯 六八(「痘疹銓古方」) ○ 一名紫草湯이라 治痘疹血氣不足커나 或血熱不能起發하야 色不紅活하고 不灌膿等證이라 ○ 紫草 人參 白朮 當歸 川芎 芍藥 茯苓 甘草 木通 等分 糯米 ○ 右를 每服三五錢호대 水煎이라

紫草化毒散 六四(「痘疹銓古方」) ○ 解實熱毒하야 發痘라 ○ 紫草 升麻 炙甘草 等分 糯米 五十粒 ○ 水煎服이라

子和桂苓甘露飮 九(「古方·寒陣」) ○ 治證同前이나 脈虛而渴者는 當用此라 ○ 滑石 一兩 人參 白朮 茯苓 甘草 石膏 寒水石 乾葛 澤瀉 各一兩 官桂 木香 藿香 各一錢 ○ 右爲末하야 每服三錢호대 白湯調下라

ㅈ

子和導水丸 七一(「古方·攻陣」) ○ 大黃 黃芩 各二兩 滑石 黑丑 頭末, 各四兩 ○ 加法: 甘遂一兩은 去濕熱腰痛하며 泄水濕腫滿하니 久病則加라 白芥子一兩은 去遍身走注疼痛하니 宜加라 朴硝一兩은 退熱散腫毒止痛하니 久毒宜加라 郁李仁一兩은 散結滯하며 通關節하며 潤腸胃하며 行滯氣하며 通血脈하니 宜加라 樟柳根一兩은 去腰腿沈重하니 宜加라 ○ 右爲細末하야 滴水丸호대 桐子大라 每服五十丸커나 或加至百丸이니 臨臥에 溫水下라

子和獨聖散 百六(「古方·攻陣」) ○ 吐積蓄痰涎이라 ○ 甛瓜蒂 不拘多少, 微炒 ○ 爲細末하야 每服一二錢호대 虀汁調服이라 膝痛엔 加全蝎하고 頭痛加鬱結者는 服吐之라

子和浮萍散 二七一(「外科鈐古方」) ○ 治風癬疥癩라 ○ 浮萍 四錢 荊芥 川芎 麻黃 去節 當歸 赤芍藥 甘草 各二錢 ○ 水二鍾 葱二莖 豆豉一撮에 煎服호대 汗出爲度라

子和消風散 四八(「古方·散陣」) ○ 照前方에 但無荊芥防風薄荷甘草四味라

子和神芎丸 七二(「古方·攻陣」) ○ 治心經積熱風痰壅滯 頭目赤腫 瘡癤咽痛 胸膈不利 大小便秘 一切風熱等證이라 ○ 大黃 生 黃芩 各二兩 黑丑 頭末, 生 滑石 各四兩 黃連 川芎 薄荷葉 各半兩 ○ 滴水丸호대 桐子大라 每服五十丸호대 食後에 溫水下라 局方엔 無黃連이라

子和牙宣散 一六六(「古方·因陣」) ○ 良薑 胡椒 蓽茇 細辛 乳香 麝香 雄黃 青鹽 下四味를 各另研이라 ○ 右를 等分爲細末하고 先以溫水漱淨牙後에 以藥末擦患處하고 追出涎沫吐之니 漱十餘次면 痛立止라 忌油鹽二日이라

子和玉燭散 二四(「古方·攻陣」) ○ 治血虛有滯커나 或婦人經候不通하야 腹脹作痛이라 此는 四物湯에 對調胃承氣湯也라 ○ 當歸 川芎 芍藥 地黃 大黃 芒硝 甘草 各等分 ○ 右㕮咀하야 水煎服이라 甚者는 倍用大黃이라

子和禹功散 四一(「古方·攻陣」) ○ 瀉水之劑라 ○ 黑丑 頭末, 四兩 茴香 一兩, 炒 或加木香 一兩 ○ 右爲細末하야 以生薑自然汁調一二錢하야 臨臥服이라

子和朱砂滾涎丸 七八(「古方·攻陣」) ○ 治五癇이라 ○ 朱砂 白礬 生 硝石 赤石脂 等分 ○ 右爲細末하야 研蒜膏爲丸호대 綠豆大라 每服三五十丸호대 食後에 荊芥湯下라

子和濬川散 四二(「古方·攻陣」) ○ 治一切痰飮十種水氣라 ○ 甘遂 麵裹煨 芒硝 各二錢 郁李仁 一錢 大黃 牽牛末 各三錢 ○ 右爲末하야 滴水丸호대 桐子大라 每服五十丸호대 溫水下라

子和通經散 四六(「古方·攻陣」) ○ 治婦人氣逆血閉라 ○ 陳皮 去白 當歸 各一兩 甘遂 以麵包勿令透水하야 煮百餘滾하고 取出用冷水浸過하야 去麵焙乾이라 一兩 ○ 右爲細末하야 每服三錢호대 溫湯調下라 臨臥服이라

子和通經散 一七九(「婦人規古方」) ○ 方在攻陣四六하니라 ○ 治氣逆經閉라

紫菀茸湯 一五六(「外科鈐古方」) ○ 治飮食過度커나 或煎煿傷肺하야 欬嗽咽乾하며 吐痰唾血 喘急하며 脇痛不得安臥와 肺痿等證이라 ○ 紫菀茸 去苗 桑葉 經霜者 款冬花 百合 蒸焙 杏仁 去皮尖 阿膠 蛤粉炒 貝母 去心 半夏 製 蒲黃 炒, 各一錢 人參 犀角 鎊末 甘草 炙, 各五分 ○ 水一鍾半 生薑三片에 煎七分하고 入犀角末하야 食後服이라

芍藥散 百三十(「婦人規古方」) ○ 治婦人血滯腰脇痛이라 ○ 白芍藥 玄胡 炒 肉桂 各一兩 香附米 二兩을 醋一升 鹽半兩으로 同煮乾이라 ○ 右爲細末하야 每服二錢호대 不拘時하고 白湯調下라

芍藥枳朮丸 十六(「新方·和陣」) ○ 治食積痞滿及小兒腹大脹滿 時常疼痛 脾胃不和等證이라 此方은 較之枳朮丸컨대 其效如神이라 ○ 白朮 二兩, 麵炒 赤芍藥 二兩, 酒炒 枳實 一兩, 麵炒 陳皮 一兩 ○ 荷葉湯으로 煮黃老米하야 粥爲丸호대 桐子大라 米飮或滾白湯으로 任下百餘丸이라 如臟寒하면 加乾薑炒黃者五錢或一二兩이라 如脾胃氣虛하면 加人參一二兩이라

芍藥枳朮丸 一六四(「小兒則古方」) ○ 方在新和十六하니라 ○ 健脾消積하야 止腹痛하며 除脹滿이라

芍藥蒺藜煎 三五(「新方·因陣」) ○ 治通身濕熱瘡疹 及下部紅腫熱痛諸瘡하니 神效라 外以螵蛸粉敷之라 ○ 龍膽草 梔子 黃芩 木通 澤瀉 各錢半 芍藥 生地 各二錢 白蒺藜 連刺搥碎, 五錢 甚者一兩 ○ 水二鍾에 煎八分하야 食遠服이라 如火不甚者는 宜去龍膽梔子하고 加當歸茯苓薏仁之屬이라 如濕毒甚者는 加土茯苓五錢 或一二兩이라

芍藥淸肝散 二四(「古方·因陣」) ○ 方在寒陣六一하니라 ○ 治赤脈貫睛 眵多眊燥 緊澀羞明臟腑秘結이라

『雜著』牛黃丸 九三(「小兒則古方」) ○ 治小兒驚風中風 五癎天吊客忤 潮熱痰涎壅盛等證이라 ○ 白花蛇 酒浸 白附子 川烏 全蝎 天麻 薄荷 雄黃 各五錢 朱砂 二錢 牛黃 麝香 各一錢 氷片 五分 ○ 右를 各另硏爲極細末하야 和勻하고 用麻黃煎酒搗丸호대 芡實大라 每服一丸호대 薄荷湯下라

『雜著』牛黃丸 三六九(「古方·和陣」) ○ 方在小兒九三하니라 ○ 治小兒驚癎 痰涎壅盛이라

杖丹膏 五二(「新方·因陣」) ○ 猪板油 半斤 黃占 二兩 輕粉 三錢 水銀 三錢 氷片 三分 ○ 先將水銀輕粉하야 同硏細하고 俟猪油熬熟하야 去滓하고 先下黃占熔化하야 後入末藥하고 攪勻收貯호대 以水浸二三時하야 令出火毒이라 用竹紙攤貼호대 覺熱卽換이니 輕者는 卽愈하고 重者도 不過旬日이라

臟連丸 一七八(「古方·寒陣」) ○ 治遠年近日腸風臟毒下血이라 ○ 大鷹爪黃連 半斤 槐米 二兩 枳殼 一兩 防風 粉草 槐角 香附 牙皂 木香 各五錢 ○ 右에 用陳倉米三合하야 同香附一處爲末하고 外藥도 共爲細末이라 用猪大臟約長二尺하야 洗淨하고 裝入米하야 附縛定하고 量用水二大碗하야 沙鍋炭火煮호대 乾卽添水요 漫火煮爛如泥하고 取起和藥搗勻하야 丸桐子大라 每空心에 米飮下七八十丸이라 忌麵蒜生冷煎炙之物이라 一料에 病痊이라

腸癰秘方 三九(「新方·因陣」) ○ 凡腸癰은 生於小肚角하야 微腫而小腹隱痛不止者是라 若毒氣不散하야 漸大內攻而潰면 則成大患하니 急宜以此藥治之라 ○ 先用紅藤一兩許하야 以好酒二碗으로 煎一碗이라 午前一服하야 醉臥之하고 午後用紫花地丁一兩許하야 亦如前煎服이라 服後에 痛必漸止爲效리니 然後에 服後末藥하야 除根神妙라 ○ 當歸 五錢 蟬蛻 殭蠶 各二錢 天龍 大黃 各一錢 石蝎虳 五錢 此는 草藥也라 老蜘蛛 二個 捉放新瓦上하야 以酒盅蓋定하고 外用火煅하야 乾호대 存性이라 ○ 右共爲末이라 每空心에 用酒調送一錢許니 日逐漸服하면 自消라

長肉膏 三二五(「外科鈐古方」) ○ 人參 黃芪 當歸

ㅈ

夜合樹皮 玄參 各一兩 血餘 三兩 老鼠 一個 ○ 細藥: 血竭 龍骨 赤石脂 白蠟 各五錢 ○ 右를 用麻油一斤煎하야 飛丹收라

杖瘡四方 二五三(「外科鈐古方」) ○ 用川大黃一兩하야 加上好氷片二分호대 另硏하야 俱爲末하고 和勻하야 凉水調如糊하고 攤杖處면 卽時止痛하니 一日後에 換膏藥貼之라 又方에 加甘草一兩이라 ● 又方: 攤藥이라 ○ 大黃 白芷 生半夏 各七錢 ○ 右爲末하야 以鮮薑汁調敷하고 乾卽再敷호대 以黑處血紅爲度하고 卽換貼膏藥이니 神效라 ● 又方: 生半夏 松香 各一兩 ○ 右硏一處하야 蜜水調成膏貼之호대 勿令見風이라 如乾이어든 再換一個니 卽愈라

再造散 百八(「古方·散陣」) ○ 治傷寒頭痛發熱惡寒無汗에 用表藥而汗不出하고 脈無力者라 此는 以陽虛不能作汗이니 名曰無陽이라 若醫不識此하고 復用麻黃等藥 及覆逼取汗하면 誤殺者多矣라 ○ 人參 黃芪 川芎 甘草 熟附子 桂枝 細辛 羌活 防風 煨生薑 ○ 夏月熱甚엔 或加石膏라 水一鍾半 棗二枚에 煎八分하야 溫服이라

猪肚丸 三九(「古方·固陣」) ○ 治小便頻數이라 ○ 蓮子 一斤을 以猪肚一個로 同煮一周日하고 取出去皮心하야 焙乾爲末이라 舶茴香 破故紙 川楝子 母丁香 各一兩 ○ 右爲末하야 煉蜜丸호대 桐子大라 每服五十丸호대 空心에 溫酒送下라

猪髓膏 一二二(「痘疹銓古方」) ○ 治痘疹不靨 及痂靨不落者하니 塗之卽落이라 ○ 猪骨髓 白蜜 ○ 右二味를 以火熬一二沸하고 退凉에 用鷄翎掃上卽落이라

猪腰湯 七四(「婦人規古方」) ○ 治産後褥勞 寒熱如瘧 自汗無力 欬嗽頭痛腹痛하니 俱效라 ○ 豬腰 一對 當歸 白芍藥 酒炒, 各一兩 ○ 右에 以藥二味로 用水三碗하야 煎至二碗하야 去滓하고 將豬腰切如骰子塊하야 同晩米一合 香豉一錢하고 加葱椒鹽하야 煮稀粥이라 空心에 日服一次면 神效라 或加人參하면 更妙라

猪臟丸 二二二(「外科鈐古方」) ○ 治大便痔漏下血이라 ○ 猪大臟 一條를 控乾하고 以槐花炒爲末하야 塡入臟內하고 兩頭扎定하야 瓦器內에 米醋煮爛이라 ○ 右搗和하고 再加糕糊爲丸호대 桐子大라 每服五七十丸호대 食前에 米飮或當歸酒下라 此方에 用黃連猪臟二味하여도 亦名猪臟丸이니 尤效라 一方은 先用海螵蛸炙黃하야 去殼爲末하고 以木賊草煎湯調下하니 三日卽效라 或後服黃連猪臟丸이라

猪臟丸 一八一(「古方·寒陣」) ○ 方在外科二二二하니라 ○ 治大便痔漏下血이라

猪蹄湯 一二五(「外科鈐古方」) ○ 治一切癰疽杖瘡潰爛하야 去惡肉하며 潤瘡口하며 止痛이라 ○ 白芷 黃芩 當歸 赤芍藥 獨活 生甘草 露蜂房 連子者佳, 各五錢 ○ 用猪蹄一隻하야 水四五碗에 煮熟去油柤하야 取淸湯하고 入前藥一兩許하야 煎十數沸하고 去柤溫洗니 惡肉隨洗而下하면 隨用膏藥貼之라 按此湯컨대 不必用黃芩커나 或以白礬易之면 更佳라

猪蹄湯 八七(「婦人規古方」) ○ 治氣血不足하야 乳汁不下라 ○ 用八物湯加黃芪漏蘆陳皮木通호대 先以豬蹄煮汁二碗하야 煎藥服之라 或加天花粉이라 ○ 又方: 用豬蹄一副 通草二兩 川芎一兩 甘草一錢 穿山甲十四片炒라 將豬蹄洗切하고 入水六碗하야 同藥煎煮約至三碗에 加葱薑鹽料하야 取汁飮之라 忌冷物이라 要吃羹湯하야 助其氣血하면 乳汁自下라 夏月에도 不可失蓋요 時用葱湯洗乳爲佳라

赤金豆 二(「新方·攻陣」) ○ 亦名八仙丹이라 治諸積不行이라 凡血凝氣滯하야 疼痛腫脹蟲積結聚癥堅에 宜此主之라 此丸은 去病捷速하니 較之硝黃棱莪之類가 過傷臟氣者컨대 大爲勝之라 ○ 巴霜 去皮膜하야 略去油라 一錢半 生附子 切하야 略炒燥라 二錢 皀角 炒微焦, 二錢 輕粉 一錢 丁香 木香 天竺黃 各三錢 硃砂 二錢爲衣라 ○ 右爲末하야 醋浸蒸餅爲丸호대 蘿蔔子大라 硃砂爲衣라 欲漸去者는 每服五七丸하고 欲驟行者는 每服一二十丸이라 用滚水 或煎藥 或薑醋茶蜜茴香史君煎湯하야 爲引送下라 若利多不止어든 可飮冷水一二口니 卽止라 蓋此藥이 得熱則行하고 得冷則止也라 如治氣濕實滯鼓脹이어든 先用紅棗煮熟하야 取肉一錢許하고 隨用七八丸이요 甚者는 一二十丸을 同棗肉研爛하야 以熱燒酒加白糖少許하야 送下라 如治蟲痛이어든 亦用棗肉加服커나 止用淸湯하야 送下라

赤茯苓湯 一二三(「古方·寒陣」) ○ 治膀胱實熱 小便不通 口乾 咽腫不利라 ○ 赤茯苓 猪苓 木通 車前子 瞿麥 葵子 黃芩 滑石 枳實 甘草 各等分 ○ 水一鍾半 薑三片에 煎八分하야 食前服이라

赤火金鍼 四一(「古方·因陣」) ○ 治赤眼頭風冷淚鼻塞耳鳴牙疼이라 ○ 火硝 一兩 川芎 雄黃 乳香 沒藥 石膏 各一錢 ○ 右爲細末하야 每服一二分이라 如前吹鼻에 三次愈라

全生白朮散 十四(「婦人規古方」) ○ 治妊娠面目虛浮하고 四肢腫如水氣하니 名曰胎腫이라 ○ 白朮 一兩 生薑皮 大腹皮 陳皮 白茯苓 各半兩 ○ 右爲末하야 每服二錢호대 米飮下라 如未應이어든 佐以人參甘草라

錢氏苦參丸 九九(「痘疹銓古方」) ○ 治痘後潰爛瘡毒瘡癩라 ○ 苦參 一兩 白蒺藜 何首烏 牛蒡子 荊芥穗 各半兩 ○ 右爲末하야 酒調麵糊爲丸이라 竹葉湯下라 外科苦參丸은 見本門八八하니라

錢氏苦參丸 百四十(「古方·寒陣」) ○ 方在痘疹九九하니라 ○ 治痘後潰爛 瘡毒疥癩라

錢氏當歸散 十五(「小兒則古方」) ○ 治夜啼不乳라 ○ 人參 當歸 白芍藥 各二錢半 炙甘草 錢二分 桔梗 陳皮 各一錢 ○ 右를 每服一二錢호대 水煎灌之라

錢氏獨聖散 百十(「古方·攻陣」) ○ 方在痘疹七八하니라 ○ 治痘瘡에 倒靨陷伏이라

錢氏獨聖散 七八(「痘疹銓古方」) ○ 治痘瘡倒靨陷伏이라 ○ 用穿山甲取前足嘴上者하고 燒存性爲末하야 每服四五分호대 以木香湯入少酒服之커나 或紫草湯도 亦可라

錢氏瀉黃散 五七(「古方·寒陣」) ○ 治脾火라 ○ 山梔 一兩 石膏 五錢 藿香 七錢 防風 四錢 甘草 三錢 ○ 右㕮咀하야 蜜酒拌하고 略炒香하야 爲細末이라 每服二錢호대 水一鍾에 煎淸汁飮이라

錢氏酸棗仁湯 六二(「小兒則古方」) ○ 治心肺虛熱 煩躁驚啼 痘疹血熱血燥等證이라 ○ 棗仁 炙甘草 人參 生地 麥冬 當歸身 梔子仁 等分 ○ 右에 加燈心하고 水一盞에 煎六分하야 溫服이라

錢氏酸棗仁湯 八七(「古方·補陣」) ○ 方在小兒六二하니라 ○ 治心肺虛熱煩躁라

錢氏生犀散 二八(「小兒則古方」) ○ 治心經風熱이라 ○ 犀角 鎊, 三錢 柴胡 葛根 赤芍藥 地骨皮 各一兩 甘草 五錢 ○ 右爲末하야 每服一二錢호대 水煎이라

錢氏生化湯 四二(「婦人規古方」) ○ 此는 錢氏世傳治婦人者라 ○ 當歸 五錢 川芎 二錢 甘

ㅈ

草 炙, 五分 焦薑 三分 桃仁 十粒, 去皮尖雙仁 熟地 三錢 ○ 右㕮咀하야 水二鍾 棗二枚에 煎八分하야 溫服이라 一方에 無熟地라 ● 附加減法: 凡胎衣不下커나 或血冷氣閉 血枯氣弱等證에 連服生化湯二三劑면 卽下요 或用此送益母丸一丸이면 卽下라 蓋益母草는 行血養血하야 性善走而不傷人者也라 一. 凡婦人은 無論胎前産後하고 皆宜此藥이라 一. 凡血暈虛暈엔 加荊芥穗六七分이라 一. 凡産婦氣虛氣脫하야 倦怠無力하면 加人參黃芪라 一. 凡陽虛厥逆엔 加附子肉桂라 一. 脈虛煩渴엔 加麥冬五味라 一. 氣壅有痰엔 加陳皮竹瀝이라 一. 血虛血燥便結엔 加麻仁杏仁蓯蓉이라 一. 多汗不眠엔 加茯神棗仁黃芪요 上體多汗엔 加麻黃根이요 下體多汗엔 加漢防己라 一. 煩熱엔 加丹皮地骨皮라 一. 口噤如風 反張瘈瘲者는 加荊芥防風各三四分이라 一. 惡露未盡하야 身發寒熱 頭痛脇脹하면 其小腹必然脹痛하니 加紅花丹皮肉桂各三四分 玄胡 一錢이라 一. 內傷飮食엔 加山査陳皮砂仁 或神麯麥芽라 一. 外傷寒濕엔 或加蒼朮白朮이라 一. 血積食積으로 胃有燥糞하야 臍腹脹痛하면 加大黃二錢이라 一. 産後下血不止커나 或如屋漏水沈黑不紅커나 或斷或來커나 或如水커나 或有塊하야 淋瀝不休면 此氣血大虛之候니 不可誤用寒凉이라 其脈浮커나 脫者는 可加附子輩諸陽分藥이요 否則無救矣라 佛手散은 單用當歸三錢 川芎二錢하니 此卽其變方也라 ● 會稽錢氏世傳曰 嘗論産證컨대 本屬血虛하니 陰亡陽孤에 氣亦俱病이라 如大補則氣血陡生이어니와 倘失調則諸邪易襲이라 四物避芍藥之寒이요 四物得薑桃之妙라 氣毋耗散이니 法兼補虛요 食必扶脾니 勿專消導라 熱不可用芩連이니 恐致宿穢凝滯요 寒不宜用桂附니 反招新血流崩이라 三陽에 見表證之多면 似可汗也나 用麻黃則重竭其陽이요 三陰에 見裏證之劇이면 似可下也나 用承氣則大涸其血이라 耳聾脇病은 乃腎虛惡露之停이니 休用柴胡요 譫語汗多는 乃元弱似邪之證이니 毋同胃實이라 厥由陽氣之衰니 難分寒熱이나 非大補면 不能回陽이요 痓因陰血之虧니 豈論剛柔며 非滋營이면 胡以潤絡이리오 潮熱似瘧에 以瘧治則遷延이요 神亂如邪에 以邪論則立困이라 總屬大虛니 須從峻補라 去血多而大便燥하니 蓯蓉加於生化면 非潤腸和氣之能通이요 患汗出而小便難하니 六君에 倍用參芪면 必生津助液之可利라 加參生化頻服하면 救産後之危하야 活命長生調攝하리니 須産前加意라

錢氏阿膠散 三四(「小兒則古方」) ○ 治小兒肺病 欬嗽喘急 或欬而哽氣 喉中有聲이라 ○ 阿膠 蛤粉炒, 一兩 鼠粘子 炒香, 二錢半 炙甘草 一錢 馬兜鈴 炒, 半兩 杏仁 七個, 去皮尖 糯米 一兩 ○ 右每二三錢을 水煎이라

錢氏阿膠散 二百九(「古方·和陣」) ○ 方在小兒三四하니라 ○ 治小兒欬嗽喘急이라

錢氏安神丸 一四三(「古方·寒陣」) ○ 治熱渴心悶 脈實頰赤口燥라 ○ 麥冬 馬牙硝 白茯苓 寒水石 山藥 甘草 各五錢 朱砂 一兩 龍腦 一字 ○ 右爲末하야 煉蜜丸호대 芡實大라 每服一丸호대 沙糖水化下라

錢氏安神丸 七五(「小兒則古方」) ○ 方在寒陣一四三하니라 ○ 除火邪熱渴하야 淸心化痰이라

錢氏養心湯 五九(「小兒則古方」) ○ 治心血虛怯 驚癎 或驚悸怔忡 盜汗無寐 發熱煩躁라 ○ 人參 黃芪 遠志 當歸 川芎 棗仁 五味子 栢子仁 肉桂 白茯苓 茯神 半夏麯 各三錢 炙甘草 四錢 ○ 右를 每服二三錢호대 薑水煎이라

錢氏養心湯 八十(「古方·補陣」) ○ 方在小兒五九하니라 ○ 治心虛驚癎이라

錢氏抑靑丸 九八(「小兒則古方」) ○ 治肝熱急驚搐搦이라 ○ 羌活 川芎 當歸 防風 龍膽草 等分 ○ 右爲末하야 煉蜜丸호대 芡實大라 每服一二丸호대 竹葉湯에 入砂糖化下라 此方에 加大黃梔子仁하면 卽名瀉靑丸이라

錢氏抑靑丸 百五十(「古方·寒陣」) ○ 方在小兒九八하니라 ○ 治肝熱急驚搐搦이라

錢氏牛黃丸 九二(「小兒則古方」) ○ 治風癎하니 因汗出風邪乘虛而入하야 痰涎迷悶하며 手足搐掣이라 ○ 牛膽南星 全蝎 焙 蟬蛻 各二錢半 防風 白附子 生用 天麻 殭蠶 炒, 各一錢半 麝香 半字 ○ 右爲末하야 棗肉和丸하고 加水銀半錢하야 同硏細丸호대 綠豆大라 每服一二丸호대 荊芥生薑湯下라

錢氏牛黃丸 三六八(「古方·和陣」) ○ 方在小兒九二하니라 ○ 治小兒痰涎風癎이라

錢氏益黃散 十九(「古方·和陣」) ○ 治脾土虛寒하야 寒水反來侮土而嘔吐不食커나 或肚腹作痛커나 或大便不實하며 手足逆冷等證이라 ○ 陳皮 一兩 靑皮 訶子肉 炮去皮 炙甘草 各半兩 丁香 二錢 ○ 右를 每服四錢호대 水煎服이라

錢氏鉤藤飮 六六(「小兒則古方」) ○ 治小兒臟寒夜啼 陰極發躁라 ○ 鉤藤鉤 茯神 茯苓 當歸 川芎 木香 各一錢 甘草 五分 ○ 右를 每服二錢호대 薑棗水煎服이라 撮要方에 有芍藥一錢이라 若心經有熱하야 臉紅便赤하면 去木香하고 加朱砂末一錢하야 木通湯下라

錢氏地骨皮散 七四(「古方·寒陣」) ○ 治壯熱作渴이라 ○ 地骨皮 茯苓 甘草 柴胡 人參 知母 半夏 等分 ○ 右㕮咀하야 每服一兩호대 水煎服이라

錢氏七味白朮散 三四四(「外科鈐古方」) ○ 方在小兒七하니라 ○ 治瘡瘍에 胃氣虛弱커나 或因剋伐 或因吐瀉하야 口乾作渴 飮食少思라

錢氏七味白朮散 七(「小兒則古方」) ○ 一名人參白朮散이라 治虛熱而渴이라 ○ 人參 白朮 白茯苓 炙甘草 藿香 木香 各一錢 乾葛 二錢 ○ 右爲末하야 每服三錢호대 水煎溫服이라 如飮水多하면 多服之니 爲妙라 按此方컨대 治小兒虛熱而渴이나 如無氣滯吐瀉等證이면 則當減去木香藿香하야 以避燥而耗氣라

錢氏黃芩湯 五三(「小兒則古方」) ○ 治挾熱下痢頭痛胸滿大渴 或寒熱脇痛 脈洪大而實者라 ○ 黃芩 一兩半 芍藥 甘草 炒, 各一兩 ○ 右를 每服二三錢호대 薑水煎이라 如嘔엔 加半夏二錢이라

錢氏黃龍散 二五(「小兒則古方」) ○ 治發熱不退커나 或往來寒熱이라 ○ 柴胡 五錢 赤芍藥 三錢 黃芩 炒 甘草 炙, 各二錢 ○ 右를 每服二三錢호대 薑棗水煎이라

錢氏黃龍湯 二三(「古方·攻陣」) ○ 方在小兒二五하니라 ○ 治小兒感冒發熱 或寒熱往來라

錢氏黃蘗膏 百十三(「痘疹銓古方」) ○ 用此護眼하면 可免痘毒入目이라 ○ 黃蘗 一兩 綠豆末 二兩 生甘草 三兩 ○ 右爲細末하고 以麻油調成膏하야 用塗耳前眼角目下四五遍이니 若早塗之면 痘出必稀하고 若旣患眼이면 塗之必減이라

箭鏃竹木刺方 二百五十(「外科鈐古方」) ● 百一方: 治竹刺在肉에 以蠐螬蟲硏敷면 立效라 ● 衍義方: 治竹木刺入肉에 嚼牛膝根하야 罨之卽出이라 ● 肘後方: 治箭鏃入骨에 以巴豆肉微炒하고 同蜣螂硏勻하야 塗傷處하

고 俟癢極하야 拔出之라 ◉ 孫眞人이 治箭鏃鍼刺할새 杵螻敷塗患處하니 自出이라

殿胞煎 十(「新方·因陣」) ○ 治産後兒枕疼痛等證하니 如神이라 ○ 當歸 五七錢 或一兩 川芎 炙甘草 各一錢 茯苓 一錢 肉桂 一二錢 或五七分 ○ 水一鍾에 煎八分하야 熱服이라 如脈細而寒커나 或嘔者는 加乾薑炒黃色一二錢이라 如血熱多火者는 去肉桂하고 加酒炒芍藥一二錢이라 如脈弱陰虛者는 加熟地三五錢이라 如氣滯者는 加香附一二錢커나 或烏藥도 亦可라 腰痛에 加杜仲一二錢이라

前胡枳殼湯 九四(「痘疹銓古方」) ○ 治痰實壯熱胸中煩悶 大便堅實 臥則喘急이라 ○ 前胡 一兩 枳殼 赤茯苓 甘草 炙 大黃 各半兩 ○ 右㕮咀하야 每服三五錢호대 水一大盞에 煎至六分하야 不拘時溫服이라 此方은 宜量大小加減이니 如身溫脈微幷瀉者는 不可服이라 ◉ 薛氏曰 前症이 若屬肺胃實熱하야 氣鬱痰滯하며 大便秘結하며 小便赤澁하며 煩渴飮冷하며 身熱脈實者는 宜用之以疏通內臟하야 使邪無壅滯면 則痘瘡輕而易愈也라하니라

靛花丸 一八二(「古方·因陣」) ○ 治纏喉風 聲不出이라 ○ 靛花 薄荷葉 蘇州者 ○ 右等分을 爲細末하야 煉蜜丸호대 彈子大라 每服一丸호대 臨睡噙化라

節齋補陰丸 一六一(「古方·寒陣」) ○ 黃檗 知母 俱酒炒 龜板 各三兩 熟地 五兩 鎖陽 枸杞 天冬 白芍 各二兩 五味 一兩 乾薑 五錢 ○ 煉蜜에 入猪脊髓三條하야 搗丸호대 桐子大라 每服八九十丸호대 空心에 淡鹽湯送下라 冬月엔 用酒라

節齋化痰丸 八十(「古方·攻陣」) ○ 潤燥開鬱하며 降火消痰하니 治老痰鬱痰이 結成粘塊하고 凝滯喉間하야 肺氣不淸커나 或吐咯難出이라 皆因火邪炎上하야 凝滯於心肺之分하면 俱宜開鬱降火消痰하야 緩而治之라야 庶可效耳라 ○ 天門冬 去心 黃芩 酒炒 海粉 另研 栝蔞仁 另研 橘紅 各一兩 連翹 香附 淡鹽水浸炒 桔梗 各五錢 青黛 另研 芒硝 另研, 各三錢 ○ 右爲細末하야 煉蜜에 入薑汁少許搗丸호대 龍眼大라 噙嚼一丸하야 淸湯送下커나 或丸如綠豆大하야 淡薑湯送下五六十丸이라 此等老痰은 大約飮酒人多有之하니 酒氣上蒸하야 肺與胃脘이 皆受火邪라 故로 結而成痰이라 此方에 天冬黃芩은 瀉肺火하고 海石芒硝는 鹹以軟堅하고 括蔞는 潤肺消痰하고 香附連翹는 開鬱降火하고 青黛는 去鬱火라 故로 不用辛燥等藥이라

截瘧飮 二二二(「古方·和陣」) ○ 史崇質傳云 得之四明胡君하니 屢試屢驗이라 ○ 黃芪 炙, 一錢六分 人參 白朮 白茯苓 橘紅 砂仁 草果 五味子 各一錢 甘草 七分 烏梅 三枚 ○ 水二鍾 薑三片 棗二枚에 煎一鍾하야 溫服이라

點頭散 七三(「古方·散陣」) ○ 治偏正頭痛이라 ○ 川芎 一兩 香附 四兩, 炒去毛 ○ 右爲細末하야 每服二錢호대 食後에 茶淸調服이라

粘米固腸糕 七(「新方·固陣」) ○ 治脾胃虛寒커나 或因食滯氣滯하야 腹痛泄瀉久不止者는 多服自效라 ○ 用白糯米滾湯淘洗하야 炒香熟爲粉하고 每粉一兩에 加乾薑末炒熟者二分半 白糖二錢하고 拌匀하야 於饑時에 用滾水調服一二兩이라 如有微滯者는 加陳皮炒末二分 或砂仁末一分하여도 俱妙라 一法에 用陳老米粉하니 亦妙라 此는 與古方固類四十九泄瀉經驗方으로 大同小異하고 幷補陣養元粉으로 略同이라

點痣去斑 九十(「古方·因陣」) ○ 用石灰하야 水調一碗如稠糊하고 揀好糯米粒全者하야 半置灰中하고 半露於外하야 經一宿이면 灰中米

色變如水晶이라 若或面或手有黑痣黑靨及紋刺者는 先須鍼頭微微撥破하고 置少許水晶者於其上하면 經半日許에 靨痣之汗自出하니 乃可去藥이라 且勿着水니 二三日則愈라

正氣湯 六六(「古方·寒陣」) ○ 治陰分有火盜汗이라 ○ 黃檗 炒 知母 炒, 各二錢 炙甘草 六分 ○ 水一鍾半에 煎八分하야 食遠熱服이라

葶藶大棗瀉肺湯 三八六(「外科鈐古方」) ○ 方在和陣百四十하니라 ○ 治肺證에 胸膈脹痛 上氣喘急커나 或身面浮腫 鼻塞聲重이라

葶藶散 百六十(「外科鈐古方」) ○ 治過食煎煿커나 或飮酒過度하야 致肺癰喘不能臥 及肺癰濁唾腥臭라 ○ 甛葶藶 桔梗 炒 瓜蔞仁 川升麻 薏苡仁 桑白皮 炒 葛根 各一錢 甘草 炙, 五分 ○ 水一鍾半 生薑三片에 煎八分하야 食後服이라

定命丹 八七(「小兒則古方」) ○ 治天釣撮口하야 通利痰熱이라 ○ 全蝎 七枚 天麻 南星 炮 白附子 各二錢半 朱砂 靑黛 各一錢半 輕粉 麝香 各五分 片腦 一字 ○ 右爲末하야 米糊丸호대 綠豆大라 每服一二丸호대 荊芥薄荷湯下라 可先硏半丸吹入鼻中이라

正柴胡飮 六(「新方·散陣」) ○ 凡外感風寒하야 發熱惡寒 頭疼身痛커나 痎瘧初起等證에 凡血氣平和하야 宜從平散者는 此方主之라 ○ 柴胡 一二三錢 防風 一錢 陳皮 一錢半 芍藥 二錢 甘草 一錢 生薑 三五片 ○ 水一鍾半에 煎七八分하야 熱服이라 如頭痛者는 加川芎一錢이라 如熱而兼渴者는 加葛根一二錢이라 如嘔惡者는 加半夏一錢五分이라 如濕勝者는 加蒼朮一錢이라 如胸腹有微滯者는 加厚朴一錢이라 如寒氣勝而邪不易解者는 加麻黃一二三錢호대 去浮沫服之요 或蘇葉도 亦可라

正心湯 八一(「古方·補陣」) ○ 治七情五志久逆하야 心風妄言妄笑하야 不知所苦라 ○ 人參 當歸 酒洗 生地黃 茯神 各一錢 羚羊角 鎊爲末 棗仁 炒硏 甘草 炙 遠志 製, 各八分 ○ 水一鍾半 蓮子七枚에 煎七分하고 入羚羊角末麝香半分하야 和勻하고 食後臨臥에 服이라

正容散 三百四(「古方·因陣」) ○ 治面生黑䵟雀斑이라 ○ 甘松 三奈 茅香 各半兩 白芷 白芨 白斂 白殭蠶 白附子 天花粉 綠豆粉 各一兩 防風 零陵香 藁本 各二錢 肥皂 二錢, 去皮弦 ○ 右爲細末하야 每早晩에 蘸末洗面이라

正元散 五一(「古方·熱陣」) ○ 治眩暈陽虛라 ○ 紅豆 炒 乾薑 炮, 各三錢 人參 白朮 炙甘草 茯苓 各二兩 附子 炮, 去皮臍 川芎 山藥 薑汁炒 烏藥 乾葛 各一兩 川烏 炮, 去皮臍 肉桂 各五錢 黃芪 炙, 兩半 陳皮 二錢 ○ 右㕮咀하야 每服三錢호대 水一鍾 薑三片 棗一枚에 入鹽少許하야 煎服이라

貞元飮 十九(「新方·補陣」) ○ 治氣短似喘하고 呼吸促急하야 提不能升하고 嚥不能降하야 氣道噎塞하야 勢劇垂危者라 常人은 但知爲氣急이 其病在上하고 而不知元海無根하야 虧損肝腎이니 此는 子午不交하야 氣脫證也요 尤爲婦人血海常虧者 最多此證하니 宜急用此飮하야 以濟之緩之니 敢云神劑라 凡診此證에 脈必微細無神이로되 若微而兼緊하면 尤爲可畏라 倘庸衆不知하고 妄云痰逆氣滯라하야 用牛黃蘇合 及靑陳枳殼破氣等劑면 則速其危矣라 ○ 熟地黃 七八錢 甚者一二兩 炙甘草 一二三錢 當歸 二三錢 ○ 水二鍾에 煎八分하야 溫服이라 如兼嘔惡 或惡寒者는 加煨薑三五片이라 如氣虛脈微至極者는 急加人參隨宜라 如肝腎陰虛하야

手足厥冷하면 加肉桂一錢이라

聤耳明礬散 五八(「古方·因陣」) ○ 治膿耳라 ○ 枯礬 龍骨 研, 各二錢 黃丹 飛, 錢半 乾胭脂 七分 麝香 少許 ○ 右爲細末이라 先須以綿杖纏拭去膿하고 別用綿杖蘸藥引入耳中이라 如無乾胭脂면 卽以濟寧油胭脂同枯礬拌擦如粉用之라 又紅玉散은 止枯礬乾胭脂麝香三味를 等分用이라 一方에 單用枯礬하야 吹入卽愈라

聤耳流膿方 五九(「古方·因陣」) ○ 用菖蒲根水洗淨하야 搗取汁하고 先以綿椗將耳中膿水攪淨然後에 將蒲汁灌入盪洗數次면 全愈最妙者라

『正傳』加味四物湯 十(「古方·補陣」) ○ 治血熱陰虛諸痿 四肢軟弱不能擧動이라 ○ 當歸 一錢 五味子 九粒 熟地 三錢 麥冬 黃檗 蒼朮 各一錢 白芍藥 川芎 各七分 人參 黃連 各五分 杜仲 七分半 牛膝 足不軟者는 不用이라 知母 各三分 ○ 水二鍾에 煎一鍾하야 空心溫服이라 酒糊丸하야 服하여도 亦可라

『正傳』經驗秘眞丹 二五(「古方·固陣」) ○ 治腎虛遺精 夢泄白濁等證이라 ○ 菟絲子 製 韭子 破故 炒 杜仲 薑湯炒 乾薑 炒, 各一兩 龍骨 牡蠣 煅 山茱萸 赤石脂 各五錢 遠志 覆盆子 巴戟肉 枸杞 山藥 各七錢半 鹿角膠 一兩半 栢子仁 一兩 金櫻子 取黃者하야 去刺核하고 焙라 淨肉二兩이라 黃檗 鹽酒炒, 七錢五分 ○ 右爲細末하야 煉蜜丸호대 桐子大라 每服百丸호대 空心에 薑鹽湯下라

『正傳』光明丹 三九(「古方·因陣」) ○ 治一切風熱上壅 兩目赤腫澀痛 爛弦風眼 及內外翳障이라 ○ 製甘石 一兩 朱砂 一錢 硼砂 二錢 輕粉 五分 氷片 三分 麝香 一分 ○ 以上을 用乳鉢研極細하야 收貯爲君이라 如眼赤腫痛엔 加乳香沒藥各五分이라 內外翳障엔 加珍珠五分 膽礬二分이라 爛弦風眼엔 加銅綠五分 黃丹五分이라 或以諸藥合一하야 以治諸般眼疾이라 右를 各研爲細末하고 並一處再研二日에 用磁器密收하야 勿令泄氣하고 點服絶妙라

『正傳』鹿角膠丸 百三十(「古方·補陣」) ○ 治血氣虧損하야 兩足痿弱하고 不能行動하야 久臥牀褥者하니 神效라 ○ 鹿角膠 一斤 鹿角霜 熟地 各半兩 當歸 四兩 人參 牛膝 菟絲子 製 白茯苓 各三兩 白朮 杜仲 各二兩 虎脛骨 酥炙 龜板 酥炙, 各一兩 ○ 右爲末하고 先將鹿角膠用無灰酒二鍾溶化하야 加煉蜜擣丸호대 桐子大라 每服百丸호대 空心에 鹽薑湯下라

『正傳』腦漏秘方 七九(「古方·因陣」) ○ 祖傳經驗이니 治鼻中時時流臭黃水호대 甚者는 腦亦時痛하니 俗名控腦砂니 有蟲食腦中이라 ○ 用絲瓜藤近根三五尺許하야 燒存性하고 爲細末하야 酒調服之卽愈라

『正傳』麥門冬湯 四四(「古方·寒陣」) ○ 治病後에 火熱乘肺하야 欬嗽有血하며 胸脇脹滿하며 上氣喘急하며 五心煩熱而渴이라 ○ 天冬 麥冬 桑白皮 各七分 紫菀茸 貝母 各六分 桔梗 甘草 各五分 淡竹葉 生地 各一錢 五味 九粒 ○ 水一鍾半 棗一枚에 煎服이라

『正傳』祖傳固本還睛丸 十三(「古方·因陣」) ○ 治遠年一切目疾 內外翳膜遮睛 風弦爛眼 及老弱人目眵多糊 迎風冷淚 視物昏花等症을 悉皆治之라 ○ 天門冬 酒浸一宿, 另研如泥 麥門冬 生地黃 酒浸焙 熟地黃 酒洗, 各三兩 人參 白茯苓 乾山藥 枸杞 各兩半 川牛膝 酒洗 石斛 酒洗 草決明 微炒 杏仁 去皮, 另研 枳殼 麵炒黃 菟絲子 酒浸煮 甘菊花 用小金錢, 各一兩 羚羊角 細剉取淨末 烏犀角 剉用 青葙子 微炒 防風 去蘆, 各八錢 五味子 焙乾

炙甘草 黃連 去鬚 白蒺藜 取仁 川芎 各七錢 ○ 右爲末하야 蜜丸호대 梧子大라 每服五七十丸호대 鹽湯下라

『正傳』虎脛骨丸 一三七(「古方·寒陣」) ○ 治兩足痿弱軟痛커나 或如火焙하야 從足踝下로 上衝腿膝等證이 因熱所成者니 經驗이라 ○ 牛膝 歸尾 各二兩 龜板 酥炙 虎脛骨 酥炙 防己 各一兩 蒼朮 米泔浸一宿 黃檗 酒浸日晒, 各四兩 ○ 右爲細末하야 麵糊爲丸호대 桐子大라 每服百餘丸호대 空心에 薑鹽湯送下라 一方에 加炮附子五錢이라

定志丸 百十六(「古方·補陣」) ○ 治心氣不足하야 驚悸恐怯커나 或語鬼神하며 喜笑 及目不能近視하고 反能遠視하니 乃陽氣不足也니 宜此方主之라 此方은 與前開心散으로 小異라 (八二) ○ 人參 茯苓 各二兩 菖蒲 遠志 製, 各一兩 ○ 煉蜜丸호대 桐子大라 硃砂爲衣라 每服五七十丸호대 米飮下라

定志丸 十四(「古方·因陣」) ○ 方在補陣百十六하니라 ○ 治陽氣不足하야 眼目不能近視라

定痛托裏散 二十(「外科鈐古方」) ○ 治瘡瘍血虛疼痛之聖藥也라 ○ 粟殼 去蒂, 炒, 二錢 當歸 酒拌 白芍藥 炒 川芎 各一錢半 乳香 沒藥 肉桂 各一錢 ○ 右를 薑棗水煎服이라

丁香溫中湯 十一(「古方·熱陣」) ○ 治同前이라 卽前治中湯에 加丁香하고 去半夏라

丁香煮散 六一(「古方·熱陣」) ○ 治翻胃嘔逆이라 ○ 丁香 石蓮肉 各十四枚 北棗 七枚, 切碎 生薑 七片 黃秫米 半合, 洗 ○ 水一碗半에 同煮稀粥하야 去藥啜粥이라

丁香止痛散 百七(「古方·熱陣」) ○ 治心痛不可忍이라 ○ 丁香 半兩 良薑 二兩 茴香 炒 甘草 各兩半 ○ 右爲細末하야 每服二錢호대 不拘時하고 沸湯點服이라

丁香止痛散 七三(「古方·和陣」) ○ 方在熱陣百八하니라 ○ 治心痛이라

丁香丸 百十八(「古方·因陣」) ○ 治口臭穢라 ○ 丁香 二錢 川芎 二錢 白芷 五分 炙甘草 一錢 ○ 右爲末하야 煉蜜丸호대 彈子大라 綿裹一丸하야 噙化라

製甘草湯 六八(「外科鈐古方」) ○ 治懸癰不拘腫潰요 亦治癰疽라 ○ 用大甘草一兩하야 切三寸長하고 用澗水一碗浸透하야 以慢火炙乾하고 仍投前水浸透하야 再炙至水乾爲度하고 却剉細하야 用無灰酒二鍾煎七分이라 空心服이라 嘗有人患此已破어늘 服兩劑하니 瘡卽合이라 ◉ 一. 國老膏方: 用大甘草二斤하야 以河水浸하고 取漿汁하야 去柤하고 用銀石器熬成膏하야 磁罐收貯라 每服一二匙호대 酒調服커나 或水도 亦可니 尤解丹藥之毒이라 一方은 治癰疽하니 用生甘草爲末하야 酒調服二錢호대 連進數服이니 自消라

諸犬咬蟲傷灸法 二四三(「古方·因陣」) ○ 凡狼犬蛇蝎蜈蚣諸傷에 痛極危急커나 或因傷受風而牙關緊急 腰背反脹 不省人事者는 速切蒜片或搗爛罨傷處하고 隔蒜灸之호대 或二三十壯 或四五十壯에 無不應手而愈하니 取效多矣라 故로 本草에 謂蒜療瘡毒하니 有回生之功이라하니라 夫積在腸胃에도 尙爲難療어늘 況四肢受患이면 則經絡遠絶하야 藥不易及이라 故로 古人有淋洗灸刺等法하니 正爲通經逐邪하고 導引氣血而設也라

諸骨諸物鯁 二五四(「外科鈐古方」) ◉ 一. 治諸骨鯁에 用苧麻根하야 杵爛丸호대 彈子大라 將所鯁物煎湯化下라 ◉ 一. 治魚骨鯁에 用細茶五倍子等分爲末하야 吹入咽喉면 立愈라 ◉ 一. 治稻芒糠穀鯁喉에 將鵝吊一足하고 取涎하야 徐徐嚥之면 卽消라 ◉ 一.

治呑釘鐵金銀銅錢等物에 但多食肥羊脂及諸般肥肉等味면 必隨大便而下라 ● 一. 治呑鐵或鍼에 用餳糖半斤하야 濃煎艾汁調和服之라 ● 一. 治呑髮繞喉不出者는 取自己亂髮燒灰하야 白湯調服一錢이라

『濟生』訶梨勒丸 一五九(「古方·熱陣」) ○ 治大腸虛冷하야 泄瀉不止 腹脇引痛 飮食不化라 ○ 訶梨勒 麵裹煨 附子 炮 肉豆蔻 麵裹煨 木香 吳茱萸 湯泡, 炒 龍骨 生用 白茯苓 去皮 蓽茇 各等分 ○ 右爲細末하야 生薑汁煮麵糊爲丸호대 梧子大라 每服七十丸호대 空心에 米飮下라

『濟生』固精丸 二九(「古方·固陣」) ○ 治下元虛損하야 白濁如脂커나 或胞氣虛寒하야 腰重少力하고 小便無度하니 並效라 ○ 牡蠣 煅 菟絲子 酒浸蒸炒 韭子 炒 龍骨 煅 北五味 炒 白茯苓 桑螵蛸 酒炙 白石脂 煅, 各等分 ○ 右爲細末하야 酒糊丸호대 桐子大라 每服七十丸호대 空心에 鹽湯下라

『濟生』葵子湯 一二四(「古方·寒陣」) ○ 治膀胱實熱 腹脹 小便不通 口舌乾燥라 ○ 葵子 微炒 猪苓 赤茯苓 枳實 瞿麥 木通 黃芩 車前子 滑石 各一錢 甘草 五分 ○ 右를 用水一鍾半하야 薑煎이라 空心服이라

『濟生』桔梗湯 一五二(「外科鈐古方」) ○ 治肺臟欬嗽膿血 咽乾多渴 大小便赤澁이라 ○ 方如前이나 但少五味葶藶知母地骨皮四味라 ○ 用水二鍾 薑五片하야 煎八分하야 食遠服이라 大便秘者는 加大黃이라

『濟生』大正氣散 二四(「古方·和陣」) ○ 治脾胃不和하야 爲風寒濕氣所傷하고 心腹脹悶하야 有妨飮食이라 ○ 白朮 陳皮 各二錢 半夏 製 藿香葉 厚朴 薑炒 桂枝 枳殼 檳榔 乾薑 炮, 各錢 甘草 炙, 五分 ○ 水一鍾半 薑三片 棗一枚에 煎七分하야 不時溫服이라

『濟生』導痰湯 九一(「古方·和陣」) ○ 治一切痰涎壅盛 或胸膈留飮 痞塞不通이라 ○ 陳皮 半夏 茯苓 甘草 南星 枳殼 炒 ○ 右等分하야 每服六錢호대 水二鍾 薑五片 或十片에 煎七分하야 食後服이라

『濟生』萬安散 二二三(「古方·和陣」) ○ 治一切瘧病之初하니 邪盛氣壯者는 進此藥하야 以逐邪取效라 若氣虛胃弱 及妊婦는 皆不宜用이라 ○ 蒼朮 厚朴 薑炒 陳皮 檳榔 常山 酒浸 甘草 炙, 各一錢半 ○ 右咀하야 水一鍾半에 煎八分하야 露一宿하고 臨發早에 溫服이라 忌熱物이라

『濟生』白朮湯 二七(「古方·和陣」) ○ 治五臟受濕하야 欬嗽痰多하며 氣喘身重하며 脈濡細라 ○ 白朮 橘紅 半夏 茯苓 各二錢 炙甘草 一錢 ○ 水一鍾半 薑五片에 煎七分하야 食遠服이라

『濟生』百花膏 一四五(「古方·和陣」) ○ 治欬嗽不已커나 或痰中有血이라 ○ 百合 蒸, 焙乾 款冬花 等分 ○ 右爲細末하야 煉蜜丸호대 龍眼大라 臨臥細嚼一丸하야 薑湯下라

『濟生』鱉甲飮子 二二四(「古方·和陣」) ○ 治瘧疾久不愈하야 脇下痞滿하고 腹中結塊하니 名曰瘧母라 ○ 鱉甲 醋炙 川芎 黃芪 草果仁 檳榔 白朮 橘紅 白芍藥 甘草 厚朴 製, 等分 ○ 右㕮咀하야 每服五七錢호대 水一鍾 薑七片 棗一枚 烏梅少許에 煎七分하야 溫服無時라

『濟生』鱉甲地黃湯 八九(「古方·寒陣」) ○ 治虛勞煩熱하야 怔忡羸瘦라 ○ 鱉甲 醋炙 熟地 人參 白朮 當歸 麥門冬 茯苓 石斛 柴胡 秦艽 各一錢 肉桂 甘草 炙, 各六分 ○ 水二鍾 薑五片 烏梅一個에 煎七分하야 不拘時服이라

『濟生』檳榔湯 二九一(「古方·和陣」) ○ 治一切脚氣하야 散氣疏壅이라 ○ 檳榔 香附 陳皮 蘇葉 木瓜 五加皮 甘草 炙, 各七分 ○ 右㕮咀하야 水一鍾半 生薑三片에 煎服이라

『濟生』四桂散 一四四(「古方·熱陣」) ○ 治本元氣虛하고 眞陽耗散하야 臍腹冷痛하고 泄瀉不止라 ○ 人參 附子 炮 白茯苓 木香 各一兩 ○ 右㕮咀하야 每服五七錢호대 水一鍾半 煨薑五片 鹽少許에 食遠煎服이라 滑泄不止엔 加肉豆蔻訶子하니 名六桂散이라 活人엔 有白朮하고 無訶子라

『濟生』麝鹽散 一六五(「古方·因陣」) ○ 牢牙去風이라 ○ 大香附 炒焦黑, 三兩 青鹽 一兩半 ○ 右爲末하야 如常擦牙니 乃鐵瓮先生良方이라

『濟生』小薊飮子 百二(「古方·寒陣」) ○ 治下焦結熱하야 溲血崩淋等證이라 ○ 生地 四兩 小薊根 滑石 蒲黃 炒 藕節 淡竹葉 山梔 炙甘草 各五錢 ○ 右㕮咀하야 每服五六錢호대 水一鍾半에 煎八分하야 空心溫服이라

『濟生』疏鑿飮 五三(「古方·和陣」) ○ 治水氣通身浮腫하야 喘呼氣急하며 煩渴하며 大小便不利라 ○ 澤瀉 茯苓皮 木通 商陸 大腹皮 檳榔 羌活 去蘆 秦艽 去蘆 椒目 赤小豆 炒 ○ 右㕮咀하야 每服六七錢호대 水一鍾半 薑五片에 煎服이라

『濟生』辛夷散 七十(「古方·因陣」) ○ 治肺虛爲四氣所干하야 鼻內壅塞하고 涕出不已커나 或氣不通하야 不聞香臭라 ○ 辛夷 川芎 細辛 白芷 升麻 防風 羌活 藁本 炙甘草 木通 各等分 一方에 有蒼耳子減半이라 ○ 右爲末하야 每服二錢호대 食後에 茶清調下라

『濟生』實脾散 百四(「古方·熱陣」) ○ 治陰水發腫하니 宜先實脾土라 ○ 附子 製 炮乾薑 厚朴 木香 大腹皮 草果仁 木瓜 各錢半 甘草 炙, 五分 ○ 水二鍾 薑五片 棗一枚에 煎七分하야 不拘時服이라

『濟生』烏梅丸 三二四(「古方·和陣」) ○ 方在固陣六十하니라 ○ 治大便下血이라

『濟生』烏梅丸 六十(「古方·固陣」) ○ 治大便下血하니 如神이라 ○ 殭蠶 炒, 一兩 烏梅肉 一兩半 ○ 右爲末하야 醋糊丸호대 桐子大라 每服四五十丸호대 空心에 醋湯下라

『濟生』玉壺散 百八十(「外科鈐古方」) ○ 治三種毒癭이라 ○ 海藻 海帶 昆布 雷丸 各一兩 廣茂 青鹽 各半兩 ○ 右爲細末하야 老米飮爲丸호대 桐子大라 不拘時하고 噙化四五丸이라

『濟生』遠志丸 百十三(「古方·補陣」) ○ 治心神恍惚不寧 夢泄遺精이라 ○ 人參 茯神 白茯苓 龍齒 遠志 薑湯浸炒 石菖蒲 各二兩 ○ 蜜丸호대 桐子大라 硃砂爲衣라 每服七八十丸호대 空心에 鹽湯下라

『濟生』二聖散 一九四(「古方·因陣」) ○ 治纏喉風急喉痺라 ○ 膽礬 二錢半 白殭蠶 炒, 半兩 ○ 爲細末하야 用少許吹入喉中이라

『濟生』二至丸 一二八(「古方·熱陣」) ○ 治老人虛弱 腎氣虛損 腰痛不可屈伸이라 ○ 附子 炮, 去皮臍 桂心 杜仲 製 補骨脂 炒, 各一兩 鹿角霜 鹿角 鎊 鹿茸 酒炙 青鹽 另研, 各半兩 ○ 右爲末하야 酒煮糊丸호대 桐子大라 每服七十丸호대 空心에 用胡桃肉細嚼하고 鹽湯或鹽酒送下라 如畏熱藥者는 去附子하고 加肉蓯蓉이라

『濟生』蓯蓉潤腸丸 三四一(「古方·和陣」) ○ 治發汗利小便으로 致亡津液하야 大腑秘結에 老人虛人宜服이라 ○ 肉蓯蓉 酒浸, 焙, 二兩 沈香 一兩, 另研 ○ 右爲末하고 取麻子仁搗爛하야 和水取汁打糊丸호대 桐子大라 每服七

八十丸호대 空心에 米飮或酒送下라

『濟生』清脾飮 二二五(「古方·和陣」) ○ 治瘴瘧에 脈來弦數하고 但熱不寒커나 或熱多寒少하며 口苦咽乾하며 小便赤澁이라 ○ 厚朴 製 青皮 白朮 草果仁 柴胡 茯苓 黃芩 半夏 甘草 各等分 ○ 每服四五錢호대 水一鍾半 薑三片 棗一枚라 未發前服이라 忌生冷油膩라 寒多者는 可加肉桂요 熱多者는 可加黃連이라

『濟生』推氣散 三七七(「古方·和陣」) ○ 治右脇疼痛하고 脹滿不食이라 ○ 片薑黃 枳殼 麩炒 桂心 各五錢 甘草 炙, 二錢 ○ 右爲細末하야 每服二錢호대 薑棗湯에 食遠調服이라

『濟生』朮附湯 四二(「古方·補陣」) ○ 治寒濕腰痛重冷 小便自利라 ○ 白朮 附子 製, 各一兩 杜仲 炒, 半兩 ○ 右咀라 每服四錢호대 入薑煎服이라

『濟生』朮附湯 二八(「古方·熱陣」) ○ 方在補陣四二하니라 ○ 治寒濕腰冷重痛 小便自利라

『濟生』七棗湯 百十八(「古方·熱陣」) ○ 治瘴瘧하니 或因感冒風寒커나 或是五臟氣虛하고 陰陽相搏하야 寒多熱少커나 或但寒不熱에 皆可服이라 ○ 大附子 一枚, 製, 分四服. 又方에 用川烏代附子하야 以水調陳壁土爲糊호대 浸泡七次라 ○ 水二鍾 薑七片 棗七枚에 煎一鍾하야 當發日早晨에 空心溫服하고 仍吃棗子三五枚니 忌如常이라

『濟生』菟絲子丸 三七(「古方·固陣」) ○ 治小便多하야 致失禁이라 ○ 菟絲子 製 肉蓯蓉 酒浸, 各二兩 牡蠣 煅 附子 炮 五味子 鹿茸 酒炙, 各一兩 鷄胜胵 炙乾, 五錢 桑螵蛸 酒炙, 五錢 ○ 右爲末하야 酒糊丸호대 桐子大라 每服七十丸호대 空心에 鹽湯溫酒任下라

『濟生』八味順氣散 二四四(「古方·和陣」) ○ 治氣厥 身冷似中風이라 凡患中風者는 先服此藥順氣하고 次進治風藥이라 ○ 人參 白朮 茯苓 青皮 陳皮 白芷 台烏 各一兩 甘草 半兩 ○ 右咀하야 每服三錢호대 水一盞에 煎七分하야 溫服이라

『濟生』黃芪湯 四五(「古方·補陣」) ○ 治喜怒驚恐房勞하야 致陰陽偏虛者나 或自汗盜汗不止라 ○ 黃芪 蜜炙 熟地 白茯苓 天門冬 麻黃根 肉桂 龍骨 各一錢 小麥 炒 五味子 防風 各八分 當歸 炙甘草 各七分 ○ 水二鍾 薑三片에 煎服이라 如冷汗엔 加熟附子二片이라 發熱自汗엔 加石斛一錢이라

『濟生』豨薟丸 二五六(「古方·和陣」) ○ 治中風口眼喎斜 時吐涎沫 語言蹇澁 手足緩弱이라 ○ 豨薟草 生於沃壤間하야 帶猪氣者是라 ○ 五月五日 或六月六日에 採葉洗淨호대 不拘多少라 九蒸九晒호대 每蒸에 用酒蜜洒之하고 蒸一飯頃이라 九蒸畢에 日乾爲末하야 煉蜜丸호대 桐子大라 每服百丸호대 空心에 溫酒米飮任下라 ● 一方: 每豨薟草一斤에 加四物料各半兩 川烏羌活防風各二錢하야 丸服이라

諸癬疥頑瘡 二九一(「外科鈐古方」) ○ 油核桃 大楓子 樟腦 水銀 ○ 右四色을 研勻擦之니 此治有蟲者大效라 ● 一. 凡無蟲而忽爾生瘡腫痛커나 或濕爛者는 但以桕油搽之卽可愈라

除濕蠲痛湯 二六四(「古方·和陣」) ○ 治風濕痛痺라 ○ 羌活 茯苓 澤瀉 白朮 各一錢半 陳皮 一錢 甘草 四分 蒼朮 米泔浸炒, 二錢 ○ 水二鍾에 煎八分하고 入薑汁竹瀝各二三匙라 痛在上者는 加桂枝威靈仙桔梗하고 痛在下者는 加防己木通黃檗牛膝이라

除濕和血湯 百七十(「外科鈐古方」) ○ 方在和陣二一九하니라 ○ 治陽明虛陷 濕熱便血腹痛

이라

除濕和血湯 二一九(「古方·和陣」) ○ 治陽明經濕熱虛陷하야 便血腹痛이라 ○ 當歸身 酒拌 牡丹皮 生地黃 熟地黃 黃芪 炙 炙甘草 各一錢 白芍藥 錢半 生甘草 升麻 陳皮 秦艽 蒼朮 肉桂 各五分 ○ 水二鍾에 煎八分하야 空心에 候宿食消盡하야 熱服이라

濟陰地黃丸 五(「古方·因陣」) ○ 治證同上이라 ○ 熟地 倍用 山藥 山茱萸 當歸 枸杞 巴戟肉 麥冬 肉蓯蓉 五味子 甘菊花 各等分 ○ 煉蜜丸호대 桐子大라 每服七八十丸호대 空心에 白湯下라

濟陰湯 八五(「外科鈐古方」) ○ 治瘍毒純陽 腫痛發熱이라 ○ 連翹 二錢 山梔 炒 黃芩 炒 黃連 炒 甘草 各一錢 芍藥 一錢半 牡丹皮 一錢二分 金銀花 三錢 ○ 水煎服이라 大便若秘엔 量加大黃이라

濟川煎 二一(「新方·補陣」) ○ 凡病涉虛損하야 而大便閉結不通하면 則硝黃攻擊等劑는 必不可用이요 若勢有不得不通者는 宜此主之라 此는 用通於補之劑也니 最妙最妙라 ○ 當歸 三五錢 牛膝 二錢 肉蓯蓉 酒洗去鹹, 二三錢 澤瀉 一錢半 升麻 五七分 或一錢 枳殼 一錢 虛甚者는 不必用이라 ○ 水一鍾半에 煎七八分하야 食前服이라 如氣虛者는 但加人參하여도 無碍라 如有火하면 加黃芩이라 如腎虛하면 加熟地라

醍醐膏 六六(「古方·補陣」) ○ 治一切欬血肺疾이라 用好牛酥五斤하야 鎔三遍하고 凝取當出醍醐하야 含服一合卽瘥라

皂角散 二七八(「外科鈐古方」) ○ 治大風이라 ○ 皂角刺 燒存性, 一錢 大黃 一錢 輕粉 五分 ○ 右爲末하야 空心에 酒調服하면 取下惡物이라 服藥數日에 齒縫出血하니 甚臭라

皂角散 一三二(「古方·因陣」) ○ 治重舌喉痺라 ○ 皂角 不蛀者四五挺을 去皮核하고 炙焦라 荊芥穗 二錢 ○ 右爲細末하고 以米醋調하야 塗腫處라

調經飮 四(「新方·因陣」) ○ 治婦人經脈阻滯하고 氣逆不調하야 多痛而實者라 ○ 當歸 三五錢 牛膝 二錢 山査 一二錢 香附 二錢 靑皮 茯苓 各一錢半 ○ 水二鐘에 前七分하야 食遠服이라 如因不避生冷而寒滯其血者는 加肉桂吳茱萸之類라 如兼脹悶者는 加厚朴一錢커나 或砂仁도 亦可라 如氣滯者는 加烏藥二錢이요 或痛在小腹者는 加小茴香一錢半이라

調氣散 十四(「小兒則古方」) ○ 治變蒸吐瀉 不乳多啼하야 欲發慢驚이라 ○ 人參 陳皮 木香 藿香 香附 炙甘草 各一錢 ○ 右爲末하야 每服一錢호대 薑棗水煎服이라

調氣平胃散 十八(「古方·和陣」) ○ 治胃氣不和하야 脹滿腹痛이라 ○ 厚朴 製 陳皮 木香 烏藥 白豆蔻 砂仁 白檀香 各一錢 甘草 五分 蒼朮 錢半 藿香 一錢二分 ○ 水一鍾半 生薑三片에 煎八分하야 食遠溫服이라

燥囊牡蠣散 二九五(「古方·因陣」) ○ 治陰囊濕癢에 搔之則汁水流珠하니 用此極效라 ○ 牡蠣 醋煆一兩 雄黃 一錢 枯礬 硫黃 苦參 蛇牀子 各二錢 ○ 右爲細末하야 先用蒼朮椒鹽煎湯洗濕處하고 後用此藥摻之라

釣藤散 六四(「小兒則古方」) ○ 治吐利 脾胃氣虛慢驚生風이라 ○ 釣藤鉤 人參 天麻 蝎尾 去毒 防風 蟬殼 各半兩 麻黃 殭蠶 炒 炙甘草 川芎 各二錢半 麝香 五分 ○ 右㕮咀하야 每服二三錢호대 水煎服이라 虛寒엔 加附子一錢이라 ● 薛按: 慢驚之證은 屬脾胃虧損所致라 前方은 乃辛溫散表之藥而無調

補之功하니 須審用之라하니라

釣藤飮子 六五(「小兒則古方」) ○ 治小兒一切驚風潮搐 目視昏迷라 ○ 釣藤鉤 防風 獨活 天竺黃 羌活 各三錢 麻黃 升麻 甘草 草龍膽 各二錢 川芎 三錢 蟬蛻 五個, 去頭足 ○ 右를 每服二三錢호대 薑棗水煎服이라 ● 薛立齋曰 按右方컨대 若外感風寒에 形證俱實者는 宜用之어니와 若形氣虛而病氣實者는 宜用惺惺散加釣藤麻黃이요 若外邪少而形病俱虛者는 宜異功散이라하니라

棗變百祥丸 九七(「痘疹銓古方」) ○ 治同前而稍緩하니 可代百祥丸이라 ○ 純芽大戟 去骨, 一兩 靑州棗肉 三十個 ○ 右를 用水一碗하야 同煎至水盡爲度호대 去大戟不用이요 將棗焙乾하야 可和作劑커나 或搗爛爲丸이라 從少至多하야 以木香湯呑服호대 至利爲度라

趙府膏 三二一(「外科鈐古方」) ○ 專貼疼痛腫毒이라 ○ 乾蝦蟆 三個 全蝎 殭蠶 各一兩 蜈蚣 四條 斑蝥 四十個 商陸根 一兩六錢 花椒 一錢 童子髮 六分 鷄內金 二個 槐枝 三寸長者各四十根 ○ 細藥: 兒茶 乳香 沒藥 血竭 龍骨 黃占 白占 各五錢 麝香 一錢 ○ 右를 用麻油二斤煎하야 飛丹收라

調榮活絡飮 二八三(「古方·和陣」) ○ 治失力閃腰或跌撲瘀血 及大便不通 腰痛이라 ○ 當歸 牛膝 杏仁 研如泥 大黃 各二錢 生地 芍藥 紅花 羌活 各一錢 桂枝 三分 川芎 一錢半 ○ 水一鍾半에 煎八分하야 食前溫服이라

調元健步丸 三一一(「古方·和陣」) ○ 治陰虛血少하고 濕熱兼行하야 足履無力이라 ○ 當歸 酒洗 川黃蘗 鹽酒炒 枸杞 各二兩 牛膝 三兩, 鹽酒浸 白芍藥 微炒 白茯苓 白朮 炒 蒼朮 陳皮 各一兩 炙甘草 三錢 木瓜 五加皮 各八錢 川續斷 七錢 澤瀉 防已 各五錢 ○ 蜜丸호대 桐子大라 空心에 鹽湯送下七八十丸或百丸이라

調元散 十二(「小兒則古方」) ○ 治小兒變蒸 脾弱不乳 吐乳多啼라 ○ 人參 白朮 陳皮 厚朴 製 香附 各一錢 炙甘草 藿香 各五分 ○ 右를 每服一二錢호대 薑棗煎服이라

調元湯 二(「痘疹銓古方」) ○ 按此컨대 卽保元湯에 無肉桂者 名爲調元湯이니 卽東垣之黃芪湯也라 東垣이 用爲小兒治驚之劑어늘 魏桂巖이 用以治痘多效하야 因美之名保元湯也라 蓋小兒元氣未充하야 最易傷殘할새 用此保全하니 誠幼科王道之妙方이라 但能因此廓充하면 則凡氣分血分虛寒虛陷等症에 皆可隨症增減用之니 無不可奏神效也라

助胃膏 六(「小兒則古方」) ○ 治脾胃虛寒하야 吐瀉 飮食不化等證이라 ○ 人參 白朮 炒 茯苓 甘草 炙 丁香 各五錢 山藥 一兩, 炒 砂仁 四十個 木香 三錢 白豆蔻 十四個 肉豆蔻 麵煨, 四個 ○ 一方에 無木香하니 名香砂助胃膏라 ○ 右爲末하야 蜜丸호대 芡實大라 每服十丸호대 米飮化下라

調胃白朮散 三三(「古方·和陣」) ○ 治脾胃不和하야 腹脹泄瀉하며 身面浮腫이라 ○ 白朮 茯苓 各二錢 陳皮 白芍藥 炒 澤瀉 檳榔 各一錢 木香 五分 ○ 水二鍾 薑三片에 煎八分하야 食遠服이라 如腫不退면 倍加白朮하고 並枳實麩炒一錢이라

調中湯 二(「小兒則古方」) ○ 治傷乳食瀉後에 脾胃虛噦吐瀉라 ○ 人參 茯苓 乾薑 炒 藿香 白朮 甘草 炙 木香 丁香 香附 炒, 去毛 砂仁 等分 ○ 右水煎하야 食前服이라

調中丸 三(「小兒則古方」) ○ 治脾胃虛寒吐瀉라 ○ 人參 白朮 炒 甘草 炒, 各五錢 乾薑 炮, 四錢 ○ 右爲末하야 蜜丸호대 綠豆大라 每服二三十丸호대 白湯下라 薛按云 前二方

은 乃本經自病之藥이니 卽人參理中丸也라 若腎水侮土而虛寒者는 當加半夏茯苓陳皮호대 或嘔吐엔 更加藿香하고 泄瀉엔 加木香이라

調痛散 七二(「古方·和陣」) ○ 治脾痛氣膈이라 ○ 木香 丁香 檀香 大香附 台烏藥 莪朮 肉桂 片薑黃 白生薑 白豆蔻 砂仁 炙甘草 等分 ○ 右咀하야 每服二錢半호대 加紫蘇四葉하야 煎湯服이라

棕灰散 百二十(「婦人規古方」) ○ 方在和陣二一五하니라 ○ 治大腸下血 及崩漏失血이라

棕灰散 二一五(「古方·和陣」) ○ 治大腸下血不止커나 或婦人崩漏下血이라 ○ 敗棕 不拘多少하고 燒灰存性하야 爲細末이라 ○ 每服二錢호대 空心에 好酒 或淸米飮調服이라

佐關煎 十(「新方·熱陣」) ○ 治生冷傷脾에 瀉痢未久하고 腎氣未損者는 宜用此湯以去寒濕하야 安脾胃라 此는 胃關煎之佐者也라 ○ 厚朴 炒, 一錢 陳皮 炒, 一錢 山藥 炒, 二錢 扁豆 炒, 二錢 炙甘草 七分 猪苓 二錢 澤瀉 二錢 乾薑 炒, 一二錢 肉桂 一二錢 ○ 水一鍾半에 煎服이라 如腹痛甚者는 加木香三五分커나 或吳茱萸도 亦可라 如瀉甚不止者는 或破故紙 或肉豆蔻를 皆可加用이라

佐關煎 一六一(「小兒則古方」) ○ 方在新熱十하니라 ○ 治生冷傷脾瀉痢라

左歸飮 二(「新方·補陣」) ○ 此는 壯水之劑也니 凡命門之陰衰陽勝者는 宜此方加減主之라 此는 一陰煎 四陰煎之主方也라 ○ 熟地 二三錢 或加至一二兩 山藥 二錢 枸杞 二錢 炙甘草 一錢 茯苓 一錢半 山茱萸 一二錢 畏酸者는 少用之라 ○ 水二鍾에 煎七分하야 食遠服이라 如肺熱而煩者는 加麥冬二錢이요 血滯者는 加丹皮二錢이요 心熱而躁者는 加玄參二錢이요 脾熱易饑者는 加芍藥二錢이요 腎熱骨蒸多汗者는 加地骨皮二錢이요 血熱妄動者는 加生地二三錢이요 陰虛不寧者는 加女貞子二錢이요 上實下虛者는 加牛膝二錢以導之요 血虛而燥滯者는 加當歸二錢이라

左歸丸 四(「新方·補陣」) ○ 治眞陰腎水不足하야 不能滋養營衛하야 漸至衰弱커나 或虛熱往來하며 自汗盜汗커나 或神不守舍하며 血不歸原커나 或虛損傷陰커나 或遺淋不禁커나 或氣虛昏運커나 或眼花耳聾커나 或口燥舌乾커나 或腰痠腿軟하니 凡精髓內虧하야 津液枯涸等證에 俱速宜壯水之主하야 以培左腎之元陰이라야 而精血自充矣니 宜此方主之라 ○ 大懷熟 八兩 山藥 炒, 四兩 枸杞 四兩 山茱萸肉 四兩 川牛膝 酒洗, 蒸熟, 三兩 精滑者는 不用이라 菟絲子 制, 四兩 鹿膠 敲碎炒珠, 四兩 龜膠 切碎炒珠, 四兩 無火者는 不必用이라 ○ 右에 先將熟地蒸爛하야 杵膏하고 加煉蜜丸호대 桐子大라 每食前에 用滾湯 或淡鹽湯하야 送下百餘丸이라 ○ 如眞陰失守하야 虛火炎上者는 宜用純陰至靜之劑니 於本方에 去枸杞鹿膠하고 加女貞子三兩 麥冬三兩이라 如火爍肺金하야 乾枯多嗽者는 加百合三兩이라 如夜熱骨蒸하면 加地骨皮三兩이요 如小水不利不淸하면 加茯苓三兩이요 如大便燥結하면 去菟絲하고 加肉蓯蓉三兩이라 如氣虛者는 加人參三四兩이요 如血虛微滯하면 加當歸四兩이라 如腰膝痠痛하면 加杜仲三兩호대 鹽水炒用이라 如臟平無火而腎氣不充者는 加破故紙三兩 去心蓮肉 胡桃肉各四兩호대 龜膠는 不必用이라 右는 凡五液이 皆主於腎이라 故로 凡屬陰分之藥이 無不皆能走腎하니 有謂必須導引者는 皆見之不明耳라

左金丸 一五四(「古方·寒陣」) ○ 治肝火脇肋刺痛

或發寒熱 或頭目作痛 淋秘泄瀉 一切肝火等證이라 ○ 黃連 六兩, 炒 吳茱萸 一兩, 湯泡片時에 焙乾用이라 ○ 右爲末하야 粥丸호대 梧子大라 白朮陳皮煎湯에 下三四五十丸이라

坐板瘡 二九七(「外科鈴古方」) ○ 腫痛多膿者라 ○ 密陀僧 生礬 大黃 ○ 等分爲極細末하야 敷之라

朱君散 四六(「小兒則古方」) ○ 治吐瀉後而爲驚爲瀉及糞青者라 ○ 人參 白朮 茯苓 炙甘草 釣藤鉤 朱砂 各一錢 麝香 半分 燈心 一團 ○ 右爲末하야 每服一錢호대 白湯調下라

硃砂膏 三一三(「外科鈴古方」) ○ 治一切頑瘡破瘡杖瘡癰疽 發背破傷者하니 最妙最佳라 ○ 麻油 一斤 飛母 六兩 水銀 一兩 硃砂 佳者一兩半飛 好黃蠟 四兩 ○ 先下油熬數沸하고 下鷄子二枚호대 敲開連殼投之하야 熬焦撈去子하고 退火俟油定하야 下水銀五錢하고 再加微火攪熬飯頃에 卽入丹漸收成膏어든 後下黃占再攪하고 候大溫하야 下極細好硃砂一兩五錢攪匀하고 磁罐收貯라

酒皶鼻粉痔 八九(「古方·因陣」) ○ 亦名硫黃散이라 ○ 硫黃 輕粉 各一錢 杏仁 五分 ○ 右爲末하고 用蜜酒調하야 於臥時에 塗上하고 早洗去면 效라 或用津唾調搽하면 更妙라 又方: 只以銅綠爲末하야 晩時에 切生薑蘸擦之라

朱砂消痰飮 百(「古方·和陣」) ○ 治痰迷心竅하야 驚悸怔忡이라 ○ 膽星 五錢 朱砂 二錢半, 另研 麝香 二分, 另研 ○ 右爲末하야 臨臥에 薑湯調下一錢이라

朱砂安神丸 七四(「小兒則古方」) ○ 方在寒陣一四二하니라 ○ 淸心火하야 養血安神이라

朱砂凉膈丸 一四一(「古方·寒陣」) ○ 治上焦虛熱로 肺脘咽膈有氣如烟搶上이라 ○ 黃連 山梔 各一兩 人參 茯苓 各半兩 朱砂 三錢, 另研 氷片 五分, 另研 ○ 右爲細末하야 煉蜜爲丸호대 桐子大라 朱砂爲衣라 熟水送下五七丸호대 日進三服이라 食後라

朱砂丸 百三(「古方·攻陣」) ○ 治卒時中惡垂死라 ○ 朱砂 研 附子 炮, 去皮臍 雄黃 明者, 各一兩 麝香 一分, 另研 巴豆 二十粒, 去油 ○ 右研匀하야 煉蜜和搗爲丸호대 麻子大라 每服三丸호대 不拘時하고 粥飮下라 如不利어든 更加三丸至七丸호대 以利爲度라

『肘後』治癭方 一七六(「外科鈴古方」) ○ 凡項下에 卒結囊하야 欲成癭者는 用海藻一斤하야 洗去鹹하고 浸酒飮之호대 不可間斷이니 須要時時飮二三盃하야 有酒氣라야 方妙라

竹茹湯 三三(「婦人規古方」) ○ 治孕婦嘔吐不止惡心少食하니 服此면 止嘔淸痰이라 ○ 竹茹 彈子大一丸 陳皮 半夏 茯苓 各錢半 生薑 二錢 ○ 水鍾半 粳米一撮에 煎七分하야 溫服이라 忌羊肉鷄魚麵食이라

竹葉石膏湯 三七三(「外科鈴古方」) ○ 方在寒陣五하니라 ○ 治癰疽에 胃火盛하야 腫痛作渴이라

竹葉湯 二七(「婦人規古方」) ○ 治妊娠에 心驚膽怯하야 煩悶不安하니 名曰子煩이라 一方에 有當歸防風梔子仁이라 ○ 白茯苓 麥門冬 黃芩 各三兩 ○ 右를 每服四錢호대 竹葉五片에 水煎服이라 若因血虛煩熱이면 宜兼用四物이요 若因中氣虛弱이면 宜兼用四君이라

竹葉黃芪湯 三七四(「外科鈴古方」) ○ 方在寒陣七하니라 ○ 治癰疽에 氣血虛하고 胃火盛而作渴이라

竹葉黃芪湯 七(「古方·寒陣」) ○ 治胃虛火盛作渴이라 ○ 淡竹葉 二錢 人參 黃芪 生地黃

當歸 川芎 麥冬 芍藥 甘草 石膏 煅 黃芩 炒, 各一錢 ○ 水煎服이라 按此方之用컨대 當去川芎爲善이라 外科에 仍有半夏라

仲景葛根湯 二九(「古方·散陣」) ○ 治太陽陽寒에 項背强几几하며 無汗惡風과 及太陽陽明合病下利者라 此는 卽桂枝湯에 加麻黃葛根也라 ○ 葛根 四兩 麻黃 去節 生薑 各三兩 桂 去皮 芍藥 甘草 炙, 各二兩 大棗 十二枚, 擘 ○ 右七味를 㕮咀하야 以水一斗로 先煮麻黃葛根減二升하야 去沫하고 內諸藥하야 煮取三升하야 去滓라 溫服一升하고 覆取微似汗호대 不須啜粥이니 餘는 如桂枝法將息及禁忌라

仲景甘草乾薑湯 五四(「古方·熱陣」) ○ 治少陰傷寒에 小便色白하며 吐逆而渴하며 動氣因下反劇하며 身雖有熱이나 反倦과 及肺痿吐涎沫而不欬하며 口不渴하며 小便數하며 遺尿하며 肺中冷하며 上虛不能制下하야 眩暈하며 多涎唾等證이라 ○ 楊仁齋曰 治男女諸虛出血하고 胃寒不能引氣歸元하야 無以收約其血者라하니라 良方에 名薑草湯이니 治陰盛於陽하야 寒而嘔血이라 ○ 甘草 炙, 四兩 乾薑 炮, 二兩 ○ 右咀하야 以水三升으로 煮取一升五合하야 分溫再服이라 仁齋曰 等分하야 每服三錢호대 食前에 煎服이라하니라

仲景甘草瀉心湯 二八(「古方·寒陣」) ○ 亦名半夏瀉心湯이라 嘔而腸鳴하며 心下痞者는 此方主之라 此方에 辛入脾而散氣하니 半夏乾薑之辛이 以散結氣하고 苦入心而泄熱하니 黃連黃芩之苦 以泄痞熱하고 脾欲緩하니 急食甘以緩之니 人參甘草大棗之甘이 以緩之也라 ○ 半夏 半升, 洗 黃連 一兩 乾薑 黃芩 甘草 炙 人參 各三兩 大棗 十二枚, 擘 ○ 右七味를 以水一斗로 煮取六升하야 去滓하고 再煮取三升하야 溫服一升이라 日三服이라

仲景桂枝甘草湯 四四(「古方·熱陣」) ○ 治發汗過多하야 其人이 叉手自冒心하며 心下悸하며 欲得按者라 ○ 桂枝 四兩, 去皮 甘草 二兩 ○ 右二味를 以水三升으로 煮取一升하야 去滓하고 頓服이라

仲景桂枝麻黃各半湯 十四(「古方·散陣」) ○ 治太陽傷寒如瘧狀하야 發熱惡寒하며 不能得汗하며 熱多寒少而身癢者라 ○ 桂枝 去皮 麻黃 去節 芍藥 甘草 炙 生薑 切, 各一兩 大棗 四枚, 擘 杏仁 二十四個, 湯浸, 去皮尖 ○ 右七味를 以水五升으로 先煮麻黃一二沸하야 去上沫하고 內諸藥하야 煮取一升八合하고 去滓라 溫服六合이라

仲景桂枝人參湯 十三(「古方·散陣」) ○ 治太陽傷寒에 表裏不解하고 恊熱下利者라 ○ 桂枝 去皮 炙甘草 各四兩 白朮 人參 乾薑 各三兩 ○ 右五味를 以水九升으로 先煮四味取五升하고 後內桂枝하야 更煮取三升이라 溫服一升호대 日再夜一服이라

仲景桂枝湯 九(「古方·散陣」) ○ 治太陽經傷風發熱 自汗 惡風이라 ○ 桂枝 芍藥 生薑 各三兩 甘草 二兩 大棗 十二枚 ○ 右를 以水七升으로 微火煮取三升하야 去滓하고 適寒溫服一升이라 服已須臾에 食熱稀粥一升餘하야 以助藥力하고 溫覆一時許하야 令遍身微似有汗者佳요 不可令如水流漓니 病必不除라

仲景瓜蒂散 百五(「古方·攻陣」) ○ 治傷寒에 頭不痛하며 寸脈微浮하며 胸中痞硬하며 氣上衝咽喉不息者는 此爲胸有寒也니 當吐之라 ○ 瓜蒂 熬黃 赤小豆 等分 ○ 右二味를 各別搗篩爲散하고 然後合之하야 取一錢匕하야 以香豉一合으로 用熱湯七合煮作稀糜하야 去滓하고 取汁和散하야 溫頓服之라 不

吐者는 少少再加하야 得快吐乃止라 諸亡血虛家는 不可與瓜蒂散이라

仲景當歸四逆湯 二十(「古方·熱陣」) ○ 治傷寒에 手足厥寒하고 脈細欲絶者와 或下利脈大에 腸鳴者는 虛也라 及其人內有久虛者는 宜當歸四逆加吳茱萸生薑湯主之라 ○ 當歸 桂枝 芍藥 細辛 各三兩 甘草 通草 各二兩 大棗 二十五枚, 擘 ○ 右七味를 以水八升으로 煮取三升하야 去滓하고 溫服一升호대 日三服이라

仲景大承氣湯 一(「古方·攻陣」) ○ 治陽明太陰傷寒에 譫語 五六日不大便 腹滿煩渴과 並少陰舌乾口燥 潮熱脈實者라 劉河間이 加甘草하니 名三一承氣湯이라 ○ 大黃 四兩 厚朴 半斤 枳實 五枚 芒硝 三合 ○ 右를 以水一斗로 先煮厚枳二物取五升하야 去滓하고 內大黃하야 煮取二升하야 去滓하고 內芒硝하야 更上微火一兩沸라 分溫再服호대 得下면 餘勿服이라

仲景大柴胡湯 七(「古方·攻陣」) ○ 表證未除어늘 裏證又急하야 汗下兼行에 用此라 ○ 柴胡 半斤 半夏 半升 黃芩 芍藥 各三兩 生薑 五兩, 切 枳實 四枚 大黃 二兩 大棗 十二枚, 擘 ○ 右七味를 以水一斗二升으로 煮取六升하야 去滓再煎이라 溫服一升호대 日三服이라

仲景大靑龍湯 七(「古方·散陣」) ○ 治傷寒頭痛發熱 無汗而煩躁라 ○ 麻黃 三錢 桂枝 生薑 各一錢 杏仁 五枚 甘草 五分 大棗 一枚 此非古數 石膏 半鷄子大一塊 ○ 水一鍾半에 煎分二服이라

仲景大陷胸湯 九(「古方·攻陣」) ○ 治大結胸手不可按이라 ○ 大黃 四錢 芒硝 三錢 甘遂末 二分 此從近數 ○ 用水一鍾半하야 先煎大黃至一鍾하고 內芒硝하야 煎一二沸去柤하고 內甘遂末和勻服호대 得利則止라 此藥極峻하니 必不得已而用之라 原方에 用大黃六兩 芒硝一升 甘遂末一錢하야 水六升에 如前法煮二升하야 分二服이라 得快利면 止後服이라

仲景大黃黃連瀉心湯 三十(「古方·寒陣」) ○ 治太陽傷寒汗下後에 色微黃하며 心下痞하야 按之濡하며 其脈關上浮者라 ○ 大黃 二兩 黃連 一兩 ○ 右二味를 以微沸湯二升漬之하고 須臾에 絞去滓하야 分溫再服이라

仲景桃仁承氣湯 四(「古方·攻陣」) ○ 治傷寒蓄血 小腹急 大便黑而不通이라 ○ 桃仁 十二枚, 去皮尖 官桂 甘草 各一錢 芒硝 三錢 大黃 半兩 或一兩 此從近法 ○ 右㕮咀하야 作一服커나 或分二服이라 水一大盞에 煎七分하야 溫服이라

仲景桃花湯 一四六(「古方·熱陣」) ○ 治少陰傷寒에 下利便膿血이라 ○ 赤石脂 一斤, 一半篩末하고 一半全用이라 乾薑 一兩 粳米 一升 ○ 右三味를 以水七升으로 煮米令熟하야 去滓라 溫服七合호대 內所篩赤石脂細末方寸匕하야 攪勻服之니 日三服이라 若一服愈어든 餘勿服이라

仲景麻黃附子甘草湯 五(「古方·散陣」) ○ 治少陰傷寒二三日에 無別證이면 用此微發其汗이요 並治風濕通身浮腫이라 ○ 麻黃 去節 甘草 炙, 各三兩 附子 一枚, 炮去皮 ○ 右三味를 以水七升으로 先煮麻黃一兩沸하야 去上沫하고 內諸藥하야 煮取三升하고 去滓라 溫服一升호대 日三服이라

仲景麻黃附子細辛湯 三(「古方·散陣」) ○ 治少陰傷寒始得之에 脈雖沈이나 而反發熱者는 此陰分之表證也니 宜此主之라 幷治寒氣厥逆 頭痛 脈沈細者라 ○ 麻黃 去節 細辛 各二兩 附子 一枚, 炮去皮, 切八片 ○ 右三味를 以水一斗으로 先煮麻黃減二升하야 去上沫

하고 內藥煮取三升하야 去滓라 溫服一升호대 日三服이라

仲景麻黃湯 一(「古方·散陣」) ○ 治太陽經傷寒에 發熱無汗 惡寒及身痛이라 此는 峻逐陰邪之方也라 ○ 麻黃 桂枝 各三兩 甘草 一兩 杏仁 七十個 ○ 右四味를 以水九升으로 先煮麻黃減二升하야 去沫하고 內諸藥하야 煮取三升半하고 去柤라 溫服八合하고 覆取微汗이라

仲景白頭翁湯 一八四(「古方·寒陣」) ○ 治熱痢下重者라 ○ 白頭翁 二兩 黃連 黃蘗 秦皮 各三兩 ○ 右四味를 以水七升으로 煮取二升하야 去滓라 溫服一升호대 不愈어든 再服一升이라

仲景白通湯 一四五(「古方·熱陣」) ○ 治少陰病下利라 ○ 葱白 四莖 乾薑 一兩 附子 一枚, 生用, 去皮, 破八片 ○ 右三味를 以水三升으로 煮取一升하야 去滓하고 分溫再服이라 ◉ 白通加豬膽汁湯은 卽於前方에 加人尿五合 豬膽汁一合이니 治少陰下利 無脈 乾嘔而煩者라 服湯後에 脈暴出者는 死하고 微續者는 生이라

仲景白虎加人參湯 三(「古方·寒陣」) ○ 此는 卽人參白虎湯이요 亦名化斑湯이라 ○ 仲景法은 卽於前白虎湯內에 加人參三兩하야 用治服桂枝湯大汗出後에 大煩渴不解하고 脈洪大者라 今近代엔 止用人參二錢 石膏五錢 知母二錢 甘草一錢 糯米一撮하야 以治赤斑口燥煩躁 暑熱脈虛等證이라 又河間이 名爲人參石膏湯하야 用治膈消煩熱이나 但分兩이 加倍於今方이라

仲景白虎湯 二(「古方·寒陣」) ○ 治傷寒에 脈浮滑하면 此는 表有熱하고 裏有邪하니 宜用此하야 以解內外之熱하고 及一切中暑煩熱 熱結斑黃 狂躁大渴等證이라 ○ 石膏 一斤, 碎 知母 六兩 甘草 二兩 糯米 六合 ○ 右四味를 以水一斗로 煮米熟去滓라 溫服一升호대 日三服이라 本方에 加蒼朮하면 卽名蒼朮白虎湯이라

仲景茯苓甘草湯 七五(「古方·熱陣」) ○ 治水飮이 停蓄心下하니 甚者는 作悸作利라 ○ 茯苓 桂枝 各二兩 甘草 炙, 一兩 生薑 三兩 ○ 右四味를 以水四升으로 煮取二升하야 去滓하고 分溫三服이라

仲景茯苓四逆湯 十七(「古方·熱陣」) ○ 治傷寒汗下後에 病仍不解하고 煩躁者라 ○ 茯苓 六兩 人參 一兩 甘草 炙, 二兩 乾薑 一兩半 附子 一枚, 生用去皮, 切八片 ○ 右五味를 以水五升으로 煮取三升하야 去渣하고 溫服七合호대 日三服이라

仲景附子瀉心湯 三一(「古方·寒陣」) ○ 治傷寒汗下後에 心下痞而復惡寒汗出者라 ○ 大黃 一兩 黃連 黃芩 各二兩 附子 一枚, 炮去皮하고 破八片하야 別煮取汁이라 ○ 右에 前三味를 以麻沸湯二升漬之하고 須臾에 絞去滓하고 內附子汁하야 分溫再服이라

仲景附子湯 二二(「古方·熱陣」) ○ 治少陰病得之一二日에 口中和하고 其背惡寒者는 當灸之니 附子湯主之요 幷治少陰病에 身體痛하며 手足寒하며 骨節痛하며 脈沈者라 ○ 附子 二枚, 去皮, 破八片 人參 二兩 白朮 四兩 芍藥 茯苓 各三兩 ○ 右五味를 以水八升으로 煮取三升하야 去渣하고 溫服一升호대 日三服이라

仲景四逆加人參湯 十五(「古方·熱陣」) ○ 治傷寒惡寒 脈微而復利라 卽於前方內에 加人參一兩이라

仲景四逆加豬膽汁湯 十六(「古方·熱陣」) ○ 治傷寒吐下後에 汗出而厥하며 四肢拘急하며 脈

微欲絶者라 卽於四逆湯內에 加入豬膽汁半合이라

仲景四逆散 二八(「古方·散陣」) ○ 治陽氣亢極하고 血脈不通하야 四肢厥逆호대 在臂脛之下者라 若是陰證이면 則上過於肘하고 下過於膝하니 以此爲辨하야 乃不當用此也라 ○ 柴胡 芍藥 甘草 枳殼 各等分 ○ 爲細末하야 每服二錢호대 米飮調下라 日三服이라 嗽엔 加五味子 乾薑各五分이라 悸者는 加桂五分이라 腹痛엔 加附子一枚炮令坼이라 泄利下重者는 濃煎韭白湯調服이라

仲景四逆湯 十四(「古方·熱陣」) ○ 又名通脈四逆湯이라 治傷寒陰證自利에 裏寒外熱하고 脈沈身痛而厥이라 ○ 甘草 炙, 二兩 乾薑 炮, 三兩 附子 一枚, 破八片, 生用 ○ 右㕮咀하야 以水三升으로 煮取一升二合하야 分二次溫服이니 其脈卽出者는 愈라 面色赤者는 加葱九莖이라 腹中痛者는 去葱하고 加芍藥二兩이라 嘔者는 加生薑二兩이라 咽痛者는 加桔梗一兩이라 利止脈不出者는 加人參一兩이라

仲景酸棗仁湯 八六(「古方·補陣」) ○ 治虛勞虛煩不得眠이라 ○ 酸棗仁 二升 甘草 一兩 知母 茯苓 川芎 各二兩 深師方엔 仍有生薑二兩이라 ○ 右五味에 以水八升으로 煮酸棗仁得六升하고 內諸藥再煮取三升하야 分溫三服이라

仲景生薑瀉心湯 二九(「古方·寒陣」) ○ 治傷寒汗解之後에 胃中不和하야 心下痞硬하며 乾噫食臭하며 脇下有水氣하며 腹中雷鳴下利者라 ○ 生薑 四兩, 切 甘草 炙 人參 黃芩 各三兩 乾薑 一兩 黃連 一兩 半夏 半升, 洗 大棗 十二枚, 擘 ○ 右八味를 以水一斗로 煮取六升하야 去滓하고 再煎取三升하야 溫服一升이라 日三服이라 此方에 無生薑이면 卽名半夏瀉心湯이라

仲景旋覆代赭石湯 四七(「古方·熱陣」) ○ 治傷寒若汗或吐下解後에 心下痞硬하고 噫氣不除者라 ○ 旋復花 甘草 炙, 各三兩 人參 二兩 生薑 五兩, 切 代赭石 一兩 大棗 十二枚, 擘 半夏 半升, 洗 ○ 右七味를 以水一斗로 煮取六升하야 去滓하고 再煎取三升이라 溫服一升호대 日三服이라

仲景小承氣湯 二(「古方·攻陣」) ○ 治病在太陰하야 無表證커나 汗後에 潮熱狂言하며 腹脹脈實하며 六七日不大便하며 喘滿者라 卽前大承湯에 減去芒硝라

仲景小柴胡湯 十九(「古方·散陣」) ○ 治邪在肝膽半表半裏之間하야 寒熱往來하며 喜嘔커나 或日晡發熱하며 脇痛耳聾하며 鬱怒痎瘧等證이라 ○ 柴胡 半斤 半夏 半升 人參 黃芩 生薑 甘草 各三兩 大棗 十二枚, 擘 ○ 右七味를 以水一斗二升으로 煮取六升하야 去滓하고 再煎取三升이라 溫服一升호대 日三服이라 若胸中煩而不嘔하면 去半夏人參하고 加栝蔞實一枚라 若渴者는 去半夏하고 加人參호대 合前成四兩半이요 栝蔞根四兩이라 若腹中痛者는 去黃芩하고 加芍藥三兩이라 若脇下痞硬하면 去大棗하고 加牡蠣四兩이라 若心下悸하고 小便不利者는 去黃芩하고 加茯苓四兩이라 若不渴하고 外有微熱者는 去人參하고 加桂三兩하야 溫覆取微汗愈라 若欬者는 去人參大棗生薑하고 加五味子半升 乾薑三兩이라 ● 按右方컨대 乃漢時古數也니 今方엔 改用柴胡二三錢 半夏黃芩各一二錢 人參二三錢 甘草五七分하고 右에 加薑棗하야 水煎服이라

仲景小青龍湯 八(「古方·散陣」) ○ 治傷寒表不解에 心下有水氣하야 嘔噦而欬하며 發熱하며 或渴커나 或利커나 或小水不利하며 小腹

滿而喘하고 並治肺經受寒하야 欬嗽喘急하니 宜服此以發散表邪라 ○ 麻黃 去節 桂枝 芍藥 甘草 細辛 乾薑 各三兩 半夏 五味 各半升 ○ 右八味를 以水一斗로 先煮麻黃減二升하야 去上沫하고 內諸藥하야 煮取三升이라 溫服一升이라 按右方컨대 乃仲景古法이니 今當隨證輕重하야 酌宜用之라

仲景小陷胸湯 十六(「古方·寒陣」) ○ 治小結胸이 正在心下하야 按之則痛하고 脈浮滑者라 ○ 半夏 三錢 黃連 錢半 栝蔞仁 二錢, 此非古數 ○ 右에 先以水二鍾으로 煎栝蔞仁至一鍾半하고 乃入二藥同煎至八分하야 溫服이라 原方에 用黃連一兩 半夏半升 栝蔞實一枚하야 水六升으로 如法煮二升하야 分三服이라

仲景柴胡桂枝乾薑湯 百十四(「古方·散陣」) ○ 治傷寒五六日 汗下後에 但頭汗出하며 往來寒熱하며 心煩者니 邪未解也라 ○ 柴胡 半斤 桂枝 三兩 乾薑 二兩 栝蔞根 四兩 黃芩 三兩 牡蠣 煅, 二兩 甘草 炙, 二兩 ○ 右七味를 以水一斗二升으로 煮取六升하야 去滓하고 再煎取三升하야 溫服一升호대 日三服이라 初服微煩이라가 再服汗出하니 便愈라

仲景柴胡桂枝湯 十八(「古方·散陣」) ○ 治傷寒發熱 微惡寒 支節煩疼 微嘔 心下支結에 外證未去者라 ○ 柴胡 四兩 桂枝 去皮 人參 黃芩 芍藥 生薑 各一兩半 甘草 炙, 一兩 半夏 二合半 大棗 六枚, 擘 ○ 右九味를 以水七升으로 煮取三升하야 去滓하고 溫服이라

仲景十棗湯 二八(「古方·攻陣」) ○ 治懸飮內痛이라 ○ 芫花 醋拌經宿하야 炒微黑호대 勿焦라 大戟 長流水煮半時하야 晒乾이라 甘遂 麵裹煨, 各等分 ○ 右爲細末이라 先以水一鍾半으로 煮大棗十枚至八分하고 去棗納藥末하야 强人一錢이요 弱人五分이니 平旦服之라 不下면 更加五分하고 快下면 徐以糜粥補之라

仲景羊肉湯 七十(「婦人規古方」) ○ 治産婦腹中疞痛寒痛에 血氣不足하야 虛弱甚者와 及寒月生産하야 寒氣入於子門하야 手不可犯하고 臍下脹滿하니 此産後之寒證也라 幷治寒疝腹中痛 及脇痛裏急者라 ○ 精羯羊肉 一斤 當歸 三兩 生薑 五兩 ○ 右를 用水八升하야 煮取三升하고 加葱椒鹽이라 溫服七合호대 日三服이라 若寒多者는 加生薑成一斤이라 痛多而嘔者는 加橘皮二兩 白朮一兩이라

『仲景』五苓散 一八二(「古方·和陣」) ○ 治暑熱煩躁 霍亂泄瀉 小便不利而渴 淋澁作痛 下部濕熱이라 ○ 白朮 猪苓 茯苓 各七錢半 肉桂 五錢 澤瀉 一兩二錢半 ○ 古法은 爲細末하야 每服二錢호대 白湯調下라 日三服이라 今法은 以水煎服이라

仲景烏梅丸 三二三(「古方·和陣」) ○ 治胃寒吐蛔蛔厥等證이라 ○ 烏梅 三十個 人參 黃蘗 炙 細辛 附子 炮 桂枝 各六錢 黃連 炒, 一兩六錢 乾薑 一兩 當歸 酒浸 川椒 去目及閉口者, 各四錢 撮要에 作各四兩이라 ○ 右硏末하고 先將烏梅用酒蒸爛擣膏하야 加煉蜜丸호대 桐子大라 每服一二十丸호대 日三服이라 忌生冷滑物이라 或用理中湯下라 成無己曰 肺欲收하니 急食酸以收之니 烏梅之酸이 以收肺氣라 脾欲緩하니 急食甘以緩之니 人參之甘이 以緩脾氣라 寒淫於內에 以辛潤之니 當歸桂椒細辛之辛이 以潤內寒이라 寒淫所勝에 平以辛熱이니 薑附之辛熱이 以勝寒이라 蛔得甘則動하고 得苦則安하니 黃連黃蘗之苦가 以安蛔라하니라

仲景吳茱萸湯 一三七(「古方·熱陣」) ○ 嘔而胸滿 乾嘔吐涎沫 頭痛 及食穀欲嘔者는 此方主之라 ○ 吳茱萸 一升 人參 三兩 生薑 六兩 大棗 十枚, 擘 ○ 右四味를 以水五升으로

煮取三升하야 溫服七合이라 日三服이라

仲景理中丸 一(「古方·熱陣」) ○ 卽名人參理中湯이라 治太陰卽病하야 自利不渴하며 陰寒腹痛하며 短氣欬嗽하며 霍亂嘔吐하며 飮食難化하며 胸膈噎塞커나 或瘧疾瘴氣瘟疫으로 中氣虛損하야 久不能愈커나 或中虛生痰等證이라 ○ 人參 白朮 炒 乾薑 炒 炙甘草 各三兩 ○ 右四味를 搗篩爲末하야 蜜丸호대 鷄子黃大라 以沸湯數合으로 和一丸硏碎하야 溫服之니 日三四요 夜二服이라 腹中未熱이어든 益至三四丸이라 然이나 不及湯이라 湯法은 以四物依數切하고 用水八升하야 煮取三升하야 去渣하고 溫服一升호대 日三服이라 原論加減法은 詳在霍亂門述古條中이라 賓按컨대 右方兩數는 乃漢時權度니 今後世所用은 惟每味數錢而甘草半之하야 酌宜可也라

仲景炙甘草湯 四三(「古方·熱陣」) ○ 一名復脈湯이라 治傷寒脈結代 心動悸라 ○ 炙甘草 四兩 生薑 桂枝 去皮, 各三兩 人參 阿膠 各二兩 生地黃 一斤 麥冬 去心, 半斤 麻子仁 半斤 大棗 十二枚, 擘 ○ 右九味에 以淸酒七升 水八升으로 先煮八味하고 取三升하야 去渣하고 內膠烊盡이라 溫服一升호대 日三服이라

仲景芍藥甘草附子湯 三六(「古方·熱陣」) ○ 治發汗에 病不解하고 反惡寒者니 虛故也라 ○ 芍藥 甘草 炙, 各三兩 附子 一枚, 炮, 去皮, 切八片 ○ 上三味를 以水五升으로 煮取一升五合하야 去渣하고 分溫服이라

仲景芍藥甘草湯 六七(「古方·寒陣」) ○ 治傷寒脈浮 自汗出 小便數 心煩 微惡寒 脚攣急足溫者라 ○ 白芍藥 甘草 炙, 各四兩 ○ 右二味를 以水三升으로 煮取一升半하야 去滓하고 分溫再服이라

仲景抵當湯 二七(「古方·攻陣」) ○ 治傷寒에 熱在下焦하야 少腹硬滿하며 其人發狂하며 小便自利에 下血乃愈하니 以太陽病瘀熱在裏也라 ○ 水蛭 三十條, 熬 虻蟲 三十個, 熬, 去翅尾 桃仁 二十個, 去皮尖 大黃 三兩, 酒浸 ○ 右四味爲末하야 以水五升으로 煮取三升이라 又抵當丸도 亦卽此四味라

仲景猪苓湯 一八八(「古方·和陣」) ○ 治傷寒下後에 脈浮發熱하며 渴欲飮水하며 小便不利와 及少陰病下利에 欬而嘔하며 渴하며 心煩不得眠者라 ○ 猪苓 去皮 茯苓 阿膠 滑石 澤瀉 各一兩 ○ 右五味를 以水四升으로 先煮四味取二升하야 去滓하고 內阿膠烊盡하야 服七合호대 日三服이라

仲景調胃承氣湯 三(「古方·攻陣」) ○ 治太陽陽明不惡寒하고 反惡熱하며 大便秘結하며 日晡潮熱者라 凡陽明病에 有一證在經者는 當解肌요 入腑者는 當攻下라 ○ 大黃 芒硝 甘草 各五錢 此從近法 ○ 每服三五錢호대 水一大盞에 煎七分하야 溫服이라

仲景竹葉石膏湯 五(「古方·寒陣」) ○ 治陽明汗多而渴 鼻衄 喜水 水入卽吐 及暑熱煩躁等證이라 ○ 石膏 一兩 竹葉 二十片 半夏 甘草 各二錢 麥冬 人參 各三錢 粳米 一撮 此係今方이니 分兩이 非仲景舊法이라 ○ 水二鍾 薑三片에 煎服이라 一方에 云石膏二錢 人參一錢이요 其他는 以遞減之라하니 用者當酌宜也라

仲景眞武湯 一四二(「古方·熱陣」) ○ 治少陰傷寒에 腹痛 小便不利 四肢沈重疼痛 自下利者는 此爲有水氣하니 其人或欬 或小便利 或下利 或嘔者라 ○ 茯苓 芍藥 生薑 各三兩 白朮 二兩 附子 一枚, 炮去皮, 切八片 ○ 右五味를 以水八升으로 煮取三升하야 去滓하고 溫服七合호대 日三服이라 若欬者는 加五味子半升 細辛乾薑各一兩이라 小便利

者는 去茯苓이라 下利者는 去芍藥하고 加乾薑二兩이라 嘔者는 去附子하고 加生薑호대 足前成半斤이라

仲景朮附湯 四一(「古方·補陣」) ○ 一名白朮附子湯이라 治中寒中氣不足하야 四肢逆冷하며 口噤하며 牙關緊急하며 痰盛脈弱하며 風虛頭眩하며 頭重苦極하며 不知食味라 ○ 白朮 二兩 炙甘草 一兩 附子 一兩半, 炮去皮 ○ 每用五六錢 薑五片棗一枚하야 水一鍾半에 煎七分하야 食遠溫服이라 或用此化蘇合丸하야 連進三服이면 效라

仲景朮附湯 二六(「古方·熱陣」) ○ 方在補陣四一하니라 ○ 治中寒中氣不足하야 逆冷痰盛하며 口噤等證이라

仲景梔子乾薑湯 二二(「古方·寒陣」) ○ 治傷寒以圓藥大下之하야 身熱不去하고 微煩者라 若病人이 舊有微溏者는 不可用이라 ○ 梔子 十四枚, 擘 乾薑 三兩 ○ 右二味를 以水三升半으로 煮取一升半하야 去滓하고 分二服이라 溫進一服하야 得吐者는 止後服이라

仲景梔子豆豉湯 二十(「古方·寒陣」) ○ 治傷寒煩熱懊憹에 可爲吐劑라 ○ 梔子 十四枚, 擘 香豉 四合 ○ 右에 用水四升하야 先煮梔子得二升半하고 內豉再煮取一升半하야 去滓하고 分二服이라 溫進一服하야 得吐者는 止後服이라

仲景梔子檗皮湯 二三(「古方·寒陣」) ○ 治傷寒身黃發熱者라 ○ 梔子 十五枚 甘草 一兩 黃檗 二兩 ○ 右三味를 以水四升으로 煮取一升半하야 去滓하고 分溫再服이라

仲景梔子厚朴湯 二十一(「古方·寒陣」) ○ 治傷寒下後에 餘邪未淸하야 心煩腹滿하며 起臥不安者라 ○ 梔子 十四枚, 擘 厚朴 四兩, 薑炙 枳實 四兩, 炒 ○ 已上三味를 用水三升半하야 煮取一升半하야 去滓하고 分二服이라 溫進一服하야 得吐면 止後服이라

仲景黃芩湯 百五(「古方·寒陣」) ○ 治太陽與少陽合病에 自下利라 ○ 黃芩 三兩 炙甘草 芍藥 各二兩 大棗 十二枚 ○ 右四味를 以水一斗로 煮取三升하야 去滓하고 溫服一升이라 日再服하고 夜一服이라 若嘔者는 加半夏半升 生薑三兩이라

仲景黃芩湯 一六八(「痘疹銓古方」) ○ 方在寒陣百五하니라 ○ 治熱利라

仲景黃連阿膠湯 十八(「古方·寒陣」) ○ 治少陰傷寒 二三日以上에 心中煩不得臥라 ○ 黃連 四兩 黃芩 一兩 芍藥 二兩 阿膠 三兩 鷄子黃 二枚 ○ 右에 以水五升으로 先煮前三味하고 取二升하야 去滓하고 內膠烊盡하야 小冷에 內鷄子黃攪令相得이라 溫服七合호대 日三服이라

仲景黃連湯 百三(「古方·寒陣」) ○ 治傷寒胸中有熱하고 胃中有邪氣하야 腹中痛하며 欲嘔吐者라 ○ 黃連 甘草 炙 乾薑 桂枝 去皮, 各三兩 人參 二兩 半夏 半升 大棗 十二牧 ○ 右七味를 以水一斗로 煮取六升하야 去滓하고 溫服一升이라 日三服하고 夜二服이라

仲景厚朴生薑甘草半夏人參湯 四八(「古方·熱陣」) ○ 治發汗後에 腹脹滿이라 ○ 厚朴 去皮尖 生薑 切, 各半片 半夏 半升, 洗 人參 一兩 甘草 二兩, 炙 ○ 右五味를 以水一斗로 煮取三升하야 去渣하고 溫服一升호대 日三服이라

中蚯蚓毒 二五二(「古方·因陣」) ○ 石灰를 泡熱水하야 涼洗患處하고 久浸之則愈라 小兒多受蚯蚓毒이면 則陰莖及囊俱腫如水泡하니 用鴨血塗之커나 或以鴨口含少時則消라 一方에 用鹽湯溫洗니 即效라

中酒毒 二百八(「古方·因陣」) ○ 飮酒中毒者는 經

日不醒이 是也니 謂之中酒라 ○ 黑豆一升 煮汁하야 溫服一盞이니 不過三盞卽愈라

中蟹毒 二一五(「古方·因陣」) ○ 凡食蟹中毒엔 用紫蘇葉濃煮汁飮之커나 或用紫蘇子搗汁飮之하여도 亦良이라 或搗藕汁 或搗蒜汁飮之하여도 俱可解라 或用冬瓜汁커나 或食冬瓜하여도 亦可라

蒸洗陰囊法 二九六(「古方·因陣」) ○ 治一切陰囊濕癢이라 ○ 陳茶 一撮 蒼朮 二錢 花椒 蛇床子 白礬 各一錢 蒼耳草 量入 炒鹽 半兩 朴硝 三錢 ○ 右를 用水四碗하야 先將前五味煎湯하야 去柤하고 乃入後三味泡化하야 先熏後洗니 三四次에 絶癢이라

增損四物湯 百十(「婦人規古方」) ○ 治脾虛不攝하야 血去不止라 ○ 人參 當歸 芍藥 炒 川芎 乾薑 炒, 各一兩 甘草 炙, 四錢 ○ 右를 每服四錢호대 水煎服이라

增損四物湯 十五(「古方·補陣」) ○ 方在婦人百十하니라 ○ 治脾虛不攝하야 去血不止라

枳殼散 百一(「古方·寒陣」) ○ 治便血 或婦人經候不調 手足煩熱 胸膈不利라 ○ 枳殼 麩炒 半夏麯 赤芍藥 柴胡 各一錢 黃芩 一錢半 ○ 水二鍾 薑三片 棗一枚에 煎八分하야 食遠服이라

枳殼散 三八七(「外科鈐古方」) ○ 方在寒陣百一하니라 ○ 治煩熱便血이라

枳殼散 二五(「婦人規古方」) ○ 方在寒陣百一하니라 ○ 治婦人血熱氣滯 經候不調라

枳殼湯 二三(「婦人規古方」) ○ 治胎漏下血 或因事下血이라 亦進食和中하고 幷治惡阻라 ○ 枳殼 炒 黃芩 炙, 各半兩 白朮 炒, 一兩 ○ 右爲末하야 每服一錢호대 白湯調下라 前四證이 若因脾胃虛弱이면 宜用補中益氣湯加五味라 若因脾胃虛陷이면 宜用前湯에 倍加升麻柴胡라 若因晡熱內熱이면 宜用逍遙散이라

地骨皮散 三一(「小兒則古方」) ○ 治虛熱壯熱이라 ○ 地骨皮 知母 人參 柴胡 茯苓 半夏 甘草 等分 ○ 右를 薑水煎이라 有驚熱이어든 加蟬蛻天麻黃芩이라

地骨皮散 八六(「外科鈐古方」) ○ 治瘡瘍氣虛內熱 煩渴不寧이라 ○ 人參 黃芪 生地黃 地骨皮 柴胡 各一錢半 白茯苓 石膏 煅 知母 各一錢 ○ 水薑煎服이라

知母茯苓湯 一六一(「外科鈐古方」) ○ 治肺痿喘嗽不已 往來寒熱 自汗이라 ○ 知母 炒 茯苓 炙甘草 人參 白朮 五味子 炒, 搗 麥門冬 半夏 製 薄荷 桔梗 柴胡 款冬花 各一錢 阿膠 蛤粉炒 黃芩 炒, 各二錢 川芎 五分 ○ 水二鍾 薑三片에 煎一鍾하야 食遠服이라

『指迷』茯苓丸 百十四(「古方·和陣」) ○ 治人有臂痛하야 手足不能擧커나 或時左右轉移라 此는 伏痰在內하야 中脘停滯하고 脾氣不能流行하야 上與氣搏이니 脾屬四肢而氣不下라 故로 上行攻臂하니 其脈沈細者是也라 但治其痰이면 則臂痛自止라 及婦人産後發喘에 四肢浮腫者는 用此則愈하니 此治痰第一方也라 ○ 半夏 製, 二兩 茯苓 一兩 枳殼 炒, 半兩 風化硝 一錢半 ○ 右爲末하야 薑汁煮糊丸호대 桐子大라 每服三五十丸호대 薑湯下라 累有人爲痰所苦하야 夜間에 兩臂常覺抽掣커나 兩手戰掉라가 至於茶鍾亦不能擧에 隨服隨效라 ● 又簡易方: 治痰飮流注疼痛에 止用大半夏二兩 風化硝一兩爲末하야 以薑汁煮糊丸호대 桐子大라 薑湯下十五丸이라 痰在上엔 臨臥服하고 在下엔 食前服이라

『指迷』七氣湯 五一(「古方·和陣」) ○ 治七情相干하야 陰陽不得升降하야 氣道壅滯하며 攻衝

作疼하며 積聚癥瘕脹滿等證이라 ○ 半夏 甘草 各七分半 香附 錢半 青皮 陳皮 桔梗 官桂 藿香 益智 莪朮 煨, 各一錢 ○ 右를 每服三五錢호대 薑三片 棗一枚에 水煎服이라 統旨七氣湯엔 有三棱玄胡索薑黃草豆蔻하고 無半夏桔梗이라 濟生大七氣湯엔 有三棱하고 無半夏라

止鼻衄歌 九四(「古方·因陣」) ○ 石榴花瓣可以塞이요 蘿蔔藕汁可以滴이요 火煅龍骨可以吹요 水煎茅花可以吃이라 ○ 又墻頭苔蘚可以塞이요 車前草汁可以滴이요 火燒蓮房可以吹요 水調鍋煤可以吃이라

止鼻衄方 九三(「古方·因陣」) ○ 龍骨爲細末하야 吹入鼻中少許卽止라 凡九竅出血者用此면 皆能治之라

至聖保命丹 八六(「小兒則古方」) ○ 治胎驚內釣肚腹緊硬 啼叫不安은 乃急驚風이니 眼目上視하며 手足抽搐하며 不省人事라 ○ 全蝎 十四個, 去毒 防風 二錢 炮南星 白附子 蟬蛻 殭蠶 炒, 去絲嘴 天麻 朱砂 各一錢 麝香 五分 金箔 ○ 右爲末하고 米糊和하야 每兩作四十丸이라 每服一丸호대 白湯化下라 有熱者는 以南星易炮星이라 此方에 去天麻하고 加琥珀하야 捏成錠하야 以薄荷湯磨服하면 卽名保生錠子요 亦名太乙保生丹이니 治慢驚尙有陽證者라

地髓湯 三四五(「古方·和陣」) ○ 治死血作淋하야 痛不可忍과 及五淋小便不通하야 莖中痛甚欲死라 一名牛膝膏요 又名苦杖散이라 ○ 牛膝 不拘多少 ○ 或用一兩槌碎라 以水二鍾으로 煎濃汁一鍾하야 去渣하고 日三服이라 又法이 入麝香少許하야 空心服커나 或單以酒煎하여도 亦可라

枳實大黃湯 三三(「古方·攻陣」) ○ 治濕滯脚氣라 ○ 羌活 錢半 當歸 一錢 枳實 五分 大黃 酒煨, 三錢 ○ 水一鍾半에 煎八分하야 食前空心에 溫服호대 以利爲度라

枳實散 二六二(「古方·和陣」) ○ 治心痺胸中氣堅急 心微痛 氣短促 欬唾亦痛 不能飮食이라 ○ 枳實 麸炒 桂心 細辛 桔梗 各七錢半 青皮 一兩 ○ 右㕮咀하야 每服三錢호대 水一鍾 生薑一錢半에 煎六分하야 不拘時服이라

枳實理中丸 八(「古方·熱陣」) ○ 治傷寒寒實結胸이라 ○ 人參 白朮 茯苓 甘草 乾薑 各二兩 枳實 十六片 ○ 右爲細末하야 煉蜜丸호대 鷄子黃大라 每服一丸호대 熱湯化下라 連進二三服이라

地榆散 二一九(「外科鈐古方」) ○ 治血痔라 ○ 右엔 用地榆爲細末하야 每服二錢匕호대 食前에 米飮調下라 日三服이라

地榆丸 一七四(「古方·寒陣」) ○ 治血痢下血에 極效라 ○ 地榆 微炒 當歸 微炒 阿膠 糯米炒 黃連 去鬚 訶子 取肉炒 木香 晒乾 烏梅肉 各半兩 ○ 右爲細末하야 煉蜜丸호대 梧子大라 每服三五十丸호대 空心或食前에 陳米飮呑下라

地芝丸 十五(「古方·因陣」) ○ 治目不能遠視하고 但可近視커나 或並不能이면 乃陰氣不足也니 宜用此方이라 ○ 生地黃 四兩 天冬 枳殼 麵炒 甘菊花 各一兩 ○ 煉蜜丸호대 桐子大라 每服百丸호대 茶清或溫酒下라

枳朮丸 一六五(「小兒則古方」) ○ 方在和陣七九하니라 ○ 健脾胃하야 消食積이라

止汗散 十一(「小兒則古方」) ○ 一名敗蒲散이라 治睡而自汗이라 ○ 故蒲扇 燒存性 ○ 右爲末하야 每服三錢호대 溫酒調下라

地黃膏 九一(「古方·寒陣」) ○ 滋陰降火하야 養血清肝退熱이라 ○ 鮮地黃 以十斤爲則이라 搗汁

하고 和衆藥汁同煎이라 當歸身 一斤 芍藥 半斤 枸杞 半斤 天門冬 麥門冬 各六兩 川芎 丹皮 各二兩 連肉 四兩 知母 地骨皮 各三兩 人參 甘草 各一兩 ○ 右에 將衆藥用水二斗하야 煎一斗하야 去滓淨하고 和生地黃汁同熬成膏服之라

地黃當歸湯 四(「婦人規古方」) ○ 一名內補丸이라 治妊娠에 衝任脈虛하야 補血安胎라 ○ 熟地 二兩 當歸 一兩 ○ 右를 每服五錢호대 水煎服이라 爲丸法은 以當歸炒爲末하고 熟地蒸搗膏和丸호대 桐子大라 每服百餘丸호대 溫酒或滾湯下라 許學士曰 大率妊娠에 惟在抑陽助陰이나 然이나 胎前藥은 最惡陰陽雜亂하야 致生他病이니 惟枳殼湯이 所以抑陽하고 四物湯이 所以助陰耳라 然이나 枳殼湯은 其味多寒이라 若單服하면 恐致胎寒腹痛하니 更以內補丸佐之면 則陽不致强하고 陰不致弱하야 陰陽調和하야 有益胎嗣하니 此前人未嘗論及也라하니라

地黃醴 二二(「新方·補陣」) ○ 治男婦精血不足 營衛不充等患하니 宜製此하야 常用之라 ○ 大懷熟 取味極甘者하야 烘晒乾以去水氣라 八兩 沈香 一錢 或白檀三分하여도 亦可라 枸杞 用極肥者니 亦烘晒以去潤氣라 四兩 ○ 右約每藥一斤을 可用高燒酒十斤浸之호대 不必煮라 但浸十日之外라야 即可用矣라 凡服此者는 不得過飮이라 服完에 又加酒六七斤하고 再浸半月하면 仍可用이라

地黃散 五八(「古方·散陣」) ○ 治中風四肢拘攣이라 ○ 乾地黃 甘草 炙 麻黃 去節, 各一兩 ○ 右㕮咀하고 用酒三升 水七升하야 煎至四升하야 去租하고 分作八服이라 日進二服호대 不拘時라

地黃煎 二百五(「古方·和陣」) ○ 治吐血하니 憂患內傷하야 胸膈疼痛 及虛勞唾血百病에 久服佳라 ○ 用生地黃一斤하야 搗取汁하고 於銀鍋或砂鍋에 微火煎一二沸하고 入白蜜一斤하야 再煎至三升이라 每服半升호대 日三服이라 ● 一方: 用生地黃汁一升 生薑汁一合하야 和勻하야 溫服이라 日三四次라 ● 一方: 治虛勞吐血이라 用生地黃五斤搗하야 以好酒五升煮하고 去渣服이라

地黃淸肺飮 六九(「小兒則古方」) ○ 治肺熱疳蝕穿孔 或生瘜肉 或鼻外生瘡이라 ○ 桑白皮 半兩, 炒 紫蘇 前胡 赤茯苓 防風 黃芩 當歸 天門冬 連翹 桔梗 生地 甘草 炙, 各二錢 ○ 每服五七錢호대 水煎服하고 次用化䘌丸이라

地黃湯 三百二(「古方·和陣」) ○ 治穿心脚氣라 ○ 熟地黃 四兩 當歸 二兩 芍藥 川芎 牛膝 酒浸 三奈 各一兩 杜仲 半兩, 薑汁炒 ○ 右㕮咀하야 每服一兩호대 水一鍾半에 煎八分하야 不拘時溫服이라

『直指』加味枳朮丸 八三(「古方·和陣」) ○ 治脾胃虛弱하야 食積氣滯하며 胸腹脹滿이라 常服하면 進食寬中하야 和暢脾胃라 ○ 白朮 泔浸土炒, 二兩 枳實 麩炒, 一兩 神麯 炒 麥芽 炒 陳皮 山査 香附 炒, 各一兩 砂仁 炒, 半兩 ○ 如前法丸服이라

『直指』固精丸 三十(「古方·固陣」) ○ 治腎虛有火하야 精滑하고 心神不安이라 ○ 黃檗 酒炒 知母 酒炒, 各一兩 牡蠣 煅 龍骨 煅 蓮蕊 芡實 山茱萸 遠志 甘草製 茯苓 各三錢 ○ 右爲末하야 山藥糊丸호대 桐子大라 每服五十丸호대 空心에 溫酒下라

『直指』芎芷散 六七(「古方·散陣」) ○ 治風壅頭風이라 ○ 川芎 白芷 荊芥穗 軟石膏 ○ 右爲末하야 每服一錢호대 食後에 沸湯調下라

『直指』木瓜湯 八二(「古方·熱陣」) ○ 治吐瀉不已

하야 轉筋攪亂이라 ○ 木瓜 一兩 茴香 微炒, 二錢半 吳茱萸 半兩, 湯泡 炙甘草 二錢 ○ 右 㕮咀하야 分二服이라 加薑五片 紫蘇十葉하야 空腹에 急煎服之라 良方엔 有生薑二錢五分하고 無茴香甘草하니 名木瓜煎이라

『直指』蕪荑散 三百二十(「古方·和陣」) ○ 取諸蟲이라 ○ 鷄心檳榔 蕪荑 各三錢 木香 一錢 ○ 右爲末하야 作一服이라 先以酸石榴根煎湯하고 俟五更時하야 乃嚼炙肉引蟲頭向上하고 然後以石榴根湯으로 調藥溫服하면 蟲自軟困而下라

『直指』洗癘方 二八六(「外科鈐古方」) ○ 浴洗大風瘡이라 ○ 苦參 荊芥 防風 白芷 羌活 獨活 藁本 各一兩 洛陽花 四兩을 火酒噴過一宿이라 ○ 右作三次니 煎水하야 洗令出汗이라

『直指』神秘湯 一三八(「古方·和陣」) ○ 治水氣作喘이라 ○ 人參 陳皮 桔梗 紫蘇 半夏 桑白皮 檳榔 各一錢 炙甘草 五分 五味子 十五粒 ○ 水二鍾 薑三片에 煎八分하야 食遠溫服이라

『直指』立效散 一三九(「古方·因陣」) ○ 治牙痛不可忍하고 痛連頭腦項背로되 微惡寒飮하고 大惡熱飮이라 ○ 防風 一錢 升麻 七分 炙甘草 細辛葉 各三分 草龍膽 酒洗, 四分 ○ 右를 用水一鍾하야 煎五分하야 去滓라 以匙抄在口中하야 煠痛處少時면 立止라 如多惡熱飮하면 更加草龍膽一錢이라 此法不定이니 宜隨寒熱多少하야 臨時加減이라 若惡風作痛하면 須去草龍膽하고 加草豆蔲黃連各五分하야 累用이라야 得效라

『直指』側柏散 二百四(「古方·和陣」) ○ 治內損失血하니 飮酒太過하고 勞傷於內하야 氣血妄行하야 血如涌泉하야 口鼻皆出하야 須臾不救할새 服此卽安이라 又治男婦九竅出血이라 ○ 人參 荊芥穗 燒灰, 各一錢 側柏葉 蒸乾, 一兩半 ○ 右爲末하야 每服三錢호대 入飛羅麵三錢하야 拌勻하고 汲水調粘하야 啜服이라

『直指』黃芩湯 百七(「古方·寒陣」) ○ 治心肺蘊熱하야 口瘡咽痛膈悶하고 小便淋濁不利라 ○ 黃芩 黃連 梔子 生地 麥冬 木通 澤瀉 甘草 各等分 ○ 右를 每服一兩호대 水一鍾半에 煎八分하야 食前服이라

秦艽防風湯 二二一(「外科鈐古方」) ○ 治痔漏結燥大便作痛이라 ○ 秦艽 防風 當歸 酒拌 白朮 黃檗 陳皮 柴胡 大黃 煨 澤瀉 各一錢 桃仁 去皮尖 紅花 升麻 甘草 各五分 ○ 右水煎하야 空心服이라

秦艽地黃湯 二六八(「古方·和陣」) ○ 治風熱血燥하야 筋骨作痛이라 ○ 秦艽 生地黃 當歸 川芎 白芍藥 甘草 防風 荊芥 升麻 白芷 蔓荊子 大力子 蒸 羌活 各一錢 ○ 右水煎服이라

陳米三棱丸 六十(「古方·攻陣」) ○ 消積聚하니 去米麵五穀等積이라 ○ 陳倉米 一兩을 用新巴豆五枚去殼하고 同米慢火炒하야 巴豆焦色이면 去豆不用이라 陳皮 三棱 煨 砂仁 麥芽 各二錢 南香木 一錢 ○ 右爲末하야 醋糊丸호대 綠豆大라 每服十五丸至二十丸호대 食遠에 薑湯下라

辰砂膏 八十(「小兒則古方」) ○ 治眼閉口噤 啼聲不出 吮乳不得 口吐白沫이라 ○ 辰砂 二錢 硼砂 馬牙硝 各一錢半 玄明粉 全蝎 珍珠 各一錢 麝香 一分 ○ 右爲末하야 每服一豆許호대 諸驚엔 薄荷湯下요 潮熱엔 甘草湯下요 月內者는 用乳汁調塗乳頭하야 令吮之라

辰砂散 百四(「痘疹銓古方」) ○ 預解痘毒이라 ○ 好辰砂 一錢, 飛 老絲瓜 近蒂三寸 蓮子燒灰存性이라 此物은 發痘瘡에 最好라 ○ 右硏末하야 蜜

水調服하면 多者可少요 少者可無라 或以紫草甘草湯調服하면 尤佳라

鎭心丸 七八(「小兒則古方」) ○ 治急驚하야 化痰鎭心이라 ○ 朱砂 龍齒 牛黃 各一錢 鐵粉 人參 茯苓 防風 琥珀 各二錢 全蝎 七枚, 焙 ○ 右爲末하야 蜜丸호대 桐子大라 每服一二丸호대 薄荷湯送下라

陳氏加減八味丸 三百五十(「外科鈐古方」) ○ 方在古補陣百二二하니라 ○ 治腎水不足하고 虛火上炎하야 發熱作渴 咽喉疼痛 口舌生瘡寢汗憔悴等證이라

陳氏加減八味丸 一二二(「古方·補陣」) ○ 治腎水不足하야 虛火上炎하야 發熱作渴하며 口舌生瘡커나 或牙根潰蝕하며 咽喉疼痛하며 寢汗憔悴等證이라 此는 臨川陳自明方이라 李氏云 凡發背之熱이 未有不自腎虛而得之者는 必須五更에 服加減八味丸이라하니라 卽前六味丸에 加肉桂一兩五味子四兩炒用이라 內澤瀉切片하야 蒸五次焙用이라 一方에 五味止用一兩이라

陳氏苦參丸 一三九(「古方·寒陣」) ○ 方在外科八八하니라 ○ 治遍身瘙癢 癬疥瘡瘍이라

陳氏苦參丸 八八(「外科鈐古方」) ○ 治遍身搔癢 癬疥瘡瘍이라 ○ 苦參 四兩 玄參 黃連 大黃 獨活 枳殼 防風 各二兩 黃芩 梔子 菊花 各一兩 ○ 右爲末하야 煉蜜丸호대 桐子大라 食後에 茶酒任下三四十丸이라 日三服이라

陳氏獨聖散 百八(「古方·攻陣」) ○ 方在外科五六하니라 ○ 治瘡瘍氣血凝滯라

陳氏獨聖散 五六(「外科鈐古方」) ○ 凡患瘡瘍은 皆因氣血凝滯하니 宜服香劑니 蓋香能行氣通血也라 如瘡初作이면 便宜以此入茶飮之라 ○ 香附子 薑汁浸一宿하야 焙乾硏末이라 ○ 右를 無時로 以白湯調服二錢이라 潰後엔 以局方小烏沈湯爲尤妙라

陳氏木香散 二一(「痘疹銓古方」) ○ 又名十一味異功散이라 治小兒痘疹에 虛寒多滯者는 宜此라 ○ 木香 丁香 大腹皮 人參 桂心 炙甘草 半夏 製 訶黎勒 赤茯苓 青皮 前胡 等分 ○ 右를 每服二三錢호대 薑水煎이라 ● 薛按曰 前方은 治痘瘡已出未愈之間에 其瘡이 不光澤하며 不起發하며 不紅活이라가 五七日內에 泄瀉作渴커나 或肚腹作脹하며 氣促作喘커나 或身雖熱이나 而腹脹足指冷커나 或驚悸 或汗出 或寒戰咬牙 或欲靨不靨하야 瘡不結痂커나 或靨後에 腹脹泄瀉作渴하니 此皆脾胃虛寒하고 津液衰少니 急用此藥治之라 若誤認爲實熱하야 用寒涼之劑커나 及飮蜜水 生冷瓜果之類하면 必不治라하니라

陳氏不換金正氣散 二二(「古方·和陣」) ○ 治感冒風寒 或傷生冷 或瘴瘧 或疫癘라 ○ 蒼朮 米泔浸炒 厚朴 薑汁炒, 各四兩 橘紅 三兩 炙甘草 半夏 製 藿香 各二兩 人參 木香 濕紙裹煨 白茯苓 各一兩 ○ 右를 每服一兩호대 薑棗水煎服이라

陳氏四聖散 九(「痘疹銓古方」) ○ 治痘瘡出本快及倒靨因內實者라 ○ 紫草茸 木通 炙甘草 枳殼 麩炒 黃芪 等分 ○ 右를 每服二錢호대 加糯米一百粒하고 水煎待米熟하야 溫服이라

陳氏十二味異功散 二二(「痘疹銓古方」) ○ 治元氣虛寒하야 小兒痘疹色白하며 寒戰咬牙하며 泄瀉喘嗽等證이라 ○ 人參 丁香 木香 肉豆蔻 陳皮 厚朴 各二錢半 白朮 茯苓 官桂 各二錢 當歸 三錢半 制附子 半夏 各錢半 ○ 右咀하야 每服二三錢호대 薑棗水煎服이라 愚按컨대 陳氏此上二方은 溫性有餘하고

補性不足하야 用治寒證則可어니와 用治虛證則不及也니 用者는 更當詳酌이라

陳氏五味子湯 三四五(「外科鈐古方」) ○ 方在補陣五八하니라 ○ 治瘡瘍에 腎水枯涸하야 口燥咽乾 喘促虛煩이라

陳氏五味子湯 五八(「古方·補陣」) ○ 治腎水枯涸하야 口燥舌乾이라 ○ 五味子 麥門冬 各一兩 黃芪 炒, 三兩 人參 二兩 粉草 炙, 五錢 ○ 右每服五錢호대 水煎이라 日夜服數劑라

陳氏溫白丸 九十(「小兒則古方」) ○ 驅風豁痰定驚이라 ○ 人參 防風 白附子 生用 眞殭蠶 炒 全蝎 焙, 各一錢 南星 湯泡七次, 焙 天麻 各二錢 ○ 右用末하야 水糊丸호대 桐子大라 每服三五丸호대 薑湯下라

陳氏溫白丸 六二(「古方·攻陣」) ○ 方在小兒九十하니라 ○ 驅風豁痰定驚이라

陳氏肉豆蔻丸 五六(「小兒則古方」) ○ 治瀉痢水穀이 或淡黃或白하야 不能止者라 ○ 肉豆蔻 訶子肉 白龍骨 各半兩 木香 砂仁 各二錢 赤石脂 枯白礬 各七錢半 ○ 右爲細末하야 麵糊爲丸호대 黍米大라 周歲兒는 每服三五十丸하고 三歲兒는 服百丸호대 溫米飮下라 瀉甚者는 煎木香散或異功散送下요 不止어든 多服이라 ◉ 薛按: 前方은 治陽氣虛寒腸滑之澀劑라 蓋腎主大便하니 若因腎氣不固而致前證者는 宜用木香散送四神丸이라 如不應이어든 急煎六君子湯送四神丸補之니 蓋豆蔻丸은 濇滯之功多하고 補益之功少也라하니라

陳氏肉豆蔻丸 五二(「古方·固陣」) ○ 方在小兒五六하니라 ○ 治瀉痢腸滑不止라

陳氏肉豆蔻丸 一五八(「古方·熱陣」) ○ 方在小兒五六하니라 ○ 治腸滑瀉痢라

陳氏二母散 五十(「古方·寒陣」) ○ 方在婦人八六하니라 ○ 治産後熱血上攻하야 欬嗽喘促이라

陳氏二母散 八六(「婦人規古方」) ○ 治産後熱血上攻하야 留於肺經하야 欬嗽喘促이라 ○ 知母 貝母 人參 桃仁 杏仁 俱去皮尖 白茯苓 ○ 右等分하야 每服五錢호대 薑水煎服이라

陳氏人參麥門冬散 二三(「痘疹銓古方」) ○ 治痘瘡微渴이라 ○ 麥門冬 一兩 人參 炙甘草 白朮 陳皮 厚朴 薑製, 各五錢 ○ 右를 每服三四錢호대 水一大盞에 煎至六分하야 徐徐溫服이라 量兒增減이라 ◉ 薛氏曰 前方은 治痘瘡熱毒氣虛에 宜用之요 若因氣虛作渴엔 宜人參白朮散이라하니라

陳氏托裏消毒散 六(「痘疹銓古方」) ○ 治痘毒에 氣血虛弱하야 不能起發腐潰收斂커나 或發寒熱하며 肌肉不生이라 ○ 人參 黃芪 炒 當歸 酒洗 川芎 芍藥 炒 白朮 炒 茯苓 陳皮 各一錢 金銀花 連翹 白芷 各七分 炙甘草 五分 ○ 右를 每服三五錢호대 水煎服이라 外科方에 無陳皮라

陳氏通關散 九九(「古方·因陣」) ○ 方在痘疹八五하니라 ○ 通心經 降心火 利小便에 良方이라

陳氏通關散 八五(「痘疹銓古方」) ○ 通心經 降心火 利小便에 良方이라 ○ 山梔仁 大黃 炒, 各一分 木通 甘草 炙 車前子 炒 赤茯苓 人參 瞿麥 滑石 各三分 扁蓄 炒, 五分 ○ 右에 用水一盞 燈草十根하야 煎半盞하야 溫服이라

陳氏抱龍丸 八五(「小兒則古方」) ○ 治風痰壅盛하야 或發熱欬嗽커나 或發驚搐等證이라 ○ 膽星 九製, 四兩 天竺黃 一兩 雄黃 朱砂 各五錢 麝香 五分, 另硏, 或減半亦可 ○ 右爲細末

하야 用大甘草一斤煮極濃汁搗丸호대 每兩作二十丸하야 陰晾乾이라 用薄荷湯或燈草湯下一二丸이라 此方에 加牛黃四錢하면 卽名牛黃抱龍丸이요 加琥珀하면 卽名琥珀抱龍丸이라

陳氏解毒防風湯 五六(「痘疹銓古方」) ○ 治痘瘡毒氣熾盛이라 ○ 防風 黃芩 地骨皮 白芍藥 炒 荊芥 牛蒡子 ○ 右를 每服四五錢호대 水煎服커나 或爲末하야 白湯調下라 外科解毒防風湯은 方이 見本門六三하니라

陳氏解毒防風湯 六四(「外科鈐古方」) ○ 方在痘疹五六하니라 ○ 治痘疹毒氣熾盛이라

鎭陰煎 十三(「新方·熱陣」) ○ 治陰虛於下하야 格陽於上하야 則眞陽失守하야 血隨而溢하야 以致大吐大衄하며 六脈細脫하며 手足厥冷하야 危在頃刻而血不能止者가 速宜用此하야 使孤陽有歸하면 則血自安也라 如治格陽喉痺上熱者는 當以此湯冷服이라 ○ 熟地 一二兩 牛膝 二錢 炙甘草 一錢 澤瀉 一錢半 肉桂 一二錢 製附子 五七分 或一二三錢 ○ 水二鍾에 速煎服이라 如兼嘔惡者는 加乾薑炒黃一二錢이라 如氣脫倦言而脈弱極者는 宜速速多加人參하야 隨宜用之라

眞人解毒湯 五二(「痘疹銓古方」) ○ 治痘母라 ○ 忍冬花 半斤 甘草節 一兩 木通 防風 荊芥 連翹 各三錢 ○ 右를 分作三劑하고 用水酒各一鍾煎服호대 以腫消痘出爲度라

眞珠粉丸 一二一(「古方·寒陣」) ○ 治精滑白濁이라 ○ 黃檗 眞蛤粉 各一斤 眞珠 三兩. 一方에 代以青黛하니 亦效라 ○ 右爲末하야 水糊丸호대 桐子大라 每服百丸호대 空心에 溫酒下커나 或加樗皮滑石青黛하여도 俱好라

趁痛散 二六七(「古方·和陣」) ○ 乳香 沒藥 桃仁 紅花 當歸 羌活 地龍 酒炒 牛膝 酒洗 甘草 香附 童便洗 五靈脂 酒炒 ○ 右爲末하야 每服二錢호대 酒調服이라 或加酒炒芩檗이라

秦皮散 百十一(「痘疹銓古方」) ○ 治大人小兒風毒赤眼 痛癢澁皺 眵淚羞明이라 ○ 秦皮 滑石 黃連 等分 ○ 湯泡熱洗호대 日二三次라

蒺藜散 百九(「痘疹銓古方」) ○ 治痘瘡入眼腫痛이라 ○ 白蒺藜 穀精草 防風 羌活 生蛤粉 等分 ○ 右爲細末하야 每服二錢호대 溫水調服卽退라

『集成』冷香湯 八一(「古方·熱陣」) ○ 治夏秋水濕에 恣食生冷하야 陰陽相干하야 遂成霍亂하야 臍腹刺痛하며 脇肋脹滿하며 煩躁引飮無度커나 或感瘴虛熱하야 胸膈不利커나 或嘔或泄에 並宜라 ○ 良薑 白檀香 草豆蔻 麵包煨 附子 製 炙甘草 各一錢 丁香 七粒 ○ 水一鍾半에 煎七分하야 用井水浸冷하고 於嘔吐時에 服之效라 或爲細末하야 水調生麵糊丸如芡實大하야 每服一丸호대 新汲水磨下하여도 亦可라

『集成』三妙湯 九(「古方·固陣」) ○ 治久嗽라 ○ 烏梅肉 二個 北棗 三枚 粟殼 蜜炙, 四個 ○ 水一鍾半에 煎七分하야 食後服이라

『集成』神應散 一七五(「古方·熱陣」) ○ 治寒疝諸疝 心腹痛不可忍하야 散氣開鬱이라 ○ 玄胡索 胡椒 小茴香 等分 ○ 右爲末하야 每服二錢호대 酒調下라

『集成』潤下丸 百十七(「古方·和陣」) ○ 治胸膈停痰하야 降痰에 甚妙라 ○ 橘紅 一斤 鹽五錢을 同水浸煮乾이라 甘草 炙, 一兩 ○ 右爲末하야 湯浸蒸餠丸호대 綠豆大라 每服五十丸호대 白湯下라

『集成』截瘧常山飮 二三一(「古方·和陣」) ○ 常山 草果 穿山甲 炙 甘草 炙 檳榔 知母 烏梅 ○ 右等分하야 用水酒各一鍾하야 煎至一

鍾하고 露一宿이라 發前二時에 溫服이라 如吐則順之라

『集要』四神丸 一五四(「古方·熱陣」) ○ 方在補陣一五八하니라 ○ 治小便頻數不禁이라

『集要』四神丸 一五八(「古方·補陣」) ○ 治稟賦虛弱하야 小便頻數不禁이라 ○ 五味子 菟絲餅 各四兩 熟地黃 六兩 肉蓯蓉 一斤, 去甲 ○ 右爲末하야 酒煮山藥糊丸호대 桐子大라 每服五十丸호대 空心에 鹽湯下라

集香散 一二六(「外科鈐古方」) ○ 洗癰疽潰爛이라 ○ 白芷 藿香 茅香 香附 防風 各三錢 木香 甘草 各一錢 ○ 右를 用水三碗하야 煎數沸하야 去柤하고 淋洗患處라 ● 立齋曰 此는 乃馨香之劑也라 血氣聞香則行하고 得臭則逆也니 凡瘡毒將盡未盡에 宜用之라 若有瘀肉이면 宜先用雄黃解毒散解之하고 後用此方이라 洗後에 須卽用膏藥貼護하야 勿使風入이라야 肌肉易生하니 直至收口爲度라 最忌用生肌之藥이라하니라

『集驗』加味八珍湯 九四(「婦人規古方」) ○ 治婦人思慮過傷하야 飮食日減하고 氣血兩虛하야 月經不調하고 夜夢交感커나 或出盜汗하야 寢成勞損이라 ○ 人參 白朮 茯苓 當歸 生地 各一錢 炙甘草 川芎 芍藥 軟柴胡 黃芪 各五分 香附 製 丹皮 各八分 ○ 水鍾半 大棗一枚에 煎七分하야 食前服이라

『集驗』歸神湯 一二五(「婦人規古方」) ○ 治婦人夢交盜汗 心神恍忽 四肢乏力 飮食少進이라 ○ 人參 白朮 白茯苓 歸身 各一錢 棗仁 陳皮 各八分 圓眼肉 七枚 甘草 羚羊角 琥珀 末, 各五分 ○ 右에 羚羊琥珀二味不煎이요 餘藥煎熟하야 去柤하고 入二末和匀하야 食前服이라

『集驗』鹿茸丸 一三二(「古方·補陣」) ○ 治諸虛勞倦하야 補心腎하고 益氣血이라 ○ 鹿茸 酥炙 熟地黃 當歸 枸杞 棗仁 炒 附子 製 牛膝 遠志 薑汁浸炒 山藥 沈香 肉蓯蓉 酒浸, 各二兩 麝香 五分 ○ 煉蜜丸호대 桐子大라 每服五十丸호대 鹽湯下라

『集驗』半夏散 二九九(「古方·和陣」) ○ 治脚氣煩悶嘔逆 心胸壅悶 不能飮食이라 ○ 半夏 泡七次, 切 桂心 各七錢半 赤茯苓 人參 去蘆 橘紅 前胡 去蘆 檳榔 各一兩 蘇葉 一兩半 ○ 右㕮咀하야 每服五七錢호대 水一鍾半 生薑七片 淡竹茹二錢에 煎七分하야 溫服無時라

『集驗』柏子養心丸 百十一(「古方·補陣」) ○ 治心勞太過하야 神不守舍하야 合眼則夢하고 遺洩不常이라 ○ 柏子仁 鮮白不油者를 以紙包하야 槌去油라 白茯神 酸棗仁 生地黃 當歸身 各二兩 五味子 辰砂 細硏 犀角 鎊 甘草 各半兩 ○ 右爲末하야 煉蜜丸如芡實大하고 金箔爲衣라 午後臨臥에 各津嚼一丸이라

『集驗』秘方半夏丸 三六二(「古方·和陣」) ○ 治心風癲狂이라 張德明傳에 其內人이 失心狂數年할새 服此藥而愈러니 後再作이어늘 服人參琥珀丸而安이라 ○ 半夏 一兩, 用生薑汁煮三五十沸하야 取出切作塊하고 更煮令熟하야 焙乾爲末이라 麝香 一錢, 硏 水銀 半兩 生薄荷 一大握, 用水銀硏如泥 ○ 右藥에 同薄荷泥更硏千百下하야 丸如芥子라 每服十五丸호대 金銀湯臨臥服하고 三日再服이라

『集驗』龍腦安神丸 一四七(「古方·寒陣」) ○ 治男婦小兒五積癲癎에 不論遠近하고 發作無時어든 但服此藥이니 無不痊愈라 ○ 龍腦 硏 麝香 硏 牛黃 硏, 各三錢 犀角屑 人參 茯神 麥冬 朱砂 飛, 各二兩 桑白皮 炒 地骨皮 甘草 炙, 各一兩 馬牙硝 二錢 金箔 三十五片 ○ 爲細末하야 煉蜜丸호대 彈子大라 金箔爲衣라 寒用熱水하고 熱用涼水하니 不拘時하고

化下一丸호대 小兒半丸이라 如病二三年者는 日進三服이라 若男婦虛勞에 喘嗽發熱者는 用新汲水하야 化下하니 其喘滿痰嗽立止라

『集驗』調衛養榮湯 九五(「婦人規古方」) ○ 治婦人室女一切月經不調하야 或先或後커나 或絶閉不通하며 憎寒壯熱하며 口苦無味하며 欬嗽躁煩頭眩하야 漸成勞證者라 ○ 當歸 生地 麥冬 沙參 陳皮 白朮 各一錢 牡丹皮 地骨皮 各八分 柴胡梢 桔梗 各五分 穀芽 一錢 甘草 四分 ○ 右를 加蓮子薑棗하야 水煎服이라 痰中見血이면 加側栢葉이라 煩躁口乾엔 加炒山梔하고 倍麥門冬이라 脇下脹疼엔 加靑皮川芎이라 胸膈滿悶엔 加黃連薑炒枳實하고 去麥冬地骨皮라 夜出盜汗엔 加黃連黃芪하고 去柴胡桔梗이라 大便秘結엔 加桃仁하고 倍當歸라 欬嗽不已엔 加栝蔞仁阿膠라 小水不利엔 加木通茯苓이라

ㅊ

搽牙散 一三五(「痘疹金古方」) ○ 治痘後餘毒攻牙生疳하니 一日爛進一分이면 急用此搽之라 ○ 銅綠 雄黃 五倍子 枯礬 胡黃連 北細辛 烏梅 同褐子包固하야 火煆存性이라 ○ 右等分爲末하야 搽之라

贊育丹 又十四(「新方·因陣」) ○ 治陽痿精衰 虛寒無子等證에 妙方이라 ○ 熟地 八兩, 蒸搗 白朮 用冬朮, 八兩 當歸 枸杞 各六兩 杜仲 酒炒 仙茅 酒蒸一日 巴戟肉 甘草湯炒 山茱萸 淫羊藿 羊脂拌炒 肉蓯蓉 酒洗去甲 韭子 炒黃, 各四兩 蛇床子 微炒 附子 製 肉桂 各二兩 ○ 右煉蜜丸服이라 或加人參鹿茸하여도 亦妙라

贊化血餘丹 二四(「新方·補陣」) ○ 此藥은 大補氣血 故로 能烏鬚髮하며 壯形體하니 其於培元贊育之功을 有不可盡述者라 ○ 血餘 八兩 熟地 八兩 蒸搗 枸杞 當歸 鹿角膠 炒珠 菟絲子 製 杜仲 鹽水炒 巴戟 肉, 酒浸하고 剝하야 炒乾이라 小茴香 略炒 白茯苓 乳拌蒸熟 肉蓯蓉 酒洗하야 去鱗甲이라 胡桃肉 各四兩 何首烏 小黑豆汁拌蒸七次로되 如無黑豆면 或人乳牛乳拌蒸하여도 俱妙라 四兩 人參 隨便用이나 無라도 亦可라 ○ 右를 煉蜜丸服이라 每食前에 用滾白湯하야 送下二三錢許라 精滑者는 加白朮山藥各三兩이라 便溏者는 去蓯蓉하고 加補骨脂酒炒四兩이라 陽虛者는 加附子肉桂라

擦牙烏鬚方 二百七十(「古方·因陣」) ○ 先期而擦者는 永久不白이라 ○ 青鹽 一斤 嫩槐枝葉 五斤, 切 黑鉛 四兩 沒石子 尖者, 七錢 ○ 右에 將黑鉛青鹽入鍋內하고 槐枝攪炒하야 俱成灰炭取起하고 將沒石子研細末和入하야 用磁罐盛之라 每日早晚에 以藥擦牙하고 漱水吐掌上하야 擦鬚鬢하면 久久自然潤黑이라

擦牙通關散 一百(「古方·因陣」) ○ 方在小兒八四하니라 ○ 治風搐關竅不通 痰塞中脘 留滯百節이라

擦牙通關散 八四(「小兒則古方」) ○ 治風搐關竅不通 痰塞中脘 留滯百節이라 ○ 南星 二錢 麝香 一字 牙皂 二錢, 燒存性 殭蠶 一錢 赤脚蜈蚣 一條 ○ 右爲末하고 薑汁蘸藥少許하야 擦牙커나 或調服二三點하면 涎自出이라

瘡科流氣飮 五五(「外科鈐古方」) ○ 治流注及一切恚怒氣結腫痛 或胸膈痞悶과 或風寒濕毒이 搏於經絡하야 致成腫塊하야 肉色不變커나 或漫腫木悶無頭라 ○ 人參 當歸 酒拌 黃芪 鹽水炒 芍藥 官桂 厚朴 製 甘草 防風 紫蘇 枳殼 烏藥 桔梗 炒, 各七分 檳榔 木香 川芎 白芷 各五分 ○ 右를 水煎服이라

蒼朮湯 一三三(「古方·寒陣」) ○ 治濕熱腰腿疼痛이라 ○ 蒼朮 三錢 柴胡 二錢 黃蘗 防風 各一錢 ○ 右를 用水煎하야 空心服이라

蒼朮丸 十七(「新方·和陣」) ○ 治寒濕在脾하야 泄瀉久不能愈者라 ○ 雲苓 四兩 白芍藥 炒黃, 四兩 炙甘草 一兩 川椒 去閉口者라 炒去汗 小茴香 炒, 各一兩 厚朴 三兩, 薑汁炒 眞茅山蒼朮 八兩 米泔浸一宿하고 切하야 炒라 如無어든 卽

ㅊ

以好白朮로 代之라 破故紙 酒浸二日하고 晒乾하야 炒香이라 四兩 ○ 右爲末하야 糯米糊爲丸호대 桐子大라 每食遠에 清湯送下七八十丸이라

滌痰湯 二四八(「古方·和陣」) ○ 治中風痰迷心竅하야 舌强不能言이라 ○ 南星 製 半夏 泡七次, 各二錢半 枳實 麩炒 茯苓 各一錢 橘紅 一錢半 石菖蒲 人參 各一錢 竹茹 七分 甘草 五分 ○ 水一鍾半 生薑五片에 煎八分하야 食後服이라

茜根散 八五(「古方·寒陣」) ○ 治衄血不止하야 心神煩悶이라 ○ 茜根 黃芩 阿膠 炒珠 側栢葉 生地黃 各二錢 甘草 炙, 一錢 ○ 水一鍾半 薑三片에 煎七分하야 食遠服이라

『千金』甘露飮 十(「古方·寒陣」) ○ 治男婦小兒胃中客熱로 口舌生瘡하며 咽喉腫痛하며 牙齦腫爛하며 時出膿血과 及脾胃受濕하고 瘀熱在內커나 或醉飽多勞하야 濕熱相搏하야 致生膽病하야 身面皆黃커나 或身熱而腫하며 大小便不調라 ○ 枇杷葉 拭去毛 生地黃 熟地黃 天門冬 麥門冬 黃芩 石斛 茵陳 枳殼 各一錢 炙甘草 五分 ○ 右作一服호대 水二鍾에 煎七分하야 食後服이라 本事方엔 無麥冬茵蔯하고 有山豆根犀角屑하니 治口齒證에 大有神效라

『千金』去胎方 六十(「婦人規古方」) ○ 大麩麯 五升 ○ 漬酒一斗하야 煮二三沸하고 去滓하야 分五服이라 隔宿勿食하고 旦再服하면 其胎如糜하고 母無所苦하니 千金不傳이라

『千金』霍亂方 八五(「古方·熱陣」) ○ 治霍亂乾嘔不止라 ○ 以薤葉煎一升하야 服三次면 立愈라

千金口臭方 一三三(「古方·因陣」) ○ 亦治舌上出血如簪孔이라 ○ 用香薷一把하야 以水一斗로 煮取三升하야 稍稍含漱嚥之라

千金漏蘆湯 九六(「外科鈐古方」) ○ 治癰疽發背丹疹時行熱毒 赤腫焮痛이라 ○ 漏蘆 黃芩 白蘞 連翹 枳殼 麩炒 升麻 粉草 麻黃 去節 大黃 濕紙裹煨 朴硝 各一兩 ○ 右를 每服五六錢호대 薑水煎하야 去柤하고 空心服이라 下惡物爲妙라

『千金』斷産方 六七(「婦人規古方」) ○ 四物湯 一劑 芸臺子 一撮, 卽油菜子 紅花 ○ 水鍾半에 煎八分하야 經後空心에 服則不受胎라

『千金』大續命湯 五三(「古方·散陣」) ○ 卽前方金匱續命湯에 去人參하고 加黃芩荊瀝이라 元戎方엔 用竹瀝이라

『千金』大硝石丸 五六(「古方·攻陣」) ○ 治痞積이라 ○ 硝石 六兩 大黃 八兩, 另硏 人參 甘草 各三兩 ○ 右爲細末하고 用好陳醋三升하야 以磁器微火熬丸이라 每入醋一升하고 先入大黃하야 不住手攪使微沸하고 盡一刻에 又入一升하야 再熬微乾하고 又下一升하고 並下餘藥再熬하야 使可丸이로되 如鷄子黃大라 每服一丸호대 白湯化下커나 或丸如桐子大하야 每服三五十丸이라 服後에 當下如鷄肝커나 或如米泔赤黑色等物이라야 乃效라 下後에 忌風冷이요 宜軟粥將息이라

『千金』保孕丸 三六(「婦人規古方」) ○ 治妊婦腰背痛하야 善於小産하니 服此면 可免墮胎之患이라 此卽良方杜仲丸이니 但彼等分用이라 ○ 杜仲 四兩, 同糯米炒去絲 川續斷 二兩, 酒洗 ○ 右爲末하야 山藥糊丸호대 桐子大라 每服八九十丸호대 空心에 米飮下라 忌酒醋惱怒라

『千金』細辛膏 七二(「古方·因陣」) ○ 治鼻塞腦冷清涕常流라 ○ 細辛 川芎 川椒 黑附子 炮, 去皮臍 乾薑 吳茱萸 各二錢半 桂心 三錢 皂角屑 錢半 ○ 右將諸藥用米醋浸過宿하

고 次用猪脂二兩熬油하야 入前藥하야 煎附子色黃爲度하고 以綿蘸藥塞鼻中이라

『千金』小續命湯 五二(「古方·散陣」) ○ 通治八風五痺痿厥等證하고 又於六經分別隨證加減用之라 ○ 麻黃 去節 人參 去蘆 黃芩 去腐 芍藥 甘草 炙 川芎 防己 杏仁 去皮尖, 炒 官桂 各一兩 防風 一兩半 附子 炮去皮臍, 半兩 ○ 右㕮咀하야 每服五錢호대 用水一鍾半하야 加薑五片 棗一枚하고 煎八分하야 溫服이라 春夏엔 加石膏知母黃芩하고 秋冬엔 加官桂附子芍藥이라 可隨證增減諸藥用이라 附雲岐子加減法이라 如精神恍惚엔 加茯苓遠志라 心煩多驚엔 加犀角이라 骨節間煩疼有熱者는 去附子하고 倍芍藥이라 骨間冷痛엔 倍用桂枝附子라 燥悶小便澀엔 去附子하고 倍芍藥하며 入竹瀝一合煎이라 臟寒下痢엔 去防己黃芩하고 倍附子白朮一兩이라 熱痢엔 減去附子라 脚弱엔 加牛膝石斛各一兩이라 身痛엔 加秦艽一兩이라 腰痛엔 加桃仁杜仲各半兩이라 失音엔 加杏仁一兩이라 自汗者는 去麻黃杏仁하고 加白朮이라 春엔 加麻黃一兩하고 夏엔 加黃芩七錢하고 秋엔 加當歸四兩하고 冬엔 加附子半兩이라

千金瘜肉方 八五(「古方·因陣」) ○ 一名瓜丁散이라 ○ 瓜蒂 華陰細辛 等分 ○ 爲末하고 綿包少許하야 塞鼻中이라

『千金』龍膽湯 八二(「小兒則古方」) ○ 治月內臍風撮口 四肢驚掣 發熱吐乳하니 及客忤鬼氣驚癎하여는 加人參當歸라 ○ 龍膽草 炒黑 釣藤鉤 柴胡 黃芩 炒 芍藥 炒 桔梗 茯苓 甘草 大黃 煨, 各二錢半 蜣螂 二枚, 去翅足 ○ 右爲末하야 每服一二錢호대 水煎이라 量兒加減이라

『千金』雄黃兌散 二五七(「古方·因陣」) ○ 治時氣病𧏾 下部生蟲이라 ○ 雄黃 半兩 桃仁 一兩 靑葙子 黃連 苦參 各三兩 ○ 右五味爲末하고 綿裹如棗核大하야 內下部라 亦可用棗汁이니 服方寸匕호대 日三이라

『千金』鯉魚湯 二六(「婦人規古方」) ○ 治妊娠腹脹 胎中有水氣 遍身浮腫 小便不利 或胎死腹中에 皆效라 ○ 當歸 芍藥 各一錢 白朮 一錢 茯苓 一錢半 橘紅 五分 鯉魚 一尾, 不拘大小 ○ 右作一服이라 將鯉魚去鱗臟하고 白水煮熟하야 去魚하고 用汁鍾半入藥하야 加生薑五片하고 煎一鍾이라 空心服하면 當見胎水下라 如水未盡커나 胎死腹中하야 脹悶未除하면 再製一服하야 水盡脹消乃已라

『千金』人參固本丸 百六(「古方·補陣」) ○ 治脾虛煩熱 金水不足 及肺氣燥熱하야 作渴作嗽커나 或小便短少赤色하며 澁滯如淋하며 大便燥結하니 此는 陰虛有火之聖藥也라 ○ 人參 二兩 天冬 炒 麥冬 炒 生地黃 熟地黃 各四兩 ○ 蜜丸桐子大라 每服五六十丸호대 空心에 溫酒 或淡鹽湯下라 中寒之人은 不可服이라 如欲作膏어든 俟煎成하고 外加白蜜四兩이라

『千金』第四風引獨活湯 百二(「古方·散陣」) ○ 兼補方이라 ○ 獨活 四兩 茯苓 甘草 各三兩 升麻 一兩半 人參 桂心 防風 芍藥 當歸 黃芪 乾薑 附子 各二兩 大豆 二升 ○ 右㕮咀하야 以水九升 淸酒三升으로 合煮三升半하야 分四服호대 相去如人行二十里久에 更進服이라

『千金』第三兼補厚朴湯 百一(「古方·散陣」) ○ 並治諸氣欬嗽 逆氣嘔吐라 ○ 厚朴 川芎 桂心 熟地黃 芍藥 當歸 人參 各二兩 黃芪 甘草 各三兩 吳茱萸 二升 半夏 七兩 生薑 一斤 ○ 右㕮咀하고 以水二斗로 煮猪蹄一具하야 取汁一斗二升하야 去上肥膩하고 入

淸酒三升하야 合煮取三升하야 分四服이라 相去如人行二十里久에 更進服이라

『千金』第二獨活湯 百(「古方·散陣」) ○ 獨活 四兩 熟地黃 三兩 生薑 五兩 葛根 桂心 甘草 芍藥 麻黃 各二兩 ○ 右㕮咀하야 以水八升 淸酒二升으로 合煎取二升半하야 分四服호대 日三夜一이라 脚弱者는 特忌食瓠子 蕺菜니 犯之則一世不愈라

『千金』第一麻黃湯 九九(「古方·散陣」) ○ 治惡風毒氣 脚弱無力 頑痺 四肢不仁 失音不能言 毒氣衝心이라 有人病此者가 但一病相當이면 卽服此第一方하고 次服第二第三第四方이라 ○ 麻黃 一兩 大棗 十二枚 茯苓 三兩 杏仁 三十枚 防風 當歸 白朮 川芎 升麻 芍藥 黃芩 桂心 麥冬 甘草 各二兩 ○ 右㕮咀하야 以水九升 淸酒二升으로 合煮取二升半하야 分四服호대 日三夜一이라 覆令小汗하고 粉之니 莫令見風이라

『千金』治大孔蟲癢方 二五八(「古方·因陣」) ○ 用大棗蒸爛爲膏하야 以水銀和捻長二三寸許하고 綿裹內大孔中하야 過宿이면 明旦에 蟲皆出이라 但水銀損腸하니 宜愼之라 愚按컨대 此方에 水銀은 不必生用이니 但如治頭虱法하야 燒烟以棗肉拌之用이면 必更妙라 頭髮生虱方은 在新因五三하니라

『千金化毒丸 七五(「外科鈐古方」) ○ 治諸惡毒이라 ○ 用白礬三錢糊丸하야 以葱頭七莖煎湯送下면 則腫痛俱退라 再用仙方活命飮二劑하야 以去其餘毒이라 此本方은 原用礬末하야 以葱湯調服이나 因湯難服이라 故로 易爲丸이라 ● 一方은 主治瘡疽하니 不問腫潰하고 先用此藥二三服하고 後用消毒藥하면 甚效라 常治蒭蕘之人할새 用此卽退하니 不用托裏藥하여도 亦愈라 若金石毒藥發疽者는 尤效하니 蓋礬能解金石之毒也라 一方에 用礬末五錢 硃砂五分하야 熱酒下하니 亦效라 此藥은 托裏固內止瀉하며 解毒排膿호대 不動臟腑하며 不傷氣血하야 有益無損하며 其藥易得하며 其功甚大하니 偏僻之處不可不知此方이라 或蟲尤所傷에 溶化熱塗患處하고 更以熱酒調末服하면 皆效라

天麻定喘飮 三二(「小兒則古方」) ○ 治喘嗽驚風이라 ○ 天麻 防風 羌活 白朮 甘草 炒 人參 桔梗 川芎 半夏麯 等分 ○ 右를 每服二三錢호대 水煎服이라

天麻丸 一二四(「小兒則古方」) ○ 治肝風疳眼이라 ○ 天麻 靑黛 黃連 五靈脂 夜明砂 微炒 川芎 蘆薈 各二錢 龍膽草 防風 蟬蛻 去足, 各一錢半 全蝎 二枚, 焙 乾蟾頭 炙焦, 三錢 麝香 少許 ○ 右爲末하야 猪膽汁浸米糕丸호대 麻子大라 每服十丸호대 薄荷湯下라

天門冬丸 二一三(「古方·和陣」) ○ 治吐血咯血하야 大能潤肺止嗽라 ○ 天門冬 一兩 貝母 杏仁 各七錢, 炒 白茯苓 阿膠 甘草 各五錢 ○ 右爲細末하야 煉蜜丸호대 芡實大라 每噙化一丸호대 津嚥下라

千緡湯 九五(「古方·和陣」) ○ 治痰喘不得臥하니 人扶而坐하고 一服卽安이라 ○ 半夏 泡, 七個 炙甘草 皂角 炙, 各一寸 生薑 一指大 ○ 水一鍾半에 煎七分하야 不拘時服이라

穿山甲散 四十(「古方·攻陣」) ○ 治癥痞瘀血 心腹作痛이라 ○ 穿山甲 炒焦 鱉甲 醋炙 赤芍藥 大黃 炒 乾漆 炒烟盡 桂心 各一兩 川芎 芫花 醋炒 歸尾 各半兩 麝香 一錢 ○ 右爲末하야 每服一錢호대 酒調下라

天仙藤散 三十(「婦人規古方」) ○ 治妊娠三月之後에 足指發腫하야 漸至腿膝하고 飮食不甘하며 狀似水氣커나 或脚指間出黃水하니 名

曰子氣라 ○ 天仙藤 洗, 略炒 香附 炒 陳皮 甘草 烏藥 等分 ○ 右를 每服三五錢호대 加生薑木瓜各三片 紫蘇三葉에 水煎하야 食前에 日進三服이라 若因脾胃虛弱이면 宜兼六君子요 中氣下陷이면 須用補中益氣湯이라

天王補心丹 百八(「古方·補陣」) ○ 寧心保神하며 固精益血하며 壯力强志하야 令人不忘하며 去煩熱하며 除驚悸하며 淸三焦하며 解乾渴하며 育養心氣라 ○ 此方之傳은 未考所自라 道藏偈云 昔志公和尙이 日夜講經이어늘 鄧天王이 憫其勞者也라 錫之此方하야 因以名焉이라하니라 ○ 生地黃 四兩, 洗淨 人參 玄參 炒 丹參 炒 遠志 炒 桔梗 各五錢 白茯苓 五錢 五味 炒 當歸 酒洗 麥冬 炒 天冬 炒 栢子仁 炒 酸棗仁 炒, 各一兩 ○ 右爲細末하야 煉蜜爲丸호대 每兩分作十丸하고 金箔爲衣라 每服一丸호대 燈心棗湯化下하야 食遠臨臥服이라 或作小丸하여도 亦可라 ○ 類方: 如前方에 內多黃連二兩 酒炒라 ○ 醫統方: 此較前하면 多百部菖蒲杜仲三味라 ○ 生地黃 二兩, 用砂仁五錢 茯苓一兩同煮호대 去砂仁不用이라 人參 玄參 丹參 遠志 栢子仁 炒 棗仁 炒 白茯神 杜仲 製 百部 各一兩 歸身 一兩六錢 天冬 麥冬 各一兩二錢 桔梗 八錢 五味 石菖蒲 各五錢 ○ 得效方엔 用熟地하고 不用生地호대 餘如醫統이요 又外加茯苓炙甘草하야 共一十八味요 分兩은 俱各等分이라 ○ 按컨대 右方에 惟前十三味者가 乃道藏經本方이라 此外에 各有不同하니 亦惟隨宜擇用이 可也라

天花散 七三(「古方·寒陣」) ○ 治消渴이라 ○ 天花粉 生地黃 麥門冬 乾葛 各二錢 五味子 甘草 各一錢 ○ 右作二服호대 水一鍾半 粳米百粒에 煎八分하야 食遠服이라

天花丸 百四(「古方·和陣」) ○ 亦名玉壺丸이라 治消渴引飮無度라 ○ 人參 天花粉 各等分 ○ 右爲細末하야 煉蜜丸호대 桐子大라 每服三五十丸호대 麥門冬湯下라

貼痞琥珀膏 三一八(「外科鈐古方」) ○ 貼癥積痞塊라 ○ 大黃朴硝各一兩爲末하야 以大蒜同搗膏貼之라

淸肝益營湯 八三(「外科鈐古方」) ○ 治肝膽小腸經風熱血燥 筋攣結核 或耳項胸乳脇肋作痛 並一切肝火之證이라 ○ 山梔 當歸 木瓜 不犯鐵 茯苓 各一錢 柴胡 芍藥 炒 川芎 各七分 龍膽草 八分 白朮 二錢 熟地 一錢半 炙甘草 五分 ○ 右를 薑水煎服이라

淸肝解鬱湯 一八四(「外科鈐古方」) ○ 治肝經血虛風熱 或鬱火傷血하야 乳內結核커나 或爲腫潰不愈하니 凡肝膽經血氣不和之病은 皆宜用此藥이라 ○ 人參 熟地黃 芍藥 炒 茯苓 山梔 炒 貝母 各一錢 柴胡 牡丹皮 川芎 陳皮 各五分 當歸 白朮 各一錢半 甘草 五分 ○ 右를 水煎服이라

淸膈煎 九(「新方·寒陣」) ○ 治痰因火動하야 氣壅喘滿하고 內熱煩渴等證이라 ○ 陳皮 錢半 貝母 二三錢, 微敲破 膽星 一二錢 海石 二錢 白芥子 五七分 木通 二錢 ○ 水一鍾半에 煎七分하야 溫服이라 如火盛痰不降者는 加童便一小鍾이라 如渴甚者는 加天花粉一錢이라 如熱及下焦하야 小水不利者는 加梔子一錢半이라 如熱在上焦하야 頭面紅赤하며 煩渴喜冷者는 加生石膏二三錢이라 如痰火上壅而小水不利者는 加澤瀉一二錢이라 如痰火閉結하야 大便不通而兼脹滿者는 加大黃數錢 或朴硝一二錢하야 酌宜用之라

淸金降火湯 一四九(「痘疹銓古方」) ○ 治疹後에 肺熱聲啞欬喘이라 ○ 當歸 白芍藥 酒炒 生地黃 酒洗 瓜蔞仁 白茯苓 陳皮 貝母 去心 甘草 麥門冬 桑白皮 枯芩 酒炒 山梔

炒 玄參 杏仁 去皮尖 蘇梗 天門冬 黃連 炒 石膏 ○ 右等分하야 加薑一片하고 水煎服이라

青金散 一五三(「古方·因陣」) ○ 治走馬牙疳 蝕損脣舌 腐臭牙落하니 其效如神이라 ○ 銅綠 砒霜 等分 ○ 右爲細末하야 每用些少傅患處라

清氣化痰丸 七四(「古方·攻陣」) ○ 南星 半夏 各八兩 用皂角白礬生薑各三兩하야 水十碗煮至五碗하고 取湯浸星夏二日이라가 却煮至無白點爲度하고 晒乾聽用이라 橘紅 檳榔 各二兩 木香 沈香 各一兩 蒼朮 米泔浸炒, 四兩 ○ 右爲末하야 薑汁糊丸이라 淡鹽湯白湯任下라

『青囊』仙傳斑龍丸 一二八(「古方·補陣」) ○ 壯精神하며 除百病하며 養氣血하며 補百損하니 老人虛人이 常服하면 延年益壽라 昔蜀中有道士酣歌酒肆日 尾閭不禁에 滄海竭이요 九轉金丹은 都慢說이니 惟有斑龍頂上珠하야 能補玉堂關下血이라하여늘 眞人仲源이 索方하야 傳世라 ○ 鹿角膠 鹿角霜 柏子仁 菟絲子 製 熟地黃 各八兩 白茯苓 補骨脂 各四兩 ○ 右에 將膠先溶化하고 量入無灰酒하야 打糊丸호대 桐子大라 每服六七十丸호대 空心에 淡鹽湯 或酒任下라

『青囊』神授散 二五五(「古方·因陣」) ○ 治傳屍勞瘵에 血氣未甚虛損者는 不必多方이니 只以此藥早服하면 則蟲自不能爲患하야 無有不愈者라 此方은 得之河南郡王府하니 濟世之功을 不可盡述이라 ○ 川椒 二升, 去合口者, 略炒出汗 ○ 右爲細末하야 空心에 米飮調服二錢이라 或酒煮米粉糊爲丸호대 桐子大라 每服三十丸이라가 以漸增至五六十丸이요 或用酒送라

清凉膏 三一一(「外科鈐古方」) ○ 治一切瘡瘍潰後에 宜用之라 ○ 當歸 二兩 白芷 白芨 木鱉子 黃蘗 白斂 乳香 白膠香 各五錢 黃丹 五兩淨 麻油 十二兩 ○ 右에 用油煎前六味하야 以槐柳枝로 順攪油熟하고 丹收然後에 下乳香等二味라

清凉膏 三八(「古方·因陣」) ○ 治眼目赤腫不能開 痛悶 熱淚如雨라 ○ 生南星 腦荷葉 各半兩 荊芥 百藥煎 如無어든 卽用文蛤이라 ○ 右各三錢을 爲末하야 井水調成膏라 點眼角上하면 自然清凉이라

清凉救苦散 一三五(「外科鈐古方」) ○ 治大頭瘟腫甚者는 以此藥敷之라 ○ 芙蓉葉 霜桑葉 白蘞 白芨 大黃 黃連 黃蘗 白芷 雄黃 芒硝 山茨菇 赤小豆 南星 金線重樓 ○ 右等分爲末하고 蜜水調하야 敷腫處하고 以翎頻掃之라

清凉飮 九十(「外科鈐古方」) ○ 治癰瘍熱毒熾盛하야 大便秘結이라 此는 卽前連翹消毒散이라 ○ 連翹 一兩 大黃 山梔子 薄葉 黃芩 各五錢 甘草 一兩半 樸硝 二錢半 ○ 右를 每服一兩호대 水煎服이라

清凉飮子 百三(「古方·因陣」) ○ 治上焦積熱 口舌咽鼻乾燥라 ○ 黃芩 黃連 各二錢 薄荷 玄參 當歸 芍藥 各錢半 甘草 一錢 ○ 水二鍾에 煎八分하야 不拘時服이라 大便秘結엔 加大黃二錢이라

清流飮 六(「新方·寒陣」) ○ 治陰虛挾熱瀉痢에 或發熱커나 或喜冷커나 或下純紅鮮血커나 或小水痛赤等證이라 ○ 生地 芍藥 茯苓 澤瀉 各二錢 當歸 一二錢 甘草 一錢 黃芩 黃連 各半錢 枳殼 一錢 ○ 水一鍾半에 煎服이라 如熱甚者는 加黃蘗이라 小水熱痛者는 加梔子라

清神湯 六一(「小兒則古方」) ○ 治驚癎 心虛血熱이라 ○ 犀角 鎊屑 遠志 薑汁焙 白鮮皮 石

菖蒲 人參 甘草 等分 ○ 右爲末하야 每服五七分호대 麥門冬煎湯調服이라

淸心內固金粉散 七三(「外科鈐古方」) ○ 一名金花散이라 解毒淸心하며 流行氣血하며 散滯淸火하니 凡焮腫熱痛에 飮食如常者는 大宜用之라 ○ 綠豆 四兩, 硏末 硃砂 另硏 人參 甘草 白茯苓 各三錢 朴硝 另硏 白豆蔻 各五分 麝香 另硏 雄黃 各一錢 氷片 五分 ○ 右爲末하야 每服一二錢호대 蜜湯調下라

淸心散 二四九(「古方·和陣」) ○ 治風痰不開라 ○ 靑黛 硼砂 薄荷 各二錢 牛黃 氷片 各三分 ○ 右爲細末이라 先以蜜水洗舌하고 後以薑汁擦舌하고 將藥末蜜水調稀擦舌本上이라

淸心蓮子飮 三百七十(「外科鈐古方」) ○ 方在寒陣三二하니라 ○ 治膀胱陰虛濕熱로 玉莖腫痛커나 或莖竅澀滯 口苦咽乾 小便色赤커나 或白濁에 夜安靜而晝發熱이라

淸心蓮子飮 三二(「古方·寒陣」) ○ 治熱在氣分하야 口乾作渴하며 小便淋濁커나 或口舌生瘡하며 咽疼煩躁라 ○ 黃芩 麥冬 地骨皮 車前子 炒 甘草 各錢半 人參 黃芪 石蓮子 柴胡 茯苓 各一錢 ○ 右를 每服五錢호대 水煎服이라

淸心湯 三四(「古方·寒陣」) ○ 治心受熱邪하야 狂言叫罵하며 動履失常이라 ○ 黃連 黃芩 梔子 連翹 薄荷 甘草 芒硝 大黃 等分 ○ 水一鍾半 竹葉二十片에 煎八分하야 溫服이라

淸心湯 八四(「外科鈐古方」) ○ 治瘡瘍腫痛 發熱飮冷 脈沈實 睡語不寧이라 右方은 卽防風通聖散이니 每料에 加黃連五錢하고 每劑用一兩하야 水煎服이라 方在攻陣十六이라

靑蛾丸 一八四(「婦人規古方」) ○ 方在補陣一四三하니라 ○ 治腎虛腰痛이라

淸熱滲濕湯 百十一(「古方·寒陣」) ○ 治濕熱浮腫肢節疼痛 小水不利라 ○ 黃檗 鹽水炒, 二錢 黃連 茯苓 澤瀉 各一錢 蒼朮 白朮 各錢半 甘草 五分 ○ 水二鐘에 煎八分服이라 如單用滲濕이면 去黃連黃檗하고 加橘皮乾薑이라

淸熱滲濕湯 一七五(「古方·和陣」) ○ 方在寒陣百十一하니라 ○ 治濕熱浮腫에 小水不利라

淸熱消毒散 五九(「外科鈐古方」) ○ 治一切癰疽陽證腫痛에 發熱作渴이라 ○ 黃連 炒 山梔 炒 連翹 當歸 甘草 各一錢 川芎 芍藥 生地 各一錢半 金銀花 二錢 ○ 右를 水煎服이라

淸熱火痰湯 百四(「古方·因陣」) ○ 治上焦有熱하야 痰盛作渴하며 口舌腫痛이라 ○ 貝母 天花 枳實 桔梗 各一錢 黃芩 黃連 各錢二分 玄參 升麻 各七分 甘草 五分 ○ 水煎服이라

淸咽利膈散 一七九(「古方·因陣」) ○ 治咽喉腫痛痰涎壅盛이라 ○ 防風 金銀花 荊芥 薄荷 桔梗 黃芩 黃連 各一錢半 山梔 連翹 玄參 大黃 朴硝 牛蒡子 炒硏 甘草 各七分 ○ 水二鍾에 煎一鍾하야 食遠服이라

靑州白丸子 百十二(「古方·和陣」) ○ 治男婦風痰壅盛하야 手足癱瘓하며 嘔吐涎沫하며 牙關緊急하며 痰喘痲木과 及小兒驚風嘔吐라 ○ 半夏 七兩 南星 三兩 白附子 二兩 川烏 半兩, 俱生用 ○ 右俱硏하고 羅爲細末하야 用生絹袋盛하고 以磁盆盛井花水하야 擺洗粉出호대 未出者는 以手揉擺하야 再搖再擺하야 以盡爲度라 然後에 日晒夜露하고 每日一換新水하야 攪而復澄호대 春五요 夏三이요 秋七이요 冬十日이니 去水晒乾하면 白如玉片이라 以糯米粉作稀糊丸호대 如綠豆大라 每服二十丸호대 生薑湯下요 無時라 如癱瘓엔 用酒下라 小兒驚風엔 薄荷湯下五

七丸이라

靑州白丸子 一六九(「小兒則古方」) ○ 方在和陣百十二하니라 ○ 治風痰嘔吐 牙關緊急이라

淸肺消毒湯 一四六(「痘疹銓古方」) ○ 治疹瘡收完에 不思飮食하고 鼻乾無涕라 ○ 防風 枳殼 各五分 連翹 前胡 黃芩 桔梗 一錢 荊芥 炙甘草 ○ 右를 水一鍾에 煎至五六分하야 作十餘次徐服之라

淸肺消毒化痰湯 一四八(「痘疹銓古方」) ○ 治疹後喘嗽 聲音不淸 不思飮食 眼目不淸 脣口乾燥라 ○ 牛蒡子 防風 荊芥穗 貝母 各五分 連翹 黃芩 前胡 茯苓 各七分 桔梗 枳殼 各一錢 甘草 三分 ○ 右를 水一鍾에 煎五分하야 作十餘次徐服之라

淸肺飮 三八一(「外科鈐古方」) ○ 方在和陣三五一하니라 ○ 治瘡瘍에 渴而小便不利하니 乃肺經有熱이라 是絶寒水生化之源이니 宜用此藥하야 以淸化源이라야 其水自生而便自利라

淸肺湯 三九(「古方·寒陣」) ○ 方在痘疹一四五하니라 ○ 治痲疹欬嗽甚者라

淸肺湯 一四五(「痘疹銓古方」) ○ 治斑疹欬嗽甚者라 或二母散이요 或麥門冬湯이라 ○ 桔梗 去蘆 片芩 貝母 各七分 防風 去蘆 炙甘草 各四分 知母 七分 ○ 右를 水一鍾에 煎五分하야 入搗碎蘇子五分하고 再煎溫服이라

靑火金鍼 四十(「古方·因陣」) ○ 治頭風牙痛赤眼이라 ○ 火硝 一兩 靑黛 一錢 腦荷 川芎 各五分 ○ 右爲細末이라 口噙冷水勿嚥하고 用此藥吹鼻라

淸化飮 十三(「新方·因陣」) ○ 治婦人産後에 因火發熱 及血熱妄行하야 陰虧諸火不淸等證이라 ○ 芍藥 麥冬 各二錢 丹皮 茯苓 黃芩 生地 各二三錢 石斛 一錢 ○ 水一鍾半에 煎七分하야 食遠溫服이라 如覺骨蒸多汗者는 加地骨皮一錢半이라 熱甚而渴커나 或頭痛者는 加石膏一二三錢이라 下熱便澁者는 加木通一二錢커나 或黃檗梔子를 皆可隨證用之라 如兼外邪發熱하면 加柴胡一二錢이라 愚按컨대 丹溪云 芍藥은 酸寒하야 大伐發生之氣하니 産後엔 忌用之라하니 此亦言之過也라 夫芍藥之寒은 不過於生血藥中에 稍覺其淸耳니 非若芩連輩之大苦大寒者也라 使芍藥猶忌如此면 則他之更寒者는 尤爲不可用矣라 余每見産家過愼者컨대 或因太煖커나 或因年力方壯이로되 而飮食藥餌太補過度하야 以致産後動火者는 病熱極多라 若盡以産後爲虛면 必須皆補니 豈盡善哉리오 且芍藥은 性淸하고 微酸而收하야 最宜於陰氣散失之證하니 豈不爲産後之要藥乎리오 不可不辨也라

替鍼丸 一四六(「外科鈐古方」) ○ 治膿成不潰者라 ○ 白丁香 硇砂 另硏 眞沒藥 乳香 各一匙 糯米 四十粒 ○ 先以礦灰拳大一塊로 置磁碗內하야 量入井水하고 待熱氣將息하야 以米排入灰中하고 良久에 候米如水晶狀에 取出用之니 如米未就어든 再用灰製라 ○ 右를 各另爲末然後에 和勻收貯라 用時에 以飯丸麥粒大하야 每用一粒호대 水濕粘瘡頭上하면 其膿自出이라 凡瘡瘍에 血氣壯實하고 膿成不潰者는 宜用此藥하야 以洩其毒이니 則肌肉易生하고 瘡口易斂이라 若氣血虧損者는 須用甘溫之劑하야 以培根本이요 否則不惟不潰요 且難收斂이라 若附骨疽及緊要之地엔 當及時鍼砭出之爲善이라

椒囊法 一九一(「古方·熱陣」) ○ 辟一切瘴疾時氣風寒時氣라 ○ 紅川椒 去閉口者 ○ 以絳紗囊貯椒兩許하야 懸佩身傍近裏衣處면 則一切邪氣不能侵犯이라

草豆蔻湯 七六(「古方·熱陣」) ○ 和中調氣하야 治

嘔吐라 ○ 草豆蔻 藿香 各五分 陳皮 枳殼 各七分 白朮 山藥 各一錢 桂心 丁香 各二分 ○ 水一鍾半 薑五片 棗二枚 粟米少許에 煎七分하야 食前溫服이라

草豆蔻丸 一六七(「古方·和陣」) ○ 治酒積胃口痛 咽膈不通이라 ○ 草豆蔻 煨 白朮 各二兩 麥芽 煨 神麯 炒 黃芩 半夏 炮, 各五錢 枳實 炒, 二兩 橘紅 靑皮 各三錢 乾薑 二錢 炒鹽 五分 ○ 湯浸蒸餠爲丸호대 綠豆大라 每服百丸호대 煎白湯下라 按此方컨대 當去黃芩이라야 庶乎不滯라

椒附丸 百十二(「古方·熱陣」) ○ 治小腸虛冷하야 小腹痛하며 小便頻而淸白이라 ○ 椒紅 炒 附子 炮 龍骨 桑螵蛸 炙 山茱萸 鹿茸 酒蒸, 焙, 各等分 ○ 右爲末하야 酒糊丸호대 桐子大라 每服六十丸호대 空心에 鹽湯下라

醋附丸 百七(「婦人規古方」) ○ 治元臟虛冷 月候不調 腹中急痛 赤白帶下 渾身寒熱 胎氣壅滯不固라 ○ 香附米 半斤을 醋煮하야 焙乾爲末이라 ○ 右를 以醋糊爲丸호대 桐子大라 每服三四十丸호대 米飮下라

硝石散 九七(「古方·因陣」) ○ 治風邪犯腦하야 患頭痛不可忍하니 不問年歲라 ○ 硝石 人中白 等分 氷片 少許 ○ 右爲末하고 用一字하야 吹入鼻中이라

椒艾囊 三一七(「古方·和陣」) ○ 治脚氣極效하고 及避一切脚氣風氣毒氣라 ○ 艾葉 揉, 半斤 川椒 一斤, 淨 草烏 二兩, 爲粗末 ○ 右三味를 和勻하고 用布袱鋪如棉褥하야 裹足底及足脛하고 卽用火踏하야 下加微火하고 烘踏於上하야 使椒艾之氣得行於足하면 自然寒濕風毒諸氣皆得消散하야 立能止痛이라 痛止後에 仍要三二日一爲之커나 或夜臥包之라가 達旦去之니 用此方法은 無不效者라

椒鹽散 一六八(「古方·因陣」) ○ 治牙痛에 用淸涼藥不效커나 或反甚者는 宜從此以治라 ○ 川椒 靑鹽 蓽茇 薄荷 荊芥穗 細辛 朝腦 ○ 右爲末하야 擦痛牙處커나 或煎湯漱之하여도 亦可라

草烏揭毒散 百三十(「外科鈐古方」) ○ 治一切癰疽腫毒이라 ○ 草烏 貝母 天花粉 南星 芙蓉葉 等分 ○ 右爲末하야 用醋調搽四圍하면 中留頭出毒이라 如乾이어든 用醋潤之라

『草窗』白朮芍藥散 三五(「古方·和陣」) ○ 治痛瀉要方이라 ○ 白朮 炒, 三兩 芍藥 炒, 二兩 陳皮 炒, 兩半 防風 一兩 ○ 右를 或煎或丸或散하야 皆可用이라 久瀉者는 加炒升麻六錢이라

椒紅丸 一九二(「古方·熱陣」) ○ 治元臟傷憊하야 目暗耳聾이라 服此百日이면 覺身輕少睡足有力하니 是其效也요 服及三年이면 心智爽悟하며 目明倍常하며 面色紅悅하며 鬚髮光黑이라 ○ 川椒 去目並合口者하고 炒出汗하야 擣取紅一斤이라 生地黃 擣自然汁을 熬取濃汁一升이라 ○ 右에 將生地汁熬至稀稠得所하야 和椒末搗丸호대 梧子大라 每空心에 溫酒下三四十丸이라 合藥時에 勿令婦人鷄犬見이라 ● 有詩曰 其椒應五行하고 其仁通六義하니 欲知先有功이어든 夜間無夢寐라 四時去煩勞하고 五臟調元氣하야 明目腰不疼하고 身輕心健記라 別更有異能하니 三年精自秘하야 回老返嬰童하며 康强不思睡하며 九蟲頓消亡하며 三尸自逃避라 若能久餌之면 神仙도 應可冀리라

寸金散 百十四(「古方·因陣」) ○ 治心經煩熱 動血妄行 舌上出血不止라 ○ 新蒲黃 三錢 新白麵 三錢 牛黃 五分, 硏 腦荷 五分, 硏 ○ 右硏勻하야 每服一錢호대 生藕汁에 調服이라 食後라 亦可摻舌上이라

ㅊ

葱白湯 三百五十(「古方·和陣」) ○ 治小便卒暴不通 小腹脹急 氣上衝心 悶絶欲死라 此는 由暴氣乘膀胱커나 或因驚憂氣無所伸하야 衝逆胞系하야 鬱閉不流라 ○ 陳皮 三兩 葵子 一兩 葱白 三莖 ○ 右㕮咀하고 用水五升하야 煮取二升하야 分三服이라 一云 每服五錢호대 葱白三莖에 水煎服이라

聰耳益氣湯 五六(「古方·因陣」) ○ 治腎虛耳聾이라 ○ 黃芪 一錢 人參 炙甘草 當歸 酒洗 白朮 各五分 橘紅 菖蒲 防風 荊芥 各三分 升麻 柴胡 各二分 ○ 右水煎服이라

『撮要』當歸散 十六(「小兒則古方」) ○ 治變蒸에 有寒無熱이라 ○ 當歸 二錢 人參 炙甘草 木香 官桂 各一錢 ○ 右를 每服二三錢호대 薑棗水煎이라

崔氏八味地黃丸 一二一(「古方·補陣」) ○ 治命門火衰하야 不能生土하야 以致脾胃虛寒하야 飮食少思하며 大便不實커나 或下元冷憊하야 臍腹疼痛等證이라 王太僕曰 益火之源하야 以消陰翳라하니 卽此謂也라 卽前六味地黃丸에 加肉桂製附子各一兩이라

追毒湯 百四(「古方·散陣」) ○ 治肝脾腎三經爲風寒熱濕毒氣上攻하야 陰陽不和하야 四肢拘攣하며 上氣喘滿하며 小便秘澁하며 心熱煩悶하며 遍身浮腫하며 脚弱不能行步라 ○ 半夏 湯泡七次 黃芪 去蘆 甘草 炙 當歸 去蘆 人參 去蘆 厚朴 薑製 獨活 去蘆 橘紅 各一兩 熟地黃 枳實 麩炒 芍藥 麻黃 去節, 各二兩 桂心 三兩 ○ 右㕮咀하야 每服八錢호대 水一鍾半 生薑七片 棗三枚에 煎八分하야 食前溫服이라 日三夜一이라

抽薪飮 三(「新方·寒陣」) ○ 治諸凡火熾盛而不宜補者라 ○ 黃芩 石斛 木通 梔子 炒 黃檗 各一二錢 枳殼 錢半 澤瀉 錢半 細甘草 三分 ○ 水一鍾半에 煎七分하야 食遠溫服이라 內熱甚者는 冷服更佳라 如熱在經絡肌膚者는 加連翹天花粉以解之라 熱在血分大小腸者는 加槐蕊黃連以淸之라 熱在陽明頭面하야 或躁煩便實者는 加生石膏以降之라 熱在下焦하야 小水痛澁者는 加草龍膽車前以利之라 熱在陰分하야 津液不足者는 加門冬生地芍藥之類以滋之라 熱在腸胃實結者는 加大黃芒硝以通之라

追蟲丸 九七(「古方·攻陣」) ○ 取一切蟲積이라 ○ 黑丑 頭末 檳榔 各八錢 雷丸 醋炙 南木香 各二錢 ○ 右爲末하고 用茵蔯二兩 大皂角 苦楝皮各一兩하야 煎濃汁丸호대 綠豆大라 壯大人은 每服四錢하고 小人弱人은 或一錢五分호대 量人虛實이요 於五更時에 用砂糖水呑下하고 待追去惡毒蟲積二三次하야 方以粥補之라

追瘧飮 又二五(「新方·因陣」) ○ 截瘧甚佳라 凡血氣未衰하야 屢散之後而瘧有不止者는 用此截之니 已經屢驗이라 ○ 何首烏 一兩, 製 當歸 甘草 半夏 靑皮 陳皮 柴胡 各三錢 ○ 右를 用井水河水各一鍾하야 煎一鍾하고 柤亦如之하야 同露一宿이라 次早에 溫服一鍾하고 飯後食遠에 再服一鍾이라

縮砂散 二八四(「古方·因陣」) ○ 治大腸伏熱 脫肛紅腫이라 ○ 縮砂仁 黃連 木賊 等分 ○ 右爲細末하야 每服二錢호대 空心에 米飮調下라

縮泉丸 六一(「古方·固陣」) ○ 治脬氣不足하야 小便頻多라 ○ 烏藥 益知 等分, 爲末 ○ 酒煮山藥糊爲丸호대 桐子大라 每服五七十丸호대 空心에 鹽湯下라

春雪膏 三一(「古方·因陣」) ○ 點赤眼이라 ○ 朴硝를 置豆腐上하야 蒸之하고 待流下者하야 瓦器盛點之라

朮連丸 一七二(「古方·寒陣」) ○ 治嘈雜이라 ○ 白朮 四兩, 土炒 黃連 一兩, 薑汁炒 ○ 右爲末하야 神麯糊丸호대 黍米大라 每服百餘丸호대 薑湯下라

蟲牙痛 一四七(「古方·因陣」) ○ 蒼耳 艾 小麥 花椒 芫花 黑豆 ○ 煎熬하야 屢漱之卽愈라

冲和膏 一三八(「外科鈐古方」) ○ 治一切瘡腫에 不甚焮熱이나 積日不消라 ○ 紫荊皮 炒, 五兩 獨活 去節, 炒, 三兩 赤芍藥 炒, 二兩 白芷 菖蒲 各一兩 ○ 右爲末하야 葱頭煎湯調搽라

冲和散 八十(「古方·散陣」) ○ 治感冒風濕하야 頭目不淸하며 鼻塞聲重하며 倦怠欠伸出淚라 ○ 蒼朮 四兩, 米泔浸炒 荊芥 甘草 炙, 八錢 ○ 右爲末하야 薑湯에 調服二錢이라

冲和湯 二四(「外科鈐古方」) ○ 治瘡屬半陰半陽하야 似潰非潰하며 似腫非腫하니 此는 因元氣虛弱한대 失於補托所致라 ○ 人參 陳皮 各二錢 黃芪 白朮 當歸 白芷 各一錢半 茯苓 川芎 皀角刺 炒 乳香 沒藥 金銀花 甘草節 各一錢 ○ 右를 水酒各半煎服이라

吹口丹 一三六(「痘疹銓古方」) ○ 治疳이라 ○ 黃連 靑黛 兒茶 片腦 ○ 右等分爲末하야 吹之라

聚金丸 一七七(「古方·寒陣」) ○ 治酒毒大腸畜熱下血이라 ○ 黃芩 防風 各二兩 黃連 四兩, 半生半酒炒 ○ 右爲末하야 醋糊丸호대 梧子大라 每服七八十丸호대 空心에 米飮下라

吹鼻六神散 四二(「古方·因陣」) ○ 治眼目暴發赤腫 熱淚昏澀 及頭腦疼痛이라 ○ 焰硝 提淨, 五錢 白芷 雄黃 乳香 製 沒藥 製 腦荷葉 各一錢 ○ 右爲細末하야 磁罐收貯라 左吹左하고 右吹右호대 先令病人口含水하고 吹之면 其氣上行하니 須臾覺效라 頭痛吹法도 亦然이나 或兩鼻皆吹之라 若久患眼疾者는 不可吹라

取牙不犯手 一七四(「古方·因陣」) ○ 草烏 蓽茇 各錢半 川椒 細辛 各三錢 ○ 右爲細末이라 每用少許하야 點在患牙內外면 一時其牙自落이라 ○ 以下咽喉方

臭樗皮散 二百二十(「外科鈐古方」) ○ 治痔漏下血及膿不止라 ○ 臭樗皮 微炒 酸石榴皮 黃連 去鬚 地楡 阿膠 炒珠, 各一兩 艾葉 三錢, 微炒 ○ 右爲細末하야 每服二錢호대 食前에 粥飮調下라

痔漏腸紅方 二一八(「外科鈐古方」) ○ 其效無比라 ○ 黃連 去蘆毛淨一兩을 好酒浸一宿하고 撈起陰乾爲末이라 百草霜 用草茅燒者요 松柴者不用이라 一兩, 硏細 烏梅肉 一兩, 蒸軟이니 卽用前浸黃連酒하야 蒸爛이라 ○ 右以三味를 同搗一處爲丸호대 桐子大라 如太乾이어든 仍如前酒搗丸之라 每空心에 用酒送下四五十丸이니 三日見效요 十日全愈라

治痢簡易八方 二百(「古方·和陣」) ● 外臺秘要方: 治痢下白膿不止라 用白麵一味炒熟하야 搗篩하고 煮米粥內方寸匕食之라 此는 療瀉痢日至百行하야 藥所不及者也라 ● 千金方: 治痢라 用薤白一握하야 細切하고 煮粥食之라 ● 聖惠方: 治赤白痢疾이라 以葱一握으로 切하고 和米煮粥하야 空腹食之라 ● 千金翼方: 用鷄子하야 以醋煮極熟하고 空腹食之니 治久痢赤白이라 ● 又方: 用乾薑於火內燒焦黑호대 不可成炭이요 放磁甁中閉冷하야 爲末이라 每服一錢호대 米飮調下라 ● 炙鷄散: 治脾胃氣虛하야 腸滑下痢라 用黃雌鷄一隻하야 製如食法호대 以炭火炙之하고 槌扁하야 用鹽醋刷遍하고 又炙하야 令極熟而燥하야 空腹食之라 ● 一方: 治熱毒下血 痢久不已라 用當歸 黃連 各三錢 烏梅五個하야 水煎八分하야 空心

服이라

治馬咬傷 二四五(「古方·因陣」) ○ 毒氣入心則危라 ○ 馬齒莧을 搗爛煎湯服하고 外以粟子嚼하야 敷患處라

齒縫出血 一五九(「古方·因陣」) ○ 右엔 用紙紝子蘸乾蟾酥少許하야 於血出處按之니 立止라

治鼠咬傷 二百五十(「古方·因陣」) ○ 猫毛燒存性하야 入麝香少許하고 香油調敷傷處則不害라

治誤呑水蛭 二五一(「古方·因陣」) ○ 昔一人이 夜間飮水할새 誤呑水蛭入腹하야 經停日久에 復生水蛭하니 食人肝血하야 腹痛不可忍하며 面目黃瘦하며 全不進食하야 不治必死라 方用田中泥一塊 小死魚三枚하야 同猪膏溶搗勻하고 再用巴豆十粒去油하야 同魚膏四味搗勻하야 丸如綠豆大라 用田中冷水呑下호대 大人五七丸이요 小兒三丸이니 須臾에 瀉下水蛭盡이어늘 却用八珍湯調理라

梔子仁湯 十九(「古方·寒陣」) ○ 治發熱潮熱 狂躁面赤咽痛이라 ○ 梔子 赤芍 大靑 知母 各一錢 升麻 柴胡 黃芩 石膏 杏仁 甘草 各二錢 豆豉 百粒 ○ 水煎溫服이라 一方에 無豆豉라 又六味梔子仁湯은 在外科八이라

梔子仁湯 八一(「外科鈐古方」) ○ 方在寒陣十九하니라 ○ 治發熱狂躁 咽喉腫痛이라

梔子淸肝散 三六七(「外科鈐古方」) ○ 方在寒陣六十하니라 ○ 治三焦足少陽風熱로 耳內作癢生瘡커나 或出水疼痛커나 或胸乳間作痛커나 或寒熱往來라

梔子淸肝散 六十(「古方·寒陣」) ○ 治肝膽三焦風熱로 耳內作癢커나 或生瘡出水커나 或脇肋胸乳作痛하며 寒熱往來라 ○ 梔子 柴胡 丹皮 各一錢 當歸 川芎 芍藥 牛蒡子 炒 茯苓 各七分 白朮 甘草 各五分 ○ 右를 水煎服이라 一方엔 無白朮이라

梔子淸肝散 一六四(「婦人規古方」) ○ 方在寒陣六十하니라 ○ 治肝膽三焦風熱이라

治蠶咬毒 二五三(「古方·因陣」) ○ 蠶咬人하면 毒入肉中하야 令人發寒熱이라 ○ 苧葉搗敷之커나 汁塗之라 今治蠶家에 以苧近蠶이면 則蠶不生發也라

治中湯 十(「古方·熱陣」) ○ 治脾胃不和하야 嘔逆霍亂하고 中滿虛痞커나 或泄瀉라 此는 卽理中湯에 加靑皮陳皮也라 ○ 人參 白朮 乾薑 炮 炙甘草 靑皮 陳皮 等分 ○ 右를 每服五錢호대 水煎服이라 如嘔어든 加半夏라

治拶傷 二五二(「外科鈐古方」) ○ 凡拶傷手指者는 用皂礬二兩하야 水四五碗에 砂鍋內熬滾하야 將手薰洗良久면 卽血活疼止하야 不致潰爛이라 熬水엔 忌銅鐵器라 其洗手水 過夜卽臭惡不可聞이라

痔瘡方 二二三(「外科鈐古方」) ○ 雄黃 五分 五靈脂 燒斷烟 五倍子 炒過, 各一錢 沒藥 三錢半, 明者 白礬 半生半熟, 三錢 ○ 右爲極細末하야 用紙托貼瘡口上이라

七氣湯 四七(「古方·和陣」) ○ 治七情之氣鬱結於中하야 心腹絞痛不可忍과 及不能飮食이라 ○ 半夏 製, 五兩 人參 肉桂 甘草 炙, 各一兩 ○ 右를 每服三五錢호대 水一鍾半 薑三片에 煎八分服이라

七德丸 十九(「新方·熱陣」) ○ 治生冷傷脾하야 初患瀉痢하야 腹脹疼痛하니 凡年壯氣血未衰及寒濕食滯에 凡宜和胃者는 無不神效라 此는 卽佐關煎之偏裨也라 ○ 台烏藥 吳茱萸 製 乾薑 炒黃 蒼朮 炒, 各二兩 木香 茯苓 各一兩 補骨脂 炒, 四兩 ○ 神麴糊丸호대 桐子大라 每服七八十丸 或百丸호대 滾白湯에 送下라

七味白朮散 五五(「古方·補陣」) ○ 方在小兒七하니라 ○ 治脾虛熱渴이라

七味白朮散 一五五(「婦人規古方」) ○ 方在小兒七하니라 ○ 治虛熱作渴이라

七味肥兒丸 百十三(「小兒則古方」) ○ 治小兒食積五疳 頸項結核 髮稀成穗 發熱作渴消瘦等證이라 ○ 黃連 炒 神麯 炒 木香 各一兩半 檳榔 二十個 使君子 酒浸 麥芽 炒, 各四兩 肉豆蔻 炮, 二兩 ○ 麵糊丸호대 麻子大라 每服三五十丸호대 米飮下하고 良久에 用五味異功散一服하야 以助胃氣라

七味滲濕湯 一二三(「古方·熱陣」) ○ 方在和陣一七四하니라 ○ 治寒濕所傷하야 身體重著하며 小便赤澁하며 大便溏泄이라

七味阿膠散 八(「婦人規古方」) ○ 治胎動腹痛이라 ○ 阿膠 炒 白茯苓 白朮 炒 川芎 當歸 陳皮 各一錢 甘草 炒, 三分 ○ 右를 薑棗水煎服이라

七味安神丸 一四六(「古方·寒陣」) ○ 方在小兒七二하니라 ○ 治心熱多驚이라

七味安神丸 七二(「小兒則古方」) ○ 治心經蘊熱驚悸라 ○ 黃連 當歸身 麥門冬 白茯苓 甘草 各半兩 朱砂 飛, 一兩 氷片 二分半 ○ 右爲末하야 湯浸蒸餠하고 和豮猪心血搗丸호대 黍米大라 每服十丸호대 燈心湯下라

七味龍膽瀉肝湯 六三(「古方·寒陣」) ○ 治肝火內炎하야 如前諸證이라 ○ 柴胡梢 澤瀉 車前子 木通 龍膽草 歸梢 生地 各等分 ○ 右㕮咀하야 水二鍾에 煎一鍾하야 空心에 稍熱服이라

七寶美髯丹 二六八(「古方·因陣」) ○ 補腎元하며 烏鬚髮하야 延年益壽라 ○ 何首烏 赤白各一斤 川牛膝 半斤 ○ 將何首烏先用米泔水浸一日하고 以竹刀刮去粗皮하야 切作大片이라 用黑豆鋪甑中一層하고 却鋪何首烏一層하며 再鋪豆一層하고 却鋪牛膝一層하며 又豆一層이라 重重相間하야 面上鋪豆蓋之하고 蒸以豆熟爲度하야 取起晒乾하고 次日에 如前換豆再蒸이니 如此七次하고 去豆用이라 ○ 破故紙 半斤을 洗淨하고 用黑芝蔴同炒無聲爲度하야 去芝蔴라 白茯苓 半斤을 用人乳浸透하고 晒乾蒸熟이라 赤茯苓 半斤을 用黑牛乳浸透하고 晒乾蒸熟이라 當歸身 半斤, 酒洗 枸杞子 半斤, 去枯蒂者 ○ 右共爲末하야 煉蜜丸호대 龍眼大라 每日空心에 嚼二三丸호대 溫酒米湯鹽湯에 俱可送下라 製藥勿犯鐵器라 按컨대 此卽七珍至寶丹에 少菟絲子一味라

七寶散 一九九(「古方·因陣」) ○ 治喉閉及纏喉風이라 ○ 殭蠶 眞者, 十個 硼砂 雄黃 全蝎 十個, 全者, 去毒 明礬 牙皂 一挺, 去皮弦, 各一錢 膽礬 五分 ○ 右爲細末하야 每用一字호대 吹入喉中卽愈라

七福飮 七(「新方·補陣」) ○ 治氣血俱虛而心脾爲甚者라 ○ 卽前方에 加棗仁 二錢 遠志 三五分, 製用 이라

七正散 百十六(「古方·寒陣」) ○ 車前子 赤茯苓 山梔仁 木通 龍膽草 扁蓄 生甘草稍 ○ 加燈心竹葉하야 水煎服이라

七珍至寶丹 百四十(「古方·補陣」) ○ 補血生精하며 瀉火益水하며 强筋骨하며 黑鬚髮하니 補益之功甚大라 ○ 何首烏 赤白各半斤을 酒浸軟하야 竹刀刮去皮하고 同牛膝蒸이라 川牛膝 半斤을 淨이라 用黑豆三升하야 同何首烏層層拌鋪甑內하고 蒸極熟하야 取出去豆하고 與何首烏共搗如泥라 白茯苓 一斤을 用人乳五升하야 煮乾爲度라 赤茯苓 一斤을 用牛乳五升하야 煮乾爲度라 當歸 四兩, 酒浸焙乾 枸杞 四兩 破故 炒香 菟絲子 製, 各半兩 ○ 煉蜜爲丸호대 鷄頭子大라 每服一丸호대 日進三服이니 空心엔 溫酒요 午後엔 薑湯이요

臨臥엔 鹽湯送下라

七珍湯 二八三(「外科鈐古方」) ○ 浴洗大風이라 ○ 青蒿 艾葉 忍冬藤 蒼耳子 桑條 槐條 柳條 三條, 俱搥碎用 ○ 右煎水一桶하고 入炒鹽半斤하야 間日一洗浴이라 密室中에 以草席圍之하고 洗出汗爲妙니 不過十次愈라

漆瘡方 二九五(「外科鈐古方」) ○ 用香油調鐵銹塗之라 胃氣實者는 內服黃連解毒湯이라 胃氣弱者는 以漆毒侵犯中氣致虛하니 多有作嘔不能飮食者는 宜用六君加砂仁藿香酒炒芍藥之類라 又解漆毒法이 見因陣二三五하니라

七貼方 二百三(「外科鈐古方」) ○ 治楊梅綿花瘡이라 ○ 防風 忍冬 皂刺 蟬蛻 去頭足 連翹 白蘚皮 五加皮 荊芥 穿山甲 炒, 各一錢 生地 木瓜 去心, 忌鐵 殭蠶 炒, 各一錢半 皂子 七個 薏仁 三錢 土茯苓 四兩 ○ 右를 用水四碗하야 煎二碗하야 食遠에 分二次服之라 忌牛羊茶酒醋房事라

七灰散 百十九(「婦人規古方」) ○ 治血崩에 神效라 ○ 蓮蓬殼 罌粟殼 醃蟹殼 益母草 旱蓮草 棕毛葉 藕節 各等分, 俱燒存性爲末 ○ 空心에 醋點湯調下三錢이라 一秘方에 用棉花子하야 以銅鍋炒黑爲末하고 黃酒調下二三錢하니 三兩次卽止요 幷治崩漏小産에 血不止라

鍼頭散 一四四(「外科鈐古方」) ○ 治一切頑瘡하니 內有膿管瘀肉커나 或瘰癧結核不化하야 瘡口不合에 宜此藥追蝕腐之라 ○ 赤石脂 五錢 輕粉 麝香 各五分 乳香 白丁香 各三錢 生砒 黃丹 各一錢 蜈蚣 一條, 炙乾 ○ 右爲末하야 摻瘀肉上하면 其肉自化라 若瘡口小커나 或痔瘡엔 用糯米糊和作細條하야 陰乾紝入하고 外以膏藥貼之라 凡瘡口久不合者는 內有膿管하니 必須用此腐之하고 內服托裏之藥이라

沈香散 四九(「小兒則古方」) ○ 順胃氣하야 止嘔吐라 ○ 茯苓 二錢 沈香 丁香 木香 藿香 厚朴 炙甘草 各一錢 ○ 右爲末하야 每服一字호대 米飮湯調服이라

沈香湯 三百四(「古方·和陣」) ○ 治脚氣攻心하야 煩悶氣促하고 脚痠疼이라 ○ 沈香 木通 檳榔 各五分 吳茱萸 三分 赤芍 一錢半 紫蘇 一錢 ○ 水一鍾半 生薑三片에 煎八分하야 不拘時溫服이라

沈香琥珀丸 六九(「古方·和陣」) ○ 治水腫一切小便不通 難治之證이라 ○ 沈香 郁李仁 去皮 葶藶 炒, 各兩半 琥珀 杏仁 去皮尖 紫蘇 赤茯苓 澤瀉 各半兩 橘紅 防已 各七錢半 ○ 右爲細末하야 煉蜜丸호대 梧子大로 以麝香爲衣하고 每服二十五丸이라가 漸加至五七十丸이니 空心에 人參湯送下라 量虛實하야 增減이라

ㅋ

快斑越婢湯 七四(「痘疹銓古方」) ○ 治痘瘡에 手足不起發이라 ○ 黃芪 炙 白芍藥 桂枝 防風 炙甘草 ○ 右에 加生薑一片 棗一枚하야 水煎服이라

快斑湯 七三(「痘疹銓古方」) ○ 治起發遲라 ○ 人參 五分 當歸 防風 木通 各一錢 甘草 三分 木香 紫草 蟬蛻 各二分 ○ 水一盞에 煎七分하야 溫服이니 不拘時라

快透散 七五(「痘疹銓古方」) ○ 治痘出不快라 ○ 紫草 蟬蛻 木通 芍藥 炙甘草 等分 ○ 右를 每服二錢호대 水煎이라 ● 王海藏先生云 身後出不快는 足大陽經也니 用荊芥甘草防風湯이요 身前出不快는 手陽明經也니 用升麻葛根湯이요 四肢出不快는 足陽明經也니 用防風芍藥甘草湯이라 此는 皆解毒升發之藥也니 不可不知라하니라

ㅌ

打老兒丸 一五二(「古方·補陣」) ○ 熟地 山藥 炒, 各五兩 牛膝 酒洗 巴戟 枸杞湯洗, 炒 楮實子 去浮者 枸杞 石菖蒲 遠志肉 甘草湯製 白茯苓 去筋 杜仲 鹽水炒 北五味 蜜水拌蒸一二時하고 搗餠焙乾이라 山茱萸 上各四兩 小茴香 續斷 各三兩 肉蓯蓉 切片酥炒, 五兩 ○ 右爲末하야 煉蜜丸호대 桐子大라 每服五六十丸호대 空心午前臨睡에 或酒或鹽湯下百餘丸이라

托裏建中湯 十一(「外科鈐古方」) ○ 治瘡瘍元氣素虛커나 或因凉藥傷胃하야 飮食少思커나 或作嘔瀉等證이라 ○ 人參 白朮 茯苓 各二錢 半夏 炮薑 各一錢 黃芪 一錢半 炙甘草 五分 肉桂 三分 ○ 右를 薑棗水煎服이라

托裏當歸湯 十(「外科鈐古方」) ○ 治潰瘍氣血俱虛하야 或哺熱內熱하며 寒熱往來커나 或婦人諸瘡에 經候不調하며 小便頻數하며 大便不實等證하니 但瘡瘍氣血虛而發熱者 皆宜服之니 久服에 亦收歛瘡口라 ○ 人參 黃芪 當歸 熟地 川芎 芍藥 各一錢 柴胡 甘草 各五分 ○ 右를 水煎服이라

托裏散 四(「痘疹銓古方」) ○ 治痘毒에 元氣虛弱커나 或妄行剋伐하야 不能潰散하니 用之未成自消하고 已成自潰하며 幷治癰毒內虛하야 不能起發이라 ○ 人參 黃芪 炒, 各二錢 當歸 酒洗 白朮 熟地 芍藥 炒 茯苓 各一錢半 炙甘草 五分 ○ 右를 每用三五錢호대 水煎服이라 外科樞要方에 有陳皮一錢半하고 無甘草라

托裏消毒散 二(「外科鈐古方」) ○ 治瘡疽元氣虛弱커나 或行攻伐하야 不能潰散하니 服之에 未成卽消하고 已成卽潰하야 腐肉卽去하고 新肉卽生이라 若腐肉旣潰而新肉不能收斂이 屬氣虛者는 四君子湯爲主요 屬血虛者는 四物湯爲主요 氣血俱虛者는 十全大補湯爲主로되 並忌寒涼消毒之劑라 ○ 人參 隨證增減 黃芪 鹽水拌炒 當歸 川芎 芍藥 炒 白朮 炒 茯苓 各一錢 金銀花 白芷 各七分 甘草 連翹 各五分 ○ 右를 水煎服이라 陳氏托裏消毒散은 內多陳皮하니 方在痘瘡이라

托裏養營湯 七(「外科鈐古方」) ○ 治瘰癧流注 及 一切癰疽不足之證으로 不作膿커나 或不潰커나 或潰後發熱커나 或惡寒 肌肉消瘦 飮食不思 睡臥不寧 盜汗不止라 ○ 人參 黃芪 炙 當歸 酒拌 川芎 芍藥 炒 白朮 炒, 各一錢 熟地 二錢 五味子 炒硏 麥冬 甘草 各二分 ○ 水二鍾 薑三片 棗一枚에 煎七分하야 食遠服이라

托裏抑靑湯 十七(「外科鈐古方」) ○ 治肝木侮脾하야 脾土虛弱하야 以致飮食少思커나 或胸膈不利等證이라 ○ 人參 白朮 茯苓 半夏 陳皮 各一錢 芍藥 柴胡 甘草 各五分 ○ 右를 薑棗水煎服이라

托裏營衛湯 十八(「外科鈐古方」) ○ 治瘡瘍에 外無焮腫하고 內便調和하면 乃邪在經絡也니 宜用此藥이라 ○ 人參 黃芪 當歸 甘草 炙 紅花 柴胡 連翹 蒼朮 米泔浸, 炒 羌活 防風 黃芩 各一錢 桂枝 七分 ○ 右를 酒水煎

服이라

托裏溫經湯 十四(「外科鈐古方」) ○ 治瘡瘍에 寒覆皮毛하고 鬱遏經絡하야 不得伸越하고 熱伏營中하야 聚結赤腫作痛하며 惡寒發熱커나 或痛引肢體라 若頭面腫痛焮甚하면 仍宜砭之라 ○ 麻黃 升麻 防風 乾葛 白芷 人參 當歸 芍藥 甘草 蒼朮 各一錢 ○ 右를 水二鍾에 煎一鍾服하고 臥煖處하야 得汗乃散이라 或加柴胡라

托裏溫中湯 十二(「外科鈐古方」) ○ 治瘡瘍膿潰에 元氣虛寒커나 或因剋伐하고 胃氣脫陷하야 腸鳴腹痛하며 大便溏泄하며 神思昏憒하니 此는 寒變內陷이니 緩則不治라 ○ 附子 炮, 去皮臍, 二錢 乾薑 炒, 三錢 益志 丁香 羌活 沈香 木香 茴香 陳皮 各一錢 炙甘草 二錢 ○ 右를 薑水煎服이라

托裏越鞠湯 十九(「外科鈐古方」) ○ 治六鬱所傷에 脾胃虛弱하야 飮食少思等證이라 ○ 人參 白朮 各二錢 陳皮 半夏 各一錢 山梔 川芎 香附 蒼朮 各七分 炙甘草 五分 ○ 右를 薑棗水煎服이라

托裏益中湯 十三(「外科鈐古方」) ○ 治中氣虛弱하야 飮食少思커나 或瘡不消散커나 或潰而不斂이라 ○ 人參 白朮 茯苓 炮薑 陳皮 半夏 各一錢 木香 炙甘草 各五分 ○ 右를 薑棗水煎服이라

托裏益黃湯 十五(「外科鈐古方」) ○ 治脾土虛寒에 水反侮土하야 以致飮食少思커나 或嘔吐泄瀉等證이라 ○ 人參 白朮 茯苓 陳皮 半夏 各一錢 炮薑 丁香 炙甘草 各五分 ○ 右를 薑棗水煎服이라

托裏淸中湯 十六(「外科鈐古方」) ○ 治脾胃虛弱하야 痰氣不淸하고 飮食少思等證이라 ○ 人參 白朮 茯苓 陳皮 各一錢 半夏 八分 桔梗 七分 甘草 五分 ○ 右를 薑棗水煎服이라

托裏黃芪湯 八(「外科鈐古方」) ○ 治癰疽氣虛作渴하니 甚效라 ○ 黃芪 蜜炒, 六錢 甘草 天花粉 各一錢 ○ 水二鍾에 煎八分하야 頻服之라 加人參一錢하여도 亦可라 若氣血俱虛하야 膿血大泄而作渴커나 或兼發熱者는 宜用托裏養營湯이라

奪命丹 一八二(「古方·熱陣」) ○ 治遠年近日小腸疝氣로 偏墜搐痛하고 臍下脹痛하야 以致悶亂과 及外腎腫硬하야 日漸滋長하고 陰間濕癢等證이라 ○ 吳茱萸 揀淨, 一斤, 分四分用이니 酒醋鹽湯童便에 各浸一宿하야 焙乾이라 澤瀉 淨片, 二兩, 酒浸一宿 ○ 右爲末하야 酒糊丸호대 桐子大라 每服五十丸호대 食前에 鹽酒或鹽湯下라

奪命丹 七七(「外科鈐古方」) ○ 治疔瘡發背等證에 或麻木커나 或嘔吐하야 重者昏憒라 此藥服之면 不起者卽起하며 不痛者卽痛하며 痛甚者卽止하며 昏憒者卽甦하며 嘔吐者卽解하며 未成者卽消하며 已成者卽潰하야 有奪命之功하니 乃惡證中之至寶也라 ○ 蟾酥 酒化 輕粉 麝香 各五分 枯礬 寒水石 煅 銅綠 乳香 沒藥 各一錢 硃砂 三錢 蝸牛 二十個, 另研, 無亦可 ○ 右爲末하야 用蝸牛或酒糊搗丸호대 綠豆大라 每服二三丸호대 溫酒葱湯下라 或用葱白三四寸하야 病者自嚼爛하고 吐於手心하야 包藥在內하고 用熱酒和葱送下하야 如人行五七里에 汗出爲效라 重者는 再服一二丸커나 或外用一丸하야 入瘡孔內하고 以膏藥貼之라

奪命散 三六(「古方·補陣」) ○ 治傷寒瘴疾에 陰陽不明커나 或誤用藥하야 致病愈困하야 煩躁發渴과 及婦人胎前産後에 受熱瘴疾이라 ○ 上黨人參 七錢 ○ 水二鍾에 煎一鍾하야 去渣하고 連罐浸新汲水中取冷하야 一服而

盡이니 若鼻上有汗滴하면 尤妙라

奪命散 一八六(「婦人規古方」) ○ 方在補陣三六하니라 ○ 治陽邪傷氣暴脫 煩躁發渴이라

脫花煎 十一(「新方·因陣」) ○ 凡臨盆將産者는 宜先服此藥이니 催生最佳요 幷治産難經日或死胎不下하니 俱妙라 ○ 當歸 七八錢 或一兩 肉桂 一二錢 或三錢 川芎 牛膝 各二錢 車前子 錢半 紅花 一錢 催生者는 不用此味하여도 亦可라 ○ 水二鍾에 煎八分하야 熱服커나 或服後에 飮酒數杯하여도 亦妙라 若胎死腹中커나 或堅滯不下者는 加朴硝三五錢이니 卽下라 若氣虛困劇者는 加人參隨宜라 若陰虛者는 必加熟地三五錢이라

探胎飮 十五(「婦人規古方」) ○ 婦人經水不來三月하야 疑似에 用此驗之라 ○ 川芎 不拘多少하고 爲末호대 不見火라 ○ 空心에 煎艾湯하야 調下方寸匕호대 覺腹中動則有胎也로되 臍之下動者는 乃血瘕也요 不動者는 血凝也니 病也라

塌氣丸 一二九(「小兒則古方」) ○ 治肚腹虛脹이라 ○ 胡椒 一兩 蝎尾 五錢, 去毒 ○ 右爲末하야 麵糊丸호대 粟米大라 每服一二十丸호대 陳米飮下라

塌腫湯 二一六(「外科鈐古方」) ○ 治婦人陰戶生瘡하야 或癢痛커나 或膿水淋漓라 ○ 甘草 乾漆 各三錢 生地黃 當歸 黃芩 川芎 各二錢 鱉甲 五錢, 炙 ○ 右를 用水數碗하야 煎數沸하야 去柤하고 當洗患處라

湯氏異功散 二十(「小兒則古方」) ○ 止渴 消暑生津 補脾胃라 ○ 猪苓 澤瀉 各三錢 人參白朮 茯苓 各五錢 陳皮 二錢半 朱砂 一錢 ○ 右爲末하야 蜜丸호대 芡實大라 每服一丸호대 燈心竹葉湯에 化下라

湯泡飮 四八(「古方·因陣」) ○ 治肝虛風熱攻眼하야 赤腫羞明이라가 漸生翳膜이라 ○ 杏仁 防風 黃連 去鬚 赤芍藥 歸尾 各半兩 銅靑 二錢 薄荷葉 三錢 ○ 右剉散하야 每用三四錢호대 沸湯泡하야 乘熱先薰後洗하고 冷則再煖又洗니 每日三兩次라 一方에 加白鹽少許하야 閉目沃洗하니 尤能散血이라

湯火六方 三百三(「外科鈐古方」) ○ 凡初被湯火所傷이어든 速用冷竈柴草灰一二升하야 入鹽少許하야 以凉水調如稀糊호대 嘗味微鹹爲度하고 用以厚攤傷處니 覺熱則易之라 連易數次면 則火毒이 皆拔於灰中하야 必腫痛隨散하고 結痂而愈하니 誠神妙方也라 ● 又方: 治潰爛腫痛者라 用生桐油調人中白하야 敷之卽愈하니 亦妙方也라 ● 又方: 用皂礬硏細하고 和以冷水하야 澆傷處면 其疼立止하고 其腫卽消라 ● 又方: 用大黃芒硝等分爲末하고 鷄子淸調하야 貼之神效라 ● 又方: 用石膏末香油調하야 敷卽愈라 ● 又赤石脂散은 治湯火傷에 肉爛赤痛이라 ○ 赤石脂 寒水石 大黃 等分 ○ 右爲末하야 新汲水調塗라

湯火至聖膏 三百四(「外科鈐古方」) ○ 治湯火傷瘡에 用鷄子黃하야 置銀石器內熬油하고 調胡粉傅之라 ○ 錦衣楊永興이 廚下夜間回祿에 凡睡此房已死將死者를 灌以生蘿葍汁하니 良久悉愈라 凡遇此患者는 以此治之니 其應如響이라

湯火止痛散 三百五(「外科鈐古方」) ○ 止痛生肌라 ○ 大黃末 微炒 當歸末 等分 ○ 右를 用麻油調搽커나 或乾摻하여도 亦可라

泰山盤石散 三(「婦人規古方」) ○ 治婦人血氣兩虛커나 或肥而不實커나 或瘦而血熱커나 或脾肝素虛하야 倦怠少食하고 屢有墮胎之患이라 此方平和하야 兼養脾胃氣血이라 覺有熱者는 倍黃芩하고 少用砂仁이라 覺胃弱者

는 多用砂仁하고 少加黃芩이라 更宜戒慾事惱怒하고 遠酒醋辛熱之物이라야 可永保無墮라 徐東皐曰 婦人이 凡懷胎二三個月에 慣要墮落을 名曰小産이니 此由體弱氣血兩虛에 臟腑火多하고 血分受熱하야 以致然也라 醫家又謂安胎라하고 多用艾附砂仁하야 熱補하니 尤增禍患而速其墮矣라 殊不知血氣淸和하야 無火煎爍이면 則胎自安而固라 氣虛則提不住하고 血熱則溢妄行하니 欲其不墮나 得乎아 香附雖云快氣開鬱이나 多用則損正氣하고 砂仁快脾氣나 多用亦耗眞氣라 況香燥之性은 氣血兩傷하니 求以安胎나 適又損胎而反墮也라 今惟泰山盤石散 千金保孕丸二方이 能奪化工之妙하야 百發百效하야 萬無一失이라 甫故로 表而出之하야 以爲好生君子共知也라하니라 ○ 人參 黃芪 當歸 川續斷 黃芩 各一錢 川芎 白芍藥 熟地 各八分 白朮 二錢 炙甘草 砂仁 各五分 糯米 一撮 ○ 水一鍾半에 煎七分하야 食遠服이라 但覺有孕이면 三五日常用一服이라야 四月之後에 方無慮也라

胎元飮 六(「新方·因陣」) ○ 治婦人衝任失守하야 胎元不安不固者는 隨證加減用之라 或間日 或二三日에 常服一二劑라 ○ 人參 隨宜 當歸 杜仲 芍藥 各二錢 熟地 二三錢 白朮 錢半 炙甘草 一錢 陳皮 七分 無滯者는 不必用이라 ○ 水二鍾에 煎七分하야 食遠服이라 如下元不固而多遺濁者는 加山藥補骨脂五味之類라 如氣分虛甚者는 倍白朮하고 加黃芪라 但芪朮氣浮하야 能滯胃口하니 倘胸膈有飽悶不快者는 須愼用之라 如虛而兼寒하야 多嘔者는 加炮薑七八分 或一二錢이라 如虛而兼熱者는 加黃芩一錢五分커나 或加生地二錢하고 去杜仲이라 如陰虛小腹作痛하면 加枸杞二錢이라 如多怒氣逆者는 加香附하여도 無妨하고 或砂仁하여도 亦妙라 如有所觸而動血者는 加川續斷阿膠各一二錢이라 如嘔吐不止하면 加半夏一二錢 生薑三五片이라

太淸飮 十三(「新方·寒陣」) ○ 治胃火煩熱 狂斑嘔吐等證이라 可與白虎湯으로 出入酌用이라 ○ 知母 石斛 木通 各一錢半 石膏 生用, 五七錢 ○ 水一鍾半에 煎七分하야 溫服 或冷服이라 或加麥門冬이라

太平丸 三(「新方·攻陣」) ○ 治胸腹疼痛脹滿 及食積氣積血積 氣疝血疝 邪實秘滯痛劇等證이라 此方은 借些微巴豆하야 以行群藥之力이니 去滯最妙라 如欲其峻이어든 須用巴豆二錢이라 ○ 陳皮 厚朴 木香 烏藥 白芥子 草豆蔲 三棱 蓬朮 煨 乾薑 牙皂 炒斷烟 澤瀉 各三錢 ○ 以上十一味는 俱爲細末이라 ○ 巴豆 用滾湯泡하야 去皮心膜하고 稱足一錢을 用水一碗하야 微火煮至半碗이어든 將巴豆撈起하야 用乳鉢研極細하고 仍將前湯攙入研勻이라 然後에 量藥多寡하야 入蒸餠浸爛搗丸호대 前藥如綠豆大라 每用三分 或五分이요 甚者는 一錢이라 ○ 右를 隨證用湯하야 引送下라 凡傷食停滯어든 卽以本物湯下라 婦人血氣痛엔 紅花湯 或當歸湯下라 氣痛엔 陳皮湯이요 疝氣엔 茴香湯이요 寒氣엔 生薑湯이라 欲瀉者는 用熱薑湯하야 送下一錢이라 未利어든 再服이라 利多不止어든 用冷水一二口니 卽止라

太和餠 九(「小兒則古方」) ○ 人參 白朮 白茯苓 各五錢 山藥 炒, 四錢 木香 炙甘草 各一錢 肉果 麵煨, 四個 白豆蔲 十四個 砂仁 十四個 山査肉 一兩 使君子肉 六十個 ○ 煉蜜搗和爲小餠이라 量兒大小하야 與服커나 或再對證加減藥味하야 用之라

澤蘭湯 百五(「婦人規古方」) ○ 治勞怯經閉라 ○ 澤蘭葉 二錢 當歸 芍藥 炒, 各一錢 甘草 炙, 五分 ○ 用水煎服이라

吐法 一(「新方·攻陣」) ○ 此方은 可代瓜蒂三聖散之屬이라 凡邪實上焦하야 或痰或食 或

氣逆不通等證에 皆可以此法吐之라 ○ 用蘿蔔子搗碎하야 以溫湯和攪하고 取淡湯하야 徐徐飮之면 少頃에 卽當吐出이라 卽有吐不盡者는 亦必從下行矣라 又法은 以蘿蔔子爲末하야 溫水調服一匙면 良久에 吐涎沫하고 愈라 ○ 一法은 用鹽少許하야 於熱鍋中에 炒紅色이어든 乃入以水하야 煮至將滾未滾之際에 攪勻하야 試其滋味稍淡이어든 乃可飮之라 每用半碗이라가 漸次增飮하면 自然發吐하니 以去病爲度而止라 一法은 凡諸藥이 皆可取吐나 但隨證作湯劑하야 探而吐之니 無不可也라

土萆薢湯 一九九(「外科鈐古方」) ○ 治楊梅瘡 及瘰癧 咽喉惡瘡 癰漏潰爛 筋骨拘攣疼痛에 皆妙라 ○ 用土萆薢 卽土茯苓二三兩하야 以水三鍾으로 煎二鍾하야 不拘時하고 徐徐服之라 若患久커나 或服攻擊之劑하야 致傷脾胃氣血等證엔 以此一味爲主하고 外加對證之藥하니 無不神效라

菟絲煎 三(「新方·固陣」) ○ 治心脾氣弱하니 凡遇思慮勞倦하야 卽苦遺精者는 宜此主之라 ○ 人參 二三錢 山藥 炒, 二錢 當歸 錢半 菟絲子 製炒, 四五錢 棗仁 炒 茯苓 各錢半 炙甘草 一錢 或五分 遠志 製, 四分 鹿角霜 爲末하야 每服에 加入四五匙라 ○ 右를 用水一鍾半하야 煎成이어든 加鹿角霜末하야 調服食前이라 或加白朮一二錢이라

通關散 九四(「古方·散陣」) ○ 方在因陣九八하니라 ○ 搐鼻取嚏하야 開通牙關이라

通氣散 二百一(「古方·因陣」) ○ 方在外科八十하니라 ○ 治時毒腫甚 咽喉不利에 取嚏以泄其毒이라 ○ 以下諸毒方

通氣散 八十(「外科鈐古方」) ○ 治時毒腫甚하야 咽喉不利하니 取嚏以泄其毒이라 ○ 玄參 一錢半 牙皂 川芎 各一錢 藜蘆 五分, 一方에 無此라 羊躑躅花 二錢半 ○ 右爲末하야 用紙撚蘸少許入鼻內호대 取嚏爲度라 按此方컨대 止用皀角川芎北細辛三味卽可니 亦不必藜蘆躑躅之毒品也라 總不若通關散爲妙니 方在因陣九十八이라

通聖散 六七(「古方·因陣」) ○ 穿山甲 炙 螻蛄 各五分 麝香 一分 ○ 右爲細末하야 以葱涎和劑塞耳커나 或用少綿裹塞之커나 或用葱管盛藥末塞耳中이라

通神散 百十二(「痘疹銓古方」) ○ 治痘瘡入眼하야 生翳膜이라 ○ 白菊花 穀精草 綠豆皮 ○ 右爲末하야 每服一錢호대 用柿餠一個 米泔水一盞同煎하야 候水乾이라 只喫柿餠이니 每日三五次不拘요 至七日效라

通瘀煎 五(「新方·因陣」) ○ 治婦人氣滯血積 經脈不利 痛極拒按 及産後瘀血實痛 并男婦血逆血厥等證이라 ○ 歸尾 三五錢 山查 香附 紅花 新者를 炒黃이라 各二錢 烏藥 一二錢 青皮 錢半 木香 七分 澤瀉 錢半 ○ 水二鐘에 煎七分하고 加酒一二小鍾하야 食前服이라 兼寒滯者는 加肉桂一錢 或吳茱萸五分이라 火盛內熱하야 血燥不行者는 加炒梔子一二錢이라 微熱血虛者는 加芍藥二錢이라 血虛澁滯者는 加牛膝이라 血瘀不行者는 加桃仁三十粒호대 去皮尖用커나 或加蘇木玄胡索之類라 瘀極而大便結燥者는 加大黃一二三錢커나 或加芒硝蓬朮하여도 亦可라

通幽湯 三三四(「古方·和陣」) ○ 治大便燥結堅黑腹痛이라 ○ 熟地 生地 歸梢 紅花 桃仁泥 大黃 各一錢 升麻 二分 ○ 水一鍾半에 煎服이라 古方에 加麻仁甘草하니 卽名潤燥湯이라

通耳法 六八(「古方·因陣」) ○ 磁石 用活者, 如豆一塊 穿山甲 燒存性, 爲末, 一字 ○ 右二味를 用新

綿裹塞患耳內하고 口中銜生鐵少許니 覺耳內如風雨聲卽愈라 ○ 以下面鼻方

『統旨』木香順氣散 四三(「古方·和陣」) ○ 治氣滯腹痛脇痛이라 ○ 木香 香附 檳榔 靑皮 陳皮 枳殼 砂仁 厚朴 製 蒼朮 各一錢 炙甘草 五分 ○ 水二鍾 薑三片에 煎八分하야 食遠服이라

『統旨』補氣運脾湯 一六四(「古方·和陣」) ○ 治中氣不運 噎塞이라 ○ 人參 二錢 白朮 三錢 黃芪 一錢, 炙 橘紅 茯苓 各錢半 砂仁 八分 甘草 炙, 五分 ○ 水一鍾半 薑一片 棗一枚에 煎八分하야 食遠服이라

『統旨』潤肺丸 十四(「古方·固陣」) ○ 治欬嗽라 ○ 訶子 五味子 五棓子 甘草 等分 ○ 右爲末하야 蜜丸噙化라 久嗽者는 加罌粟殼이라

通天再造散 二七三(「外科鈐古方」) ○ 治大風實熱內壅에 宜此攻之라 ○ 鬱金 半兩 大黃 炮 皂角 炒, 各一兩 白丑 頭末, 半生半炒, 六錢 ○ 右爲細末하야 每服五錢호대 日未出時에 面東以無灰酒調下하면 晩利下黑頭小蟲하고 病輕者는 只利臭穢之物이라 忌葷腥厚味半年이니 犯則再作不可救라 此藥을 服三五次卽愈라

退熱湯 九三(「古方·寒陣」) ○ 治急勞煩熱 口乾憎寒 飮食不得이라 ○ 柴胡 龍膽草 靑蒿 知母 炒 麥冬 甘草 各一錢 ○ 右에 用童便一鍾半 葱白三寸 薤白三莖 桃柳枝各五寸하야 同浸一宿하고 平旦煎一鍾하야 空心頓服하고 至夜再服이라

退火丹 八四(「痘疹詮古方」) ○ 治痘中狂妄에 神方이라 ○ 滑石 朱砂 飛, 各一錢 氷片 三厘 ○ 共爲細末하야 冷水調一分服이라 得睡少時에 神安氣寧하야 痘轉紅活矣라

透經解攣湯 二七一(「古方·和陣」) ○ 治風熱筋攣骨痛이라 ○ 穿山甲 三錢, 炮 荊芥 紅花 蘇木 羌活 當歸 蟬蛻 去土 防風 天麻 甘草 各七分 白芷 一錢 連翹 川芎 各五分 ○ 右를 酒水各半煎服이라

透骨丹 三一四(「古方·和陣」) ○ 專治脚氣라 ○ 川烏 炮 羌活 沈香 乳香 另研 川芎 檳榔 木瓜 各一兩 木香 一兩半 白茯苓 二兩 ○ 右爲末하야 麵糊丸호대 梧子大라 食前에 薑湯下六七十丸이라

透骨丹 一四三(「外科鈐古方」) ○ 此潰膿藥이니 外科不可缺이라 ○ 蟾酥 硼砂 輕粉 巴豆 各五錢 蝸牛 二個 麝香 一分 ○ 右에 先將巴豆研如泥하고 次入蝸牛麝香하야 再研하고 後入各藥研極細하야 以小磁甁收藏이라 每用少許以乳汁化開하고 先用鐵하야 輕輕撥破毒頭하고 挑藥米粒許하야 納於瘡口하고 外用淸涼膏貼之라

透斑和中湯 一五一(「痘疹詮古方」) ○ 治疹瘡二三日泄瀉라 ○ 升麻 乾葛 猪苓 澤瀉 陳皮 半夏 川芎 茯苓 各七分 前胡 桔梗 各一錢 柴胡 錢半 甘草 三分 ○ 右에 加生薑三片하고 水一鍾에 煎至五分하야 作數次徐服之라

透邪煎 二三(「新方·因陣」) ○ 凡麻疹初熱未出之時엔 惟恐誤藥이라 故로 云未出之先에 不宜用藥이나 然이나 解利得宜면 則毒必易散而勢自輕減하니 欲求妥當이어든 當先用此方爲主라 ○ 當歸 二三錢 芍藥 酒炒, 一二錢 防風 七八分 荊芥 一錢 炙甘草 七分 升麻 三分 ○ 水一鍾半에 煎服이라 如熱甚脈洪滑者는 加柴胡一錢이라 此外에 凡有雜證이면 俱可隨宜加減이라

透邪煎 一六九(「痘疹詮古方」) ○ 方在新因二三하니라 ○ 治痘疹初熱未出者하니 宜此蘇表達邪라

ㅌ

ㅍ

破故紙散 五五(「小兒則古方」) ○ 治膀胱虛冷 夜間遺尿 或小水不禁이라 ○ 破故紙 炒 ○ 右爲末하야 每服一錢호대 熱湯調下라

破棺丹 百一(「外科鈴古方」) ○ 治瘡瘍熱極汗多大渴便秘 譫語發狂이라 ○ 大黃 二兩半, 半生半熟 芒硝 甘草 各二兩 ○ 右爲末하야 煉蜜丸호대 彈子大라 每服一丸호대 童便酒化下라 白湯도 亦可라

破關丹 二百(「古方·因陣」) ○ 治乳蛾喉閉 纏喉風等證이라 ○ 硼砂末 五錢 霜梅肉 一兩 搗爛 ○ 右二味를 和匀丸호대 芡實大라 每服一丸호대 噙化嚥下하고 內服荊防敗毒散이라

巴豆丸 百五十(「古方·因陣」) ○ 治蟲牙疼痛 蝕孔空虛라 ○ 巴豆 一枚 花椒 五十粒, 細硏 ○ 右爲極細末하야 飯丸호대 黍米大라 綿包塞蛀孔이라

破傷風灸法 二六五(「外科鈴古方」) ○ 治跌打損傷或蟲獸傷破皮膚하야 以致風邪入內하야 牙關緊急 腰背反張커나 或遍體痲木하고 甚者는 不知人事라 急用蒜搗爛하야 塗傷處하고 將艾壯於蒜上灸之니 多灸爲善이요 仍用膏藥護貼하고 內服玉眞散이라 如毒蛇瘋犬咬傷엔 先刺患處하야 去毒血하고 如前法治之라

破傷風敷藥 二五五(「外科鈴古方」) ○ 治打撲損傷에 傷風腫痛者라 ○ 南星 半夏 地龍 等分 ○ 右爲末하고 用生薑薄荷汁調하야 搽患處라

八毒赤丸 二百六(「古方·因陣」) ○ 方在攻陣百四하니라 ○ 治一切邪祟鬼疰等毒이라

八味大建中湯 四一(「古方·熱陣」) ○ 方在補陣二五하니라 ○ 治中氣不足 厥逆嘔吐 攣急陰縮 腹痛虛火等證이라

八味大建中湯 二五(「古方·補陣」) ○ 治中氣不足하야 手足厥冷하며 小腹攣急커나 或腹滿不食하며 陰縮多汗하며 腹中寒痛하며 脣乾精出하며 寒熱煩寃하며 四體痠痛과 及無根失守之火出於肌表하야 而爲疹爲斑하며 厥逆嘔吐等證이라 ○ 人參 甘草 炙, 各一錢 黃芪 炙 當歸 芍藥 酒炒 桂心 各二錢 半夏附子 製, 各二錢半 ○ 右咀라 每服五錢호대 水二鍾 薑三片棗二枚에 煎七分하야 食前服이라

八味排膿散 一六三(「外科鈴古方」) ○ 治腸癰에 少腹脹痛 裏急後重 脈滑數커나 或時時下膿이라 ○ 黃芪 炒 當歸 酒拌 金銀花 穿山甲 蛤粉炒 白芷 防風 連翹 瓜蔞 各三錢 ○ 水二鍾에 煎八分하야 食前服이라 或爲末하야 每服三錢호대 食後에 蜜湯調下라 如膿將盡이어든 去穿山甲連翹하고 倍當歸 加川芎이라

八味地黃丸 一五七(「婦人規古方」) ○ 方在補陣一二一하니라 ○ 治命門火衰之劑라

八味丸 三四九(「外科鈴古方」) ○ 方在補陣百二一하니라 ○ 治命門火衰하야 不能生土하야 以致脾胃虛寒而患流注鶴膝等症하야 不能消

潰收斂커나 或飮食少思커나 或食而不化 臍腹疼痛 夜多漩溺라

八味丸 一五九(「小兒則古方」) ○ 方在補陣一二一하니라 ○ 益火補陽이라

八味還睛散 十一(「古方·因陣」) ○ 治肝肺停留風熱 翳膜遮睛 痛澀眵淚라 ○ 白蒺藜 炒去刺 防風 甘草 木賊 山梔仁 各七錢 草決明 一兩, 炒 青葙子 二錢半, 炒 蟬蛻 二錢 ○ 右爲細末하야 每服二錢호대 食後에 麥門冬湯調服이라

八仙紅玉膏 三二三(「外科鈐古方」) ○ 治諸瘡이라 ○ 龍骨 赤石脂 兒茶 血竭 沒藥 乳香 各一錢 輕粉 五分 或一錢 氷片 二分 ○ 右에 用麻油二兩하야 入當歸五錢하야 煎枯去滓하고 入龍石茶蝎四味하야 再煎一二沸하고 次入乳沒하야 略煎勻後에 入黃占五錢溶化하고 冷定에 入輕氷하야 攤貼이라

八正散 百十五(「古方·寒陣」) ○ 治心經蘊熱 臟腑秘結 小便赤澁 淋閉不通 及血淋等證이라 ○ 車前子 木通 滑石 飛 山梔 大黃 煨 瞿麥 扁蓄 甘草 各等分 ○ 右㕮咀하야 每服五錢호대 水二鍾 燈心二十莖에 煎七分하야 食前溫服이라

八正散 三百八十(「外科鈐古方」) ○ 方在寒陣百十五하니라 ○ 治下疳便毒에 小便淋漓 脈證俱實者라

八正散 一六五(「婦人規古方」) ○ 方在寒陣百十五하니라 ○ 治臟腑秘結 小便赤澀이라

八珍益母丸 一三八(「婦人規古方」) ○ 治血氣兩虛 脾胃並弱 飮食少思 四肢無力 月經不調 或腰痠腹脹 或斷或續 赤白帶下 身作寒熱하니 罔不獲效라 服一月之後에 卽可受胎요 虛甚者는 用藥一觔이면 必能受子라 ○ 人參 白朮 土炒 茯苓 川芎 各一兩 當歸 酒洗 熟地 酒洗, 各二兩 炙甘草 五錢 芍藥 醋炒, 一兩 益母草 四兩, 五六月採取하야 止用上半截帶葉者요 不見鐵器라 晒하야 杵爲末이라 ○ 右爲末하야 煉蜜丸호대 彈子大라 空心에 蜜湯或酒下一丸이라 或爲小丸하여도 亦可라 脾胃虛寒多滯者는 加砂仁一兩호대 薑汁炒라 腹中脹悶者는 加山查肉一兩호대 飯上蒸熟이라 多鬱者는 加香附一兩호대 酒製라 此는 徐思鶴醫統方이라 又一方은 名八珍益母十全丸이니 於前方內에 用益母草八兩하고 外加沈香四錢이라 思鶴曰 資益坤元하고 補養氣血하야 除淋帶하며 壯形體하며 胎前和氣하고 產後補虛하니 眞婦人之聖劑니 超古今之神方이라 有室家者는 不可不知也라 予哂斯世之醫하니 惟集古方香附勝金丹하야 爲女人開鬱調經之要藥이나 殊不審古今虛實之異라 古人氣實 故로 可用香附開導라 香附는 味辛性燥하니 但能開破而已요 多用之면 大耗氣血하야 虛者愈虛하고 病者愈甚하니 而於滋補에 何有哉리오 今世十婦九虛하야 非補不可어늘 再用香附以耗之하야 寖成怯弱之證하니 是辨之不早면 則危殆而難痊矣라 婦人經脈不調커나 或氣血兩虛而身體素弱者는 宜服此以調養之라 經不通者는 服一料卽通이요 不調者는 一月卽調요 素不孕者는 服一月卽孕이라 胎前에 間用一服則胎固而安이라 產後에 用一服호대 以童便酒化開調下하면 則無壅滯血運之候라 多服之면 補虛活血하니 凡治產後諸病에 極穩이라 若急欲取效어든 以酒調化服이라하니라

八珍湯 三三二(「外科鈐古方」) ○ 方在補陣十九하니라 ○ 治瘡瘍에 脾胃損傷하야 惡寒發熱 煩躁作渴커나 或瘡瘍潰後에 氣血虧損하야 膿水淸稀하고 久不能愈라

八珍湯 一四九(「婦人規古方」) ○ 方在補陣十九하

니라 ○ 治氣血兩虛하야 調和陰陽이라

八珍湯 一三九(「小兒則古方」) ○ 方在補陣十九하니라 ○ 治氣血兩虛라

敗毒散 三六(「古方·散陣」) ○ 亦名人參敗毒散이라 ○ 治四時傷寒瘟疫 憎寒壯熱 風濕風眩項强 身體疼痛에 不問老少하고 皆可服이라 或嶺南烟瘴之地에 疫癘時行이나 或處卑濕하야 脚氣痿弱等證에 此藥不可缺이니 日三服호대 以效爲度라 ○ 人參 茯苓 枳殼 甘草 川芎 羌活 獨活 前胡 柴胡 桔梗 各等分 ○ 水一鍾半 薑三片에 煎服이라 或爲細末하야 沸湯點服이라

貝母丸 十八(「新方·和陣」) ○ 消痰熱하야 潤肺止欬하고 或肺癰肺痿에 乃治標之妙劑라 ○ 貝母一兩爲末하야 用砂糖或蜜和丸호대 龍眼大라 或噙化커나 或嚼服之라 若欲劫止久嗽어든 每貝母一兩에 宜加百藥煎蓬砂天竺黃各一錢하야 佐之면 尤妙라 如無百藥煎이면 卽醋炒文蛤一錢도 亦可요 或粟殼도 亦可酌用이라 若治肺癰이어든 宜加白礬一錢하야 同貝母丸服如前이니 最妙라

敗草散 一二六(「痘疹銓古方」) ○ 治痘瘡撾搔成瘡하야 膿血淋漓하니 謂之斑爛이라 用蓋屋蓋墻爛草호대 多年者佳요 或曠野自爛者는 尤佳니 爲末摻摻之라 或氣血虛하야 熱不愈而遍身患者는 須多摻蓆鋪上하야 令兒坐臥其上이니 其瘡卽愈라

褊銀丸 百六(「小兒則古方」) ○ 治癲癇膈熱 風涎壅盛 腹脹喘促 實滯者라 ○ 巴豆 水銀 各五錢 京墨 八錢, 火燒醋淬 黑鉛 二錢半, 水銀煎 麝香 五分, 另研 ○ 右爲末하야 陳米粥丸호대 綠豆大라 每服二三丸호대 煎薄荷湯下라

便易擸牙方 二七一(「古方·因陣」) ○ 用五倍子大者一百個 裝食鹽一斤하야 鋪在鍋內하고 大火燒過存性하야 爲末이라 每日擦之니 久則鬚髥皆黑이라

砭法 百十一(「外科鈐古方」) ○ 治丹毒疔瘡에 紅絲走散커나 或時毒瘀血壅盛이라 用細磁器擊碎하야 取有鋒鋩者一塊하고 以筯一根으로 劈開頭尖夾之하야 用線縛定하고 兩手指輕撮筯尾하야 令磁鋩正對患處호대 約懸寸許하고 再另用筯一根하야 頻擊筯頭하야 令毒血遇刺皆出하면 毒自減退라 若毒氣入腹膨脹者는 難治라

砭法 一三一(「痘疹銓古方」) ○ 治丹瘤라 ○ 用細磁器擊碎取鋒鋩者하야 以筯一根으로 劈開頭夾定하야 用線縛住하고 兩指輕捻筯梢하야 令磁鋒正對毒頂호대 懸高寸許하고 另用一筯輕擊筯頭하야 令毒血遇刺而出하면 卽可解散이라

平和飮子 十三(「小兒則古方」) ○ 治小兒變蒸하니 於三月後에 每三日進一服하면 可免百病이로되 百日內宜服이라 ○ 人參 一錢半 白茯苓 一錢 炙甘草 五分 升麻 二分 ○ 右咀하야 水半盞에 煎三分하야 不時服이라 弱者는 加白朮一錢이라

蒲公英酒 百五(「外科鈐古方」) ○ 治乳癰吹乳에 不問已成未成하고 皆可用이라 ○ 用蒲公英一握하야 搗爛하고 入酒半鍾하야 取酒溫服하고 柤貼患處니 甚者도 不過三五服卽愈라

抱膽丸 三五七(「古方·和陣」) ○ 治男婦一切癲癎風狂이 或因驚恐畏怖所致와 及婦人産後驚氣入心과 並室女經脈通時에 驚邪蘊結하야 氣實上盛者하니 累效라 ○ 水銀 二兩 黑鉛 一兩半 朱砂 細研 乳香 細研, 各一兩 ○ 右에 將黑鉛入銚子內溶化하야 下水銀結成砂子하고 次下朱砂乳香하야 乘熱用柳木槌研勻하야 丸鷄豆子大라 每服一丸호대 空心

에 井花水呑下라 病者得睡면 切莫驚動이요 覺來卽安이니 再一丸에 可除根이라

暴聾灸法 六三(「古方·因陣」) ○ 用小蒼朮一塊長七分하야 一頭削尖하고 頭截平이라 將尖頭揷入耳內하고 平頭上에 用筯頭大艾炷灸之호대 輕者七壯이요 重者十四壯이니 覺耳內有熱氣則效라 ● 又方: 用鷄心檳榔一個하야 將臍內에 剜一窩如錢眼大하고 實以麝香하야 坐於患耳內하고 上以艾炷灸之니 不過二三次卽效라

螵蛸散 三八(「新方·因陣」) ○ 治濕熱破爛 毒水淋漓等瘡 或下部腎囊足股腫痛 下疳諸瘡에 無不神效라 又海藏治下疳方은 在外科下疳門하니라 ○ 海螵蛸 不必浸淡이라 人中白 或人中黃 硇砂도 亦可라 等分 ○ 右爲細末이라 先以百草多煎濃湯하야 乘熱薰洗하고 後以此藥摻之라 如乾者는 以麻油 或熬熟猪油 或蜜水로 調敷之라 若腫而痛甚者는 加氷片少許니 更妙라 若濕瘡膿水甚者는 加密陀僧等分커나 或煅過官粉도 亦可요 或煅製爐甘石도 更佳라

風犬傷人 二三九(「古方·因陣」) ○ 急於無風處에 吮出瘡口惡血이니 如或無血이면 則以鍼刺出血이라 用小便洗淨하고 外用香油調雄黃少加麝香하야 敷之라 ● 一. 凡遇惡犬咬傷하야 如倉卒無藥이면 卽以百草霜으로 麻油調敷커나 或用葱搗爛貼之하고 牛糞敷之커나 或蚯蚓糞敷之커나 或口嚼杏仁爛敷之니 皆能救急이라 如少延緩이면 恐毒氣入經爲害라 ● 一方: 拔去頂上紅髮하야 急令人吮去惡血하고 以艾灸傷處五七壯이요 甚者는 灸百壯이니 神效라 ● 一方에 用米泔水洗淨하고 沙糖敷之라 ● 一方에 用杏仁炒黑하야 搗成膏貼之라

避犬法 二百四十(「古方·因陣」) ○ 瑣碎錄云 凡行道에 遇惡犬이면 卽以左手大拇指로 掐寅上하야 吹氣一口하고 輪至戌上掐之니 犬卽退伏이라

必效膏 一七二(「外科鈐古方」) ○ 治瘰癧에 氣血尙無虧損한대 癧核不愈어든 內服此藥하고 外以鍼頭散腐之라 若氣血虛者는 先服益氣養營湯數劑하고 後服此藥이라 服後에 癧毒盡下면 再服煎湯數劑라 ○ 南硼砂 二錢半 輕粉 一錢 麝香 五分 巴豆 五個, 去膜 白檳榔 一個 斑蝥 四十個, 去頭翅, 同糯米炒 ○ 右를 同爲極細末하고 取鷄子十二個하야 去黃用淸調藥하고 仍入殼內하야 以濕紙數重糊口하고 入飯甑蒸熟하야 取出曝乾硏末이라 虛者는 每服半錢이요 實者는 一錢이니 用炒生薑酒 或滾湯於五更調服이라 如覺小腹痛이어든 用益元散一服이니 其毒이 俱從小便出이라 胎婦勿餌라 瘡毒去後에 多服益氣養營湯하면 瘡口自合이라 此藥에 斑蝥巴豆는 似爲峻利나 然이나 巴豆能解斑蝥之毒하니 用者勿畏라 予於京師에 遇一富商할새 項有癧痕一片頗大하야 詢其由한대 彼云因怒而致하야 困苦二年에 百法不應이어늘 忽有方士하야 與藥一服卽退하고 二三再服頓退하고 四服而平하야 旬日而痊이라 以重禮求之하니 乃是必效散이라 因修合濟人하니 無有不效라 丹溪亦云 必效與神效瓜蔞散을 相兼服之면 自有神效라 常以二劑兼補劑用之면 甚效라 故로 錄之라 但此藥雖云峻利나 然이나 癧毒之深者는 非此면 不能解라 故로 宜用之라 惟血氣虛者는 不可用이니 恐其有誤也라 又一道人이 治此證할새 用鷄子七個하야 每個入斑蝥一枚하고 飯上蒸熟하야 每日空心에 食一個하니 求者甚多라 考之各書瘰癧門及本草컨대 亦有之라 然이나 氣血虛者는 恐不能治也라

ㅍ

ㅎ

河間葛根湯 百十二(「古方·散陣」) ○ 治寒邪在經하야 脇下疼痛不可忍이라 ○ 葛根 桂枝 川芎 細辛 防風 各一錢 麻黃 枳殼 芍藥 人參 炙甘草 各八分 ○ 右咀하야 水一鍾半 薑三片에 煎八分하야 食遠溫服이라

河間苦參丸 一三八(「古方·寒陣」) ○ 治血虛風熱著痺라 ○ 苦參 二兩, 取粉 丹參 炙 沙參 人參 防風 去叉 五加皮 蒺藜 炒去刺 烏蛇 酒浸取肉 蔓荊子 龜板 酥炙 虎骨 酥炙 玄參 各一兩 ○ 右爲細末하고 用不蛀皂角一斤剉碎하야 以水三升挼取汁하고 於無油鐵器에 熬成膏하고 加煉蜜四兩和丸호대 桐子大라 每服十五丸至二十丸호대 食後良久 夜臥에 共三服이라 荊芥薄荷酒下라

河間大黃湯 十一(「古方·攻陣」) ○ 治瀉痢에 濕熱邪盛하야 膿血稠黏하며 裏急後重하며 日夜無度者라 ○ 大黃 一兩 ○ 右를 細剉하야 好酒二大盞浸半日하고 煎至一盞半하야 去大黃하고 分二服호대 頓服之라 痢止면 一服이요 如未止면 再服호대 以利爲度하고 服芍藥湯以和之라 痢止에 再服黃芩湯和之하야 以撤其毒이라

河間防風通聖散 十六(「古方·攻陣」) ○ 治諸風潮搐 手足瘈瘲 小兒急驚便結 邪熱暴甚 肌肉蠕動 一切風熱疥痢等疾이라 ○ 防風 川芎 當歸 芍藥 麻黃 連翹 薄荷葉 大黃 芒硝 各五錢 石膏 黃芩 桔梗 各一兩 滑石 三兩 甘草 二兩 荊芥 白朮 梔子 各二錢半 ○ 右爲末하야 每服二錢호대 水一大鍾 生薑三片에 煎六七分하야 溫服이라 醫統方에 各五分을 用水二鍾하야 煎服이라 痰嗽엔 加半夏하고 閉結엔 加大黃二錢하고 破傷風엔 加羌活全蝎各五分이라 此方有四하니 賈同知方엔 無芒硝하고 崔宣武方엔 無芒硝하고 有縮砂하며 癘瘍機要엔 有白芷蒺藜鼠粘子甘草라

『河間』犀角丸 九一(「古方·攻陣」) ○ 治癲癇에 發作有時하며 揚手擲足하며 口吐痰涎하며 不省人事하며 暗倒屈伸이라 ○ 犀角末 半兩 赤石脂 三兩 朴硝 二兩 白殭蠶 薄荷 各一兩 ○ 右爲末하야 麵糊丸호대 梧子大라 每服二三十丸호대 溫水下라 日三服호대 不拘時라 如覺痰多면 卽減其數라 忌油膩炙煿이라

河間六神通解散 十五(「古方·寒陣」) ○ 治發熱頭痛 脈洪身熱無汗이라 槌法에 有川芎羌活細辛三味라 ○ 麻黃 甘草 各一錢 黃芩 蒼朮 各二錢 石膏 滑石 各錢半 豆豉 十粒 ○ 水二鐘에 加葱薑하고 同煮一鍾하야 溫服이라

河間益元散 百十二(「古方·寒陣」) ○ 一名六一散이요 一名天水散이라 治中暑身熱煩渴 小水不利라 河間云 治痢之聖藥이니 分利陰陽하고 去濕熱에 其功大矣라하니라 ○ 粉甘草 一兩 桂府滑石 飛, 六兩 ○ 右爲極細末하야 每服二三錢호대 新汲水調下라 一方에 加辰砂三錢하니 名硃砂益元散이라 一方에 加牛黃하야 治煩而不得眠이라

『河間』芍藥湯 三二(「古方·攻陣」) ○ 下血調氣라 經曰 溲而便膿血에 氣行而血止니 行血則

便自愈하고 調氣則後重除라하니라 ○ 芍藥 一兩 當歸 黃連 各五錢 木香 甘草 炙 檳榔 各二錢 大黃 三錢 官桂 一錢半 黃芩 五錢 ○ 右咀하야 每服半兩호대 水二盞에 煎一盞하야 食後溫服이라 如血痢엔 則漸加大黃하고 如汗後臟毒엔 加黃蘗半兩하야 依前服이라 ◉ 愚按컨대 此湯은 乃河間之心方이나 然이나 惟眞有實熱者라야 可用이요 若假熱假實者가 誤服則死라

河間舟車丸 七十(「古方·攻陣」) ○ 治一切水濕蠱腹 痰飮癖積으로 氣血壅滿하야 不得宣通과 風熱鬱痺로 走注疼痛과 及婦人血逆氣滯等證이라 ○ 黑丑 頭末, 四兩 甘遂 麵裹煨 芫花 大戟 但醋炒, 各一兩 大黃 二兩 靑皮 陳皮 木香 檳榔 各五錢 輕粉 一錢 取蟲엔 加蕪荑半兩이라 ○ 右爲末하야 水糊丸호대 如小豆大라 空心에 溫水下호대 初服五丸이요 日三服이라 以快利爲度라 服法은 如前三花神祐丸이라

河間地黃飮子 九九(「古方·補陣」) ○ 治舌瘖不能言하고 足廢不能行하니 此謂少陰氣厥不至라 急當溫之니 名曰痱證이라 凡陰虛有二하야 有陰中之水虛하며 有陰中之火虛하니 此는 治火虛之劑라 ○ 熟地 巴戟 去心 山茱萸 肉蓯蓉 酒浸 附子 石斛 五味 石菖蒲 茯苓 遠志 官桂 麥門冬 ○ 右等分하야 每服五錢호대 入薄荷少許하고 薑棗煎服이라

河間黃芩芍藥湯 百九(「古方·寒陣」) ○ 治瀉痢腹痛 或身熱熾後重 脈洪數 膿血稠粘 及陰虛內熱 衄吐血者라 此方은 卽前仲景之黃芩湯이나 但分兩不同이라 ○ 黃芩 白芍 各二錢 甘草 一錢 ○ 水一鍾半에 煎八分하야 溫服이라 腹痛甚者는 加桂二分이라 膿血甚者는 加當歸黃連各一錢이라 一方에 芍藥用六錢이라

河間厚朴湯 三三六(「古方·和陣」) ○ 治大便氣秘不通하야 不能飮食하고 小便淸利者를 謂之虛秘니 此湯主之라 蓋實秘者는 物也요 虛秘者는 氣也라 ○ 厚朴 一錢半 白朮 二錢半 半夏 枳殼 陳皮 甘草 各一錢 ○ 水一鍾半 薑三片 棗三枚에 煎八分하야 食遠服이라 如不通하면 加大黃一錢이라

河車種玉丸 一三七(「婦人規古方」) ○ 紫河車 一具, 只要母氣壯盛하야 厚大新鮮者를 但去胞內瘀血이요 不必挑去鮮紅血脈이라 以米泔水洗淨하야 用布絞乾하고 石臼內生杵如糊하야 用山藥末四五兩收乾하고 捻爲薄餠八九個하야 於砂鍋內焙乾이니 以香如肉脯爲妙라 ○ 大熟地 酒洗烘乾, 八兩 枸杞 烘乾, 五兩 白茯苓 人乳拌晒三次 歸身 酒洗 人參 菟絲 製 阿膠 炒珠, 各四兩 丹皮 酒洗 白薇 酒洗, 各二兩 沈香 一兩 桂心 山茱萸 香附米 用酒醋水三件各半碗하야 浸三日하고 晒乾略烘이라 各三兩 大川芎 酒浸하야 切片晒乾이라 二兩 ○ 右를 煉蜜和丸호대 桐子大라 每服百餘丸호대 空心에 或酒或白湯鹽湯任下라 如帶濁多者는 加赤白石脂各二兩호대 須以淸米泔飛過用이라 服藥後에 忌生蘿蔔生藕葱蒜綠豆粉之類라

夏枯草湯 一七一(「外科鈐古方」) ○ 治瘰癧馬刀已潰未潰 或日久漏者라 ○ 夏枯草 六兩 ○ 水二鍾에 煎七分하야 去柤하고 食遠服이라 此는 生血治瘰癧之聖藥이라 虛甚者는 當煎濃膏服하고 並塗患處니 多服益善이요 兼十全大補湯加香附貝母遠志면 尤善이라

河豚毒 二一二(「古方·因陣」) ○ 五倍子 白礬 等分 ○ 右爲細末하야 水調服之라 一方에 凡中河豚魚毒하야 一時困殆하야 倉卒無藥이면 急以淸油多灌之하야 使毒盡吐出卽愈라

下死胎 五九(「婦人規古方」) ○ 凡胎死腹中이면 其舌多見靑黑하며 口中甚穢而嘔하며 腹中不動하며 祗覺陰冷重墜者是라 ○ 用平胃

散一兩하야 以黃酒河水各一鍾으로 煎至一鍾하고 入朴硝三五錢하야 再煎三五沸라 溫服하면 其死胎가 卽化水而出하니 萬不失一이라 ◉ 又方: 單用朴硝末三錢하야 以熱酒和熱童便調服이니 立出이요 或用佛手散하야 以酒調服하여도 亦妙라

何人飮 二五(「新方·因陣」) ○ 截瘧如神이라 凡氣血俱虛하야 久瘧不止커나 或急欲取效者는 宜此主之라 ○ 何首烏 自三錢으로 以至一兩이니 隨輕重用之라 當歸 二三錢 人參 三五錢 或一兩隨宜 陳皮 二三錢 大虛者는 不必用이라 煨生薑 三片 多寒者는 用三五錢이라 ○ 水二鐘에 煎八分하야 於發前二三時에 溫服之라 若善飮者는 以酒一鍾으로 浸一宿하고 次早에 加水一鍾하야 煎服하여도 亦妙라 再煎엔 不必用酒라

下蟲丸 一三二(「小兒則古方」) ○ 諸疳蛔諸蟲이라 ○ 苦楝根皮 新白者, 酒浸焙 綠包貫衆 鷄心檳榔 桃仁 浸去皮, 焙 蕪荑 焙 木香 各二錢 鶴虱 炒, 一錢 輕粉 五分 乾蝦蟆 炙焦, 三錢 使君子 五十, 取肉煨 ○ 右爲末하야 麵糊丸호대 麻子大라 每服一二十丸호대 天明에 淸肉汁下라 一方에 內加當歸川連各二錢五分이라

下胎小品方 五六(「婦人規古方」) ○ 用麥檗一升하야 擂碎하고 水二升에 煮一升하야 服之卽下하니 神效라 按麥檗컨대 能損氣破血如此라 故로 凡脾胃虛弱 及飮食不化者는 不宜用이 明矣라 又方에 用牛膝一兩 酒一鍾하야 煎七分하야 作二服卽下라

汗斑四方 二九四(「外科鈐古方」) ○ 大黃 二錢 枯礬 椒紅 各五分 ○ 右를 用猪脂沙糖同搗爛하고 俟浴起하야 以細麻布包擦至痛而止니 數日卽愈라 或止用硫黃少入麻油하야 研如糊하고 浴用麻布蘸하야 擦數次卽愈라 ◉ 又方: 密陀僧 硫黃 各三錢 輕粉 二錢 雄黃 一錢 人言 五分 ○ 右爲末하야 薑汁調라 用茄蒂蘸擦하고 三日內不沐이니 妙라 ◉ 又方: 雌黃 雄黃 各一錢 硫黃 五分 麝 半分 ○ 浴後에 薑蘸擦하고 二三日勿洗라 ◉ 又方: 硫黃一兩을 用醋煮半日하고 海螵蛸三個共爲末이라 浴後에 以生薑蘸擦患處호대 須避風少時니 數度卽愈라

韓氏小茵陳湯 一三一(「古方·熱陣」) ○ 治發黃에 脈沈細하며 四肢及遍身冷이라 ○ 附子 一個, 炮作八片 炙甘草 一兩 茵陳 二兩 ○ 右를 用水二升하야 煮一升하야 分作三服이라

韓氏溫中湯 八九(「古方·熱陣」) ○ 凡病人兩手脈沈遲或緊하면 是皆胃中寒也요 若寸脈短少及力少於關尺者는 此陰盛陽虛也니 或胸膈滿悶하며 腹中脹滿하며 身體拘急하며 手足厥冷하면 急宜溫之라 ○ 丁皮 丁香 各五分 厚朴 乾薑 陳皮 白朮 各一錢 ○ 水鍾半에 加葱白荊芥穗하야 同煎이라

韓氏茵陳橘皮湯 一三二(「古方·熱陣」) ○ 治身黃에 脈沈細數하며 熱而手足寒하며 喘嘔煩躁不渴者라 ○ 茵陳 橘皮 生薑 各一兩 白朮 二錢半 半夏 茯苓 各五錢 ○ 右를 用水四升하야 煮取二升하고 放溫에 分作四服이라

韓氏茵陳附子湯 百三十(「古方·熱陣」) ○ 治發黃에 服四逆湯하야 身冷汗不止者라 ○ 附子 二個, 各作八片 乾薑 炮, 二兩半 茵陳 一兩半 ○ 右를 用水煎하야 分作三服이라

韓氏茵陳四逆湯 十九(「古方·熱陣」) ○ 治發黃에 脈沈細遲하며 肢體逆冷하며 腰已上自汗이라 ○ 茵陳 二兩 炙甘草 一兩 乾薑 炮, 兩半 附子 一個, 炮, 作八片 ○ 右를 分四貼하야 水煎服이라

合歡飮 一五五(「外科鈐古方」) ○ 治肺癰에 久不

斂口라 ○ 用合歡皮白斂二味하야 同煎服이라 合歡皮는 卽槿樹皮也니 亦名夜合이라

解肝煎 十一(「新方·和陣」) ○ 治暴怒傷肝하야 氣逆脹滿陰滯等證이라 如兼肝火者는 宜用化肝煎이라 ○ 陳皮 半夏 厚朴 茯苓 各一錢半 蘇葉 芍藥 各一錢 砂仁 七分 ○ 水一鍾半에 加生薑三五片하야 煎服이라 如脇肋脹痛하면 加白芥子一錢이라 如胸膈氣滯엔 加枳殼香附藿香之屬이라

海金沙散 一二七(「古方·寒陣」) ○ 治膏淋이라 ○ 海金沙 滑石 各一兩 甘草 二錢半 ○ 右爲細末하야 每服二錢호대 燈草湯에 空心調下라

解毒內托散 五(「痘疹銓古方」) ○ 治痘癰이라 ○ 金銀花 黃芪 當歸 赤芍藥 防風 甘草節 荊芥 連翹 木通 ○ 右水煎하야 入酒少許服이라

解毒防風湯 六三(「外科鈐古方」) ○ 治斑疹에 或癢或痛이라 ○ 防風 一錢 黃芪 芍藥 地骨皮 枳殼 炒 荊芥 各二錢 ○ 水煎하야 徐徐服이라

解毒散 二四四(「古方·因陣」) ○ 一名國老飮이라 治蠱毒及一切蛇蟲惡獸所傷하니 重者毒氣入腹則眼黑口噤하며 手足强直이라 此藥平易하야 不傷元氣하고 大有神效하니 不可以易而忽之也라 ○ 明礬 甘草 各一兩 ○ 右爲末하야 每服二錢호대 不拘時冷水調下요 亦可敷患處라

解毒湯 五一(「痘疹銓古方」) ○ 治一切熱毒腫痛或風熱搔癢이라 ○ 黃連 金銀花 連翹 ○ 右를 水煎服이라

解毒化滯湯 一五二(「痘疹銓古方」) ○ 治疹後에 喫食太早하야 咬指甲하며 撕口脣하며 摭眼毛하며 看手咬人等證이라 ○ 防風 荊芥 枳殼 神麴 炒 麥芽 炒, 各五分 連翹 黃芩 茯苓 前胡 各七分 桔梗 一錢 山楂 甘草 各三分 ○ 右를 水一鍾에 煎五分하야 作十餘次徐徐服之라

解麵毒 二百九(「古方·因陣」) ○ 只以羅葍生啖之커나 或搗汁服之라 麥麵大熱하니 蘿葍能解其性이라 或用大蒜嚼食之하여도 亦善解麵毒이라

解斑蝥芫青毒 二二八(「古方·因陣」) ○ 猪脂油和大豆汁飮之라

解半夏毒 二二七(「古方·因陣」) ○ 生薑搗汁飮之라 有中此毒하야 口不能言하고 倒地將死者는 速用薑汁灌之니 須臾自甦라

解服丹毒 二三二(「古方·因陣」) ○ 地漿服之爲上이라 一方에 用蚌肉食之하니 良이라

解蜂螫毒 二四九(「古方·因陣」) ○ 以小便洗擦拭乾하고 以香油塗之라 或以雄黃末擦之커나 或以蝎螫方治之라

解附子等藥毒 二二五(「古方·因陣」) ○ 凡服附子酒多하야 而覺頭重脣裂血流커나 或見內熱諸證이면 急用綠豆黑豆嚼服커나 或搗汁飮之커나 或濃煎二豆湯을 常飮食之라 凡服散風藥過多하야 而致悶亂不省이면 以醋灌之커나 或濃煎甘草同生薑自然汁하야 頓飮之라 一方에 大豆汁餳糖棗湯이 並能解附子毒이라 一方에 用田螺搗碎하야 調水飮之라

解蚍毒 二二三(「古方·因陣」) ○ 凡中砒毒者는 其人이 煩躁如狂하며 心腹絞痛하며 頭眩嘔吐하며 面色青黑하며 四肢逆冷하며 六脈洪數이라 飮食中得者는 爲易愈어니와 若空心酒醋服者는 難救라 ○ 以地漿水頓服하야 若吐出이어든 又服이니 所謂洗淨腹中毒에 全憑地上漿이 是也라 其法은 掘地成坑하고 以水灌注하야 攪成混水飮之니 謂之地漿이

라 ○ 又方: 解砒毒最良이니 此爲第一이라 ○ 用生綠豆半升擂粉하야 入新汲水攪和하고 去柤取汁하야 飮之라 ◉ 又方: 用新鮮羊血鴨血飮之니 皆可解라 一方에 用甘草汁同藍汁하야 飮之卽愈라

解射工溪毒 二五六(「古方·因陣」) ○ 葱白散이라 治溪澗中射工蟲은 專射行人形影하니 人中其毒則病如瘧狀커나 或若傷寒이니 俗云沙發이라 中之深者는 死하니 急用後方治之라 ○ 葱白 一握, 切 豉 半升 葛根 二兩 升麻 七錢半 ○ 右剉如豆大하야 每服四錢匕호대 水二盞에 煎一盞하야 去滓하고 不拘時溫服이요 移時再服이라

解食鱔魚龜鱉蝦蟆自死禽獸等毒 二一四(「古方·因陣」) ○ 豆豉一合을 新汲水煎濃하야 頓溫服之면 可解라

解蕈毒 二二一(「古方·因陣」) ○ 忍冬葉生啖之愈니 或煎濃汁飮之라 崇寧間에 蘇州天平山白雲寺僧五人이 行山間할새 得蕈一叢甚大하야 摘而食之하니 發吐라 三人은 急採鴛鴦草하야 生啖之하니 卽愈어니와 二人은 不甚吐至死라 此卽忍冬藤이니 亦名金銀花요 亦名鷺鷥藤也라

解黎蘆毒 二二九(「古方·因陣」) ○ 雄黃爲末하야 溫酒調服一錢이라 一方은 煮葱汁服이라

解鹽滷毒 二三四(「古方·因陣」) ○ 凡婦女有服鹽滷垂危者는 急取活鴨或鷄하야 斬去頭하고 將頸塞口中하야 以熱血灌之면 可解라 若滷多者는 必數隻이라야 方足盡收其鹹毒이라

解烏頭草烏毒 二二六(「古方·因陣」) ○ 甘草煎濃湯服之커나 或米醋調沙糖도 俱可解라

解誤呑蜈蚣方 二四七(「古方·因陣」) ○ 昔有婢用火筒吹火할새 不知內有蜈蚣하고 向火一吹하니 蜈蚣驚竄入口하고 不覺下喉하야 求救나 人無措手라 適有人云 取小鷄一隻하고 斷喉取血하야 頓飮之하고 復灌以香油取吐라하니 蜈蚣隨出이라

解瘟疫熱毒 二四(「古方·寒陣」) ○ 瘟疫八九日後에 已經汗下不退하야 口渴咽乾하야 欲飮水者는 以蚯蚓糞 名六一泥로 不拘多少하고 擂新汲水飮之커나 或用晩蠶沙하여도 亦可라 其熱甚者는 用新青布以冷水浸過하야 略擠乾하고 置患人胸上하야 以手按之良久에 布熱卽易之니 須臾에 當汗出如水커나 或作戰汗而解라 夏月極熱에 用此法이요 他時엔 不可用이라

解雄黃毒 二百三十(「古方·因陣」) ○ 漢防已煎湯飮之라 有用雄黃擦瘡커나 或熏陰囊瘡하야 受毒者는 防已煎湯洗數次愈라

解一切食毒 二百十(「古方·因陣」) ○ 解一切飮食之毒 及飮酒不知中何毒하니 卒急無藥에 可解者라 ○ 薺苨 生甘草 各二兩 ○ 右를 剉細하야 以水五盞으로 同煎取二盞하야 停冷去滓하고 分三服이라 一方에 加蜜少許하고 同煎服之하야 解一切毒이라

海藏已寒丸 一七二(「古方·熱陣」) ○ 此丸은 不僭上而陽生於下라 治陰證에 服四逆輩하야 胸中發躁而渴者나 或數日大便秘하고 小便赤澀할새 服此丸하면 上不燥하고 大小便自利라 ○ 肉桂 附子 炮 烏頭 炮 良薑 乾薑 芍藥 茴香 各等分 ○ 右爲末하야 米糊丸호대 桐子大라 空心에 溫水下五七十丸커나 或八九十丸이니 食前도 亦可라 酒醋糊丸도 亦可라 海藏云 已寒上五味 雖熱이나 以芍藥茴香潤劑로 引而下之면 陰得陽而化라 故로 大小便自通하니 如得春和之陽에 氷自消矣라하니라

海藏白芍藥散 一二七(「婦人規古方」) ○ 治婦人赤

白帶下 臍腹疼痛하니 如神이라 ○ 白芍 二兩, 炒 乾薑 半兩, 炒 ○ 右爲細末하야 每服三錢호대 空心에 溫米湯調下하고 晩又進一服하니 十日見效라

海藏白朮湯 二六(「古方·和陣」) ○ 治風濕惡寒脈緩이라 ○ 白朮 防風 甘草 ○ 右㕮咀하고 加生薑하야 煎服이라

海藏神朮湯 三九(「古方·和陣」) ○ 治風濕惡寒脈緊이라 ○ 蒼朮 防風 甘草 ○ 右㕮咀하야 加葱白하야 煎服이라 治剛痓無汗者는 加羌活 或獨活麻黃이라

海藏吳茱萸丸 百四十(「古方·熱陣」) ○ 治下痢에 臟腑不調하야 脹滿腹痛하며 水穀不化하며 怠惰嗜臥하며 時時下痢하니 乃陰濕證也라 ○ 吳茱萸 兩半, 湯洗, 炒 神麯 炒, 五兩 白朮 炒, 四兩 肉桂 乾薑 炮, 各二兩半 川椒 去目, 炒, 一兩 ○ 右爲末하야 糊丸호대 桐子大라 米飮下三五十丸호대 食前服이라

海藏五飮湯 九二(「古方·和陣」) ○ 一留飮은 在心下하고 二澼飮은 在脇下하고 三痰飮은 在胃中하고 四溢飮은 在膈上하고 五流飮은 在腸間이라 凡此五飮은 以酒後에 飮冷過多所致라 ○ 旋覆花 人參 橘紅 炒 枳實 厚朴 薑汁炒 半夏 茯苓 澤瀉 白朮 猪苓 各八分 前胡 桂心 芍藥 炙甘草 各五分 ○ 水二鍾 薑十片에 煎八分이라 不拘時服이라 飮酒傷者는 加葛根砂仁이라

海藏愈風丹 二六六(「外科鈐古方」) ○ 治癘病手足麻木 眉毛脫落 遍身生瘡 及癩風隱疹 皮膚瘙癢 搔破成瘡을 並皆治之라 ○ 皂角 一斤, 剉寸許하야 無灰酒浸一宿하고 以水一碗으로 挼成汁하야 去渣하고 用砂鍋하야 文武火熬熱이라 苦參 一斤, 取末四兩 烏稍蛇 白花蛇 土花蛇 各一條를 去腸陰乾하야 酒浸하고 取淨肉하야 晒乾爲末이라 ○ 右爲末하고 入前二味和丸호대 桐子大라 每服六七十丸호대 空心에 煎通聖散送下하고 乾物壓之라 日三服하고 間日浴之호대 汗出爲度라

海藏愈風湯 二一七(「古方·和陣」) ○ 一名擧卿古拜散이라 治一切失血 筋脈緊急 産後或汗後搐搦이라 ○ 荊芥穗 爲細末 ○ 右에 先炒大豆黃卷하야 以酒沃之하고 去黃卷取淨汁하야 調前末三四錢服之라 輕者는 一服이요 重者는 二三服卽止라 氣虛者는 忌服이라 童便調하여도 亦可라

海藏愈風湯 一八二(「婦人規古方」) ○ 方在和陣二一七하니라 ○ 治一切失血 及産後搐搦이라

海藏益血丹 一五七(「古方·補陣」) ○ 治大便燥 久虛亡血이라 ○ 當歸 酒浸, 焙 熟地黃 等分 ○ 右爲末하야 煉蜜丸호대 彈子大로 細嚼酒下一丸이라

海藏紫菀散 五三(「古方·寒陣」) ○ 治嗽中有血虛勞久嗽肺痿라 ○ 紫菀 阿膠 知母 貝母 各錢半 人參 甘草 茯苓 桔梗 各一錢 五味子 十二粒 ○ 水二鍾에 煎八分하야 食後服이라

解諸菜毒 二百二十(「古方·因陣」) ○ 食後에 多腹脹者가 是毒也니 以醋解之라

海藻散堅丸 一八二(「外科鈐古方」) ○ 治肝經瘿瘤라 ○ 海藻 昆布 龍膽草 酒拌炒焦, 各二兩 小麥 醋煮炒乾, 四兩 ○ 右爲末하야 煉蜜丸호대 桐子大라 每服二三十丸호대 臨臥에 白湯送下커나 或噙化嚥之면 尤好라 凡患瘰癧에 服調治之藥未應이어든 宜佐以此上二方이라 一方에 有柴胡二兩이라

解中藥箭毒 二三三(「古方·因陣」) ○ 交廣黎人이 以焦銅作箭하야 中人破皮卽死라 糞淸飮之立解니 患處以糞塗洗之라

解蜘蛛咬毒 二五四(「古方·因陣」) ○ 薑汁調胡粉

ㅎ

하야 敷瘡口커나 或用淸油擦之하고 內飮羊乳라 ○ 本草云 蜘蛛咬人하면 令人一身生絲하니 惟羊乳飮之라야 可解라 貞元十年에 崔員外從質云 目擊컨대 有人被蜘蛛咬하야 腹大如孕한대 其家棄之하야 乞食於道어늘 一僧遇之하고 教飮羊乳하니 未幾日而平이라

解漆毒 二三五(「古方·因陣」) ○ 一州牧이 以生漆塗囚眼한대 囚卽盲이라 適一村叟見而憐之하야 語之曰 汝急尋蟹搗碎하야 取汁滴眼內면 漆當隨汁流散하고 瘡亦愈矣라하니 如其言하야 覓得一小蟹用之하니 目睛果愈하야 略無損이라 或成紅斑爛瘡이면 取生蟹黃塗之니 不數次卽愈라 一方에 用杉木煎汁洗之라

解巴豆毒 二二二(「古方·因陣」) ○ 其證이 口乾兩臉赤 五心熱 下利不止라 ○ 乾薑 炮 黃連 微炒, 各等分 ○ 右爲細末하야 每服二錢호대 水調下하고 如人行五里許에 再服이라 又方이 煮綠豆湯을 冷服之하니 卽愈라 一方은 黃連甘草煎汁을 涼飮之라 一方은 芭蕉根葉搗汁飮之니 利止而安이라

解河豚魚膾及食狗肉不消脹滿毒 二一三(「古方·因陣」) ○ 蘆柴根을 鮮者는 搗汁飮之하고 乾者는 煎汁溫飮之라

解杏仁毒 二三一(「古方·因陣」) ○ 藍子를 研水服則解라

解虎傷毒 二三六(「古方·因陣」) ○ 蔴油一碗飮之卽無妨이니 仍用葛根湯洗傷處하야 綿拭乾에 香油塗之하고 再以靑布作條燃火하야 入竹筒中하고 放烟熏傷處라 口渴者는 沙糖調水飮之라

解花椒毒 二一九(「古方·因陣」) ○ 有服川椒氣閉欲絶者는 冷水飮之解요 地漿水更妙라

行藥方 二七七(「外科鈐古方」) ○ 治癘毒이라 ○ 大黃 白牽牛 檳榔 各一兩 甘草 三兩 輕粉 五錢 ○ 右共爲細末하야 每服二錢호대 用白蜜三匙 薑汁二匙하야 五更時에 調服이라 病勢重者는 七日行一次요 稍輕者는 半月一次요 輕者는 一月一次커나 或二十日一次니 以三五遍爲度라

杏仁膏 六六(「古方·因陣」) ○ 治耳中汁出 或痛或膿이라 ○ 右엔 用杏仁炒令赤黑하야 研成膏하고 綿裹內耳中이니 日三四度易之라 或亂髮裹塞之하여도 亦妙라 ○ 一方: 治耳卒痛或水出하니 用杏仁炒焦爲末하야 葱涎搜和爲丸하고 以綿裹塞耳니 又治耳聾兼有膿이라

香橘餠 五二(「小兒則古方」) ○ 治傷冷積瀉라 ○ 木香 靑皮 各一錢 陳皮 二錢半 厚朴 神麯 炒 麥芽 炒, 各半兩 ○ 右爲末하야 蜜和爲餠이라 每服一枚호대 米飮調下라

香梅丸 五八(「古方·固陣」) ○ 治腸風下血에 服之卽止라 ○ 烏梅肉 白芷 百藥煎 燒存性, 等分 ○ 右爲末하야 米糊丸호대 桐子大라 每服五六十丸호대 空心에 米湯下라

香朴散 四八(「小兒則古方」) ○ 治積冷嘔吐라 ○ 藿香葉 厚朴 薑汁炒 陳皮 各七錢 半夏 湯泡七次, 一兩 炙甘草 一錢 ○ 右를 每服三錢호대 薑棗水煎이라 瀉甚者는 加木香肉豆蔲라

香髮木樨油 三百三(「古方·因陣」) ○ 採桂花半開者하야 去莖蒂令淨하고 每花二升에 用眞蔴油一斤하야 輕手拌勻하고 納磁瓶中하야 用油紙緊封器口하고 坐釜中湯煮一餉하야 持起頓燥處하고 十日後撤出하야 用蔴布濾絞淸油하고 封閉緊密收之니 愈久愈香이라 或用菜子油하여도 亦可라

香附丸 百十九(「外科鈐古方」) ○ 治瘰癧流注腫塊

或風寒襲於經絡하야 結腫或痛이라 ○ 用香附爲末하야 酒和하고 量瘡毒大小作餠하야 覆患處하고 以熱熨斗熨之라 未成者는 內消하고 已成者는 自潰라 若風寒濕毒엔 宜用薑汁作餠이라

香砂六君子湯 七(「古方·補陣」) ○ 治過服涼藥하야 以致食少作嘔커나 或中氣虛滯하야 惡心脹滿等證이라 ○ 人參 白朮 茯苓 半夏 陳皮 各一錢 砂仁 炒 藿香 各八分 炙甘草 六分 ○ 右薑水煎服이라

香砂枳朮丸 八十(「古方·和陣」) ○ 破滯氣하며 消宿食하야 開胃進食이라 ○ 木香 砂仁 各五錢 枳實 麩炒, 一兩 白朮 米泔浸炒, 二兩 ○ 右制하야 服如枳朮丸法이라

許學士神朮丸 百九(「古方·和陣」) ○ 治痰飮이라 此는 足陽明太陽治濕發散之劑也라 ○ 茅山蒼朮 一斤을 米泔浸一宿하고 去皮切片하야 焙乾爲末이라 生油麻 五錢을 水二盞에 研細取漿이라 大棗 十五個를 煮取肉하고 研하야 旋入麻漿拌和藥이라 ○ 右三味를 和丸호대 桐子大라 日乾이라 每服五七十丸호대 空心에 溫酒下라

玄明春雪膏 三二(「古方·因陣」) ○ 治時氣熱眼이라 ○ 玄明粉 半兩 月石 三錢 氷片 三分 ○ 右乳無聲하야 磁罐密收하고 用時에 點二大眥內라

玄武豆 二六(「新方·補陣」) ○ 羊腰子 五十個 枸杞 二斤 補骨脂 一斤 大茴香 六兩 小茴香 六兩 肉蓯蓉 十二兩 大便滑者는 去之라 青鹽 八兩 如無蓯蓉이면 此宜十二兩이라 大黑豆 一斗 圓淨者를 淘洗淨이라 ○ 右를 用甛水二斗하야 以砂鍋로 煮前藥七味하고 至半乾에 去藥渣하고 入黑豆하야 勻火煮乾爲度라 如有餘汁이어든 俱宜拌하야 滲於內라 取出하야 用新布攤하야 晾晒乾하고 磁瓶收貯라 日服之면 其效無窮이라 如無砂鍋면 卽鐵鍋도 亦可라

若陽虛하면 加製附子一二兩이니 更妙라

玄參升麻湯 百二(「古方·因陣」) ○ 方在外科四八하니라 ○ 治口舌生瘡 重舌木舌 腮頰咽喉腫痛 斑疹瘡瘍이라

玄參升麻湯 四八(「外科鈐古方」) ○ 治心脾壅熱하야 舌上生瘡 或木舌重舌 或連頰兩邊腫痛 或咽痛發斑을 並治之라 ○ 元參 升麻 赤芍藥 犀角 鎊末 桔梗 炒 管仲 黃芩 各一錢 甘草 五分 ○ 水二鍾에 煎八分하고 入犀角末하야 食後服이라

玄參地黃湯 八六(「痘疹銓古方」) ○ 治痘疹衄血이라 ○ 玄參 生地黃 牡丹皮 梔子仁 各錢半 甘草 升麻 各半錢 白芍藥 一錢 蒲黃 炒, 五分 ○ 水一鍾에 煎七分하야 溫服이라 愚謂컨대 此方에 宜去升麻하야 以塞上衝之源이니 勿謂但屬陽明卽宜用升麻也라

『玄珠』秘方茶調散 七二(「古方·寒陣」) ○ 治風熱上攻 頭目昏痛 及頭風熱痛不可忍이라 ○ 小川芎 一兩 細芽茶 薄荷 各三錢 白芷 五錢 荊芥穗 四錢 片芩 二兩, 酒拌炒三次호대 不可令焦라 ○ 頭巓及腦痛엔 加細辛藁本蔓荊子各三錢이라 ○ 右爲細末하야 每服二三錢호대 用茶淸調下라

玄胡當歸散 九八(「婦人規古方」) ○ 亦名延胡索散이라 治血積小腹疼痛 或因氣逆月經不行하야 肚腹作痛이라 ○ 當歸 赤芍藥 劉寄奴 沒藥 枳殼 麩炒 玄胡索 炒 ○ 右爲末하야 每服一錢호대 熱酒調下라

荊芥防風甘草湯 四五(「痘疹銓古方」) ○ 解痘瘡及太陽經痘出不快라 ○ 荊芥 防風 甘草 等分 ○ 右를 每服一二錢호대 水煎이라

荊芥散 七八(「古方·因陣」) ○ 治肺風酒皻鼻赤疱라 ○ 荊芥穗 四兩 防風 杏仁 去皮尖 白蒺藜 炒, 去刺 殭蠶 炒 炙甘草 各一兩 ○ 右爲

末하야 每服二錢호대 食後에 茶淸調下라

荊防敗毒散 三一(「痘疹銓古方」) ○ 亦名消風敗毒散이라 發散痘疹에 俱可用이요 及時氣風毒邪熱이라 ○ 柴胡 荊芥穗 防風 羌活 獨活 前胡 川芎 枳殼 人參 甘草 桔梗 茯苓 等分 ○ 右切細하야 加薄荷葉하고 水一盞에 煎七分하야 去滓하고 溫服이라

荊防敗毒散 三八(「古方·散陣」) ○ 方在痘疹三一하니라 ○ 發散痘疹에 俱可用이라

虎骨散 二五一(「古方·和陣」) ○ 治風毒走注하야 疼痛不定하니 少得睡臥라 ○ 虎脛骨 醋炙 龜板 醋炙, 各二兩 血竭 另研 沒藥 另研 自然銅 醋焠 赤芍藥 當歸 蒼耳子 炒 骨碎補 去毛 防風 各七錢半 牛膝 酒浸 天麻 檳榔 五加皮 羌活 各一兩 白附子 炮 桂心 白芷 各半兩 ○ 右爲細末하야 每服二錢호대 溫酒調下라 不拘時라

胡桃湯 二八四(「古方·和陣」) ○ 治腎虛腰痛이라 ○ 胡桃肉 補骨脂 杜仲 各四兩, 一作各四錢 ○ 右㕮咀하야 分二貼이라 用水二鍾하야 煎七分하야 空心服이라

胡麻散 一八六(「外科鈐古方」) ○ 治風熱癮疹搔癢이라 ○ 胡麻子 一兩二錢 苦參 荊芥穗 何首烏 各八錢 威靈仙 防風 石菖蒲 牛蒡子 炒 甘菊花 蔓荊子 白蒺藜 炒 炙甘草 各六錢 ○ 右爲末하야 每服二錢호대 食後에 薄荷湯調服이라 茶淸도 亦可라

琥珀膏 三一七(「外科鈐古方」) ○ 治頸項瘰癧 及腋下初結小核이 漸加連珠하야 不消不潰커나 或潰而膿水不絕하야 經久不瘥커나 或成漏證이라 ○ 琥珀 白芷 防風 當歸 木鱉子 木通 各一兩 丁香 桂心 硃砂 木香 松香 各半兩 麻油 二斤 ○ 右에 先將琥珀等六味爲末하고 其餘藥入油煎黑하야 濾去柤하고 徐入黃丹再煎하야 軟硬得中하고 入前藥成膏貼之라

琥珀散 百二(「婦人規古方」) ○ 治心膈迷悶 肚腹撮痛 月信不通等疾이라 ○ 烏藥 二兩 當歸 酒洗 蓬朮 醋制, 各一兩 ○ 右爲末하야 每服二錢호대 溫酒調服이라

琥珀散 八一(「小兒則古方」) ○ 治急慢驚風 涎潮昏冒 驚搐目瞪 內釣腹痛 或驚癎時發이라 ○ 琥珀 牛黃 膽星 此當倍用 白附子 天麻 殭蠶 炒, 去絲嘴 代赭石 全蝎 蟬蛻 乳香 各一錢 朱砂 一錢半 ○ 右爲末하야 每服一二分호대 白湯調下라

琥珀丸 一三四(「婦人規古方」) ○ 治婦人或老或少或產前產後百病하고 及療三十六種諸病 七疝八瘕 心腹刺痛 卒中癱瘓 半身不遂 八風十二痺 手足痠疼 乳中結核結毒 懷胎驚動 傷犯不安 死胎不下하야 並治라 ○ 琥珀 硃砂 各另研 沈香 阿膠 炒珠 附子 製 川芎 肉桂 五味子 石斛 各五錢 牛膝 酒浸 當歸 肉蓯蓉 酒洗, 晒 人參 熟地 續斷 木香 沒藥 各一兩 ○ 一方에 有牛黃珍珠乳香玄胡各一兩하니 共二十一味라 ○ 右를 煉蜜爲丸호대 彈子大라 每服一丸호대 空心食前午後에 溫酒化開服이라 凡服法은 或薑湯 或米湯 或酒 或燈草湯 或隨證用引하야 皆可下라 若傷寒中風 角弓反張엔 用麻黃湯隨證改湯하야 引送下라 孕婦臨月에 宜一日一服하면 至產順利하야 不覺疼痛이라 凡婦人이 服至五服十服之後에 日倍飮食하니 其功을 言不盡述이니 服者當自覺也라

胡荽酒 百十八(「痘疹銓古方」) ○ 辟穢氣하야 使痘疹出快라 ○ 用胡荽一把하야 以好酒二盞으로 煎一兩沸라 令乳母每含一兩口하야 噴兒遍身커나 或噴頭面이라 房中에 須燒胡荽

香하야 以辟除穢氣면 能使痘疹出快라 煎過胡荽를 懸房門上하면 最妙라 或用棗炙之하야 兒聞棗香하면 尤能開胃氣하야 進飮食하고 解毒氣라 按컨대 此酒는 惟未出之前 及初報之時에 宜用之라 若起脹之後엔 則宜避酒氣요 亦忌發散이니 皆不可用也라

護心散 七二(「外科鈐古方」) ○ 解金石砒硫發疽之毒이라 ○ 綠豆末 一兩 明乳香 半兩, 硏細 ○ 右를 以生甘草煎湯調하고 時時與呷하야 務使藥氣常在膈間이라

狐腋氣五方 二九三(「古方·因陣」) ○ 治陰汗鴉臭兩腋下臭不可與人同行이라 ○ 枯白礬 密陀僧 黃丹 各二錢半 麝香 五分 ○ 右를 於乳鉢內硏細하고 以醋於手心內調藥하야 擦腋下하고 經兩時許하야 卽以香白芷煎湯洗之니 一日用一次라 ● 又治腋氣神效方 ○ 密陀僧 四兩 枯白礬 二兩 輕粉 三錢 ○ 右爲細末하야 頻擦兩腋이니 擦至半月에 見效하고 半年에 全愈라 ● 又腋氣方 ○ 用熱蒸餠一枚하야 擘作兩片하고 摻密陀僧細末一錢許하야 急挾在腋下하고 略睡少時에 候冷棄之라 如一腋有病이면 只用一半이라 葉元方이 平生苦此疾이어늘 來紹興偶得此方하야 用一次하니 遂絶根本이라 ● 又腋氣方 ○ 單用枯礬爲極細末하고 以絹袋盛之하야 常以撲於腋下니 不過十度卽愈라 一方에 以唾調塗之라 ● 又腋氣方 ○ 先剃去腋毛令淨하고 用白定粉하야 水調擦傳患處하고 至六七日後 淸晨에 看腋下有一黑點如鍼孔大者어든 以筆點定하고 卽用小艾炷灸七壯이라 灸過에 或有濁氣攻心作痛者는 當用後藥下之라 ○ 丁香 靑木香 檳榔 檀香 麝香 大黃 ○ 右煎服호대 以下爲度라

虎睛丸 百一(「小兒則古方」) ○ 治驚癎邪氣入心이라 ○ 虎睛 細硏 遠志 薑汁浸 犀角 鎊屑 石菖蒲 大黃 濕紙炮煨 麥冬 等分 蜣螂 去足翅, 炒, 三枚 ○ 右爲末하야 米糊丸호대 梧子大라 每服一二丸호대 竹葉煎湯 或金銀薄荷湯下라

胡黃蓮丸 一二二(「小兒則古方」) ○ 治熱疳이라 ○ 胡黃連 黃連 各五錢 朱砂 二錢 ○ 右爲末하야 塡入猪膽內하고 以線扎懸掛銚中하야 淡漿水煮數沸取出하고 硏蘆薈麝香各二錢入之하야 飯和丸호대 麻子大라 每服一二十丸호대 米飮下라

紅綿散 七二(「痘疹銓古方」) ○ 亦名天麻散이라 治痘疹에 身有大熱 面赤氣粗 無汗而表未散者는 可服之라 此藥은 以麻黃天麻發表爲主하니 有汗者不可服이라 蓋腠理已開에 不可再發汗也라 若有汗而熱則當以惺惺散爲和解之劑라 故로 仲景之治表證에 有宜發汗者하며 有宜和解者하며 有宜調和營衛者라 若有汗而熱者는 則和解爲宜요 虛而熱者는 則調和營衛爲宜니 如和中散寒之類是也라 ○ 麻黃 去節 天麻 荊芥 炙甘草 各一錢 全蝎 全者七枚 ○ 右爲末하야 每服一錢호대 以水半盞 薄荷葉二片으로 入酒四五滴하고 煎二三沸하야 帶熱服之라 如疹未出이면 再進一服하고 次又一服이니 卽傷風寒證에 服亦無妨이라

洪丞相蜞鍼法 百十三(「外科鈐古方」) ○ 凡癰瘍勢焮毒盛하야 血凝不散者는 宜用此法하야 以殺其勢라 ○ 治癰初作에 先以筆管一個로 入大螞蝗一條하고 以管口對瘡頭使蜞吮하야 惡血得去면 其毒卽散이라 如瘡大어든 須換三四條라 若吮正穴이면 蜞必死矣니 屢試屢效라 若血不止면 以藕節上泥로 塗之卽止라 若瘡頭未明이어든 以井邊泥塗上에 先乾處卽是라

紅鉛丸 一五一(「古方·補陣」) ○ 一名一氣丹이요 一名人精妙合丸이라 ○ 紫河車 用頭産壯盛

男胎者一具하야 以銀鍼挑去紫血하고 米泔水洗淨하야 用酒醋燉爛焙乾이라 人乳 以磁罐盛하야 晒乾者四兩이라 或以茯苓末一兩收晒하야 至五兩者하여도 亦可라 秋石 以童男女小便煉成者四兩이라 紅鉛 亦名先天梅子니 五錢이라 此는 室女初次經血이라 扣算女子年歲컨대 凡五千四十八日은 卽女子天癸將至之日이니 須預備錫船候取하야 以茯苓末收滲晒乾커나 或以絲綿滲取하야 用烏梅煎湯洗下하고 去水晒乾하여도 亦可라 ○ 右爲細末하야 煉蜜爲丸호대 每丸重七釐라 此藥을 俗傳云 以人補人하니 得先天之氣하야 神妙不可盡述이니 每丸價一兩이라하니라

化肝煎 十(「新方·寒陣」) ○ 治怒氣傷肝하야 因而氣逆動火하야 致爲煩熱脇痛 脹滿動血等證이라 ○ 青皮 陳皮 各二錢 芍藥 二錢 丹皮 梔子 炒 澤瀉 各錢半 如血見下部者는 以甘草代之라 土貝母 二三錢 ○ 水一鍾半에 煎七八分하야 食遠溫服이라 如大便下血者는 加地榆하고 小便下血者는 加木通하니 各一錢五分이라 如兼寒熱엔 加柴胡一錢이라 如火盛엔 加黃芩一二錢이라 如脇腹脹痛엔 加白芥子一錢이라 脹滯多者는 勿用芍藥이라

化䘌丸 一三一(「小兒則古方」) ○ 黃連 五錢 蜀椒 去閉口者, 炒出汗 苦楝根白皮 各二錢 ○ 右爲末하고 用烏梅肥者七個하야 艾湯浸去核하고 搗爛和丸이라 艾湯에 量兒大小送下라

化痰丸 九九(「小兒則古方」) ○ 治驚搐喉內痰響者하니 暫用이라 ○ 膽星 半夏 製 礞石 製 枳實 各二兩 麝香 三分 ○ 右爲末하야 薑汁糊丸호대 綠豆大라 朱砂爲衣라 薑湯研化하야 量送이라

化毒湯 五七(「痘疹詮古方」) ○ 治痘未出에 腹痛者라 ○ 白芍藥 炙甘草 各一錢 木香 青皮 枳殼 各七分 山查肉 連翹 肉桂 各五分 ○ 水一盞에 煎七分하야 溫服이니 不拘時라

火龍膏 三百二十(「外科鈐古方」) ○ 治風寒濕毒所襲하야 筋骨攣痛과 及濕痰流注하고 經絡壅痛하야 不能行步하고 並治歷節風 鶴膝風하니 其效如神이라 ○ 生薑 八兩, 取汁 乳香 爲末 沒藥 爲末, 各五錢 麝香 一錢 眞牛皮廣膠 二兩 ○ 右에 先將薑汁並膠熔化하고 方下乳香沒藥調勻하야 待少溫에 下麝香卽成膏矣라 攤貼患處하고 更服五積散이라 如鶴膝風엔 須服大防風湯이라

化斑湯 百七十(「痘疹詮古方」) ○ 方在寒陣三하니라 ○ 治陽明熱渴하야 化斑除煩이라

花蕊石散 二三六(「外科鈐古方」) ○ 治打撲損傷하야 腹中瘀血 脹痛欲死에 服之면 血化爲水하니 其功을 不能盡述이라 ○ 硫黃 明者, 四兩 花蕊石 一兩 ○ 右爲末하야 和勻하고 先用紙筋和鹽泥固劑瓦罐一個하야 候乾入藥하고 再用泥封口하야 安在磚上호대 虛書八卦方位요 用炭三十斤煅之하고 候罐冷取出이라 每服一錢호대 童便調下라 ● 立齋曰 前方은 若被傷已甚하고 元氣虧損하야 內有瘀血하야 不勝疏導者가 用前藥一服하면 其血內化하고 又不動臟腑하니 甚妙甚妙라하니라

和胃飮 五(「新方·和陣」) ○ 治寒濕傷脾 霍亂吐瀉 及痰飮水氣 胃脘不清 嘔惡脹滿腹痛等證이라 此는 卽平胃散之變方也라 凡嘔吐等證에 多有胃氣虛者는 一聞蒼朮之氣하여도 亦能動嘔라 故로 以乾薑代之라 ○ 陳皮 厚朴 各一錢半 乾薑 炮, 一二錢 炙甘草 一錢 ○ 水一鍾半에 煎七分하야 溫服이라 此方에 凡藿香木香丁香茯苓半夏扁豆砂仁澤瀉之類를 皆可隨宜增用之라 若胸腹有滯而兼時氣寒熱者는 加柴胡라

和胃二陳湯 三(「新方·和陣」) ○ 治胃寒生痰하야 惡心嘔吐 胸膈滿悶噯氣라 ○ 乾薑 炒, 一二錢 砂仁 四五分 陳皮 半夏 茯苓 各一錢半

甘草 炙, 七分 ○ 水一鍾半에 煎七分하야 不拘時하고 溫服이라

化陰煎 七(「新方·寒陣」) ○ 治水虧陰涸하고 陽火有餘하야 小便癃閉 淋濁疼痛等證이라 ○ 生地黃 熟地黃 牛膝 猪苓 澤瀉 生黃檗 生知母 各二錢 綠豆 三錢 龍膽草 錢半 車前子 一錢 ○ 水二鍾에 加食鹽少許하고 用文武火하야 煎八分이라 食前溫服커나 或冷服이라 若水虧居多而陰氣大有不足者는 可遞加熟地黃이니 卽用至一二兩하여도 亦可라

『和劑』金鎖正元丹 十八(「古方·固陣」) ○ 治眞氣不足하야 遺精盜汗하며 目暗耳鳴하며 吸吸短氣하며 四肢痠倦하며 一切虛損等證이라 ○ 補骨脂 一兩, 酒浸, 炒 肉蓯蓉 酒洗, 焙 紫巴戟 去心 葫蘆巴 炒, 各一斤 文蛤 八兩 茯苓 去皮, 六兩 龍骨 二兩 朱砂 三兩, 另硏 ○ 右爲細末하야 酒糊丸호대 桐子大라 每服二十丸호대 空心에 溫酒鹽湯任下라

『和劑』大七香丸 一三一(「古方·和陣」) ○ 治脾胃虛冷 心膈噎塞 漸成隔氣 及脾泄瀉痢 反胃嘔吐라 ○ 香附 二兩 麥芽 炒, 一兩 砂仁 藿香 官桂 甘草 陳皮 各二兩半 丁香 三兩半 甘松 烏藥 各六錢半 ○ 右爲末하야 蜜丸호대 彈子大라 每服一丸호대 嚼碎하야 鹽酒鹽湯에 任下라 忌生冷肥膩라

『和劑』參苓白朮散 五四(「古方·補陣」) ○ 治脾胃虛弱하야 飮食不進하며 嘔吐泄瀉하고 或久瀉 或大病後에 調助脾胃라 ○ 人參 山藥 炒 白扁豆 去皮, 薑汁炒 蓮肉 去心, 各一斤半 白朮 二斤, 米泔浸炒 桔梗 炒黃色 砂仁 薏仁 炒 白茯苓 去皮 炙甘草 各一斤 ○ 右爲細末하야 每服二錢호대 米湯調下라 或加薑棗하야 水煎服이라 或煉蜜丸 桐子大로 每服七八十丸호대 空心에 米飮白湯任下라

『和劑』三拗湯 七八(「古方·散陣」) ○ 治感冒風寒 鼻塞聲重 語音不出 欬嗽喘急 胸滿多痰이라 ○ 麻黃 連節 杏仁 連皮尖 生甘草 ○ 右咀하야 每服五錢호대 薑三五片에 水煎하야 食遠服이라 若憎寒惡風하야 欲取汗解어든 加桔梗荊芥하니 名五拗湯이니 治咽痛이라

『和劑』蘇子降氣湯 四一(「古方·和陣」) ○ 治心腹脹滿 喘促氣急하야 消痰進食이라 ○ 蘇子 炒 半夏麯 前胡 當歸 陳皮 厚朴 製, 各八分 桂 甘草 各三分 ○ 水二鍾 薑三片에 煎七分이라 不拘時服이라

『和劑』神保丸 五三(「古方·攻陣」) ○ 治心膈痛 腹痛 血痛 腎氣脇下痛 大便不通 氣噎宿食不消라 ○ 木香 胡椒 各二錢半 乾蝎 七枚 巴豆 十粒, 去皮心硏 ○ 右爲末하야 湯浸蒸餠丸호대 麻子大라 朱砂三錢爲衣라 每服五丸호대 用柿蒂湯 或薑醋茶蜜茴香木香等湯하야 隨宜送下라

『和劑』威喜丸 四五(「古方·固陣」) ○ 治元陽虛憊하야 精滑白濁遺尿와 及婦人血海久冷하야 淫帶夢泄等證이라 ○ 白茯苓 去皮四兩, 切塊하야 同猪苓二錢五分同於磁器內煮二十餘沸하고 取出晒乾호대 不用猪苓이라 黃蠟 四兩 ○ 右에 以茯苓爲末하고 熔黃蠟搜和爲丸호대 如彈子大라 每空心에 細嚼하고 滿口生津하야 徐徐嚥服이니 以小便淸利爲效라 忌米醋나 惟糠醋可用이요 尤忌氣怒動性이라

『和劑』二十四味流氣飮 四六(「古方·和陣」) ○ 調營衛하고 利三焦하야 行痞滯하며 消腫脹이라 ○ 紫蘇 陳皮 青皮 厚朴 製 炙甘草 香附 炒, 各四兩 木通 二兩 大腹皮 丁香皮 檳榔 肉桂 木香 草果 莪朮 炮 藿香 各一兩半 麥冬 人參 白朮 赤茯苓 木瓜 白芷 半夏 枳殼 炒 石菖蒲 各一兩 ○ 右를 每服三錢호대 薑四片 棗二枚에 水煎服이라

『和劑』青木香丸 八六(「古方·攻陣」) ○ 治胸膈噎塞하야 氣滯不行하며 腸中水聲하며 嘔噦痰逆하며 不思飮食하야 寬中和膈이라 ○ 黑丑 炒香, 取頭末, 十二兩 破故 炒 蓽撥 各四兩 木香 二兩 檳榔 用酸粟米飯裹하고 濕紙包하야 火煨令紙焦하고 去飯이라 四兩 ○ 右爲末하야 滴水爲丸호대 綠豆大라 每服三四十丸호대 茶湯熱水任下라

和中湯 五八(「古方·寒陣」) ○ 治虛火嘈雜이라 ○ 人參 白朮 茯苓 陳皮 半夏 各一錢 甘草 五分 黃連 薑炒, 錢半 大棗 二枚 ○ 水一鍾半에 加粳米一撮하고 煎八分하야 溫服이라

和中丸 八七(「古方·和陣」) ○ 治久病厭厭不能食하야 而臟腑或秘或溏하니 此皆胃虛所致라 常服之면 和中理氣하야 消痰積하며 去濕滯하며 厚腸胃하며 進飮食이라 ○ 白朮 麩炒, 二兩四錢 厚朴 薑製, 二兩 陳皮 一兩六錢 半夏 湯泡, 一兩 檳榔 五錢 枳實 五錢 炙甘草 四錢 木香 二錢 ○ 右를 用生薑自然汁하야 浸蒸餠爲丸호대 桐子大라 每服三四十丸호대 食遠溫水送下라

化鐵丹歌 五九(「古方·攻陣」) ○ 八梅十六豆요 一豆管三椒며 靑陳各半兩이요 丁木不相饒라 ○ 將來硏作末하야 醋打麵糊調호대 丸如黍米大하야 日晒要堅牢라 ○ 五分或三分을 强弱或兒曹에 任意作引下면 是鐵也能消라

化滯調中湯 五九(「古方·和陣」) ○ 治食滯脹滿이라 ○ 白朮 錢半 人參 白茯苓 陳皮 厚朴 薑汁炒 山査 半夏 各一錢 神麯 炒 麥芽 炒, 各八分 砂仁 七分 ○ 水一鍾半 薑三片에 煎七分하야 食前服이라 脹甚者는 加蘿蔔子炒用一錢이니 麵食傷者는 尤宜用이라

華陀救脫陽方 四六(「古方·熱陣」) ○ 治寒中三陰하야 口噤失音 四肢强直 攣急疼痛 似乎中風과 及厥逆脣靑 囊縮無脈과 或卒倒尸厥脫陽等證이라 ○ 先急用葱白一握하야 微搗碎하고 炒熱하야 用布包熨臍下호대 以二包更替熨之라 甚者는 仍灸氣海關元二三十壯이라 脈漸出하고 手足漸溫이라야 乃可生也라 ○ 次用附子一個 重一兩者하야 切八片하고 白朮乾薑各五錢 木香二錢으로 同用水二鍾하야 煎一鍾하야 候冷灌服하고 須臾에 又進一服커나 或煎服回陽等湯이라

和解散 二三五(「古方·和陣」) ○ 治瘴病初作에 胸腹滿悶하며 頭眩發熱이라 ○ 厚朴 薑汁炒 陳皮 各二兩 甘草 四兩, 炒 藁本 桔梗 各三兩 蒼朮 半斤米泔浸一宿, 二兩 ○ 右爲粗末이라 每服五七錢호대 水鍾半 薑三片 棗二枚에 煎七分하야 熱服이라 日三服하고 夜一服이라 此藥은 不拘傷風傷寒하고 初作未分證候에 任服之니 大能助胃祛邪하고 和解百病이라

換骨丹 二七九(「古方·和陣」) ○ 通治諸風痺痛하고 兼治鶴膝風이라 此는 與後史國公浸酒方으로 大同이라 ○ 虎骨 酥炙 防風 牛膝 當歸 羌活 獨活 敗龜板 秦艽 萆薢 晩蠶沙 松節 各一兩 枸杞 一兩半 茄根 洗淨, 二兩 ○ 酒糊丸服커나 或酒浸 或爲末服하여도 亦可라

換肌消毒散 二百一(「外科鈐古方」) ○ 名萆薢湯이라 治時瘡에 不拘初起潰爛이라 ○ 土茯苓 五錢 或一二兩 當歸 白芷 皀刺 薏仁 各錢半 木瓜 不犯鐵器 白蘚皮 木通 金銀花 各一錢 甘草 五分 ○ 右를 水煎服이라 甚者는 土茯苓을 用至四五兩이니 更妙라

還少丹 三五一(「外科鈐古方」) ○ 方在補陣一三五하니라 ○ 治足三陰經虛損하야 致患鶴膝風等證이라 又補脾腎하고 進飮食之良劑也라

還元丹 一三七(「古方·補陣」) ○ 一名延年益壽不

老丹이라 此藥은 大補元氣하야 服一月에 自覺異常하니 功效를 不可盡述이라 按컨대 此方은 爲陰虛血熱者宜之니 諸陽虛者는 不可用이라 ○ 何首烏 半斤을 用米泔水浸軟하야 竹刀刮去皮하고 分四製라 忌鐵器니 以砂鍋瓦器로 盛酒拌芝麻蒸一次하야 晒乾하고 又用羊肉一斤切片拌蒸一次하야 晒乾하고 再用酒拌蒸一次하고 黑豆拌蒸一次하야 各晒乾이라 ○ 熟地 生地 酒浸焙, 各三兩 天冬 麥冬 各末, 一兩 人參 五錢 地骨皮 童便浸晒 白茯苓 酒浸晒乾取末, 各一兩 ○ 右에 取乳汁六兩 白蜜十兩하야 同煉一器中하고 合前末爲膏하야 磁器取貯하야 勿令泄氣라 不拘時服一二匙하고 沸湯嗽嚥之라

還睛丸 十二(「古方·因陣」) ○ 治男婦風毒上攻하야 眼目腫痛 怕日羞明 多眵 隱澀難開 瞼皆紅爛 瘀肉攀睛커나 或暴赤痛甚하고 又治偏正頭風頭痛하니 皆有奇效라 ○ 白朮 菟絲子 製 青葙子 防風 羌活 白蒺藜 炒去刺 密蒙花 木賊 炙甘草 等分 ○ 煉蜜丸호대 彈子大라 每服一丸호대 細嚼하야 白湯送下라 空心食前에 日二服이라

活絡丹 二七七(「古方·和陣」) ○ 治中風에 手足不用하야 日久不愈하야 經絡中有濕痰死血者라 ○ 草烏 炮, 去皮 川烏 炮, 去皮臍 膽星 各六兩 地龍 去土焙乾 乳香 去油 沒藥 各二兩二錢 ○ 蜜丸호대 桐子大라 每服二三十丸호대 溫酒茶清任下라

活絡丹 一二七(「古方·熱陣」) ○ 方在和陣二七七하니라 ○ 治中風手足不用하야 日久不愈하고 經絡中有濕痰死血者라

活絡飮 二六九(「古方·和陣」) ○ 治風濕痺痛에 諸藥不效라 ○ 當歸 白朮 川芎 羌活 獨活 各一錢 甘草 五分 ○ 水一鍾半 薑五分에 煎七分하야 溫服이라

滑石散 一九七(「外科鈐古方」) ○ 治小兒天泡瘡이라 ○ 好滑石 黃蘗 ○ 右共爲末하야 傅之하고 仍內服荊防敗毒散 或金銀花散이라 熱甚者는 宜服大連翹飮이라 一方은 名碧玉散이니 以青靛으로 調前二味如泥하고 用皂刺하야 挑破泡水하고 次傅藥하니 神效라

滑氏補肝散 九二(「婦人規古方」) ○ 治肝腎二經氣血虧損하야 脇脹作痛커나 或脇脹頭暈하며 寒熱發熱커나 或偏身作痛하며 經候不調라 ○ 熟地 白朮 炒, 各一兩 棗仁 炒 獨活 各四兩 當歸 川芎 黃芪 炒 山藥 五味子 炒, 杵 山茱萸肉 木瓜 各半兩 ○ 右㕮咀하야 每服五錢호대 棗水煎服이라

『活人』大腹子散 三百一(「古方·和陣」) ○ 治風毒脚氣 肢節煩疼 心神壅悶이라 ○ 大腹子 紫蘇 木通 桑白皮 羌活 木瓜 荊芥 赤芍藥 青皮 獨活 各一兩 枳殼 二兩 ○ 右를 每服四錢호대 水一盞 薑五片 葱白七寸에 煎하야 空心溫服이라

『活人』白虎加桂枝湯 四(「古方·寒陣」) ○ 治瘧에 但熱不寒 及有汗者라 ○ 知母 桂枝 甘草 炙 粳米 各一錢 石膏 一錢 ○ 右咀하야 水一鍾半에 煎八分하야 溫服이라

『活人』茯苓滲濕湯 一二九(「古方·寒陣」) ○ 治黃疸濕熱 嘔吐而渴 身目俱黃 小便不利 食少而熱이라 ○ 白茯苓 澤瀉 茵陳 青皮 陳皮 防己 各五分 梔子 黃芩 各八分 黃連 枳實 各七分 蒼朮 白朮 各一錢 ○ 右를 水煎服이라

『活人』附子八味湯 三七(「古方·熱陣」) ○ 治氣虛中寒 脚氣等症이라 ○ 附子 炮, 去皮臍 人參 乾薑 炮 芍藥 茯苓 甘草 炙 桂心 各二兩 白朮 四兩 ○ 右를 每服五七錢호대 水一鍾半에 煎七分하야 食前溫服이라 又方엔 去桂心하고 加乾熟地黃三兩이라

『活人』桑白皮散 二九四(「古方·和陣」) ○ 治脚氣

盛發하야 上氣喘促하며 兩脚浮腫하며 小便赤澁하며 腹脇脹滿하며 氣急坐臥不得이라 ○ 桑白皮 郁李仁 各一兩 赤茯苓 二兩 木香 防己 大腹子 各一兩半 蘇子 木通 檳榔 青皮 各七錢半 ○ 右를 每服三五錢호대 薑三片에 水煎服이라

『活人』犀角散 一三一(「古方·寒陣」) ○ 治脚氣衝心 煩喘悶亂 頭痛口乾 坐臥不得이라 ○ 犀角屑 枳殼 麩炒 沈香 各七錢半 檳榔 紫蘇 莖葉 麥門冬 赤茯苓 各一兩 木香 防風 各半兩 石膏 生用, 研, 二兩 ○ 右㕮咀하야 每服八錢호대 以水一鍾半으로 煎八分하야 去柤하고 入淡竹瀝一合하야 更煎一二沸하고 不拘時溫服이라

『活人』薏仁酒 三一六(「古方·和陣」) ○ 治脚痺라 ○ 薏苡仁 牛膝 各二兩 海桐皮 五加皮 獨活 防風 杜仲 各一兩 熟地黃 一兩半 白朮 半兩 ○ 右爲粗末하야 以生絹袋盛하고 用好酒五升浸호대 春秋冬엔 二七日이요 夏月엔 分作數貼하야 逐貼浸酒用之라 每日空心에 服一盞 或半盞호대 日三四服하야 常令酒氣不絶이라 久服하면 覺皮膚下如有蟲行하니 卽風濕氣散이라

滑胎煎 九(「新方·因陣」) ○ 胎氣臨月에 宜常服數劑하야 以使易生이라 ○ 當歸 三五錢 川芎 七分 杜仲 二錢 熟地 三錢 枳殼 七分 山藥 二錢 ○ 水二鍾에 煎八九分하야 食前溫服이라 如氣體虛弱者는 加人參白朮하야 隨宜用之라 如便實多滯者는 加牛膝一二錢이라

滑胎枳殼散 二四(「婦人規古方」) ○ 此方은 能令胎瘦産易라 湖陽公主 每産累日不下어늘 南山道人이 進此方이라 ○ 粉草 炒, 一兩 商州枳殼 麩炒, 二兩 ○ 右爲末하야 每服二錢호대 空心에 沸湯調라 日三服이라 凡孕六七月宜服之라 溫隱居方에 加當歸廣木香各等分이라 或加香附一兩하여도 亦可라

活血散 十六(「痘疹銓古方」) ○ 治痘疹에 血虛血熱로 已出未盡하야 煩躁不寧하고 腹痛이라 ○ 白芍藥 酒炒 ○ 右爲末하야 每服一匙호대 糯米湯調下커나 或荔枝湯도 亦可라 此方에 對四君子湯加歸芪하면 名參歸活血散이라

黃芩清肺飮 三七一(「外科鈐古方」) ○ 方在寒陣三八하니라 ○ 治瘡瘍에 肺經陰虛火燥而小便不通이라

黃芩清肺飮 三八(「古方·寒陣」) ○ 治肺熱小便不利에 宜用此淸之라 ○ 梔子 二錢 黃芩 一錢 ○ 水煎服이라 如不利어든 加鹽豉二十粒이라

黃芪建中湯 二七(「古方·補陣」) ○ 治諸虛羸하야 瘠百病이라 卽前小建中湯에 加黃芪一兩五錢이니 煎法同이라

黃芪建中湯 二八(「外科鈐古方」) ○ 內托癰疽諸毒이라 ○ 黃芪 蜜炙 肉桂 各三兩 甘草 炙, 二兩 白芍藥 六兩 ○ 右를 每服一兩호대 薑棗水煎服이라

黃芪散 百八(「古方·寒陣」) ○ 治熱痢下赤膿 心腹煩熱疼痛이라 ○ 黃芪 當歸 龍骨 各七錢半 生地黃 五錢 黃連 去鬚微炒, 一兩 黃蘗 黃芩 犀角屑 地楡 各半兩 ○ 右爲細末하야 每服二錢호대 不拘時하고 粥飮調下라

黃芪六一湯 四九(「古方·補陣」) ○ 治陰陽俱虛盜汗이라 ○ 黃芪 蜜炙, 六錢 炙甘草 一錢 ○ 水一鍾半에 煎八分하야 食遠服이라

黃芪六一湯 三四一(「外科鈐古方」) ○ 方在補陣四九하니라 ○ 治瘡瘍에 陰陽俱虛하야 盜汗不止라

黃芪益損湯 六九(「古方·補陣」) ○ 治男婦諸虛百

損 五勞七傷 骨蒸潮熱 百節疼痛 盜汗驚惕 咽燥脣焦 憔瘦少力 欬嗽多痰 喀吐衄血 寒熱往來 頰赤昏倦少食 服熱藥則熱煩躁滿 服寒藥則膈滿腹痛 及大病後榮衛不調 或婦人産後血氣未足에 俱宜服此라 ○ 人參 黃芪 當歸 熟地黃 白朮 川芎 芍藥 麥冬 甘草 茯苓 山藥 五味子 木香 石斛 肉桂 丹皮 等分 ○ 右咀라 每服一兩호대 水一鍾半 薑五片 棗二枚 小麥五十粒 烏梅一個에 煎七分하야 食前服이라

黃芪人參湯 二七(「外科鈐古方」) ○ 治潰瘍虛熱로 無睡少食커나 或穢氣所觸作痛이라 ○ 黃芪 鹽水炒, 二錢 人參 白朮 蒼朮 米泔浸, 炒 當歸 酒拌 麥門冬 五味子 炒, 敲, 各一錢 甘草 炙 升麻 神麯 炒 陳皮 各五分 黃檗 酒炒, 三分 ○ 水兩鍾 薑三片 棗一枚에 煎服이라

黃芪湯 五(「古方·固陣」) ○ 方在補陣四五하니라 ○ 治自汗盜汗이라

黃芪丸 一五五(「古方·補陣」) ○ 治虛風羸瘦 心神虛煩 筋脈拘攣 疼痛少睡라 ○ 黃芪 炙 人參 熟地黃 白茯苓 薏苡仁 山茱萸 各一兩 棗仁 羌活 去蘆 當歸 羚羊角屑 枸杞子 桂心 各七錢半 防風 遠志 各半兩 ○ 右爲細末하야 煉蜜和丸호대 梧子大라 每服七八十丸호대 溫酒下라 不拘時라

黃連甘石散 三五(「古方·因陣」) ○ 治眼眶破爛하야 畏日羞明이라 ○ 爐甘石 製, 一斤 黃連 四兩 龍腦 量加 ○ 先以黃連研極細하고 同甘石再研하야 俱用細縐紗篩過收貯하고 用時에 取一二兩加入龍腦하야 用井花水調如稠糊하고 臨睡에 抹敷破爛處라 不破爛者는 點眼內眥로되 勿使入眼珠內爲妙라

黃連朴硝散 一二六(「古方·因陣」) ○ 治口瘡에 絶妙라 ○ 黃連 朴硝 白礬 各五錢 薄荷葉 一兩 ○ 右爲粗末하고 用臘月黃牛膽하야 將藥入膽內하고 風前掛兩月取下라 如遇口瘡이면 旋將藥研細敷之하야 去其熱涎卽愈라

黃連散 一五七(「古方·因陣」) ○ 治齒齦間出血 吃食不得이라 ○ 黃連 白龍骨 馬牙硝 各一錢 枯礬 五分 氷片 半分 ○ 右爲細末하야 每用少許傅牙根下라

黃連羊肝丸 二八(「古方·因陣」) ○ 治前證이라 ○ 單用黃連一味하야 同羊肝俱爲末하고 煉蜜丸服이라 濟生方엔 用生羊肝하야 去筋膜하고 同黃連搗丸호대 桐子大라 每服五六十丸호대 溫水下라

黃連人參膏 三六(「古方·因陣」) ○ 治目赤癢痛이라 ○ 宣黃連 人參 各五分 或一錢 ○ 右를 切碎하야 用水一小鍾同浸하고 飯鍋蒸少頃하야 取出冷定하고 頻點眼角하면 自愈라 或於臨用時에 研入氷片少許면 更妙라 一方엔 但用人乳浸黃連하야 頻點眥中이라 抱樸子云 治目中百病이라하니라 一方엔 用黃連少加生白礬하고 以人乳浸蒸하야 點抹眼角하니 大效라

黃連天花粉丸 二九(「古方·因陣」) ○ 治兩眼赤痛 眵多眊燥 緊澀羞明 赤脈貫睛 臟腑秘結이라 ○ 黃連 酒炒 天花粉 家菊花 川芎 薄荷葉 連翹 各一兩 黃芩 梔子 各四兩 黃檗 酒炒, 六兩 ○ 右爲細末하야 滴水丸호대 梧子大라 或用蜜丸이라 每服五七十丸或百丸호대 食後臨睡에 茶湯下라

黃連湯 百四(「古方·寒陣」) ○ 治便後下血에 腹不痛하니 名溫毒下血이라 ○ 黃連 當歸 各二錢 甘草 五分 ○ 水二鍾에 煎八分하야 食後服이라

黃連解毒湯 三六五(「外科鈐古方」) ○ 方在寒陣一하니라 ○ 治瘡瘍焮痛 煩躁飮冷 脈洪數커

나 或發狂言이라

黃連解毒湯 一(「古方·寒陣」) ○ 亦名解毒湯이라 治火熱狂躁煩心 口乾舌燥 熱之甚者 及吐下後 熱不解 脈洪喘急等證이라 ○ 黃連 黃芩 黃檗 梔子 各等分 ○ 右를 每服五錢호대 水二鍾에 煎服이라

黃連香薷飮 二六(「古方·寒陣」) ○ 方在和陣一七二하니라 ○ 治傷暑中熱이라

黃連香薷飮 一七二(「古方·和陣」) ○ 治陽暑中熱이라 ○ 黃連 四兩 香薷 一斤 厚朴 半斤 ○ 每服四錢호대 如前煎服이라

黃連丸 百八十(「古方·寒陣」) ○ 治腸紅便血 痔瘡腫痛이라 ○ 黃連 吳茱萸 等分 ○ 右二味를 用滾湯同漉過하야 罨一二日하고 同炒揀開하야 各另爲末하야 米糊丸호대 桐子大라 每服二三錢이라 糞前紅엔 服茱萸丸하고 糞後紅엔 服黃連丸호대 俱酒下라 此는 與左金丸으로 稍同이라

黃連丸 一二一(「小兒則古方」) ○ 治疳勞라 ○ 黃連 半兩, 淨牛膽汁浸, 晒 石蓮子 瓜蔞根 杏仁 去皮尖 烏梅肉 各二錢 ○ 右爲末하야 牛膽汁浸糕丸호대 麻子大라 煎烏梅薑蜜湯下라

黃檗散 百十五(「古方·因陣」) ○ 治舌出血不止하니 名曰舌衄이라 ○ 黃檗 不拘多少하고 塗蜜하야 慢火炙焦爲末이라 ○ 右를 每服二錢호대 溫米飮에 調下라

黃芽丸 二一(「新方·熱陣」) ○ 治脾胃虛寒하야 或飮食不化커나 或時多脹滿泄瀉 呑酸嘔吐等證이라 此藥을 隨身常用하면 甚妙라 ○ 人參 二兩 焦乾薑 三錢 ○ 煉白蜜爲丸호대 芡實大라 常嚼服之라

會膿散 二百七(「外科鈐古方」) ○ 治惡毒便毒이 初起之妙方也라 ○ 白芷 殭蠶 炒 穿山甲 煨, 各二錢 大黃 四錢 乳香 沒藥 各一錢 ○ 右爲末하고 以當歸四錢으로 用酒水各一鍾하야 煎一鍾하야 去柤하고 量人强弱하야 或全用커나 或一半調服之라 此藥若嫌太多면 則㕮咀爲飮호대 大黃生加하야 煎服之니 尤妙라

迴生丹 六五(「婦人規古方」) ○ 治婦人産後諸疾 汚穢未淨 及一切實邪疼痛 死胎瘀血衝逆等證이라 ○ 大黃膏法: 用蘇木 三兩, 河水五碗에 煎至三碗하야 去柤聽用이라 紅花 三兩, 炒黃色하고 用好酒一大壺하야 煮十餘滾하고 去柤聽用이라 黑豆 三升, 煮熟存汁三碗하고 去豆去皮하야 晒乾爲末호대 俱聽用이라 大黃 一斤, 爲末하야 用好醋入碗熬成膏하고 次下紅花酒 蘇木湯 黑豆汁하야 攪勻하고 又熬成膏하야 盆內收盛候用이라 將鍋焦하야 焙乾爲末하고 同豆皮末俱入之라 ○ 人參 白朮 靑皮 木瓜 各三錢 當歸 川芎 元胡 蒼朮 香附 童便炒 蒲黃 赤茯苓 桃仁泥 熟地 各一兩 牛膝 三棱 山茱萸 五靈脂 地楡 甘草 羌活 陳皮 白芍 各五錢 良薑 四錢 烏藥 二兩半 木香 乳香 沒藥 各一錢 ○ 右爲末하야 用前大黃膏爲丸호대 彈子大라 金箔爲衣라 不拘時하고 隨證擇用湯引送下一丸이라

回生丹 七九(「外科鈐古方」) ○ 李頤顔先生口授라 非泛常之藥이요 萬寶之秘니 專治一切疔毒에 並有神效라 ○ 金脚信 明硇砂 明乳香 半夏 上紅丹 各五分 巴豆肉 不去油 明雄黃 大南星 南硼砂 各一錢 大斑蝥 十五個, 去頭足翅 ○ 右爲細末하야 旋取蟾酥和丸호대 麻子大라 硃砂爲衣라 每服十五丸호대 好酒下라 看瘡生上下하야 食前後服이라 能飮者는 至醉爲佳라 凡腫毒失治하야 毒氣入腹에 用此藥하면 能起死回生하니 服藥後에 吐瀉俱作이라야 乃甦라

迴陽玉龍膏 一三七(「外科鈐古方」) ○ 治陰疽發背寒邪流注 風濕冷痺 諸脚氣冷痛無紅赤者와 及跌撲所傷爲敷凉藥커나 或人元氣虛寒

하야 腫不消散커나 或不潰斂과 及癰腫堅硬肉色不變 久而不潰 潰而不斂커나 或鼓椎風筋攣骨痛 一切陰寒冷證에 第一藥也라 ○ 草烏 肉桂 各五錢 薑黃 炒 南星 煨 白芷 赤芍藥 炒, 各一兩 ○ 右爲末하야 葱湯或熱酒調塗라

回陽湯 三七(「外科鈐古方」) ○ 治脾腎虛寒하야 瘡屬純陰커나 或藥損元氣하야 不腫痛하고 不腐潰커나 或腹痛泄瀉 嘔吐厥逆 及陽氣脫陷等證이라 ○ 人參 白朮 黃芪 各三錢 乾薑 炮 附子 炮 甘草 炙 陳皮 當歸 各二錢 柴胡 升麻 各五分 ○ 右를 酒水煎服이라 如不應이어든 倍加薑附라

『會編』皂角散 三三七(「古方·和陣」) ○ 治大小便關格不通하야 經三五日者라 ○ 大皂角 燒存性 ○ 右爲末하야 米湯調下라 又以猪脂一兩煮熟하야 以汁及脂俱食之라 又宜以八正散加檳榔枳殼朴硝桃仁燈心茶葉하야 煎服이라

熏疥方 五一(「新方·因陣」) ○ 硃砂 雄黃 銀硃 各三分, 同研 大楓子 木鱉子 各三個 ○ 右에 將大楓木鱉先搗碎하야 乃入前三味拌勻하고 外以乾艾鋪捲成筒호대 約長二寸許足矣라 凡熏時에 須將全身疥痂하야 悉行抓破하고 熏之라야 始效라 後五六日에 復熏一筒이면 無不悉愈라

熏洗脫肛法 二八一(「古方·因陣」) ○ 用赤皮葱韮菜二味各帶根者하야 煎湯하고 入大楓子防風末各數錢하야 乘熱熏洗면 立收上이라 一方에 用五倍子煎湯洗하고 以赤石脂末摻上托入이라 或脫長者는 以兩牀相並호대 中空尺許하고 以磁瓶盛湯하야 令病人으로 仰臥浸瓶中이니 逐日易之요 收盡爲度라 又澁腸散方이 在小兒五四하니라

熏洗痛風法 二七三(「古方·和陣」) ○ 治手足冷痛如虎咬者라 ○ 右를 用樟木屑一斗하야 以急流水一擔煮沸하고 將樟木屑入大桶內하야 用前湯泡之하고 桶邊放一兀凳하고 桶內安一矮凳하야 令病人坐桶邊하고 放脚在桶內하고 外以草薦一領圍之하야 勿令湯氣入眼이니 恐致壞眼이라 其功甚捷이라

熏熨脫肛方 二百八十(「古方·因陣」) ○ 治氣痔脫肛이라 ○ 枳殼 麵炒 防風 去叉, 各一兩 枯礬二錢半 ○ 右咀하고 用水三碗하야 煎至二碗하야 乘熱熏之하고 仍以軟帛蘸湯熨之호대 通手即淋洗라

薰蒸方 二七二(「古方·和陣」) ○ 治腎氣衰弱커나 或肝脾腎三經受風寒濕氣하야 停於腿膝經絡하야 致成脚痺疼痛이라 宜用此藥하야 和榮衛하고 通經絡하니 是亦治痺之法이라 ○ 花椒 一撮 葱 三大莖, 切 鹽 一把 小麥麩 約四五升 酒 一盞 醋 不拘多少하고 以拌前件하야 至潤爲度라 ○ 右를 放銅器內하야 炒令極熱하고 攤臥褥下하야 將患脚薰蒸其上하고 蓋以衣被하야 穩臥一時호대 要汗出爲度요 勿見風이라 或加薑桂하여도 亦妙라

休瘧飮 二九(「新方·補陣」) ○ 此는 止瘧最妙之劑也라 若汗散既多하야 元氣不復커나 或以衰老 或以弱質로 而瘧有不能止者는 俱宜用此라 此는 化暴善後之第一方也라 其有他證에 加減俱宜如法이라 ○ 人參 白朮 炒 當歸 各三四錢 何首烏 製, 五錢 炙甘草 八分 ○ 水一鍾半에 煎七分하야 食遠服호대 渣再煎이라 或用陰陽水各一鍾하야 煎一鍾호대 柤亦如之라 俱露一宿하고 次早에 溫服一鍾하고 飯後食遠에 再服一鍾이라 如陽虛多寒하야 宜溫中散寒者는 加乾薑肉桂之類하고 甚者는 或加製附子라 如陰虛多熱하야 煩渴喜冷하야 宜滋陰清火者는 加麥冬生地芍藥하고 甚者는 加知母커나 或加黃芩이라 如腎陰不足하야 水不制火하

야 虛煩虛餒하며 腰痠脚軟커나 或脾虛痞悶者는 加熟地枸杞山藥杜仲之類하야 以滋脾腎之眞陰이라 如邪有未淨而留連難愈者는 於此方에 加柴胡麻黃細辛紫蘇之屬하여도 自無不可라 如氣血多滯者는 或用酒水各一鍾하야 煎服커나 或服藥後에 飮酒數杯하여도 亦可라

黑末子 百四十(「外科鈐古方」) ○ 治癧毒이라 ○ 用羊角連內骨하야 燒存性爲末이라 酒調三錢하야 分上下服之면 瘡可散이라 ● 立齋曰 此方은 未嘗用이니 蓋秘方也라 嘗治面上或身卒得赤斑하야 或癢或瘭毒할새 此而不治면 亦乃殺人이라 以羖羊角燒存性하야 研爲極細末하고 以鷄子淸調塗之면 甚效라 本草亦云然이라하니라

黑附子湯 六三(「小兒則古方」) ○ 治慢脾風四肢厥冷이라 ○ 附子 炒, 去皮, 三錢 木香 人參 各一錢半 白附子 一錢 炙甘草 五分 ○ 右爲散하야 每服三錢호대 薑五片에 水煎이라 若手足卽溫이면 卽止後服이라

黑虎丹 二百八十(「外科鈐古方」) ○ 治大風諸癩惡瘡 毒蟲內蝕 形骸變壞라 ○ 天靈蓋 三兩 人中白 桃仁 炮, 去皮尖, 各二兩 老皀刺 燒存性 穿山甲 炒, 各半兩 輕粉 二錢 麝香 五分 乾蝦蟆 二個, 去頭足, 燒存性 ○ 右爲末하야 煉蜜丸호대 桐子大라 每服三十丸호대 月首五更에 米飮連口服하야 取蟲盡卽愈라 殺勞蟲通用이라

黑丸子 二三七(「外科鈐古方」) ○ 一名和血定痛散이라 治跌打損傷으로 筋骨疼痛커나 或瘀血壅腫과 或外感風寒으로 肢體作痛커나 或手足緩弱하야 行步不前이라 若流注膝風初結에 服之면 自消요 若潰後氣虛發熱에 與補藥兼服하면 自斂이라 ○ 百草霜 白芍藥 各一兩 川烏 炮 南星 各三錢 赤小豆 兩半 白斂 一兩六錢 白芨 骨碎補 當歸 各八錢 牛膝 六錢 ○ 右各另爲末하야 酒糊丸호대 桐子大라 每服三四十丸호대 鹽湯溫酒任下라 孕婦는 忌服이라

稀痘方 百(「痘疹銓古方」) ○ 用老鼠去皮取肉하야 水煮熟하고 量兒大小하야 與食數次면 出痘甚稀로되 未食葷時에 與食이면 尤效니 屢試屢驗이라

稀痘酒 百一(「痘疹銓古方」) ○ 最能散毒稀痘라 ○ 麻黃 去節, 泡 紫草 各二兩 ○ 右二味를 細切하야 布囊盛之하고 浸無灰酒一小罈하야 泥封固라 凡遇天行小兒發熱時에 與半杯或一杯호대 量兒大小服之니 出微汗爲佳라

豨薟酒 二五六(「外科鈐古方」) ○ 治破傷風外邪初入커나 或風入於臟者하니 神效라 凡頭面身體因破損傷風者는 頃刻發脹하니 遲則不救라 速用稀薟草一二兩하야 酒水各半煎服하고 被蓋暖臥니 少頃에 卽可消散이라 能飮者는 純用酒煎이니 尤妙라

稀涎散 四三(「古方·攻陣」) ○ 吐頑痰이라 ○ 牙皀 炙, 去皮弦一錢 藜蘆 五分 ○ 右爲細末하야 每服五分或一二錢호대 漿水調下라 牙關不開者는 灌之라

懸吐 **李 南 九**

전북 전주 출생
전주고등학교 졸업
원광대학교 한의과대학 졸업
원광대학교 한의과대학 석사
대전대학교 한의과대학 박사
전 우석대학교 한의과대학 교수
현 동신대학교 한의과대학 교수

景岳全書 處方集

초판 인쇄 / 2007년 2월 21일
초판 발행 / 2007년 2월 27일
原　　著 / 明·張介賓
懸　　吐 / 李 南 九
再 編 輯 / 東醫文獻硏究室
펴 낸 이 / 金 瑾 中
펴 낸 곳 / 法仁文化社
110-100 서울특별시 종로구 교남동 47
전화 : 영업부 720-8004~6
　　　편집부 736-2324
팩시밀리 : 736-2325
등록번호 / 제2-459호 (1988. 1. 22.)

ISBN 978-89-7896-129-5-93510
책값은 뒷표지에 표시되어 있습니다.

http://www.bubinbooks.co.kr　E-mail:bubinbooks@bubinbooks.co.kr